DIE
TECHNIK DER EINGRIFFE
AM GALLENSYSTEM

NACH DEN ERFAHRUNGEN DER KLINIK EISELSBERG
UND DER CHIRURG. ABT. DES WILHELMINEN-SPITALS

VON

PRIVATDOZENT Dr. PETER WALZEL

VORSTAND DER CHIRURGISCHEN ABTEILUNG
DES WILHELMINEN-SPITALS IN WIEN

MIT EINEM
TOPOGRAPHISCH - ANATOMISCHEN TEIL
VON

Dr. OSKAR SCHUMACHER

ASSISTENT DER I. ANATOMISCHEN LEHRKANZEL DER UNIVERSITÄT WIEN

MIT 108 ZUM GRÖSSTEN TEIL FARBIGEN ABBILDUNGEN

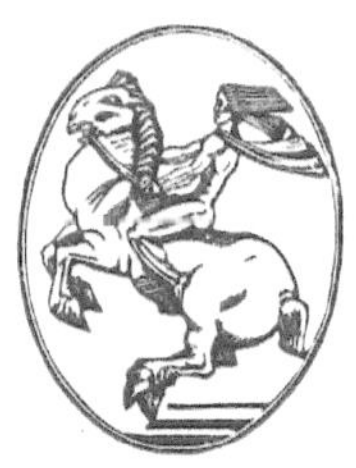

WIEN

VERLAG VON JULIUS SPRINGER

1928

ISBN-13: 978-3-7091-9649-6   e-ISBN-13: 978-3-7091-9896-4
DOI: 10.1007/978-3-7091-9896-4

Inhaltsverzeichnis.

Einleitung.

In dem vorliegenden Buche soll versucht werden, dem chirurgischen Praktiker, der fern von den medizinischen Schulzentren seine Tätigkeit ausübt, einen leicht faßlichen, von Schrifttum und Krankengeschichten so weit als möglich befreiten Leitfaden der Technik der gangbaren Gallenoperationen zu geben. Zu diesem Zwecke habe ich das „Gallen"-Material der Klinik EISELSBERG und der mir jetzt unterstehenden chirurgischen Abteilung des Wilhelminenspitales aus der Nachkriegszeit zur Beurteilung der Operationstechnik herangezogen und ich möchte gleich hier an erster Stelle meinem hochverehrten Lehrer und früheren Chef, Herrn Hofrat Professor Dr. EISELSBERG, innigst dafür danken, daß mir während meiner Assistentenzeit ein Großteil des reichhaltigen Gallenmateriales der ersten chirurgischen Universtätsklinik zur operativen Behandlung überlassen wurde. Unter steter Wahrung der allgemeinen Operationstechnik der Schule EISELSBERGs war zu einer weitgehendsten Erprobung aller neuen technisch-operativen Vorschläge, welche das Nachkriegsschrifttum brachte, reichlichst Gelegenheit.

Für jeden, der sich mit der Gallenchirurgie beschäftigt oder beschäftigen wird, werden die einzigartigen Werke KEHRs die Bibel bleiben, welche sich, abgesehen von der überreichlichen Eigenerfahrung, auf die bahnbrechenden Arbeiten von LANGENBUCH, KUESTER, CZERNY, RIEDEL, KÖRTE, KOCHER, WITZEL, COURVOISIER, KÜMMEL, SPRENGEL und vieler anderen namhaften Autoren aufbaut, so daß schon vor nahezu zwei Dezennien das Kapitel der Gallenchirurgie, wenigstens nach der rein technischen Seite hin, als völlig abgeschlossen betrachtet werden konnte. Wir bewegen uns heute in denselben Bahnen der operativen Kunst; immer wieder veröffentlichte Spitzfindigkeiten bei diesem oder jenem Eingriff am Gallensystem sind gegenüber den großen Gedanken der Vorzeit viel zu unbedeutend und werden oft über Gebühr gewertet, wobei es sich nicht zu selten herausstellt, daß bei den mitunter überaus komplizierten pathologischen Auswirkungen des Gallenleidens und dem technischen Versuche ihrer Heilung bereits „alles schon dagewesen ist". Es sei also gleich eingangs erklärt, daß das Buch dem in der Gallenchirurgie Erfahrenen nichts Neues bringt und nur den Zweck verfolgt, gegenüber der Fülle operativ-technischer Vorschläge die an dem großen Materiale der Klinik EISELSBERG erprobte derzeitige Technik zu empfehlen. Da vom Verfasser besonders auf möglichst *einfache Darstellung* Gewicht gelegt wird, ist einem sachlichen Vergleich unserer operativen Behandlung des Gallenleidens mit der anderer Chirurgenschulen nur wenig Raum gelassen und sind Schrifttumangaben meistens nur dann herangezogen worden, wenn es sich bei der operativen Technik um prinzipielle Gegensätze handelt oder andere Autoren größere Erfahrungen bei gewissen selteneren Eingriffen am Gallensystem gesammelt haben. So wurde bei dem Kapitel „Carcinom der Gallenwege", welches mehr allgemein gehalten ist, vom Schrifttum reichlicher Gebrauch

gemacht, insbesonders um die Möglichkeit einer Radikalheilung des Papillencarcinoms festzulegen. Dasselbe gilt von den Krankengeschichten und Statistiken,
welche ebenfalls nur bei den selteneren Eingriffen an den Gallenwegen verwendet
wurden. Manche Kapitel (z. B. Echinokokkus der Gallenwege oder Verletzungen der Gallenwege und Blutgefäße) bestehen zum größten Teil nur in
der Anführung und kurzen Besprechung der betreffenden Krankengeschichten
der Klinik; das Abschreiben und Zusammenstellen der leicht zugänglichen
Kasuistik zu diesen Kapiteln entspräche nicht dem Sinn des Buches, das, wie
der Titel sagt, in erster Linie nur auf den Erfahrungen der Klinik EISELSBERG
aufgebaut ist und nur mit Erfolg selbst Erprobtes empfehlen will.

Die Eingriffe am Gallensystem nehmen unter den anderen Baucheingriffen
eine gewisse Sonderstellung ein. Abgesehen von den rein präparatorischen
Maßnahmen stehen wir im Einzelfalle nicht selten vor pathologisch-physio-
logischen Rätseln zur Wiederherstellung des gehemmten Gallenabflusses nach
der physiologischen Stelle, welche in dem Für und Wider der Methodik zu vielfachen Überlegungen zwingen und bei dem Eingriff das rein mechanisch Hand-
werkhafte zurückdrängen. Neben Berücksichtigung des bakteriologischen und
chemischen Geschehens hängt ferner der Erfolg von der richtigen Beurteilung
des Zustandes der Leber und der Bauchspeicheldrüse ab. Im gleichen Sinne
beansprucht die Behandlung des Patienten vor und nach dem Eingriff aufmerk-
samste Überlegung, wobei ich z. B. an den insbesonders von KÜTTNER in neuester
Zeit in den Vordergrund gerückten hepatargischen Zustand denke. Dies sind
alles Tatsachen, welche die Vorliebe vieler Chirurgen gerade für die Behandlung
des Gallenleidens mit seinen unzähligen pathologischen Varianten erklären,
welche nun die seinerzeit viel ironisierte Begeisterung KEHRs für dieses Eigen-
fach der Bauchchirurgie bei sich selbst empfinden.

Vor 15 Jahren, zur Zeit des Erscheinens der KEHRschen Werke, waren die
Operationen an den Gallenwegen vielfach noch an gewisse Monopolstätten
gebunden. Die Galleneingriffe galten bei dem damaligen Standpunkte vieler
Chirurgen und der meisten Internisten, zu denen vor allem auch die praktischen
Ärzte, Hausärzte zu rechnen sind, immer noch als seltenere Eingriffe. So
waren, wenn ich bei dem Vorkriegsjahr 1913 bleibe, an der Klinik EISELSBERG
im ganzen Jahr 31 Gallenoperationen ausgeführt worden, während heute das
beinahe Fünffache dieser Zahl den Jahresdurchschnitt bildet. Die nutzbringende
Propaganda der Frühoperation unter der bekannten Auslegung dieses Begriffes
von ENDERLEN, HOTZ u. a., die Erkenntnis namhafter Medizinschulen, daß
der medikamentösen Verschleppungstaktik viele Mißerfolge der Galleneingriffe
zuzuschreiben sind, die Operation im akuten Stadium, für welche unter anderen
in letzter Zeit namentlich KIRSCHNER eingetreten ist, und nicht zuletzt die sog.
soziale Indikation zum frühen Eingriff haben in der Nachkriegszeit die Operationen am Gallensystem zu ungeahnter Fülle anschwellen lassen; so zählt der
Galleneingriff heute ebenso wie die Appendixoperationen als typische Operation
nicht nur in den großen chirurgischen Zentren, sondern auch im kleinsten Pro-
vinzspital bereits zu den häufigeren Eingriffen. Man kann ähnlich wie bei der
Appendix- oder Magengeschwürsoperation auch bei der Gallenoperation von
einer ständig zunehmenden Popularisierung des Eingriffes sprechen.

Leider muß nun gesagt werden, daß gegenüber der Appendektomie, als
dem häufigsten Baucheingriff, die Zahl der *mißlungenen Gallenoperationen*,

namentlich im späteren Stadium der Krankheit ausgeführt, noch immer eine
nicht unbedeutende ist und daß vielfach als Ursache dafür *mangelhafte Technik*
angeschuldigt werden muß. Den oft spielend leichten Gallenoperationen stehen
recht häufig ganz komplizierte Fälle gegenüber, nicht nur bedingt durch die
schweren pathologischen Auswirkungen des Leidens an sich, sondern durch
die gerade beim Gallensystem so häufig beobachteten Anomalien verursacht,
die den Operateur bei Unkenntnis derselben vor Schwierigkeiten stellen, welche
leider oft unzweckmäßig zum bleibenden Schaden des Patienten zu lösen versucht werden. Hier gilt es eben den Satz TANDLERs zu berücksichtigen: „Wenn
Operieren logisch Handeln heißt, dann ist die anatomische Erkenntnis eine
unumgängliche Prämisse dieser Handlung." Insbesondere die Operationen,
welche die Wegbarmachung des großen Gallenganges als Zielpunkt haben,
verlangen genaueste Beobachtung aller anatomischen Variationsmöglichkeiten.
Was die allgemeine Technik selbst betrifft, sei gerade bei der Gallenchirurgie
betont, daß der Erfolg oft von sog. „Kleinigkeiten" der Technik abhängt; ein
einzelner Nadelstich oder Scherenschlag kann für den Enderfolg entscheidend
sein.

Ich möchte vor allem aber noch einer Angelegenheit gedenken, die uns immer
maßgebender sein soll, das ist die *saubere Präparation* beim Operieren an den
Gallenwegen. Namentlich in der neuesten Zeit, welche sich mehr und mehr von
der Tamponade und Drainage der Bauchhöhle abwendet, muß versucht werden,
alle jene Gewebsschädigungen zu vermeiden, welche für den reaktionslosen
Verlauf eine Gefahr bilden, der man früher durch breite Tamponade zu begegnen
suchte. Schnelligkeitsrekorde beim Auslösen und Stielen der Gallenblase, welche
oft mit unnötigen erheblichen Verletzungen des Leberparenchyms einhergehen,
mögen endlich vermieden werden. Die Verfeinerung der Technik muß uns
heute gerade auch bei der Gallenchirurgie als Gebot der Zeit erscheinen.

In den neueren Operationslehren scheint mir das Kapitel der Gallenchirurgie
zu schematisch abgehandelt, die Komplikationen zu wenig berücksichtigt; so
verweise ich z. B. nur auf die verschiedenen technischen Maßnahmen, wie sie
bei der Exstirpation einer sog. akut entzündlichen Gallenblase nötig werden. Der
in der Gallenchirurgie wenig erfahrene Praktiker begeht dabei oft nicht mehr
gutzumachende Fehler, da durch den schwieligen Entzündungsprozeß die notwendige Orientierung am äußeren Gallengangssystem sehr erschwert sein kann.
Es wird deshalb in dem vorliegenden Buche versucht, unter anderem auch die
entzündlichen Komplikationen des Gallenleidens zu Einzelkapiteln zu vereinen,
wobei ganz bestimmte, nach unserer Erfahrung sicher taugliche technische
Richtlinien angegeben werden. Die zahlreichen technischen Vorschläge des
Schrifttums anderer Chirurgenschulen sind zum größten Teile an der Klinik
versucht worden; doch sollen eine Kritik, die ja immer nur im vorliegenden Falle
einseitig sein kann, möglichst ausgeschaltet und nur jene Maßnahmen unter-
strichen werden, die sich uns dauernd bewährt haben.

Der Satz RIEDELs, daß auch bei der Gallenchirurgie „viele Wege nach Rom
führen", findet natürlich in diesem Buche durch die Eigenheiten der EISELS-
BERG-Schule eine gewisse Einschränkung, wobei es sich allerdings um mehr
instrumentell-technische Abweichungen von manchen anderen Chirurgenschulen handelt. Der in der Gallenchirurgie weniger Geübte wird jedoch bei

der Beobachtung des vorgeschlagenen technischen Grundprinzipes die Anwendung seiner angelernten manuellen Eigenart dem vorliegenden Falle leicht anpassen können.

Die Technik der Cholecystektomie und Choledochotomie bringt sog. einfache und komplizierte Fälle in Einzelkapiteln, wobei an bestimmte sich in der Praxis immer wiederholende Beispiele Besprechungen allgemeiner Art über Detailfragen, z. B. die Cysticusstumpfversorgung, angeschlossen werden. Es ist selbstverständlich, daß in erster Linie die typischen alltäglichen Operationen am Gallensystem besondere Berücksichtigung finden. Auf jene schweren und komplizierten Eingriffe, wie sie die Reparationsoperationen nach unzweckmäßig ausgeführten primären Eingriffen bilden, und auf die Operationsversuche bei Tumoren des Gallensystems wird mehr allgemein eingegangen, da sich hier bei der großen Verschiedenheit der Fälle, von denen manche vollkommen vereinzelt stehende Befunde bieten, eine übersichtliche Einteilung der Operationstechnik nicht machen läßt oder diese zumindest immer unvollkommen bleiben müßte. Immer wieder von der Voraussetzung ausgehend, daß das Buch ein Leitfaden der Gallenoperationen für den Ungeübteren sein soll, habe ich mich bei der Empfehlung modernster Technizismen, wie z. B. des primären drainagelosen Bauchdeckenverschlusses nach Galleneingriffen und der primären Choledochusnaht größter Zurückhaltung bedient und nicht gewagt hier das Wort „prinzipiell“ zu gebrauchen; das wichtigste Prinzip in der Gallenchirurgie lautet doch eher „Vorsicht“.

Eine leicht faßliche topographisch-anatomische Zusammenstellung ist vom Kollegen O. Schumacher dem operationstechnischen Teile des Buches angeschlossen worden. Sie gründet sich durchwegs auf eigene präparatorische Arbeiten im Wiener anatomischen Universitätsinstitut. Die bekannt rege Anteilnahme Prof. Tandlers an dem Ausbau einer chirurgisch-topographischen Anatomie hat seinen Schüler Dr. O. Schumacher zu der für den Praktiker so notwendigen übersichtlichen Darstellung ebenfalls unter Vermeidung jeglichen literarischen Ballastes bestimmt. Die Bilder hat in künstlerischer Weise Herr Hayek verfertigt; sie wurden, von den zur raschen Orientierung nötigen schematischen Zeichnungen abgesehen, durchwegs nach Leichenpräparaten und vielen Operationsskizzen am Lebenden gezeichnet.

Herr Prof. H. Lorenz, Wien, hatte die Freundlichkeit mir zu gestatten, seine eindrucksvollen Überlegungen über Anzeigestellung und Technik der transduodenalen Choledochotomie aus seinen Arbeiten bringen zu dürfen, wofür ich an dieser Stelle bestens danke. Nachdem es sich um einen besonders in Wien ausgebauten, in Deutschland im allgemeinen recht angefeindeten Galleneingriff handelt, glaubte ich nicht fehlzugehen, meiner eigenen Erfahrung an über 60 Fällen die seinerzeitigen Ausführungen von H. Lorenz vorauszustellen, welche mir insbesondere hinsichtlich der Technik maßgebend waren.

Ich danke noch Frau Dr. Schmied-Heiny für die im pathologischen Institute des Herrn Prof. C. Sternberg ausgeführten Untersuchungen über das normale und pathologisch veränderte Leberbett der Gallenblase, sowie Herrn Dr. O. Susanni und Herrn Dr. G. Eichelter für die gelieferten Beiträge zum Kapitel der cholämischen Blutungsbereitschaft und Vor- und Nachbehandlung des Patienten.

Aus den vorausgesetzten einleitenden Zeilen dürfte wohl zu ersehen sein, daß dieses hauptsächlichst auf die Erfahrungen *einer* Schule aufgebaute Buch keineswegs eine vollständige Wiedergabe der Operationstechnik beim Gallenleiden beinhaltet. Immerhin wage ich mich, der Hoffnung Raum zu geben, daß manchem Kollegen, bei dem die Gallenoperationen noch nicht zu den Alltäglichkeiten gehören, eine einfach gefaßte Darstellung der hauptsächlichsten Galleneingriffe, welche eine rasche chirurgisch-anatomische Übersicht erlaubt, gegebenenfalls willkommen sein wird. Eingedenk der immer wieder zur Beobachtung kommenden Opfer schwerer technischer Operationsfehler möge dieses bescheidene Buch wenigstens etwas zur künftigen Vermeidung derselben beitragen!

Wien im Juni 1928.

P. WALZEL.

Zur allgemeinen Operationstechnik.

Vor Eingehen auf die spezielle Technik der Gallenoperationen soll kurz auf einige technische Sonderheiten aufmerksam gemacht werden, wie sie bei den Operationen der Klinik EISELSBERG Geltung haben.

Es handelt sich in erster Linie um die Art der Blutstillung. Als an der Klinik EISELSBERG stets geübtes Prinzip wird darauf gesehen, daß die blutstillenden Klemmen bzw. Schieber in der Wunde nur in äußersten Ausnahmsfällen länger liegen bleiben. Es wird bekanntlich vielfach die Blutstillung derart geübt, daß erst zum Schluß der Operation eine Unzahl von Klemmen und Schiebern nach vorausgegangener Ligatur abgenommen werden. Dieses grundsätzliche Vermeiden von längerem Liegenlassen der Blutstillungsinstrumente im Wundbereich hat den Vorteil, daß die anatomische Übersicht viel weniger gestört wird. Die vielfach gebräuchliche Technik, vor Ligatur eines sichtbaren arteriellen oder venösen Gefäßes dieses in zwei Klemmen zu fassen, dann zu durchschneiden und schließlich das zentrale und periphere Lumen erst später zu ligieren, wird an unserer Schule nur selten angewendet. Wir unterfahren vor der Durchtrennung das mit anatomischen Pinzetten auspräparierte Gefäß mit der gefensterten Kochersonde. Bei liegender Kochersonde wird dann mit leicht gebogenen, stumpfen Unterbindungsnadeln, rechts und links von der voraussichtlichen Durchtrennungsstelle des Gefäßes, eine Ligatur angelegt und dann erst das Gefäß durchschnitten. Bei der Durchschneidung eines arteriellen Gefäßes wird immer darauf geachtet, daß der zentrale Gefäßstumpf ziemlich weit über die Ligatur hervorlugt, wodurch ein Abgleiten der Ligatur verhindert werden soll. Bei größeren Arterien, etwa vom Kaliber einer normalen Arteria cystica an, wird in der Regel zentralwärts eine doppelte Ligatur angelegt. Als Knüpfmaterial gebrauchen wir bei Arterien und größeren Venenstämmen immer Seide, möglichst feiner Nummern. Catgut verwenden wir im allgemeinen nur bei der Muskelnaht und bei der Ligatur ganz feiner blutender Gefäße, wie diese z. B. bei den Blutungen nach dem Hautmuskelschnitt gefunden werden.

Nach dem Hautschnitt werden vor der weiteren Tiefenincision an den Wundrändern feuchte Perltücher mit Wäsche-Klemmen befestigt. Sobald das Peritoneum eröffnet ist, wird von der Verwendung kleiner loser Tupfer abgesehen und diese nur noch in Tupferzangen gefaßt gebraucht. Zur Abdichtung der Bauchhöhle nehmen wir Perltücher, welche aus verschieden großen, genähten und gesäumten Gazelagen bestehen; sie sind entweder aus viereckig zusammengesteppter Gaze (20:20 cm) angefertigt oder in Streifenform (10:30 cm) zugeschnitten, wie sie insbesondere CLAIRMONT vorzieht. An einer Ecke eines solchen Tuches ist ein ca. 15 cm langes Bändchen angenäht, welches am Ende eine Metallperle trägt. Perltücher sind im Verbandcaps immer zu 10 Stück zusammengebunden verwahrt, und die Schwester ist verpflichtet, vor Eröffnung eines solchen Perltupferpacks dieselben nochmals zu zählen. Ebenso muß die Schwester vor der Operation die Zahl der auf der Instrumententasse befindlichen

BERGMANN-Schieber und Klemmen genau festgestellt haben. Vor Schluß des Peritoneums wird dann immer kontrolliert, ob die Zahl der Perltupfer, Schieberpinzetten und Klemmen stimmt.

In der letzten Zeit hat sich mir zur Zurückhaltung der in das Operationsgebiet vordringenden Darmschlingen, einer Anregung Prof. HELLERs in Leipzig folgend, die sog. Rollgaze besonders bewährt. Ein 2—3 m langer Streifen, aus mehrfach gelegter, etwa 25 cm breiter Gaze wird eng gerollt und sofort nach Eröffnung des Peritoneums unter Abschieben des Darmes vom Operationsgebiet eingelegt und durch den Assistenten mit der Hand oder breitem Spatel gehalten; auf diese Weise läßt sich eine ausgezeichnete störungslose Übersicht erreichen. Je nach dem verfügbaren Platz im Abdomen wird entweder die ganze Rollgaze in den Wundspalt eingelegt oder dieselbe erst durch Abrollen einiger Schichten verkleinert; auf alle Fälle soll das freie Ende der Rolle außerhalb der Laparotomiewunde liegen bleiben, während der Kopf der Rollgaze unter dem medialen Schnittrande verschwindet.

Wir nähen die Bauchdecke in drei einzelnen Schichten. Das Peritoneum wird bei aseptisch verlaufenden Gallenoperationen fortlaufend genäht, wobei beim Querschnitt naturgemäß die hintere Rectusscheide mitgefaßt wird. Auf eine getrennte Naht der Muskulatur beim Querschnitt verzichten wir in der Regel, weil bei der Naht der Fascie, einschließlich vorderer Rectusscheide, die Muskelstümpfe ohnehin genügend nahe adaptiert werden. Die Fasciennaht wird durchwegs mit enggesetzten Seidenknopfnähten ausgeführt. Die Hautnaht erfolgt ebenfalls mit dünnen Seidenknopfnähten oder in Form der fortlaufenden Naht.

Bei allen Nähten, welche seröse oder parenchymatöse Organe betreffen, ebenso bei Umstechungen verwenden wir immer die sog. runden Troikartnadeln von verschiedener Stärke und Krümmung. Nur zur Hautnaht werden die schneidenden Nadeln benützt. Nadeln mit Patentöhr werden als unpraktisch abgelehnt. Wenn bei der Naht der Bauchdecken starke Spannung herrscht, werden mehrere Nähte hintereinander lose durch die Wundlefzen gelegt. Die Schürzung des Knotens von seiten des Operateurs erfolgt während beide Assistenten die Wundränder durch kreuzendes Anziehen der Fäden, rechts und links von dem beabsichtigten Knoten des Operierenden, einander nähern.

Gegen die vordringenden Eingeweide bei der Peritonealnaht verwenden wir fast regelmäßig, zum Schutz vor Verletzungen derselben, den in den Wundspalt mit der Höhlung nach aufwärts eingelegten Löffel. Bei sehr fettreichen Individuen ist es zweckentsprechend, unterhalb des Löffels noch ein oder zwei Perltücher auf die Eingeweide zu legen. Erst gegen das Ende der Peritonealnaht werden zuerst die Perltücher und dann der Löffel hervorgezogen. Es braucht wohl nicht erst betont zu werden, daß wir uns bei allen Laparotomien zur besseren Darstellung der Peritoneallefzen der MICULICZ-KADERschen Peritonealklemmen bedienen.

Die zur Abdichtung und zum Tupfen benützten Perltücher werden stets zur Vermeidung von Serosaschädigungen in feuchtem Zustand benützt. Die Instrumentenschwester legt dieselben vor der Operation in ein elektrisch geheiztes, mit physiologischer Kochsalzlösung gefülltes Becken, so daß die dem Operateur oder dem Assistenten gereichten Perltücher stets körperwarm sind. Müssen Netz und Darmschlingen zwecks besserer Übersicht längere Zeit außerhalb der Bauchhöhle liegen, werden sie immer zur Verhinderung der Abkühlung mit heißen, nassen Perltüchern bedeckt.

Vor der Hautnaht wird die ganze Umgebung des Operationsschnittes neuerdings frisch aufgedeckt, auch die Wundrandtücher werden erneuert. Dies erscheint insbesondere bei Gallenoperationen wichtig, da eine Verschmutzung mit Gallenflüssigkeit namentlich bei der Choledochotomie oft nicht zu vermeiden ist.

Das Instrumentarium.

Neben den instrumentellen Behelfen, wie sie bei jeder Laparotomie gebraucht werden, haben wir von der Verwendung gewisser Spezialinstrumente bei den Eingriffen an den Gallenwegen großen Vorteil gesehen. Ich erwähne da in erster Linie verschiedene Modifikationen der Kochersonde. Wir verwenden vornehmlich die großgelochte, etwas gebogene Kochersonde (Abb. 1). Bei oberflächlichem Arbeiten genügt die kurzstielige Kochersonde, während sich zur Präparation und Unterfahrung von Gefäßen und Ligatur in der Tiefe der Bauchhöhle die langstielige Kochersonde besonders bewährt. Gute Dienste leistet mir zur Präparation der Gallengänge und namentlich bei der subserösen Auslösung der Gallenblase eine von mir entsprechend umgeänderte Kochersonde, welche infolge ihrer leicht zugeschärften äußeren Ränder gleichzeitig als Schneideinstrument verwendet werden kann. Ihre schlanke Bauart und Krümmung ermöglicht bei der Auslösung einer akut entzündeten Gallenblase ihre subseröse Stielung in der richtigen Schichte. Sie leistet auch gute Dienste bei der Präparation der Gebilde des Lig. hepatoduodenale. Die Unterbindungsnadeln sind, entsprechend dem schmalen Fenster dieser modifizierten Kochersonde, zart gebaut. Als Haltezangen für die Gallenblase verwenden wir eine Sporenklemme, ähnlich den bekannten WERTHEIMschen Parametrienklemmen.

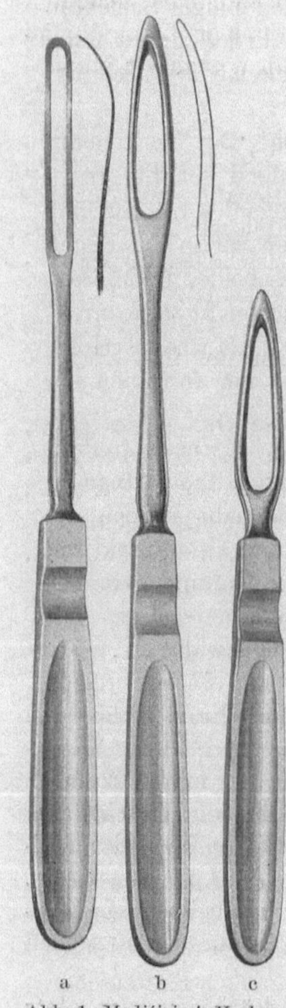
Abb. 1. *Modifizierte Kochersonden:* a schneidende Präpariersonde nach WALZEL, b u. c lange und kurze Sonde nach BRUNNER.

Zum Auseinanderhalten der Wundränder des gespaltenen Choledochus dient eine nach demselben System konstruierte Klemme von besonders zarter Bauart. Um Zerreißungen der Choledochuswand zu verhindern, wie sie bei Anwendung von Krallenklemmen leicht vorkommen können, ist das Ende des Klemmenschnabels bei den Choledochusklemmen nach Art der SEGONDschen Klemmen konstruiert; dadurch wird eine viel geringere Gewebsschädigung gewährleistet.

Neben den überall gebräuchlichen Bauchspateln hat sich uns der nach Belieben biegsame KÖRTEspatel bei Gallenoperationen besonders bewährt, da sich seine veränderbare Krümmung der augenblicklichen Gestaltung und Lage der Leberunterfläche anpassen läßt, wodurch trotz festem Zurückhalten der Leber eine

Parenchymverletzung mit Sicherheit vermieden werden kann. Durch Umwicklung der Spatelblätter mit feuchter Gaze wird die Sicherheit gegen Parenchymverletzungen und Quetschungen der Eingeweide erhöht. Nachdem wir bei Gallenoperationen tunlichst immer zwei Assistenten verwenden, haben wir von der Verwendung automatischer Bauchspateln bisher abgesehen. Bei der Präparation in der Gegend des großen Gallenganges erweist sich oft die Verwendung eines breiten gynäkologischen Spatels, sog. „vorderes Blatt", als sehr vorteilhaft. Der erste Assistent, der sich gegenüber dem auf der rechten Seite stehenden Operateur befindet, hält es mit der rechten, während die linke Hand mit Hilfe eines Perltuches, einer großen Kompresse oder Rollgaze die vordringenden Eingeweide nach unten zurückdrängt.

Zur Sondierung der Gallengänge haben sich uns immer noch die gebräuchlichen Harnblasen-Steinsonden am vorteilhaftesten gezeigt, so daß wir bisher keinen Grund hatten, zur Verwendung der an vielen Orten gebräuchlichen Hegarstifte oder weichen Seidenbougies überzugehen. Auch die lange biegbare Bleisonde wird dem Instrumentarium beigelegt. Konkremente werden mit Hilfe der gekrümmten Steinlöffel und Steinzangen verschiedener Größe entfernt.

Zur Punktion der Gallenblase gebrauchen wir seit Jahren eine seinerzeit von mir angegebene bogenförmige Punktionskanüle von 2 mm Spitzenlumen. Dieselbe ist konisch stufenförmig konstruiert, so daß beim Einstechen in die prall gespannte Gallenblase keine Gallenflüssigkeit daneben herausquellen kann.

Zur Absaugung kann man jede Blasenspritze verwenden, doch haben wir in allen unseren Operationssälen Wasserstrahlsaugpumpen montiert. Die Absaugkanüle mit einem ca. 1 m langen, starkwandigen Druckschlauch ist auf der Instrumententasse steril vorbereitet. Die Ankupplung des Schlauches an die Absaugflasche, welche auf dem Boden steht, kann von einer nicht steril gewaschenen Hilfsperson vollzogen werden. Knapp hinter der Absaugkanüle ist in den Gummischlauch ein Glasrohr eingeschaltet, damit sich der Operateur gleich von der Beschaffenheit des abgesaugten Inhalts überzeugen kann. Die Wasserstrahlpumpe wird auch mit Hilfe verschiedener Ansätze in Röhren- oder Korbform zum Absaugen von Gallensekret benützt, das sich z. B. nach der Choledochotomie fast regelmäßig in die Absperrtamponade zu ergießen pflegt. Diese Absaugröhren bewähren sich auch ganz ausgezeichnet zur Absaugung kleiner störender Blutungen und übernehmen auf diese Weise die Funktion des Tupfers. Statt der Wasserstrahlpumpe kann eine durch motorische Kraft betriebene Saugpumpe, wie sie bereits in mehreren Modellen erzeugt wird, benützt werden.

Bei jeder Gallenoperation soll eine mehrere Kubikzentimeter fassende Rekordspritze mit einer überaus feinen Platin-Iridiumnadel dem Instrumentarium beigefügt werden, da eine orientierende Punktion des Choledochus gelegentlich notwendig wird.

Zur Stielung der Gallenblase, insbesondere zu ihrer Lösung aus dem Leberbett nehmen wir eine lange, schmale, gekrümmte Präparierschere.

Die Eröffnung des Choledochus erfolgt nach vorausgegangener Stichincision mit einer Winkelschere, deren unteres Blatt länger als das obere ist. Die untere Branche trägt an der Spitze einen Knopf, wodurch man sie ohne Gefahr einer Verletzung der hinteren Choledochuswand vorschieben kann.

Die Vorbereitung des Patienten vor der Operation.

Mit Ausnahme von Patienten mit längere Zeit andauerndem Ikterus unterscheidet sich die Vorbereitung zu einem Galleneingriff nicht wesentlich von den Maßnahmen, die zu jeder anderen Laparotomie getroffen werden. Dies gilt vor allem für die Fälle der sog. chronisch rezidivierenden Cholecystitis, welche ihrem ganzen Verlauf nach auf eine Alleinbeteiligung der Gallenblase schließen lassen und im anfallsfreien Zeitabschnitt zur Operation kommen; hierher gehört auch der Hydrops vesicae felleae im kalten Stadium. Eine genügend lange Zeit, zumindest 1—2 Tage, erlauben den Patienten gründlich abzuführen; mehrtägige Ruhelage vor dem Eingriff erscheint besonders bei fettleibigen Patienten angezeigt, um postoperative Lungenkomplikationen, wie solche durch eine plötzlich einsetzende, langdauernde horizontale Zwangslage gefördert werden, möglichst hintanzuhalten. Die Patienten werden entsprechend ihren Herz- und Lungenbefunden mit Cardiacis vorbereitet. Wir geben Digitalispräparate, und zwar mit Vorliebe Digipurat. Die Vorbereitung des Magen-Darmtraktes geht folgendermaßen vor sich:

Ikterische *und* nichtikterische Patienten: Am 2. und am 1. Tage vor der Operation je einmal untertags, zu beliebiger Zeit, zwei Eßlöffel Infusum Sennae c. Manna.

<pre>
Rp. Inf. fol. Sennae frig. par. 12,0 : 100,0
     Mannae   15,0
     Magnesiae carbon.   10,0
     D. S. 1—2 Eßlöffel.
</pre>

Die Wirkung tritt 3—4 Stunden nachher ein, meist 4—5 Stühle. Am Operationstag um 7 Uhr früh Einlauf ($^1/_2$—$^3/_4$ l warmes Wasser, darin zur Lösung gebracht ein Eßlöffel Schmierseife, Sapo kalinus. Der Einlauf wird folgendermaßen vorbereitet: Von einer Stammlösung (200 g Sapo kalinus aufgekocht in 3 l Wasser) werden auf $^1/_2$—$^3/_4$ l 2—3 Eßlöffel zugesetzt, bei hohem Einlauf doppelt so viel Seife, also 4—6 Eßlöffel pro Liter warmen Wassers).

Bei unserem, seit etwa 5 Jahren verfolgtem Bestreben, die akute Cholecystitis als dringende Operation anzusehen und gleich wenige Stunden, ja evtl. sofort nach der Aufnahme zu operieren, kann sich die Vorbereitung solcher Patienten nur auf ein Reinigungsklysma beschränken. Bei solchen akuten Fällen machen wir *nur* bei ileusartigen Symptomen von der bei akuten Entzündungen sehr schmerzhaften und den ohnehin schwer leidenden Patienten stark aufregenden Magenausheberung oder Magenspülung Gebrauch; bestehen Anzeichen einer bereits stattgehabten Perforation mit lokaler oder diffuser Peritonitis, wird auf jede der obengenannten Vorbereitungsmaßnahmen verzichtet und natürlich zur Stunde operiert.

Wesentlich komplizierter ist die Vorbereitung bei ikterischen Patienten. Neben entsprechender Fürsorge für die Herzkraft muß vor allem an die so gefürchtete postoperative, sog. cholämische Blutung gedacht werden. Oft zeigen lang durch interne Behandlung verschleppte ikterische Patienten schon bei der Aufnahme alle Stigmata cholämischer Blutungen. Neben fadenförmigem Puls, Somnolenz und allgemeiner Mattigkeit ist die ins Bläuliche spielende Blässe der sichtbaren Schleimhäute dieser Patienten auffällig; dunkelblaue Flecke an den Oberarmen und Unterschenkeln bilden die cholämischen Blutungsreaktionen auf daselbst ausgeführten analgetische Injektionen. In fortgeschrittenen Fällen können länger aufliegende Körperteile subcutane Hämatome zeigen, welch letztere auch die Folge einfacher palpierender Untersuchungsgriffe des Bauches sein können. In solchen verzweifelten Fällen darf überhaupt nicht an eine Operation gedacht werden, wenn wir auch nicht vollständig den Standpunkt PETRÈNs teilen, welcher schon bei vorausbestimmter Blutgerinnungsverzögerung um die Hälfte bis das Doppelte des Normalen einen Eingriff als aussichtslos verbietet. Wir haben cholämische, zum Tode führende Blutungen nach relativ kurz bestehendem Ikterus (12 Tage!), bei normaler Blutgerinnung gesehen; andererseits erinnere ich mich an eine Patientin mit Papillencarcinom, welche die oben beschriebenen Zeichen schwerster cholämischer Blutung zeigte und den schweren Eingriff (Resektion des Tumors auf transduodenalem Wege) anstandslos ohne nachfolgende Blutung überstand. Jedenfalls haben wir uns zum Prinzipe gemacht, in jedem Falle von biliärem Ikterus, der nicht zur augenblicklichen Operation drängt, vorher eine genaue Blutgerinnungsprobe anzustellen; die Methodik dieser Untersuchung ist verschieden und minutiöse Fehlerquellen nicht immer zu vermeiden (s. eigenes Kapitel). Im Falle einer nachgewiesenen Verzögerung der Gerinnung stehen wir doch auf dem Standpunkte, 1 oder 2 Tage *vor* der Operation eine Bluttransfusion auszuführen. Jeder Patient mit biliärem Ikterus wird unbedingt vor der Operation auf seine Blutgruppenzugehörigkeit ausgewertet und die Blutgruppe mit Rotstift deutlich sichtbar auf der Temperaturtabelle vermerkt. Ebenso wird ein passender Blutspender gesichert, sei es aus dem Verwandtenkreise des Patienten oder aus dem Patientenmaterial der Klinik selbst. Findet sich hier kein geeigneter Spender, so ist es wenigstens bei uns in Wien meist ein leichtes, aus der namentlich in letzter Zeit angeschwollenen Liste der Spender gegen Entgelt einen solchen in kurzer Zeit stellig zu machen; es entspricht jedoch immerhin einem Akte der Vorsicht, jeden von anderer Seite ausgewerteten Spender vor der Blutentnahme zur Transfusion nochmals auf seine Gruppenzugehörigkeit zu überprüfen. In der überwiegenden Mehrzahl haben wir im Bedarfsfalle, allerdings erst im postoperativen Verlauf, von der Bluttransfusion Gebrauch gemacht, doch möchten wir bei den Fällen mit nachgewiesener Blutgerinnungsverzögerung die Bluttransfusion unter den Vorbereitungsmaßnahmen der Operation nicht mehr missen. Als geeignetste und für den Patienten bequemste Methodik der Blutübertragung erscheint uns das Verfahren nach PERCY: zur Auswertung der Blutgruppen bedienen wir uns des vom hiesigen serotherapeutischen Institut nach Angabe von NEUMÜLLER und MORITSCH erzeugten Hämotest. Von prophylaktischen Gaben von Serum, Calcium, Afenil u. a. haben wir keinen einwandfreien Nutzen gesehen, ebenso auch kaum bei Anwendung dieser Mittel im postoperativen Verlauf; wir verwenden sie trotzdem in allen einschlägigen Fällen weiter. In der Bluttransfusion, welche wir bei hartnäckigen Fällen in kurzen Abständen, 2—3 mal wiederholen müssen, sehen wir betreffs der cholämischen Blutung heute wohl die einzige erfolgversprechende Methode. Von der zweifellos guten Wirkung der intravenösen Verabreichung von Glucose bei gleichzeitigen Insulingaben gegen eine drohende Leberinsuffizienz haben wir bis jetzt erst nach der Operation Gebrauch gemacht und glauben dadurch, allerdings nur in wenigen Fällen, zur Beseitigung des Leberkomas beigetragen zu haben.

Am Abend vor der Operation wird der Patient gebadet und rasiert, sonst aber werden keine desinfizierenden Handlungen (z. B. sterile Einhüllung des Bauches, Sublimatkompressen usw.) am Bauche vorgenommen.

Eine Stunde vor der Operation erhält der über Nacht nüchtern gehaltene Patient:

Mo. hydrochlor.	0,02
Atropini sulfurici	0,001

subcutan. Die Reinigung von Bauch und angrenzendem Brustteil erfolgt durch zweimaliges Abreiben der Haut mit Jodbenzin.

Rp. Jodi puri	5,0
Paraff. liquid.	20,0
Benzin	100,0

und einmaligem mit 75%igem Alkohol auf jedesmal gewechselten Gazetupfern. Der Jodtinkturanstrich (Tct. Jodi 5%) erfolgt vom Operateur selbst mit Hilfe eines Wattestäbchens, und zwar nur in der geplanten Schnittrichtung. Vom Bestreichen des ganzen Abdomens, wie wir es früher prinzipiell geübt haben, sind wir abgekommen. Nach der Reinigung mit Jodbenzin und Alkohol wird der Bauch mit zwei sterilen Kompressen bedeckt; darüber kommt zur Einhüllung des Patienten ein Leintuch und nun wird mit der Narkose begonnen. Bei hochgradigem Ikterus finden wir bekanntlich oft *Kratzeffekte* am ganzen Körper, so auch am Bauch, namentlich in der Nabelgegend. Zeigen sich als Folge dieser kleinen Hautdefekte Pusteln und Eiterbläschen, werden dieselben knapp vor der Operation mit dem Glühbrenner verschorft; bei Vorhandensein größerer Abscesse muß eine längerdauernde lokale Behandlung des Abscesses der Operation vorausgehen, falls keine Indicatio vitalis zur Operation drängt; in diesem Falle bleibt uns als natürlich unsicheres Hilfsmittel neben Verschorfung oder Verklebung mit einem Mastisoltupfer, noch die Excision im „Gesunden" übrig.

Lagerung, Assistenz, Abdeckung des Operationsfeldes.

Lagerung des Patienten. Für die Gallenoperationen hat sich die Lagerung des Patienten in *künstlicher Lordosierung* am Operationstisch allgemein eingebürgert. In der Hyperextension, der künstlichen Lordosierung der Wirbelsäule, haben wir ein Mittel in der Hand, die Zugänglichkeit zum großen Gallengange ungemein zu erleichtern, da durch diesen Handgriff die hintere Peritonealwand vorgebaucht wird. Dabei ist darauf zu achten, daß die Stelle der stärksten Wirbelsäulenkrümmung etwa bei D 12 liegen soll. Dies wird erreicht, indem eine länglich geformte, am besten runde Kissenrolle, in Rückenlage des Patienten in der Höhe der oberen Lumbalwirbel quer über den Operationstisch gelegt, die Wirbelsäule an dieser Stelle emporhebt. Zu tiefe Lagerung der Rolle, z. B. in der Kreuzbeingegend, erschwert eher den Zugang. Zweckmäßig wird das Kissen bereits vor dem Überheben des Patienten auf den Operationstisch aufgelegt, wobei einerseits darauf zu achten ist, daß es die Breite des Operationstisches nicht überragt, andererseits, daß es unter das Leintuch eingeschoben wird, auf welches der Patient zu liegen kommt, um eine reibungslosere Entfernung vor dem Schluß der Bauchdecken zu ermöglichen. Das Herausziehen der Rückenrolle vor Beginn der Bauchdeckennaht gestaltet sich viel leichter,

wenn sich an jedem Ende der Rolle eine breite Leder- oder Leinenband-
schlaufe befindet (Abb. 2). Das Entfernen des Kissens soll nicht ruckweise
rasch, sondern langsam erfolgen, wobei es zweckmäßig ist, den Patienten leicht
nach der entgegengesetzten Seite hebend zu drehen. Diese Rolle soll immer
vor Beginn der Bauchdeckennaht beseitigt werden, da mit dem Aufhören der
künstlich übertriebenen Lordosierung die Adaptierung der klaffenden Wund-

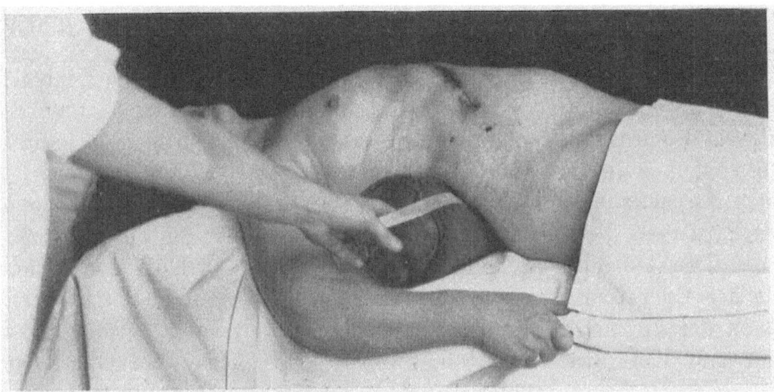

Abb. 2. *Lagerung zur Gallenoperation.* Die Lordosierung erfolgt durch ein Rollkissen, an dessen
Enden Schlaufen zur leichteren Entfernung desselben angebracht sind.

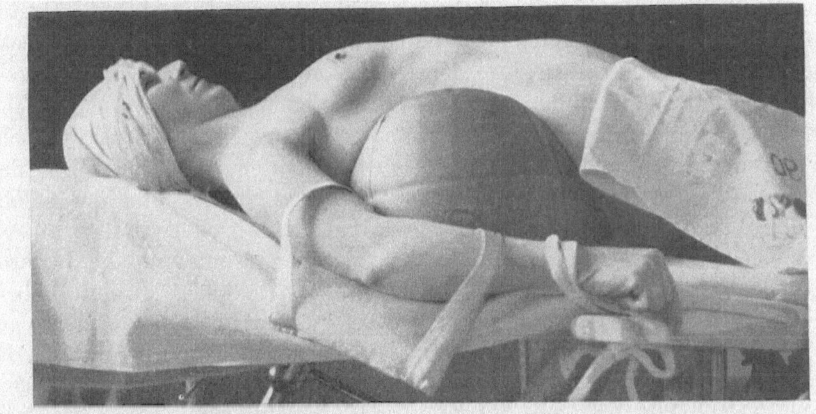

Abb. 3. *Lagerung zur Gallenoperation.* Die Lordosierung erfolgt durch aufblasbares Gummikissen
(Modell Klinik PAYR, Leipzig). Zum Schutz gegen Narkoselähmungen des Armes liegt ein flaches,
mit seitlichen Schlaufen versehenes Kissen zwischen Arm und Operationstischkante.

ränder wesentlich spannungsloser gelingt. Ich habe auch immer darauf gehalten,
im Falle nötiger Streifen-, Docht- oder Rohrdrainage (Reserverohr-, nicht Hepaticusschlauch), diese erst nach Wegnahme der Rückenrolle einzuführen, da
nur so eine dauernde richtige Lage, z. B. des Streifens an der gewünschten Stelle,
erzielt werden kann. Das aufblasbare Kissen, wie es HELLER beschreibt, habe
ich auf meiner Abteilung erst seit kurzer Zeit in Gebrauch und kann es
bestens empfehlen (Abb. 3). Übrigens erlauben moderne Operationstische
mit verstellbarem Mittelteil die künstliche Lordosierung mittels Hebeldruck
nach Wunsch auszuführen; ich halte jedoch namentlich bei sehr korpulenten

Patienten ein Kissen für vorteilhafter. Durch die Rekurvation der Wirbelsäule wird eine Beckensenkung, sowie eine Hebung der unteren Thoraxapertur erzielt, welche sich in der Lage der Baucheingeweide zueinander in einer Vergrößerung des Abstandes zwischen Leberunterfläche und Duodenum, bzw. Colon äußert. Der Tiefenabstand zwischen den Bauchdecken und dem Retroperitoneum verringert sich bedeutend. Der Kopf des Patienten wird durch ein unterlegtes Kissen leicht gehoben. Die Beine und Arme des Patienten werden in üblicher Weise mit Gurten und Manschetten am Operationstisch festgeschnallt.

Assistenz. An der Klinik EISELSBERG werden die Gallenoperationen mit zwei Assistenten ausgeführt, was nicht ausschließt, daß zu einer leichten Steinblase oftmals das Auskommen mit einer Assistenz gefunden werden kann oder daß in besonders schweren Fällen, wie bei manchen Rezidivoperationen, noch eine dritte Assistenz erforderlich wird. Der Operateur steht an der rechten Seite des Patienten, die sog. I. Assistenz ihm gegenüber, die II. Assistenz zur Linken des Operateurs mit der linken Schulter gegen den Kopf des Patienten. Wechselt der Operateur während des Eingriffes die Seite des Patienten, so bleibt auch der an der linken Tischseite stehende Assistent wieder zwischen Operateur und Kopf des Patienten, diesmal also rechts vom Operierenden. Zweckentsprechend bekommt der sog. II. Assistent durch einen Schemel eine erhöhte Stellung. Im Gegensatz zu anderen Operationen wird bei Operationen der Gallenwege vielfach der geübtere Assistent die Rolle des II. Assistenten übernehmen müssen, da von seiner Hilfe sehr viel abhängt. Ihm obliegt in erster Linie die Obsorge über die jeweils notwendige Lage der Leber, daher ist es zweckmäßig, wenn er schon bei Beginn der Operation wegen der Schlüpfrigkeit des Organes Zwirnhandschuhe über die Gummihandschuhe anzieht, welche sodann aus Gründen der Asepsis intra operationem 1—2 mal zu wechseln sind. Von der zweckmäßigen Lagerung des Patienten, von der Form des Rippenbogens, dem Hautschnitt, der Dicke des Fettgewebes und der besonderen Form und Größe der Leber hängt es in den einzelnen Fällen ab, ob sich die Leber derart kippen läßt, daß man ihren Rand vor die Laparotomiewunde wälzen kann. Liegen die Verhältnisse derart, daß es ohne Leberschädigung nicht möglich scheint sie zu kippen, muß man versuchen, durch geeignete Spateln die Zugänglichkeit zum Gallenblasenhals zu ermöglichen. Es empfehlen sich dazu lange, etwa 5 cm breite Spateln, welche rostartig geformt sind und welche zur besseren Schonung der Bauchorgane mit Gaze umwickelt werden. Sehr bewährt hat sich uns der bereits eingangs beschriebene sog. Körtespatel

Wenn es irgendmöglich ist, soll doch das *Kippungsmanöver der Leber* versucht werden. Dieses wird erleichtert, wenn der Operateur, der sich ja auf derselben Seite befindet wie der zum Leberhalten bestimmte Assistent, mit einem normal gebogenen Bauchdeckenspatel den rechten Rippenrand nach außen oben zieht, während der neben ihm stehende Assistent den Leberrand vorsichtig erfaßt; die vier Finger beider Hände werden links und rechts von der Gallenblase möglichst weit auf die Unterfläche der Leber gelegt, beide Daumen kommen auf die Oberfläche der Leber möglichst weit nach hinten zu liegen. Das Fassen der Leber knapp an ihrer Kante sowie der Versuch sie bei weit überragendem Rippenrande zu luxieren, bringt die *Gefahr eines Leberrisses* mit sich.

Es ist weiters auch darauf zu achten, daß bei diesem Kippungsmanöver die Leber zuerst nach abwärts gezogen und dann erst gekippt wird. Besondere Vorsicht erheischen ikterische Lebern, welche bei ihrer oft fast teigig-weichen Konsistenz sehr leicht einreißen. Ist die Leber erst einmal in die richtige Stellung gebracht, so ist sie unverrückt und ruhig festzuhalten. Die Schlüpfrigkeit der Leberkapsel, der oft mangelhafte Halt der Zwirnhandschuhe über den Gummihandschuhen und nicht minder die Ermüdung des Assistenten bei längerdauerndem Präparieren des Operateurs bringen es mit sich, daß mit der Zeit die Leber in ihr altes Bett zurückzusinken droht. In aufmerksamer Verfolgung des Operationsganges ist der Operateur rechtzeitig davon zu verständigen, und mit seiner Hilfe (Abziehen des Rippenrandes) wieder das Kippungsmanöver durchzuführen. Der große Vorteil dieser Lebereinstellung liegt darin, daß bei mageren Individuen die tiefen Gallenwege fast bis in die Höhe des Bauchschnittes eingestellt werden können, also ein rasches und übersichtliches Operieren ermöglicht wird. Aber auch bei ungünstigen Verhältnissen (Adipositas) kann durch den beschriebenen Lebergriff der Zugang wesentlich erleichtert werden. Ist die Operation am Cysticus und Hepaticus beendet, schließt sich noch eine Choledochotomie, eine transduodenale Papillenspaltung od. dgl. an, so kann die Leber wieder in ihre normale Lage zurückgeführt werden und es ist nunmehr Aufgabe des II. Assistenten, ein Herabrücken der Leber oder eines Leberlappens zu verhindern, durch Aufdrücken eines Tampons auf das Gallenblasenbett ein Herabsickern des Blutes hintanzuhalten und dabei mit der freien Hand die Bedienung eines der vorhin erwähnten Spatel zu übernehmen.

Eine eigene unangenehme Erfahrung läßt mich vor folgendem übrigens im Schrifttum verzeichneten Handgriff zur Leberkippung, insbesondere bei hochstehender Leber, warnen: zwischen Rippenbogen und Leberkonvexität wird ein breiter, langer Spatel (z. B. vorderes Scheidenblatt) eingeschoben und nun durch Heben des Spatelgriffes nach außen die Leber etwas herauszuhebeln, evtl. zu kippen versucht; es gelingt auf diese Weise in der Tat, hochstehende Leberunterflächen dem Operationsschnitt wesentlich zu nähern; doch sah ich einmal durch den hebelnden Spateldruck einen stark blutenden tiefen Leberriß an der Konvexität entstehen. Ebenso ist es nicht ungefährlich, das Kippungsmanöver der Leber durch Zug an dem Lig. teres oder gar an der Gallenblase erleichtern zu wollen. Die Durchschneidung der die Leber fixierenden Ligamente, um dadurch Tiefertreten der Leber zu erreichen, hat sich uns auch fallweise bewährt, doch konnten wir uns mit diesem Vorgehen nie sehr befreunden. HABERLAND [1] hat in neuester Zeit auf Einrisse intrahepatischer Gallengangswände aufmerksam gemacht, wie sie durch unzartes Zufassen bei dem sog. Kippungsmannöver der Leber entstehen können. Er schlägt deshalb bei hoch in der Zwerchfellkuppe liegender Leber, wie wir sie besonders häufig bei Männern finden, Schrägstellung des Operationstisches vor, so daß der Körper mehr auf der linken Seite ruht; dabei Beckentieflagerung nach links mit erhöhter Brust und nach abwärts geneigtem Becken und Beinen. Auf diese Weise rückt durch ihre eigene Schwere die Leber nach unten und in die Mittellinie; ferner fallen Magen, Gedärme und Netz nach links unten. Dies erleichtert das Zurückhalten

---

[1] HABERLAND: Studien an den Gallenwegen. V. Studien über die chirurgische Anatomie des Gallensystems. Arch. f. klin. Chirurg. Bd. 139, S. 319.

der Eingeweide und das Einstellen der extrahepatischen Gallengänge. Wir
haben uns bisher bei *hochstehender Leber* und demgemäß schwieriger Zugänglichkeit der Gallenblase die Präparation durch *Verlängerung des Schnittes*
zu erleichtern gesucht und ich muß hier bereits der großen Vorteile des später
zu besprechenden Querschnittes gedenken; bei seiner Verlängerung durch die
seitlichen Bauchmuskeln hindurch läßt sich auch bei abnorm hochstehender
unterer Leberfläche an der Gallenblase und den Gallengängen ausgezeichnet
arbeiten.

Die Aufgabe des I. Assistenten ist in erster Linie im Zurückhalten der immer
wieder gegen das Operationsgebiet drängenden Darmschlingen zu erblicken.
Dies erreicht er am besten, indem er eine große feuchte Kompresse oder zwei
feuchte Perltücher über die Laparotomiewunde breitet und nun seine beiden
Hände flach darauf legt, so daß die Fingerspitzen die Unterfläche der vom
gegenüberstehenden Assistenten emporgekippten Leber berühren. Durch vorsichtigen Druck der beiden Hände, mit den Fingerspitzen links und rechts
der Gallenblase ständig mit der Leber in Fühlung bleibend, gelingt es nun,
das ganze Operationsgebiet bis zum Abgang des Cysticus klar einzustellen.
In einzelnen, topisch sehr ungünstigen Fällen muß auch hier die Zuflucht zu
den breiten und tiefen Spateln genommen werden. Auf die großen Vorteile
durch Einlegen der sog. Rollgaze nach HELLER habe ich schon oben aufmerksam gemacht.

Bei vielen Gallenoperationen haben die Assistenten einen recht schwierigen
Teil der Arbeit zu leisten. Selbst leichte Fälle mit schlechter Assistenz
geben dem Operateur viel mehr zu schaffen, als die schwierigsten Gallenoperationen mit gut geschultem Personal.

Hat man von geschulten Assistenten vielfach eine größere Hilfe, wenn sie
während der Operation manchmal auch ziemlich selbständig vorgehen, so muß
man vom Anfänger gerade bei den Gallenoperationen strikte verlangen, daß
er keinen Handgriff mache, der ihm nicht vom Operateur aufgetragen wird.
Es gibt wenig Operationen an anderen Organen, die mehr Mitdenken von seiten
der Assistenz verlangen, als die Operationen am Gallentrakte.

Die Abdeckung des Operationsfeldes. Nach der geschilderten Waschung des
Operationsfeldes in weitestem Umkreis (Mamilla bis Symphyse) mit zweimal Jod-
Benzin und einmal Alkohol wird, nach erfolgter Umgrenzung des gewaschenen
Bezirkes durch einen Jodtinkturstreifen, das engere Operationsgebiet mittels
vier Kompressen so abgedeckt, daß zwischen diesen die Stelle des Hautschnittes
frei bleibt. Ein Schlitzleintuch darüber deckt den ganzen Patienten zu. Es
ist darauf zu achten, daß der Narkosebügel über dem Kopf des Patienten ebenfalls unter die sterile Bedeckung fällt, da die II. Operationsassistenz häufig
gezwungen ist, mit ihrem linken Arm Anlehnung an den Bügel zu suchen. Nach
Durchschneidung der Haut, des subcutanen Fettgewebes und der Muskulatur
werden links und rechts des Schnittes zwei feuchte Kompressen, es empfiehlt
sich wegen der meist großen Schnitte auch Kompressen großen Formates zu
verwenden, angelegt und mittels Backhausklemmen oder ähnlichen Instrumenten,
je drei auf einer Seite, befestigt. Sog. Perltücher und andere aus Gaze gefertigte
Abdecktücher haben neben ihrer Kleinheit auch den Nachteil, daß sie sich leicht
in Falten legen und durch Hängenbleiben der Instrumente die Operation stören.

Wir ziehen daher sowohl zur Abdichtung des Hautschnittes als auch später zur Bedeckung vorliegender Darmschlingen große Leinenkompressen (etwa 50 × 50 cm) vor.

Ist die Blutstillung durchgeführt und das Peritoneum eröffnet, so folgt in der oben beschriebenen Weise, wenn es leicht ausführbar ist, die Kippung der Leber durch den II. Assistenten, während der I. Assistent nach Abschieben der Darmschlingen mit einer großen feuchten Kompresse oder Rollgaze unter gleich-

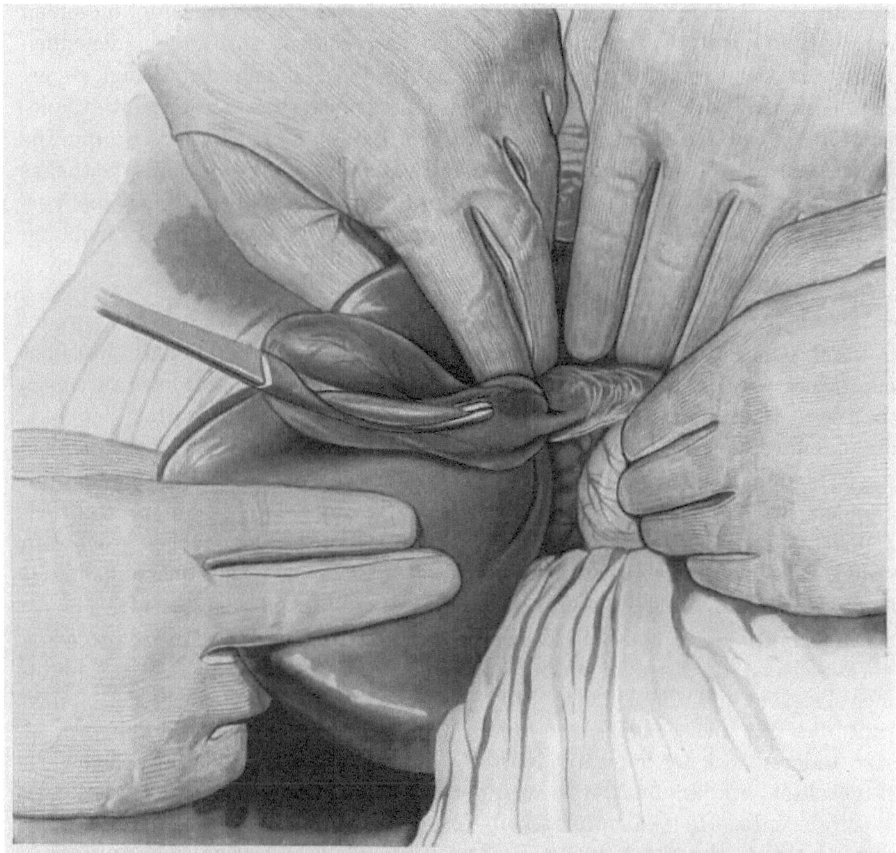

Abb. 4. *Einstellung des Operationsgebietes.* Der zweite Assistent hält die gekippte Leber, während der erste Assistent mit Hilfe von Kompressen die Eingeweide abdrängt.

zeitigem Auflegen seiner Hände das Operationsgebiet darstellt (Abb. 4). Eingriffe am Choledochus ändern die Art der Assistenz, wobei es aber Prinzip bleibt, durch entsprechend eingelegte feuchte Perltücher und möglichst breite und tiefe Spateln das unmittelbare Operationsgebiet möglichst flach trichterförmig einzustellen und zur Vermeidung jeder möglichen Infektion der Umgebung, auf eine lückenlose Abtamponade durch diese Perltücher zu achten. Es ist unbedingt darauf zu sehen, daß die peinlichste Abdichtung des Operationsgebietes gegen die übrige Bauchhöhle schon vor den orientierenden Handgriffen zur Begutachtung des vorliegenden Gallenprozesses geschieht. Perltuch-Kompressen sollen nicht einfach in den Bauch *hineingestopft,* sondern *eingelegt* werden. Unter vorsichtigem Abschieben der nicht adhärenten Darmschlingen vom Operationsgebiete mit beiden flachen Händen wird das Perltuch aufgebreitet und vorhangartig über die Intestina gedeckt. Insbesondere soll der tiefste Punkt des Operationsgebietes unterhalb oder nahe am Lig. hepatoduodenale, also die Gegend des Foramen Winslowi stets von vornherein durch eine Perlkompresse geschützt sein. Bei richtiger Abdichtung sieht man von der Leber nur die Haftstelle der Gallenblase, die Gebilde des Lig. hepatoduodenale und die Pars horizontalis und descendens duodeni im Wundtrichter. Bei Durchtränkung der Perltücher durch austretende Galle oder Eiter müssen dieselben wiederholt vorsichtig gewechselt werden. Die völlige Entfernung derselben erfolgt erst knapp vor der Bauchdeckennaht. Operationen, bei denen zu erwarten ist, daß sich viel Flüssigkeit im Operationsgebiet ansammelt (Choledochotomie), werden unter Zuhilfenahme der Saugpumpe (Wasserstrahlpumpe oder elektrische Anlage) durchgeführt. Die Bedienung des Pumpenansatzstückes im Operationsgebiet obliegt im allgemeinen dem I. Assistenten. Auch die Verwendung der Saugpumpe verlangt eine sorgfältige Abdichtung der Umgebung.

Anästhesie.

Wenn der Patient bereits in Lordoselagerung am Operationtisch selbst narkotisiert wird oder als bereits Narkotisierter auf den Operationtisch überhoben wird, muß darauf geachtet werden, daß der Kopf nicht hintenübersinkt, was zu schweren Respirationsstörungen führen kann. Dies ist namentlich bei dicken Leuten leicht der Fall, bei welchen infolge des unterschobenen lordosierenden Rollkissens die Distanz zwischen Hals und Tischplatte beträchtlich vermehrt ist. Es soll deshalb gleich eine Rolle auch unter den Nacken geschoben werden, falls nicht eine bewegliche Kopfplatte am Operationtisch angebracht ist, die in diesem Falle Elevierung des Halses und Kopfes gestattet.

Die Operationen an den Gallenwegen bedürfen einer *vollkommenen sicheren Anästhesierung*, da bei dem oft in beträchtlicher Tiefe nötigen Arbeiten plötzliches Pressen und die Unruhe des Patienten verhängnisvolle Folgen haben kann; dies gilt insbesondere bei der Präparation am Lig. hepatoduodenale, so unter anderem bei der supraduodenalen Choledochotomie, wobei ängstlich darauf geachtet werden muß, die aus der Choledochusincision herausquellende, oft schwer infizierte Gallenflüssigkeit vom freien Peritoneum abzuhalten. Zerrungen im Bereiche der äußeren Gallenwege werden ja besonders schmerzhaft empfunden.

Die Anästhesie muß auch *beliebig verlängert* werden können, da schwierige Gallenoperationen oft beträchtlich lang dauern können. Aus diesem Grunde haben wir uns an der EISELSBERGschen Klinik gerade bei Gallenoperationen mit der Lokalanästhesie im Sinne einer lokalen Infiltrierung, wie wir sie ja vielfach unter anderem bei Magenoperationen anwenden (Anästhesie nach BRAUN von vorne), nicht befreunden können. 1923 berichtete BRAUN über 93 unter 137 Fällen mit bestem Erfolg in Lokalanästhesie ausgeführte Gallenoperationen. BRAUN hat nach seinem 1923 am Chirugenkongreß gehaltenen Bericht von 137 Fällen 93 mal in rein örtlicher Betäubung mit Splanchnicus von vorne operiert. 9 Fälle gleicher Art benötigten Ätherzugaben. 35 Fälle wurden ohne Splanchnicus mit örtlicher Umspritzung der Bauchdecken und

Narkose behandelt. Bei 2 Fällen war Splanchnicus nach KAPPIS angewendet worden.

Die Lokalanästhesie, in Form der sog. paravertebralen Anästhesie angewendet, scheint in letzter Zeit erfolgversprechender zu sein. JURASZ[1] erzielte bei Gallenoperationen Schmerzfreiheit durch einseitige Unterbrechung von D 1 bis L 1 mit je 5 ccm einer 1% igen Lösung. Von neun paravertebralen Anästhesien bei Gallenblasenoperationen, welche FINSTERER[2] im Bereiche von D 6 bis L 3 ausführte, waren fünf sehr gut, viermal mußte Äther zur Unterstützung herangezogen werden. MANDL[3] hat auch bei komplizierteren Gallenoperationen an der Klinik HOCHENEGG genügende Schmerzfreiheit erzielt. Über die Technik und den Erfolg der Anästhesierung berichtet er wie folgt:

„Dem Patienten wurde ante operationem *paravertebral* nur rechts je 10 ccm einer $1/2\%$igen *Novocain*- oder $1/4\%$igen *Tutocainlösung* in sitzender Stellung in das *10. und 11. Dorsalsegment* injiziert. Nach Reinigung und Deckung des Operationsfeldes wurde dann eine schichtweise *Anästhesierung* der *Bauchdecken* mit einer Menge von 50—60 ccm einer $1/2\%$igen Novocain- oder $1/4\%$igen Tutocainlösung vorgenommen. In unseren 6 Fällen handelte es sich 3mal um geschrumpfte Steinblasen mit ausgedehnten Adhäsionen, welche schmerzlos gelöst werden konnten. In zwei Fällen von akuter Cholecystitis war die Operation noch einfacher. Bei einem Patienten mit Carcinom der Papilla Vateri wurde eine Choledochusdrainage vorgenommen. Auch der Zug am Gallenblasenhals wurde ohne weiteres ertragen, ebenso die Präparation an den großen Gallenwegen. Die Patienten waren mit der Betäubung sehr zufrieden.

Das Verfahren kommt natürlich nur dort in Betracht, wo eine sichere Diagnose bereits ante operationem gestellt werden konnte. Die Operation eines allfällig gleichzeitig bestehenden Ulcus duodeni oder einer Appendicitis ist schmerzlos natürlich nicht möglich."

Ich selbst habe fünfmal in letzter Zeit die prävertebrale Anästhesie nach der Angabe MANDLs bei schwer ikterischen Patienten angewendet und konnte die Eingriffe (Cholecystektomie und Choledochotomie) vollständig schmerzlos ausführen. Ich muß nur bei dieser Gelegenheit bemerken, daß der eine der Patienten an zwei Tage später einsetzenden diffusen cholämischen Blutungen zugrunde ging. Die Narkose wurde ja gerade in diesen Fällen unter der Annahme, daß dieselbe die Leberinsuffizienz fördere, vermieden.

An der Klinik EISELSBERG werden bis heute fast alle Operationen an den Gallenwegen mit Äther-Tropfnarkose nach $1/2$ Stunde vorausgegangener Injektion von Mo. 0,02 und Atropin 0,001 ausgeführt und wir halten diese Anästhesierungsmethode nach wie vor bei den Operationen an den Gallenwegen für die zweckmäßigste. Die reine Chloroformnarkose oder Chloroform-Äther-Alkoholnarkose (sog. Billrothmischung) ist an der Klinik EISELSBERG langst verlassen worden, unter Berücksichtigung der schweren toxischen Leberschädigung durch das Chloroform bei Ikterischen. Allerdings können wir uns des Eindruckes nicht entschlagen, daß bei langdauerndem Ikterus, insbesondere bei Carcinomen im Bereiche der äußeren Gallenwege und des Pankreas, bei oft relativ kleinem, kurzdauerndem Eingriffe (Probelaparotomie, Cholecystogastrostomie) auch nach reiner Äther-Tropfnarkose ein von der Stunde der Operation an rasch einsetzender Umschwung zum Schlechteren fallweise erfolgt ist und insbesondere die *Neigung zur cholämischen Blutung* propagiert zu werden scheint. In dieser Hinsicht

---

[1] JURASZ: Zentralbl. f. Chirurg. 1914.

[2] FINSTERER: Die Methoden der Lokalanästhesie bei Bauchoperationen. Wien: Urban u. Schwarzenberg 1923.

[3] MANDL: Die paravertebrale Injektion. Wien: Jul. Springer 1926.

sind auch die Ausführungen des französischen Chirurgen HARTMANN[1] bemerkenswert, der auf Grund reichlichster Erfahrung das Dogma, wonach Chloroformverwendung namentlich bei Ikterischen die Neigung zu cholämischen Blutungen verstärkt, vollständig verwirft. HARTMANN sah bei Äthernarkose dieselben hepatischen Insuffizienzen, die man sonst der Chloroformverwendung zuzuschreiben pflegt und hält den Äther ebenfalls für ein Lebergift, wozu noch die Lungenkomplikationen nach Äthergebrauch namentlich bei dicken, emphysematösen Patienten hinzukommen. HARTMANN ist zur Chloroformverwendung zurückgekehrt.

Die hepatargischen Zustände, wie sie KÜTTNER und seine Schüler MELCHIOR und LAQUA beschrieben, scheinen durch mehrere Komponenten hervorgerufen zu werden, unter denen als eine der wichtigsten der Eingriffsshock selbst ist. KÜTTNER faßt bekanntlich unter dem Krankheitsbilde der Hepatargie, der Leberinsuffizienz oder Leberintoxikation vornehmlich das Auftreten schwerer cerebraler Erscheinungen zusammen, insbesondere von Somnolenz, Delirien und Krämpfen, welche von hohem Fieber, Blutungen in Haut und Schleimhaut, Ischurie und Anurie begleitet sein können. KÜTTNER warnt bereits bei leichter Somnolenz vor einer Operation, um die bereits vorhandene schwere Leberschädigung nicht noch durch den Eingriff selbst und insbesondere durch die *Narkose* zu verschlimmern. Durch prophylaktische Traubenzucker- und Insulingaben haben wir bisher nur spärliche Erfolge gegen die hepatargischen Zustände und folgenden cholämischen Blutungen gesehen. Wir müssen vorläufig bei langdauerndem Ikterus auf solche schwere Komplikationen gefaßt sein und betonen deshalb, wie schon im Kapitel Vorbereitung auseinandergesetzt, wieder den guten Einfluß der prophylaktischen Bluttransfusion, von deren sicherem Wert wir uns gerade bei der cholämischen Blutung einwandfrei überzeugen konnten.

Man muß zur Darstellung der Gallenwege auf den Eintritt tiefer Narkose warten, da sich nur dann unliebsame Störungen durch plötzliches Pressen vermeiden lassen und das mitunter recht willkommene Kippungsmanöver gefahrloser vollzogen werden kann. Wir haben wiederholt versucht, bei Fällen, welche insbesondere infolge Erkrankungen der Atmungs- und Kreislauforgane eine Gegenanzeige für Narkose boten, den Ätherverbrauch dadurch herabzusetzen, daß wir die Operation mit lokaler Infiltration der Bauchdecken begonnen haben. Es soll zugegeben werden, daß sich mehrere dieser Fälle unter späteren geringen Gaben von Äther beim Auslösungsakte der Gallenblase klaglos zu Ende führen ließen. Doch war es wiederholt eine höchst unangenehme und aus Gründen der Asepsis nicht ungefährliche Lage, wenn mitten im Präparierungsakte oder schon gar nach Eröffnung des Choledochus wegen starker Schmerzen und heftigen Pressens doch zur Vollnarkose geschritten werden mußte. Die Anästhesie nach BRAUN von vorne, von der wir in der Magenchirurgie besonders erfolgreichen Gebrauch machen, scheint mir bei den mitunter mächtigen entzündlichen Verschwartungen, welche sich oft weit auf das Retroperitoneum fortsetzen, nicht unbedenklich. Wir sind vorläufig hinsichtlich der Anästhesie bei Galleneingriffen gerne „unmodern" geblieben und halten nach wie vor beim Fehlen ganz besonders krasser Gegenanzeigen an der Allgemeinanästhesie mit Äther fest.

---

[1] HARTMANN: Chirurgie des voies biliaires. Paris: Masson et Cie. Travaux de chirurgie, cinquième série.

Der Bauchschnitt.

Seit dem Emporblühen der Gallenchirurgie bis auf den heutigen Tag hat sich die Frage nach dem zweckmäßigsten Bauchschnitt bei Gallenoperationen immer wieder erneuert. Wir gedenken hier nur der umfassenden Bauchschnittkritik im KEHRschen Werk. Auch an der Klinik EISELSBERG sind im Laufe der Jahre bei Gallenoperationen alle Arten der Bauchschnitte auf ihre Zweckmäßigkeit erprobt worden und wir stehen heute auf dem durch zahlreiche Nachuntersuchungen bekräftigten Standpunkte, daß es zwecklos ist, nach einem physiologischen Gallenschnitt zu suchen, nachdem jede Schnittart in der Oberbauchgegend zu einer postoperativen Hernie führen kann. Der Bauchschnitt bei Gallenoperationen ist für den Verlauf der Operation von ganz besonderer Bedeutung. Es ist immer bemerkenswert, daß namhafte Operateure bei jeder Gelegenheit zu betonen verstehen, daß für sie bei *allen* Gallenfällen nur *eine* Schnittart in Betracht kommt. Inwiefern sich dieser prinzipielle einseitige Standpunkt mit dem Hauptzweck eines guten Gallenschnittes, das ist beste Übersichtlichkeit des Operationsterrains und seiner Nachbarschaft, in Einklang bringen lassen kann, ist schließlich Sache des einzelnen, wobei besonders gute technische Schulung sicher eine große Rolle spielt; aber ich glaube doch, daß die Ansicht CLAIRMONTs, daß bezüglich der Schnittführung durch die Bauchdecken beim Gallenleiden ein prinzipieller Standpunkt nicht haltbar sei, vollkommen richtig ist.

Unser Standpunkt in der Gallenschnittfrage läßt sich annähernd in ein bestimmtes System kleiden. Es sei vor allem vorausgestellt, daß wir unter jetziger Bevorzugung des Querschnittes die Schnittführung den Sonderheiten des Einzelfalles anzupassen bestrebt sind, jegliche Künstelei vermeidend. Als der am wenigsten gewebsschädigende Gallenschnitt sei der *Medianschnitt* im Oberbauch an die Spitze gestellt.

Der Medianschnitt. Dieser wird im Gegensatz zu dem bei den Magenoperationen gebräuchlichen Mittelschnitt, im Falle, daß er über den Nabel herausgeht, zweckentsprechend rechts neben dem Nabel gezogen. Schon diese kleine Abweichung nach rechts erleichtert das Abziehen der rechten Schnittlefze nach rechts hin; die Führung rechts neben den Nabel hat außerdem den Vorteil, daß bei nötiger Anwendung eines senkrecht auf den Medianschnitt geführten Hilfsschnittes der Nabel bei der späteren Bauchnaht außerhalb des Schnittwinkels zu liegen kommt und dadurch die schwächste Stelle der Bauchnaht nicht in das Narbengewebe der Nabelgrube fällt. Als schonendster großer Bauchschnitt gibt der Medianschnitt bei Gallenoperationen vielfach ausgezeichnete Übersicht, namentlich bei tiefstehendem Leberrand und insbesondere bei mageren Patienten. Er ist auch angezeigt bei schwankender Diagnose zwischen einer Cholelithiasis und einem Geschwürsprozeß im Magen-Zwölffingerdarmtrakt oder bei der begründeten Annahme der nicht so seltenen Gleichzeitigkeit beider pathologischer Prozesse. Bei mageren Patienten läßt sich vom Medianschnitt aus durch kräftiges Verziehen des rechten Wundrandes der Gallenblasen-Duodenalwinkel genügend übersichtlich darstellen und es gelingt bei Hepatoptose auch leicht, die Unterfläche der Leber durch das Umkippen und Vorziehen des Leberrandes der Präparation zugänglicher zu machen. Durch die im Bedarfsfalle hinzugefügte Verlängerung des Schnittes nach abwärts kann das Klaffen der Wundränder natürlich wesentlich vervollständigt werden. Ich halte unter den oben angegebenen Bedingungen den Medianschnitt für Gallenoperationen nicht nur berechtigt, sondern auch angezeigt. Demgegenüber hat der Medianschnitt bei wahlloser Anwendung seine großen Nachteile, so insbesondere bei sehr fettleibigen Patienten, welche ja den weitaus größeren Prozentsatz der Gallenkranken bilden. Bei hoch unter dem Rippenbogen stehender Leber, wo eine Umkippung des Leberrandes ausgeschlossen erscheint, ist die

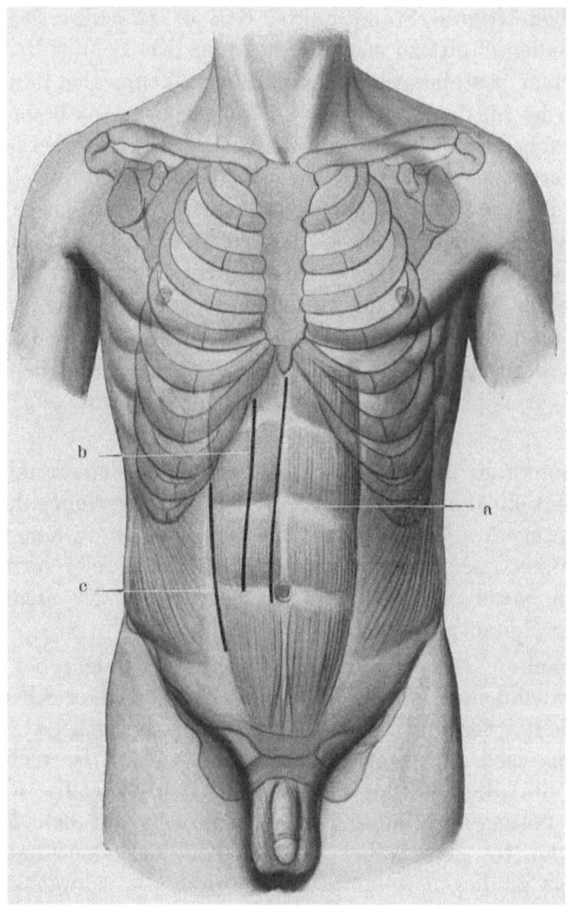

Abb. 5. *Längsschnitte bei Gallenoperationen.* a Medianschnitt (zieht rechts vom Nabel, b transrectaler Schnitt, c pararectaler Schnitt.

Übersicht und demgemäß die Präparation namentlich bei akut entzündlichen Fällen besonders erschwert; das gleiche gilt bei vorhandener schwieliger Pericholecystitis mit fibröser Verbackung der Gallenblase im Leberbett. Wie häufig sehen wir das Gebiet der Gallenblase und des Lig. hepatoduodenale durch einen förmlichen Wall von Adhäsionen gegen die freie Bauchhöhle abgedichtet und wir laufen Gefahr, bei Durchdringen der Adhäsionsplatten vom Medianschnitt aus eine Bresche für den nicht selten vorhandenen pericholecystitischen Absceß gegen die freie Bauchhöhle zu herzustellen. Bei ausgedehnten Verwachsungen kann vom Medianschnitt aus die Darstellung des unteren

Choledochusabschnittes mit Mobilisierung des Duodenums und das Sondierungsmanöver mitunter ganz besonders erschwert sein. Nicht zuletzt sei auch des
Umstandes gedacht, daß die Inspektion der Appendix bei dieser Schnittart
infolge stärkerer anatomischer Fixation des Coecums oder bei entzündlichen
periappendikulären Verwachsungen auf besondere Schwierigkeiten stoßen kann.
Auch die Frage der Drainage muß hier aufgerollt werden. Das Herausleiten
eines Dochtes, Streifens oder Drains durch die Nahtlinie des Medianschnittes

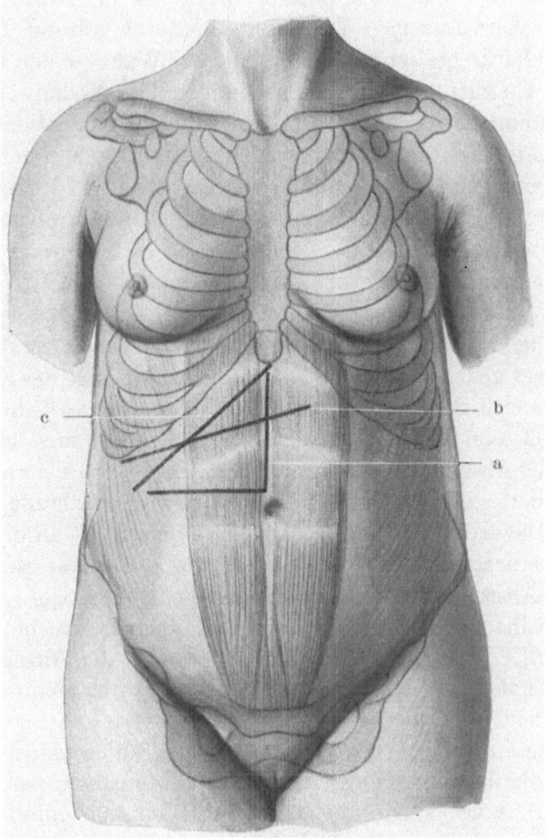

Abb. 6. *Querschnitte bei Gallenoperationen.* a Medianschnitt mit rechtwinkelig oberhalb des Nabels
durch den M. rectus geführtem Hilfsschnitt. b Querschnitt mit Durchtrennung des rechten und
Kerbung des linken M. rectus. c Rippenrandschnitt.

führt, wie uns große Serien von Nachuntersuchungen zeigten, in einer
relativ großen Zahl der Fälle zu einer ständigen *Bruchlücke,* welche die Ursache einer oft die ganze Länge der Schnittlinie einnehmenden Narbenhernie
werden kann. Diese Erfahrung hat bekanntlich dazu geführt, die Drainagebehelfe nicht in der Hauptschnittlinie, sondern durch eine *eigene* kurze Incision rechts lateral von der Linea alba durch die Rectusmuskulatur zu leiten.

Die Verteidiger der prinzipiellen Anwendung des Medianschnittes weisen
darauf hin, daß im besonderen Bedarfsfalle die Übersichtlichkeit des Operationsterrains durch einen senkrecht auf den Medianschnitt durch den Rectus
geführten Hilfsschnitt sofort hergestellt werden kann. Daraus ergibt sich

der von vornherein in diesem Sinne angegebene Winkelschnitt nach CZERNY oder KÖNIG, der ja in der Tat eine ganz ausgezeichnete Übersicht und damit erleichtertes Operieren gestattet. In Fällen, wo besondere Komplikationen zu erwarten sind (z. B. Gallenblasen-Duodenalfisteln, Papillencarcinom usw.), ist seine Anwendung gleich vom Anfang an sicher von größtem Vorteil. Der Nachteil dieses sicher eingreifendsten und längsten Gallenschnittes bildet allerdings die größere Gefahr der Hernienbildung an dem Schnittwinkel.

Der Pararectal- und Transrectalschnitt (Abb. 5). Als weiterer unkomplizierter gerader Bauchschnitt hat nach unserer Erfahrung der RIEDELsche Transrectalschnitt seine sichere Anzeige. Viele Jahre hindurch galt der Transrectalschnitt, ebenso wie der Pararectalschnitt als Schnitt der Wahl bei den Gallenoperationen an der Klinik EISELSBERG. Er hat gegenüber dem Medianschnitt den Vorteil, daß er sich unmittelbar über dem eigentlichen Operationsgebiet befindet; sein Hauptnachteil ist die durch die notwendige Durchschneidung der Rectusnervenfasern bedingte Muskelatrophie mit besonders gehäufter Hernienbildung. Aus diesem Grunde wird er an der Klinik EISELSBERG, ebenso wie der seinerzeit viel gelobte KEHRsche Wellenschnitt, dessen unterer Schenkel transrectal verläuft, nicht mehr angewendet. Immerhin halten wir die Anwendung dieses Transrectalschnittes unter bestimmten Voraussetzungen für sehr zweckentsprechend. Hier muß in erster Linie jener Form des pericholecystitischen Abscesses gedacht werden, welche meist als Folge der Kuppenperforation der Gallenblase sich im rechten Oberbauch als deutliches Infiltrat, ähnlich dem Appendixabsceß, von außen nachweisen läßt. Da man in solchen Fällen immer mit weitgehender Abschaltung des kranken Organes durch Verwachsungen rechnen muß, wäre jeder andere Schnitt, der die freie Bauchhöhle mit eröffnet, ein Kunstfehler. Dieser Längsschnitt, transrectal (möglichst an der Außenkante des Rectus) oder pararectal geführt, gibt die besten und gefahrlosesten Bedingungen für die bloße Absceßeröffnung mit nachfolgender Drainage; er eignet sich besonders für palliative Cholecystostomie und genügt auch für viele andere typische Eingriffe an den Gallenwegen. Besteht die Anzeige zur Operation einer akuten Cholecystitis, so möchte ich die pararectale Incision, namentlich bei Patienten höheren Lebensalters angewendet wissen, bei denen als schonendster Entlastungseingriff mitunter eben nur die Cholecystostomie in Betracht kommt. Für die Einnähung der Gallenblasenkuppe ins parietale Peritoneum als Vorakt der Cholecystostomie ist dieser Schnitt jedenfalls der zweckdienlichste. Erweist sich im späteren Leben des Patienten ein radikaler Galleneingriff (Cholecystektomie) für angezeigt, kann man nach Abklingen aller akut entzündlichen Erscheinungen von einem Median- (evtl. Winkelschnitt) oder Querschnitt, welcher die freie Bauchhöhle eröffnet, viel leichter an die nur im lateralen Peritonealbereich fixierte Gallenblase herankommen. Wir werden in einem der Schlußkapitel auf die zweckmäßigsten Schnittrichtungen bei den sog. Rezidivoperationen zu sprechen kommen. Eine weitere sehr wichtige, wiederholt erprobte Anzeige zum transrectalen, bzw. pararectalen Gallenschnitt bildet der gleichzeitige Verdacht auf eine Appendicitis, insbesondere, wenn die Differentialdiagnose zwischen akuter Cholecystitis und akuter Appendicitis offen steht. Von diesem Schnitt aus, der eine beliebige geradlinige Verlängerung gegen den Unterbauch zu gestattet, ist die Appendix ja immer leicht zu erreichen.

Zur Technik dieses Gallenschnittes wäre noch folgendes zu erwähnen: Die längsgefaserte Rectusmuskulatur wird nach Incision der vorderen Rectusscheide möglichst stumpf mit einer Kochersonde aufgefasert; bei zartem Vorgehen (evtl. Spreizung des Muskelschnittes mit behandschuhter Fingerkuppe nach oben und unten) bleiben die einstrahligen Nerven-Gefäßbündel als querverlaufende Strängchen oft erhalten und können wenigstens zum Teil durch vorsichtiges Abschieben vom hinteren Rectusblatte geschont werden, wenn nicht eine zu breite Eröffnung des Bauches sich nötig erweist; mit diesem schonenden Vorgehen kann der späteren Muskelatrophie vorgebeugt werden. Wir konnten uns wiederholt bei Rezidivoperationen davon überzeugen, wie der einmal vor längerer Zeit transrectal ohne Rücksicht auf den Nervenverlauf aufgefaserte Rectusmuskel in seinen medianen Bündeln vollständig atrophiert: Die Muskelröte ist verschwunden, an Stelle des ehemals strotzenden Muskelbandes finden wir eine graurötliche, flächenhaft fibröse Narbenmasse, welche nur noch spärliche Muskelbündel erkennen läßt. Aus diesem Grunde ist auch die postoperative Herniengefahr nach dieser Schnittrichtung am größten und vielfach beobachtet; sie kommt natürlich bei einer Indicatio vitalis zur Operation vorerst ganz ins Hintertreffen.

Der Querschnitt (Abb. 6, 7 u. 8). Unter Querschnitt bei Gallenoperationen versteht man die entsprechend der schief oder horizontal verlaufenden Hautincision fortgesetzte schiefe oder horizontale Durchtrennung des Musculus rectus und des Peritoneums im Oberbauch. In der großen Mehrzahl der Fälle genügt die Durchtrennung nur des rechten M. rectus; ist eine bessere Übersicht nötig, folgt noch die Kerbung des linken inneren Rectusrandes, evtl. sogar auch die völlige Durchschneidung des linken Rectus.

Als historisch rückblickend und heute vielleicht weniger bekannt, sei darauf hingewiesen, daß sich BILLROTH zu seinen ersten Magenresektionen ausschließlich des Querschnittes in der zuletzt geschilderten Weise bedient hat.

An die Querschnitte bei Gallenoperationen mit Durchtrennung des M. rectus knüpfen sich die Namen: KOCHER, KÖRTE, SPRENGEL, DE ROUBAIX, KAUSCH und andere. Der häufigste Verlauf der Querschnitte, annähernd parallel zum Rippenrande, führte auch insbesondere seit KOCHER zu der Namensbezeichnung *Rippenrandschnitt.*

Wie die Gallenschnitte überhaupt, bedürfen nach unserer Erfahrung die Querschnitte bezüglich ihrer Richtung und Länge ganz besonders der fallweisen Anpassung und wir wollen bei der Besprechung der Technik der bei uns gebräuchlichen Querschnitte jene Punkte hervorheben, welche uns die zweckentsprechendste Schnittrichtung anzuzeigen pflegen.

Zur allgemeinen Kritik des Querschnittes wäre nach unserer Erfahrung folgendes zu bemerken: Unter Berücksichtigung der bei der gleich folgenden Technik des Schnittes besprochenen Richtlinien gibt der Querschnitt wohl die denkbar beste Übersicht des in Frage kommenden Operationsgebietes. Er bietet uns auch genügenden, stets zu erweiternden Einblick in die linke Oberbauchseite. Kein Schnitt vermag uns die Leberunterfläche namentlich bei hochstehender Leber so deutlich freizulegen und erleichtert dem Assistenten die fallweise schwierigere Kippung derselben. Magen und Pankreas kann vom linken Schnittwinkel immer, die Appendix vom rechten Schnittwinkel meistens zur genügenden Ansicht gebracht werden. Die Peritonealnaht läßt

sich leicht ausführen und die Naht der kräftigen Fascienblätter der Rectus-
scheiden gewährleisten einen sehr festen Bauchdeckenverschluß. Die Herniengefahr scheint sehr gering zu sein. Eine fast lückenlose Serie von 148 Nachuntersuchungen über 6 Jahre zurückliegender Querschnitte nach Gallenoperationen, bei welchen die Bauchdecken nie primär geschlossen worden waren

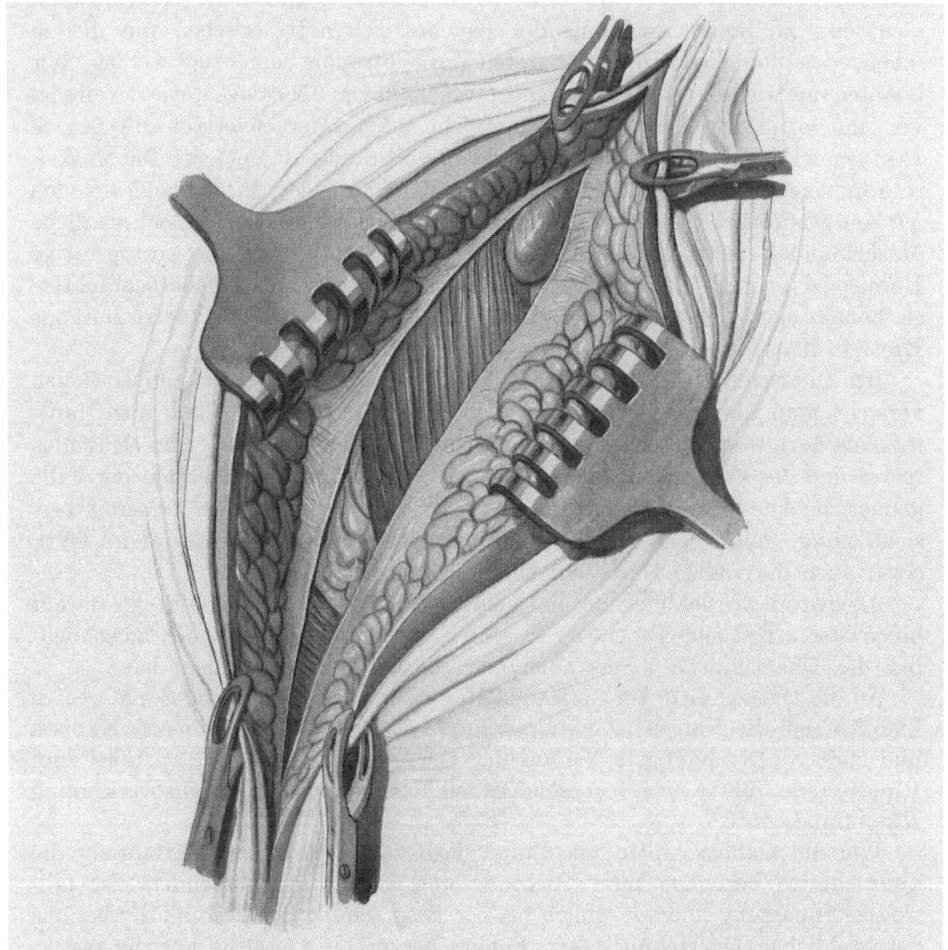

Abb. 7. *Querschnitt I.* Fascie und Rectusscheide ist eröffnet. Medial liegt der präperitoneale
Fettbürzel, anschließend der M. rectus, ganz seitlich die quere Bauchmuskulatur, welche im
Bedarfsfalle gekerbt wird.

(Streifen, Docht, Rohrdrainage, vielfach Hepaticusdrain), ergaben nur in 2 Fällen
eine kaum daumengliedgroße Dehiscenz mit deutlichem Darmanprall beim
Husten. Bald nach der Operation einsetzende primäre Dehiscenzen der Naht
mit Prolapsus intestini sahen wir zweimal nach Querschnitt; einmal bei einem
sehr kachektischen Taboparalytiker, der wegen akuter Cholecystitis operiert
wurde, das andere Mal am 7. Tage nach der Operation (Cholecystektomie und
Choledochotomie) bei einem Patienten, bei dem sich schwere diffuse cholämische
Blutungen einstellten, welchen er auch schließlich erlag. Anschließend an

diesen Fall sei auf einen bestimmten Nachteil des Querschnittes die Aufmerksamkeit gelenkt. Wir haben einigemal bei Querschnitten, welche bei schwer und lange ikterischen Patienten ausgeführt wurden, mitunter recht mächtige Hämatome im Bereiche der durch Naht noch so sorgfältig adaptierten Muskelstümpfe des Rectus gesehen; man muß deshalb gerade bei lang Ikterischen, deren Neigung zu cholämischen Blutungen sich leider erst oft im unmittelbaren postoperativen Verlauf zeigt, eine möglichst peinlichste Blut-

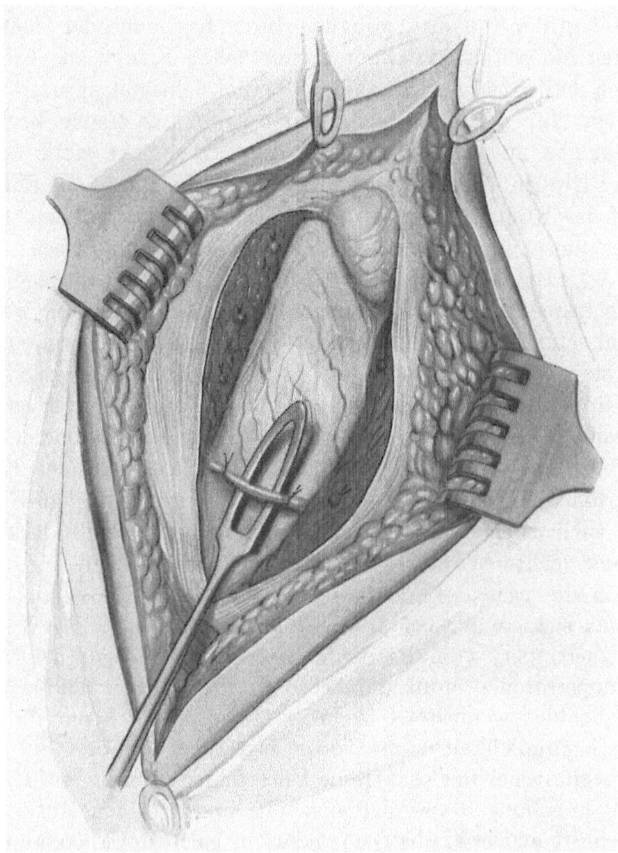

Abb. 8. *Querschnitt II.* M. rectus schräg durchtrennt, spritzende Muskelgefäße ligiert; größere Peritonealgefäße werden über unterschobener Kochersonde ligiert und durchtrennt.

stillung im Bereiche der Muskelquerschnitte ausführen, evtl. unter Benützung der planmäßigen Umstechung vor Incision der Muskelplatte. Auch hier möchte ich wieder der Muskelbefunde anläßlich von Rezidivoperationen bei Patienten gedenken, bei denen bei der ersten Operation ein Querschnitt ausgeführt worden war; bei drei einschlägigen Fällen sah ich an Stelle des ehemaligen Muskelquerschnittes eine feste fibröse Narbe, entsprechend einer künstlich herbeigeführten Inscriptio tendinea, aber keine Spur einer Muskelatrophie in den der Narbe angrenzenden Muskelpartien, was auch durch die histologische Untersuchung an kleinen Probeexcisionsstückchen erhärtet wurde.

Die Technik des Querschnittes. Die zu nehmende Richtung des Querschnittes wird zweckentsprechend vorher mit Hilfe eines in Jodtinktur getauchten Wattestäbchens oder mit Hilfe der Skalpellspitze auf der Haut markiert. Hierbei erfolgt die dem Einzelfalle angepaßte Überlegung, ob der Querschnitt als richtiger Rippenrandschnitt, also annähernd parallel dem Rippenbogen angelegt werden soll, oder ob der Schnitt, mehr horizontal geführt, zweckentsprechender erscheint, wobei der rechte Schnittwinkel mit dem Rippenbogen einen mehr oder minder nach innen offenen Winkel bildet. Je offener dieser Winkel ist, desto mehr bildet der Querschnitt eine auf die Körperachse horizontale Linie mit beliebiger Erweiterungsfähigkeit in den linken Oberbauch durch Kerbung oder Totaldurchtrennung des linken M. rectus (typischer Schnitt nach KÖRTE zur Freilegung des Pankreas). Ich halte es, von besonders berücksichtigungswerten Ausnahmefällen abgesehen, für praktisch, sich zuerst einmal nach der Breite des epigastrischen Raumes zu richten, wie sie durch die mehr steile oder flachere Schweifung der Rippenbögen bedingt wird. In der Mehrzahl der Fälle kann uns ja der Verlauf des Rippenbogens die Lage der vorderen Leberkante, diese also mehr steil oder quer gelagert, verraten, falls genauere palpatorische Feststellung nicht möglich ist. Die Apertura thoracis inferior zeigt in der Regel bei Frauen einen größeren transversalen Durchmesser als bei den Männern, wenn wir von den heute wohl schon seltenen Korsettdeformitäten absehen wollen. So finden wir auch den steileren Rippenbogen viel häufiger bei Männern. Ist infolge der Steilheit der Rippenbögen der epigastrische Raum verengt, so ist es vorteilhaft, den richtig parallel mit dem rechten Rippenbogen verlaufenden Schnitt zu wählen, da bei zu starker Horizontalführung des Schnittes nach links hin die Leber vom Niveau des Schnittes zu weit entfernt liegt. Bei steilem Rippenbogen, und das gilt auch bei flacherer Rippenbogenwölbung, muß darauf geachtet werden, daß der rechte Wundwinkel nicht am Rippenbogen anstößt, sondern beliebig weit in die weiche Bauchflanke verlängert werden kann. Zu diesem Zwecke soll man sich immer bei der Schnittführung in gewisser Distanz (etwa ein bis zwei Querfinger) vom Rippenbogen entfernt halten. Der Querschnitt bei den Gallenoperationen muß immer so angelegt sein, daß er durch Verlängerungsmöglichkeit wenigstens in einer Richtung im Bedarfsfalle eine unbedingt gute Zugänglichkeit zum Operationsterrain ergibt. Bei sehr engen Rippenbögen beginnt sich der praktische Unterschied in bezug auf Übersichtlichkeit zwischen dem schonenderen Medianschnitt und dem den Muskel durchtrennenden Querschnitt zu verwischen, so daß es in solchen Fällen von vornherein zweckdienlicher ist, den Medianschnitt anzuwenden. Bei steilen Rippenbögen ist auch die Entfernung zwischen Proc. xyph. sterni und Nabel oft so beträchtlich, daß der Medianschnitt nicht über den Nabel heraus verlängert zu werden braucht.

Handelt es sich um eine breite untere Thoraxapertur, wie wir sie besonders bei fettleibigen Frauen finden, tritt der mehr horizontal geführte Querschnitt in seine Rechte. Wir halten uns hierbei nicht an einen Parallelverlauf des Schnittes mit dem rechten Rippenbogen. Man zieht sich am besten den Schnittmarkierüngsstrich mit dem Jodwattestäbchen in der Weise, daß man sich den linken Anfangspunkt des Schnittes an der Grenze zwischen innerem und mittlerem Drittel des linken Rippenbogens markiert und die Linie knapp unterhalb des rechten Rippenbogens fortsetzt (10. Rippe), so daß der Schnitt flankenwärts beliebig verlängert werden kann, ohne auf den Rippenbogen zu stoßen. In dieser markierten Linie findet nun die schrittweise Eröffnung statt; man beschränkt sich zuerst auf die Eröffnung der Bauchhöhle, entsprechend dem mittleren Teile der markierten Linie. Der Hautschnitt beginnt links jenseits der Linea alba und führt bis etwa zwei Querfinger über den äußeren Rand des rechten M. rectus hinaus; in der Mittellinie quillt nach Durchtrennung der Linea alba die Fetttraube hervor; es erfolgt dann die Spaltung der vorderen Rectusscheide; in derselben oder besser noch in mehr horizontaler Richtung wird der M. rectus durchtrennt, welcher sich oft sofort nach oben und unten in sein Scheidenfach zurückzieht; zugleich erfolgt die vorsichtige Durchtrennung des zum Teil unterhalb des Rectus gelagerten M. transvers. abdom., bei weiter nötiger Verlängerung des Schnittes flankenwärts auch der medialen Partien der Musculi obliqui ext. und int. Die mediale Partie des linken M. rectus wird je nach Bedarf gekerbt.

Die blutenden Muskelgefäße werden einzeln gefaßt und gleich mit Catgut ligiert. Wir haben auch wiederholt in der von PERTHES beschriebenen Art noch vor Incision der Rectusscheide, kranial und caudal vom beabsichtigten Schnitt, tiefgreifende, aneinandergereihte Seidenumstechungen ausgeführt, wodurch neben Verhinderung der Muskelretraktion, die gleichzeitige Blutstillung erreicht wird und empfehlen das allerdings etwas verzögernde Verfahren besonders bei Ikterischen mit Rücksicht auf das bereits oben beschriebene cholämische Hämatom der Bauchdecken. Vor der Eröffnung des Peritoneums werden die ihm aufliegenden, deutlich sichtbaren Ausläufer der Arteriae und Venae epigastricae, welche mit den Intercostal- und Lumbalarterien anastomosieren, über unterlegter Kochersonde doppelt ligiert und durchtrennt.

Es erfolgt nun die Eröffnung des Peritoneums zwischen zwei Hakenpinzetten; mit einigen Scherenschlägen gelangt man zur Mittellinie, woselbst sich bei adipösen Patienten meist ein mächtiges präperitoneales Fettdepot befindet, welches zum Teil das oft auf Fingerdicke verfettete Lig. teres hepatis mit einschließt. Wir durchtrennen im Bedarfsfalle bei Verlängerung des Schnittes nach links immer das Lig. teres, wobei ebenfalls vor seiner Incision die prophylaktische Ligatur über unterschobener Kochersonde in ein oder zwei Partien ausgeführt wird; diese Ligaturfäden werden zweckmäßig lang gelassen, um sie bei der Naht gleich zum Verschluß verwenden zu können.

Die Bauchdeckennaht erfolgt nach Entfernung des Rollkissens schichtweise ausschließlich mit Seide. Das Peritoneum kann fortlaufend genäht werden, doch empfiehlt sich bei nicht völlig aseptisch verlaufenden Gallenoperationen, ebenso bei Anwendung von Drainagestreifen und Dochten sowie bei starker Spannung die *Seidenknopfnaht* des Peritoneums, wobei ja die hintere Rectusscheide inkl. Fascia transversalis mitgefaßt wird. Auf eine eigene Naht der auseinandergewichenen Rectusmuskelstümpfe kann man verzichten; ihre genügende Annäherung erfolgt durch die Naht der vorderen Rectusscheide, insbesondere bei Verwendung der oben angedeuteten vorherigen Umstechung. Wir haben vom Unterlassen der Rectusmuskelnaht nie Schaden gesehen; die Nähte schneiden obendrein infolge der Längsfaserung durch und es bleiben dann nur Seidenfremdkörper mehr zurück; viel wichtiger erscheint die genaue Blutstillung der durchtrennten Muskelgefäße. Die Versorgung der lateralen

Bauchmuskulatur, im Falle ihrer notwendig gewordenen Incision, erfolgt schichtweise mit Knopfnähten. Die Haut wird durch Seidenknopfnähte oder fortlaufend geschlossen. Befindet sich die Drainagelücke im Verlaufe der Nahtlinie, erfolgt ihre beidseitige Sicherung unbedingt durch Knopfnähte. Es gehört zum Grundsatz der Klinik EISELSBERG, die versenkt bleibenden Peritoneal- und Fascien-Einzelnähte nicht zu nahe am Knopf abzuschneiden, um ein Aufgehen des Knopfes infolge zu kurzer Enden zu verhindern. Ich habe schon erwähnt, daß vor Anlegung der Bauchdeckennaht das unterschobene, die Lordosierung fördernde Kissen entfernt werden muß, worauf die Spannung sogleich nachläßt (Abb. 9).

Der Verband. Die genähte Wunde wird mit 5% Jodtinktur betupft, nicht bestrichen. Parallel dem Schnitt wird Mastisol aufgetragen. Wir verwenden dazu ein steriles Wattestäbchen. Aus dem Mastisolfläschchen wird etwas Mastisol in einen sterilen Löffel gegossen, so daß nun beliebig oft das Wattestäbchen eingetaucht werden kann. Ich erwähne das deshalb, weil wir anderwärts gesehen haben, daß zum Auftragen des Mastisols stets derselbe in dem Stöpsel fixierte Pinsel verwendet, zumindest aber in dieselbe

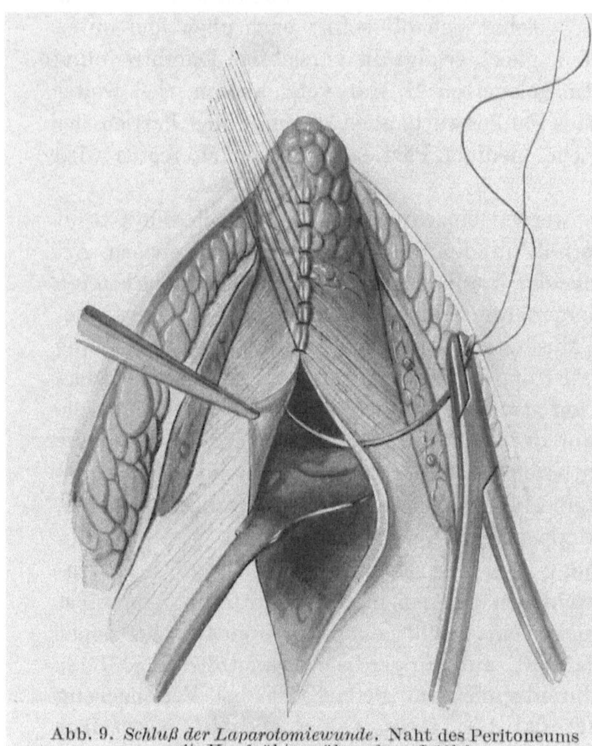

Abb. 9. *Schluß der Laparotomiewunde.* Naht des Peritoneums mit Kopfnähten über dem Löffel.

Flasche hineingefahren wird, was trotz der bakterienfixierenden Eigenschaft der Mastisollösung den Prinzipien der Asepsis widerspricht. Auf die Wunde kommt nun vierfach längsgelegte hydrophile Gaze, welche bei Drainage entsprechend eingeschnitten wird. Darüber kommen ein bis zwei sterile, in Gaze eingenähte Zellstoffkissen; nun folgt die Fixierung derselben mit einigen Heftpflasterstreifen. Der Patient wird dann vom Operationstisch direkt ins vorbereitete, am Bettfahrer in den Operationssaal geschobene Bett gehoben, in dem bereits die bekannte Laparotomiebandage in geöffnetem Zustande bereit liegt. In gewärmten Leintüchern eingehüllt und unter Begleitung des Narkotiseurs, der bis zum Erwachen beim Bett bleibt, erfolgt der Abschub.

Orientierung im Bauch.

Nach Eröffnung des Peritoneums soll auch bei sofort augenscheinlich werdendem pathologischen Befund an der Gallenblase dem eigentlichen Eingriff eine rasche orientierende Untersuchung aller Bauchorgane vorausgeschickt werden. Nur bei Verdacht auf einen pericholecystitischen Absceß unterhalb der mit dem Leberrande verwachsenen deckenden Netzplatte wird man zum weiteren Absuchen des Abdomens erst nach operativer Ausschaltung des Eiterherdes am Schlusse des Eingriffes übergehen.

Unsere Begutachtung betrifft in erster Linie den großen Gallengang. Unter Lösung pathologischer Adhäsionen zwischen Gallenblase und ihren Nachbar-

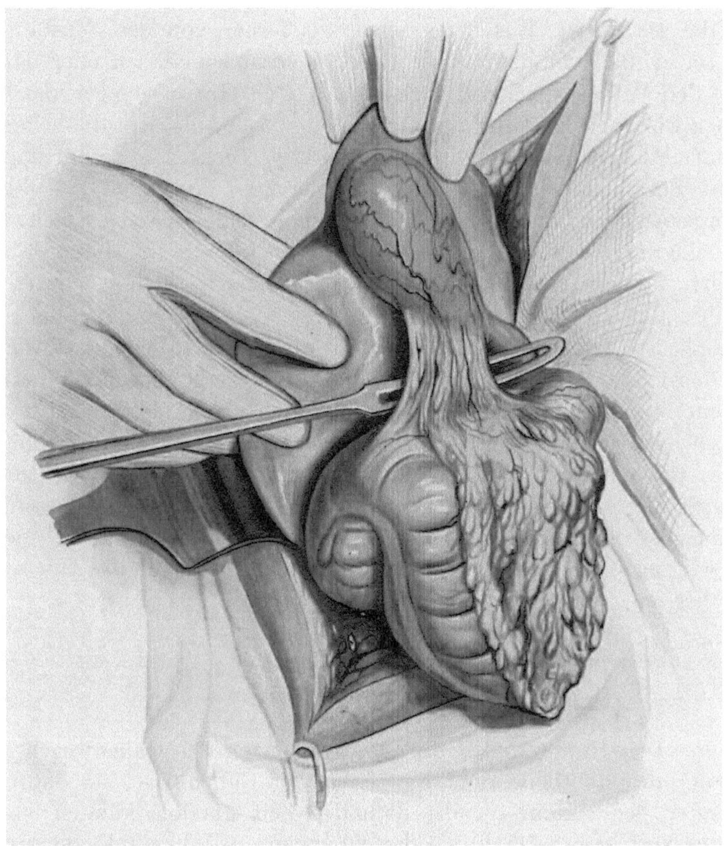

Abb. 10. Adhäsionen zwischen Gallenblase und Colon werden schrittweise doppelt ligiert und durchtrennt.

organen, oder auch der nicht zu selten anzutreffenden flächenhaften, physiologischen Konkreszenzen, dringt man sauber präparierend zum Lig. hepatoduodenale vor und versucht den Choledochus freizulegen (Abb. 10); man beurteilt den Grad seiner fallweisen Erweiterung und tastet den großen Gallengang in seinem ganzen extrahepatischen Verlaufe vorsichtig nach Konkrementen ab; diese Abtastung läßt sich bei offenem Foramen Winslowi recht genau ausführen. Wir untersuchen dabei gleichzeitig die Konsistenzverhältnisse im Bereiche des Pankreaskopfes und können uns, durch eindellende digitale Umfassung des Duodenums allerdings oft unsicher, darüber belehren ob z. B. der Papillenwulst infolge Steineinschluß oder Tumor vorragend erscheint.

Wir untersuchen den Magen und das Duodenum auf etwaige ulceröse Prozesse und werden bei adhäsiver Verbackung zwischen Gallenblase und Duodenum an die Möglichkeit einer Gallenblasenduodenalfistel denken. Wir begutachten Form, Farbe und Konsistenz der Leber und machen einen tastenden Griff nach der Milz; verfügen wir doch über 3 Fälle, wo bei ikterischen Patienten deutliche Kolikschmerzen anamnestisch erhoben werden konnten und unter der Vermutungsdiagnose eines Steinleidens der Bauch eröffnet wurde; die mächtige Milzvergrößerung bei fehlendem pathologischen Befund an den Gallenwegen korrigierte die Diagnose. Wir überzeugen uns ferner von dem Zustand der Appendix, sei es, daß wir das mobile Coecum vorholen können oder daß wir uns nur auf den Palpationsbefund verlassen. Durch Hinaufschlagen des Quercolons können wir einen Blick auf das Mesocolon werfen, ob nicht die bekannten Stigmata einer Pankreasnekrose vorhanden sind: Fettnekrosen, hämorrhagische Verfärbung. Bei Frauen soll nie ein orientierendes Austasten des kleinen Beckens vergessen werden, da, wie die Erfahrung zeigt, spätere Beschwerden nach Galleneingriffen mit Vorliebe einzig und allein nur auf diesen Eingriff zurückgeführt werden, während die jetzigen Leiden vom Genitale ausgehen.

Größtmöglichste Vorsicht ist bei der Lösung der Verwachsungen anzuwenden; es wird in den später folgenden Einzelkapiteln wiederholt darauf hingewiesen, daß bei dem stumpfen Abschieben der Verwachsungen leicht Darmwandläsionen erzeugt werden können. Wenn das Mesocolon sich an der adhäsiven Deckung des Gallenblasenfundus beteiligt hat, kann durch ungeschickten Ablösungsversuch die Arteria colica dextra verletzt und damit eine wesentliche Komplikation der Operation erzeugt werden. Die orientierende Absuchung verwenden wir zugleich zum Einlegen der Abdichtungsgaze um das Operationsgebiet und beginnen dann erst mit dem Haupteingriff.

Die Cholecystektomie.

Einleitung. Den Haupteingriff der Operationen an den Gallenwegen bildet die Entfernung des steinbildenden Organes — der Gallenblase. 45 Jahre sind seit dem ersten geglückten, für die damalige Zeit überaus kühnen Versuch LANGENBUCHS verflossen. Im Laufe der vergangenen Jahrzehnte bis auf den heutigen Tag ist dieser in seiner Technik vollkommen abgeschlossene Eingriff in die kleinsten Einzelheiten zerpflückt worden, so daß hinsichtlich der Technik einer schulgemäßen Exstirpation der Gallenblase heute nur geringfügige Unterschiede bestehen.

Unser weiterbauendes Ziel betrifft heute vor allem die Verfeinerung der Technik hauptsächlichst nach zwei Richtungen hin, einmal im Streben nach *möglichster* Schonung des Nachbargewebes der Gallenblase, das andere Mal im Ausschalten aller eine Infektion begünstigenden, scheinbar ganz unbedeutenden Momente. Die allgemein anerkannten und gebrauchten Grundprinzipien dieses Eingriffes zersplittern sich trotz allem noch in dem technischen Vorgehen einzelner Haupt-Chirurgenschulen, von denen jede ihre verteidigte Eigentümlichkeit hat, so daß auch die Gallenexstirpation bei Beibehaltung der anerkannten Grundsätze lokalen Technizismen unterliegt.

Wenn man die verschiedenen operationstechnischen Lehrbücher durchschaut, wiederholen sich immer wieder die typischen Abbildungen und Beschreibungen der einzelnen Operationsakte, *gemessen an der anatomisch normalen Gallenblase,* etwa so, wie man die Technik beim Kurse an der Leiche übt, welchem lernenden Eingriff in mortuo ja sicher häufig die unkomplizierten Verhältnisse am Lebenden entsprechen. Jedenfalls sind, wie bereits gesagt, die Grundprinzipien der Cholecystektomietechnik schon längst einwandfrei systematisch vorgezeichnet, um gegebenenfalls unter denselben Richtlinien auch bei pathologischen Befunden Verwertung zu finden. Der Chirurg, der vielfach Gelegenheit zu Gallenoperationen hat, wird sich im Einzelfall meist immer zu orientieren und zu helfen wissen, weniger derjenige Operateur, bei dem Gallenoperationen zu den nicht häufigen Eingriffen gehören. Für die hier geplante Darstellung erwächst allerdings die Schwierigkeit, daß manchmal die Art des Eingriffes an der Gallenblase von dem gleichzeitig erkrankten großen Gallengang abhängt und umgekehrt. Ich denke dabei zunächst an jene Fälle, bei denen der steinhaltige veränderte Choledochus in erster Linie unser therapeutisches Interesse in Anspruch nimmt und die Exstirpation z. B. der geschrumpften Gallenblase erst den Abschluß des Eingriffes bildet. Es werden sich aus diesem Grunde Wiederholungen technischer Winke der Übersicht halber nicht vermeiden lassen, sobald das Eigenkapitel der Choledochotomie hier zur Sprache kommt.

Die nun folgende Schilderung der Gallenblasenexstirpationstechnik entspricht den häufigsten pathologischen Befunden, welche trotz ihrer Mannigfaltigkeit eine Einteilung nach gewissen Haupttypen erlauben, denen wiederum ein bestimmtes operationstechnisches Handeln angepaßt erscheint. Wir beginnen mit der Exstirpation einer adhäsionslosen dünnwandigen, steinhaltigen oder steinleeren Gallenblase und schließen das uns am zweckmäßigsten scheinende technische Vorgehen bei schwerer werdenden pathologischen Veränderungen der Gallenblase kapitelweise an.

Allgemeines zur Technik der Entfernung einer makroskopisch unveränderten, steinleeren oder steinhaltigen Gallenblase. Wir verweisen vor dem näheren Eingehen auf die Technik auf die im Anhang gebrachten topographisch-anatomischen Lagen und Anheftungsbeziehungen der Gallenblase zu der Leber, sowie auf die verschiedenen Formen der Gallenblase. Wir sehen hier von der seltenen Form einer vom Leberparenchym wenigstens im Fundus und Halsteil ganz umwachsenen Gallenblase ab. Die Leichtigkeit der Exstirpation einer unverwachsenen, makroskopisch wandunveränderten Gallenblase ist besonders bei segelhafter Anheftungsart an die Leber, bei breitem, sog. Mesocyst, eine augenscheinliche; hierher gehört insbesondere der als *Pendelgallenblase* bezeichnete Typus. Wir haben in die Überschrift dieses Kapitels die makroskopisch unveränderte, steinleere Gallenblase einbezogen; bei dieser Gelegenheit möchte ich daran erinnern, daß, abgesehen von oft nur mikroskopisch feststellbaren Wandveränderungen, auch die *Steinfreiheit* einer äußerlich normalen Gallenblase nicht immer gleich durch Abtasten festgelegt werden kann. Nicht zu selten werden erst im aufgeschnittenen Präparate feinste, ja sogar größere Steinkonkremente gefunden! Zur annähernden palpatorischen Feststellung der Steinfreiheit kann im Zweifelsfalle die Entleerung der Gallenflüssigkeit durch Punktion führen; erst an der durch Punktion völlig kollabierten Gallenblase ist es oft möglich, durch reibende Palpation der Gallenblasenwände zwischen zwei Fingern feine Konkremente festzustellen.

Wir sind gewohnt, bei äußerlich scheinbar normaler Gallenblase ihre sog. *Expressibilität* festzustellen und bezeichnen den Befund in der Operationsgeschichte durch gut, schlecht oder nicht exprimible Gallenblase, Termini technici, welche ja in dem Kapitel der sog. *Stauungsgallenblase* eine besondere diagnostische Rolle zu spielen scheinen. Wir möchten hierbei nicht vergessen, auf die Warnung vor zu gewaltsamen Expressionsversuchen zu sprechen zu kommen, da ja diese dazu beitragen können, ein Steinkonkrementchen in den Choledochus zu pressen, das zum Zentrum eines obturierenden Choledochussteines werden kann. Aus diesem Grunde muß von allen die Gallenblase in ihrer Gesamtheit grob quetschenden Handgriffen abgeraten werden. Wir führen bei jedem Gallenexstirpationseingriff, sofern wir zur Überzeugung gekommen sind, daß die Gallenblase durch flüssigen Inhalt besonders prall gespannt ist, insbesondere beim Empyem der Gallenblase gleich zu Beginn die *Punktion* aus; ich verweise hierbei auf die im Kapitel Instrumente besprochenen Punktionsbehelfe.

Die Punktionsöffnung kann durch eine Tabaksbeutelnaht, Z-Naht oder 2—3 Lembertnähte geschlossen werden oder es wird dann die Halteklemme so angelegt, daß sie die Punktionsöffnung unterfaßt. Wir haben im Kapitel Instrumentarium eine zweckmäßige Halteklemme angegeben. Die Klemme wird am Fundus oder noch besser seitlich an der dem Abdomen zugewendeten Gallenblasenwandpartie angelegt, da bei letzterer Art der Anlegung das den Hals- und Cysticusteil umgebende fetthaltige Bindegewebe für die nun nachfolgende Präparation des Cysticus straffer gespannt werden kann. Bei dem Anlegen der Halteklemme muß darauf geachtet werden, daß die Klemmenklauen außerhalb der Gallenblasenwand sich ineinanderkrallen, da im anderen Falle Zerreißungen der Gallenblasenwand beim Anziehen der Klemme eintreten können.

Dieser Vorakt der Exstirpation, welchem nun die eigentliche Auslösung der Gallenblase folgen soll, bleibt sich gleich, ob nun die beiden klassischen Methoden der Ausschälung vom *Fundus nach abwärts* oder vom *Cysticus aus funduswärts*, die sog. retrograde Cholecystektomie, geplant ist.

Ich möchte gleich hier erwähnen, daß wir in neuerer Zeit dieser retrograden Cholecystektomie bei unkomplizierten Verhältnissen, d. h. vor allem bei guter Übersichtlichkeit mangels schwerer Verwachsungen, unbedingt den Vorzug geben. Am wenigsten schätze ich als Vorteil dieser Technik das Vermeiden einer Steinwanderung aus der Gallenblase in den Choledochus ein, welche bei noch gut funktionierender HEISTERschen Falte doch nur bei brüskerem Vorgehen bei der Stielung vom Fundus nach abwärts vorkommen dürfte. Wir sehen die Vorteile des retrograden Weges eher in der gewissermaßen aufgezwungenen sauberen anatomischen Präparation des Cysticus-Hepaticus-Winkels und in der frühzeitigen Darstellungsmöglichkeit der Art. cysticae, durch deren Ligatur gleich zu Beginn der Auslösung der Gallenblase die Blutung aus der dem Leberbett zugewendeten Gallenblasenwand auf ein Mindestmaß beschränkt wird.

Bei der retrograden Ausschälung der Gallenblase aus dem Leberbett gelangt man auch viel leichter in die die Gallenblase an der Leber fixierende richtige Schichte des Bindegewebes, so daß stärkere Parenchymschädigungen der Leber vermieden werden können. Wir kommen noch auf diese Tatsache wiederholt zurück. Für den Ungeübteren wird die klassische Methode LANGENBUCHs, der Gallenblasenstielung vom Fundus nach abwärts, den Vorteil beinhalten, daß eine schwerwiegende Verwechslung zwischen Cysticus und Hepaticus nach vollendeter Aushülsung der Gallenblase eher vermieden werden kann, da der Ductus cysticus wie ein Zügel zum Hepaticus führt und sich dieser, von den Cysticusabnormitäten abgesehen, durch Zug an der Gallenblase nicht selten beträchtlich hervorheben läßt.

1. Exstirpation vom Fundus nach abwärts. Nach vorausgegangener Punktion der Gallenblase muß beim Anlegen der Halteklemme darauf geachtet werden, daß die Klemmenbranchen nicht auch einen Stein mit einklemmen, weil dadurch eine Perforation der Wand stattfinden kann. Die Gallenblase wird mittels der Faßzange, welche in der linken Hand mit Kammgriff gehalten wird, angezogen. Es erfolgt ein den Gallenblasenfundus umkreisender, hufeisenförmiger Schnitt am Übergang der Serosa der Gallenblase in den Serosaüberzug der Leber (Abb. 11). Der Schnitt soll tunlichst so gemacht werden, daß sich die Schnittlinie noch im Bereich der Gallenblase, mindestens 1 cm von der Serosaumschlagfalte entfernt, befindet. Von diesem hufeisenförmigen Schnitt aus, welcher, die Serosaschichte vorsichtig ritzend, ungefähr bis

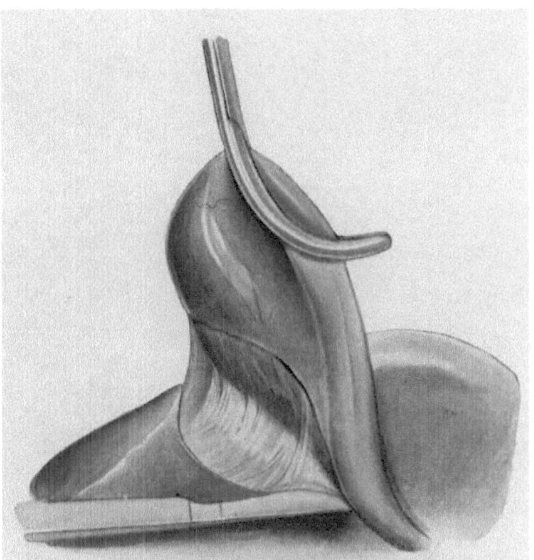

Abb. 11. *Exstirpation der Gallenblase vom Fundus nach abwärts.* Die Gallenblase ist mit einer gebogenen Klemme gefaßt, so daß die Klemmenspitzen außerhalb ihrer Wand liegen. Ritzung der Serosa fingerbreit von ihrer Umschlagstelle auf die Leberserosa entfernt.

zum Halsteil der Gallenblase geführt werden kann, wird nun die Gallenblase aus dem Leberbett mittels eines Raspatoriums oder zarten Stieltupfers ausgelöst, wobei man sich mit dem Raspatorium möglichst an die Gallenblasenwandwundfläche und nicht an die Leberbettfläche halten soll. Bei dem Ablösen achte man darauf, daß, allerdings in selteneren Fällen, vom Leberbett der Gallenblase gegen ihre hintere Wand sog. aberrierende Gallengänge ziehen können. Diese müssen vor ihrer Durchtrennung sorgfältig ligiert werden. Bei dem weiteren Ablösen der Gallenblase aus dem Leberbett gegen den Hals zu kommt es meist zu arteriellen Blutungen aus der Wundfläche der Gallenblasenwand, welche von durchtrennten Ästen der Art. cyst. stammen. Es ist vorteilhaft diese blutenden Stellen der genauen Übersicht wegen immer wieder gleich zu ligieren. Je näher man an den Halsteil der Gallenblase kommt, desto straffer wird in der Regel das die Gallenblase im Leberbett fixierende Bindegewebe. In diesen derberen, oft recht verfetteten Bindegewebszügen verläuft meist der hintere Ast der Art. cyst. Dieser läßt sich oft leicht isolieren und doppelt unterbinden. Bei lockerem, verfettetem Bindegewebsseptum genügt auch die Massenligatur über unterlegter Kochersonde. Bei fettarmen Patienten sieht man häufig die deutlich schlängelnde Pulsation der Art. cyst. Bei der Stielung der Gallenblase von rückwärts her löst sich diese oft durch leichtesten Zug und Druck ganz sauber aus dem Leberbett ohne jede Parenchymschädigung heraus; erst im unteren Halsteil wird diese leichte Ausschälbarkeit durch einen derberen Strang zwischen Leberbett und Gallenblasenhals gehemmt, der sich oft saitenartig anfühlt; dieser Strang entspricht meist dem Hauptstamme der Art. cyst. (Abb. 12). Mit der Ligatur und Durchtrennung des hinteren Astes der Art. cyst. läßt sich in der Regel

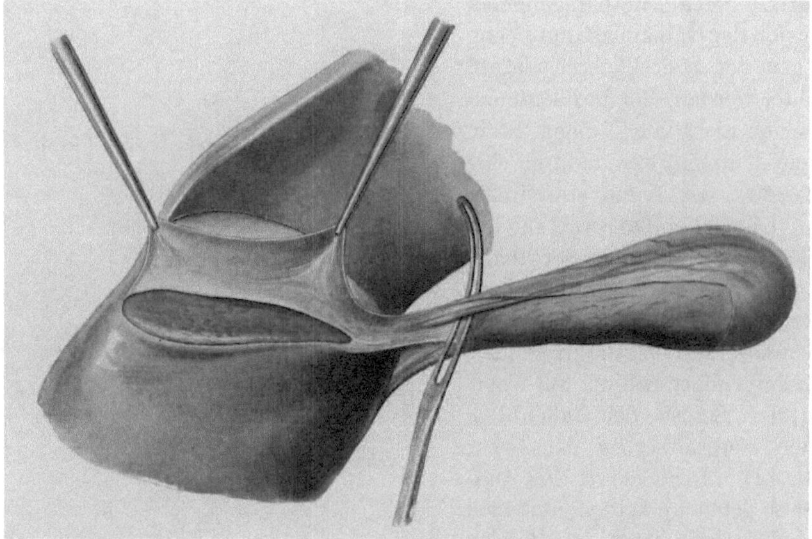

Abb. 12. *Exstirpation der Gallenblase vom Fundus nach abwärts.* Die Gallenblase ist vom Leberbett abgelöst, die A. cystica vor ihrer Ligatur mit feiner Kochersonde unterfahren. Die bindegewebige Haftschichte zwischen Gallenblase und Leberbett hat sich zum Teil abgelöst (glattes Leberbett ohne Parenchymverletzung).

der Anfangsteil des Ductus cysticus aus dem peritonealen Bindegewebsseptum des Lig. hepatoduodenale abheben. Er wird nun auch an der Vorderseite durch Abschieben der oft verfetteten Hüllen mittels langer anatomischer Pinzette möglichst genau auspräpariert, wobei der meist eng an ihn angeschmiegte Vorderast der Art. cyst. mitunter isoliert unterbunden werden kann. Nach doppelter Ligatur des Cysticus erfolgt die Exstirpation. Bei der Stielung des Cysticus achte man unter anderem darauf, daß derselbe nicht eingedreht wird; es kommt nämlich vor, daß die an der Faßzange angezogen gehaltene, in ihrem Fundus und Halsteil bereits ausgelöste Gallenblase unwillkürlich um ihre Längsachse gedreht wird, welcher Drehung der noch eingescheidete Cysticus folgt; dadurch können sich aber bei der nun folgenden Aushülsung des Cysticus aus den Scheidenblättern des Lig. hepatoduodenale unnötige Schwierigkeiten ergeben. (Über Länge und Versorgung des zurückgelassenen Cysticusstumpfes siehe eigenes Kapitel weiter unten.)

2. Retrograde Exstirpation. Die Gallenblase wird in üblicher Weise, wenn möglich durch Leberrandkippung, ihrer ganzen Länge nach sichtbar und zugänglich gemacht. Mit der Faßzange wird die Gallenblase an ihrer Vorderfläche, wie oben beschrieben, gefaßt. Die nun folgende Präparation des Cysticus geschieht direkt von vorne. Es ist deshalb vorteilhaft, die Gallenblasenfaßzange möglichst nahe an den Hals der Gallenblase anzusetzen, da dadurch der Cysticus

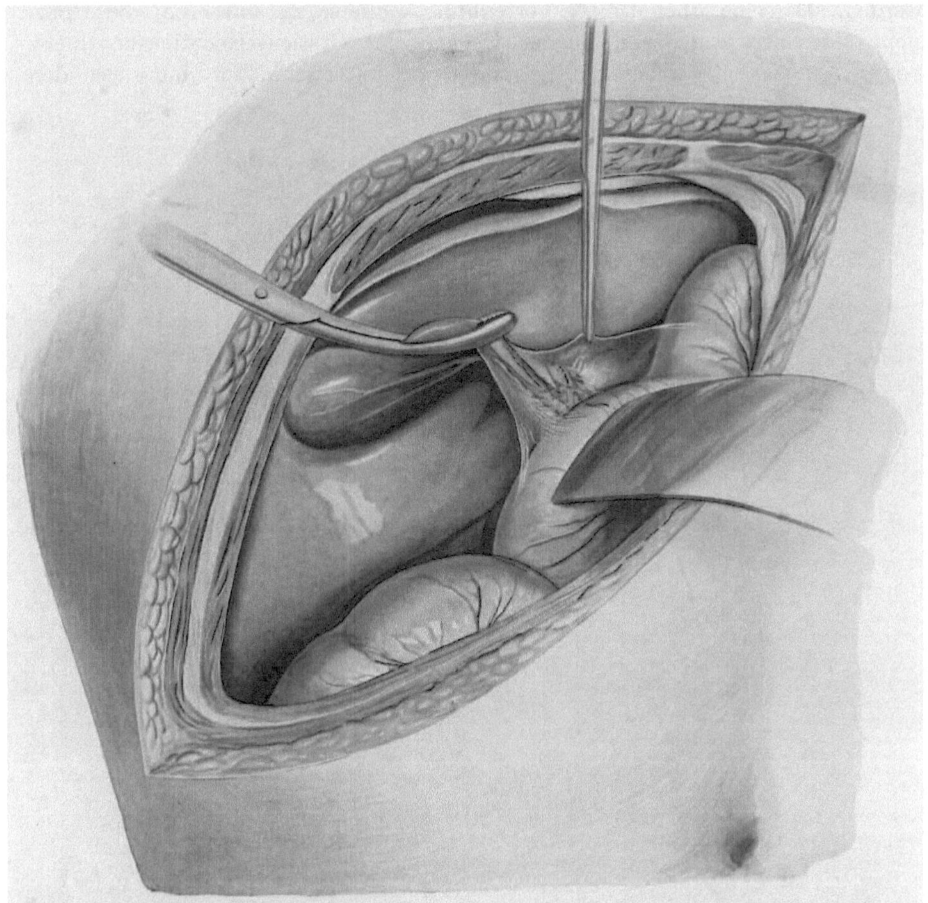

Abb. 13. *Die retrograde Exstirpation der Gallenblase I.* Die Halteklemme am Halsteil der Gallenblase angelegt, wodurch der angespannte Cysticus der Präparation leichter zugänglich wird.

und die ihn umhüllenden, vom Lig. hep. duod. ausgehenden Peritonealzüge angespannt werden und so nun einer genauen Präparation besser zugänglich sind (Abb. 13). Vor allem wird getrachtet, sich den Hepatico-Choledochus durch Präparation mit zwei langen anatomischen Pinzetten deutlich sichtbar zu machen. Mittels feinem Raspatorium oder anatomischer Pinzette werden die den Cysticus umgebenden Bindegewebszüge stumpf abgelöst. Unsere nächste Aufgabe ist, den Cysticus derart zu isolieren, daß er mit einer DECHAMPschen Nadel gut umgangen werden kann (Abb. 14). Hierbei ist sehr genaues Hinschauen nötig, da bei dem nicht seltenen parallelen Verlauf des Cysticus mit dem Hepaticus

eine folgenschwere Verletzung, ja Unterbindung des großen Gallenganges stattfinden kann.

Falls sich bei der Präparation des Cysticus infolge scheinbarer oder wirk-
licher Anomalien seines Verlaufes Schwierigkeiten insoferne ergeben, daß
sich die topographischen Verhältnisse in der Cysticus-Hepaticuskonfluenz nicht
deutlich abheben, soll am besten auf einen weiteren Versuch einer retrograden
Exstirpation verzichtet, und die Exstirpation vom Fundus aus fortgesetzt
werden. Dasselbe ist mitunter vorteilhaft, wenn es zu stärkeren, die Übersicht störenden Blutungen in der Gegend der Cysticus-Hepaticuskonfluenz
kommt, welche hier recht häufig durch präparatorische Zerreißung des den

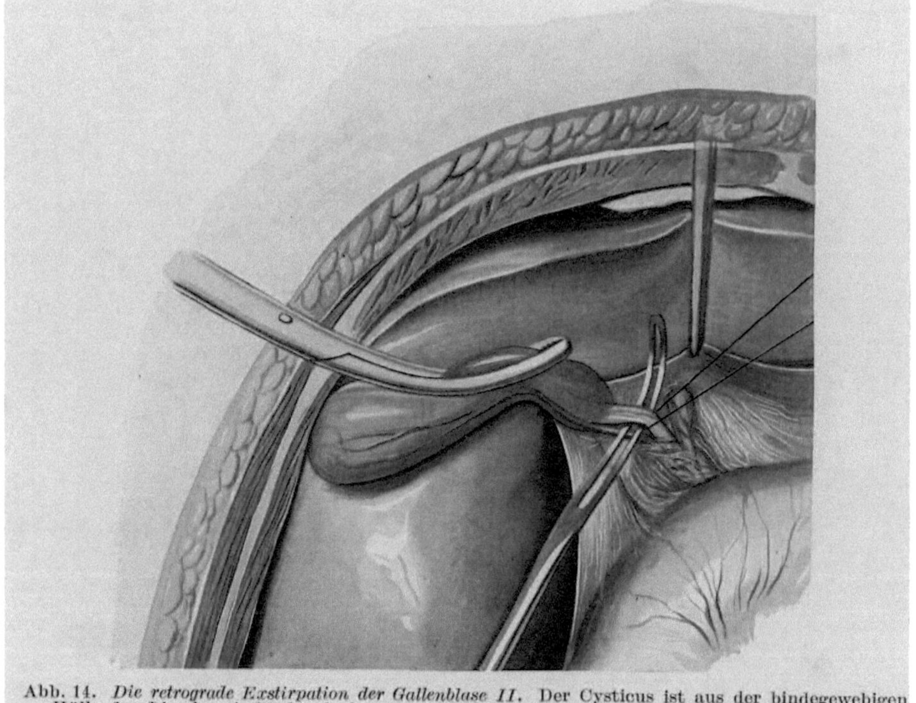

Abb. 14. *Die retrograde Exstirpation der Gallenblase II.* Der Cysticus ist aus der bindegewebigen
Hülle des Lig. hepatoduodenale herauspräpariert und zu seiner Unterbindung vorbereitet.

Choledochus umspinnenden Venennetzes entstehen können. Sobald der Cysticus
ringsherum isoliert ist, wird er mit der schmalen Kochersonde unterfahren und
dreifach ligiert. Zwei Ligaturen hepaticuswärts, eng nebeneinandergestellt, eine
Ligatur gallenblasenwärts.

Bei der nun folgenden Durchtrennung des Cysticus wird wie bei der Abbin-
dungstechnik von Blutgefäßen auch darauf geachtet, daß der zentral gelegene
Bürzel länger bleibt. Über die distale Cysticusligatur wird noch eine Klemme
gegeben, welche neben dem langgebliebenen Ligaturfaden des peripheren
Cysticusstumpfes dazu dient, die Elevation des Gallenblasenhalses aus dem
Leberbett und dem umgebenden Peritoneum des Lig. hepatoduodenale zu
erleichtern. Nach Durchtrennung des Cysticus und Zug am durchtrennten
Cysticusstumpf der Gallenblase, spannt sich leberwärts eine derbwandige, oft

verfettete Gewebsplatte an, in welcher in der Regel der stärkere hintere Ast
der Art. cyst. verläuft. Bei feineren bindegeweblichen Verhältnissen läßt sich
hier die Art. cyst. ebenfalls oft isoliert unterbinden (Abb. 15). Ist dies nicht
der Fall, so unterfährt man mit der Kochersonde unterhalb des abgebundenen
Cysticusstumpfes die Bindegewebsplatte, sich dabei hart an die Leber haltend,
und ligiert daselbst doppelt in Form der Massenligatur. Bei dieser Gelegenheit
muß darauf geachtet werden, daß nicht die Wand des Ductus hepaticus
in die Ligatur kommt. Nach ausgeführter Ligatur erfolgt die scharfe Durchtrennung dieses Gefäßseptums nahe der Gallenblasenwand. Die Gallenblase
hängt jetzt nur noch im Leberbett mittels ihres auf die Leber übergreifenden
Peritonealüberzuges und der bindegewebigen Haftschichte. Nach unten hin
bildet sich nach Durchtrennung des Ductus cyst. und der Art. cyst. gewöhnlich

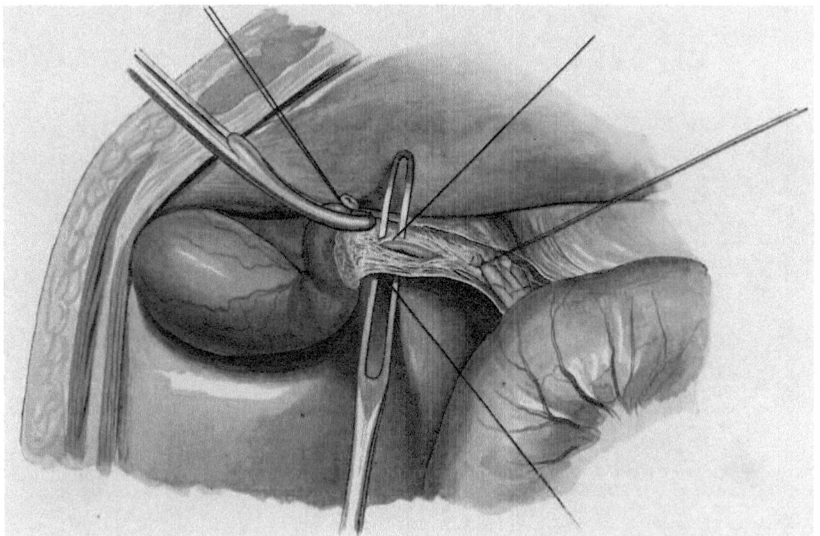

Abb. 15. *Die retrograde Exstirpation der Gallenblase III.* Der D. cysticus ist nach zentraler und
peripherer Ligatur durchtrennt, die A. cystica ist zur Ligatur auf die Sonde aufgeladen.

ein dreieckiger Peritonealspalt. Es ist nun ein leichtes, von den Kanten dieses
Spaltes die Gallenblasenwand an ihren Anheftungsstellen oft sogar richtig subserös
mit dem Raspatorium zu unterminieren, die unterminierte Serosa mittels einiger
Scherenschläge zu durchtrennen, worauf sich unter geringem Zug die Gallenblase
aus dem Leberbett, ohne jegliche Läsion desselben, ausschälen läßt, ähnlich
wie die pathologischen Anatomen gewöhnt sind, durch bloßen Zug die Gallenblase aus dem Leberbett zu entfernen (Abb. 16).

Das Gallenblasenbett an der Leber zeigt nach der retrograden Cholecystektomie, in richtiger Schichte ausgeführt, oft nur ganz geringe Blutungen. Die
übrigbleibenden Serosalefzen können noch zur Deckung des Leberbettes verwendet werden (Abb. 17).

Die retrograde Cholecystektomie bildet einen der saubersten präparatorischen
Eingriffe in der Gallenchirurgie und soll bei unkomplizierten Fällen möglichst
viel verwendet werden.

Bei Verdacht auf eine Choledocholithiasis oder wenn gleich die erste Inspektion ergibt, daß der Choledochus erweitert ist, demgemäß eine Choledochotomie wahrscheinlich werden dürfte, ist es ratsam, die Stielung der Gallenblase vom Fundus aus vorzunehmen, da sich die Choledochotomie bei noch erhaltener Gallenblase mitunter leichter gestaltet, weil diese gewissermaßen als Choledochuszügel verwendet werden kann.

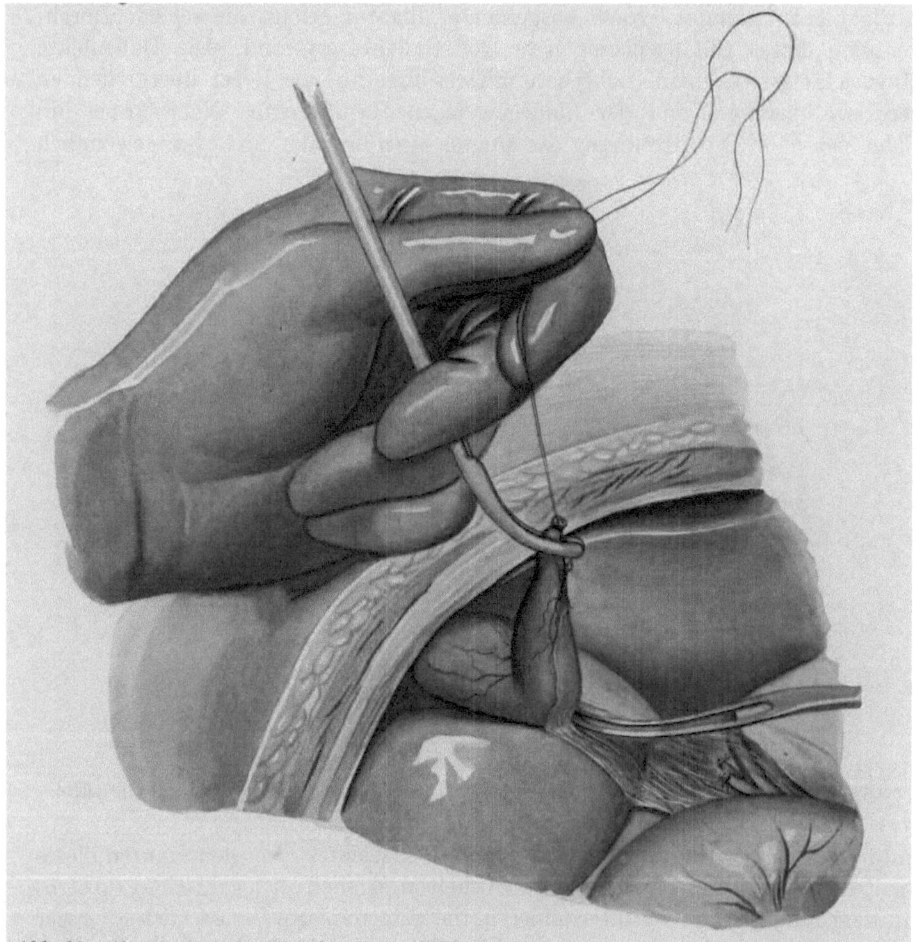

Abb. 16. *Die retrograde Exstirpation der Gallenblase IV.* Unter Anheben des peripheren, ligierten und überdies mit einer Klemme gesicherten Cysticusanteiles wird mit der feinen, schneidenden Kochersonde die Gallenblase aus dem Leberbette herausgehoben, wobei getrachtet wird, die bindegewebige Haftschichte am Leberbette zu belassen.

Die subseröse Cholecystektomie. Unter diesem Verfahren versteht man seit Courvoisier, Czerny und insbesondere Witzel die Auslösung der Gallenblase aus dem Leberbett unter Haftenlassen der der Leber zugewendeten Außenschichte der Gallenblase am Leberbette; dadurch kann bei dazu geeigneten Fällen eine auch noch so feine Parenchymverletzung der Leber unbedingt vermieden werden, welche ja, wie später ausführlicher auseinandergesetzt werden soll, einen postoperativen Gallenfluß unterhalten kann. Von einem die Gallenblasenserosa etwa fingerbreit von ihrer Umschlagstelle umkreisenden Schnitt oder von zwei seitlichen oder einem Medianschnitt aus wird mittels feinem Rasparatorium eine säuberliche Trennung zwischen der Serosa- und Muscularisschichte versucht, so daß der seitliche Serosamantel am Leberbett gleich einer Schale haften bleibt, während die Wand des ausgelösten Gallenblasensackes zum größten Teil nur noch im grobanatomischen Sinne aus Muscularis und Mucosa besteht. In der Regel begnügt man sich mit der Erzielung dieser Verhältnisse an der der Leber zugekehrten Gallenblasenwandfläche, so daß der bauchwärts gerichtete Gallenblasenanteil seine volle Wandstärke behält.

Diesem schonenden Verfahren sind Grenzen gezogen, welche sich größtenteils auf die Wandverhältnisse der Gallenblase beziehen und von der Aus-

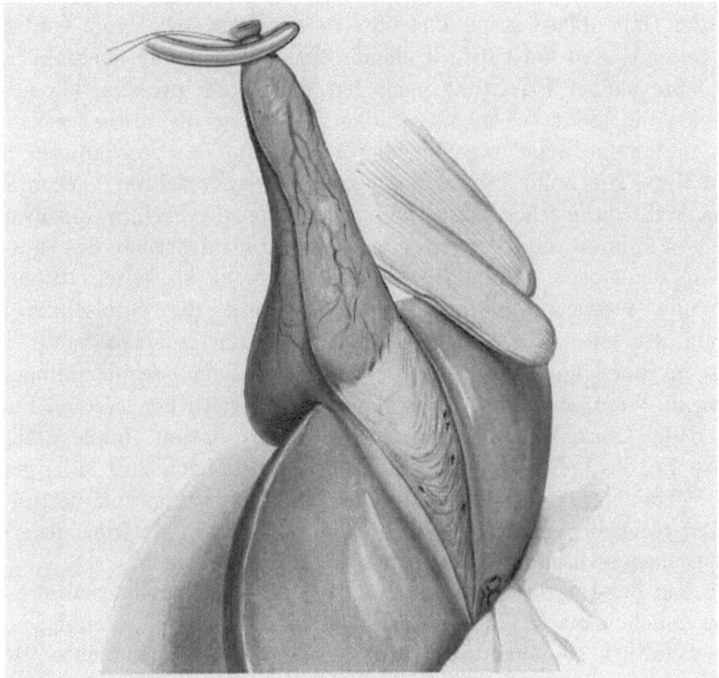

Abb. 17. *Die retrograde Exstirpation der Gallenblase V.* Die Auslösung der Gallenblase ist bis auf den oberen Serosarand vollendet; trockenes Leberbett bei erhaltener bindegewebiger Haftschichte.

wirkung des pathologischen Prozesses abhängen. Nicht geeignet sind Gallenblasen, welche schwielig-fibröse Verbindungen mit dem Leberbett eingegangen haben und deren durch viele Entzündungsattacken lederartig umgewandelte Wand eine präparatorisch reinliche Trennung der Serosa von der Muscularisschichte nicht mehr in weitem Ausmaße erlaubt. Hierher gehören insbesondere die durch Schrumpfungsprozesse verkleinerten Gallenblasen. Gegenanzeige für die subseröse Cholecystektomie bilden ferner sehr stark wandverdünnte Gallenblasen, wie sie z. B. beim typischen Hydrops gefunden werden können, ferner solche, in deren Wand sich Abscesse entwickelt haben, welche gegen das Leberparenchym eingebrochen sind, ebenso wie Gallenblasen mit richtiger Perforation gegen das Leberbett zu. Demgegenüber läßt sich die subseröse Exstirpation bei der nicht komplizierten akut entzündeten Gallenblase meist ausgezeichnet ausführen, da sich die subseröse Trennung in den durch das entzündliche Ödem aufgelockerten Wandschichten oft sehr leicht ausführen läßt.

Bei zarten Wandverhältnissen kommt es bei subserösem Vorgehen mitunter zu einer recht beträchtlichen Verdünnung der Leberhaftwand der Gallenblase, wobei es auch bei zartem Stielungsversuch zu einer Perforation kommen kann. Die vorausgeschickte Punktion und Entleerung der Gallenblase kann uns deshalb vor grober Verunreinigung des Operationsgebietes durch austretende Galle bewahren, doch ist es eine alte Erfahrungstatsache, daß sich die lösende Präparation an der birnförmig aufgefüllten, eher etwas gespannten Gallenblase viel leichter vollziehen läßt, als an dem kollabierten, faltenbildenden Gallenblasensack. Von mancher Seite wird deshalb die vorauszuschickende Punktion und Entleerung des flüssigen Gallenblaseninhaltes nur bei vermutetem Empyem der Gallenblase ausgeführt oder es wird nur soviel vom Gallenblaseninhalt abgesaugt, daß die rupturdrohende Spannung etwas nachläßt.

Ich möchte meiner Erfahrung nach den Wert einer prinzipiellen subserösen Cholecystektomie nicht so hoch anschlagen, daß er die mitunter sehr lästig werdende und keineswegs ungefährliche Perforation der verdünnten hinteren Wand aufwiegt, die recht häufig beim subserösen Verfahren vorkommt. Die Gallenblase reißt dann schon bei geringem Zuge von der Perforationsöffnung aus weiter auf, es kommt zum Austritt von Steinen und das Ende des säuberlichst begonnenen subserösen Stielungsmanövers ist nicht so selten die unschöne morcellierende Exstirpation des Blasenrestes mit der Hohlschere in verschmutztem Gebiete, wobei der am sorgfältigsten auszuführende Teil der Operation im Bereiche der Cysticus-Hepaticuskonfluenz recht unübersichtlich werden kann. Wenn man sich nach Ablösen der seitlichen serösen Lappen in der Gegend der Umschlagstelle weiterhin in jener glatten, fascienartigen, die Gallenblase an die Leber fixierenden Bindegewebshaftschichte hält, gelingt es bei nicht verwachsenen Gallenblasen ebenfalls, ein völlig unlädiertes, glattes und relativ trockenes Leberbett zu erzielen, zu dessen Peritonealisierung die beiden seitlichen serösen Flügellappen oft völlig ausreichen.

Neben dem Bersten der Gallenblasenhinterwand bei manchen subserösen Ausschälungsversuchen macht die oft sehr lockere Haftung der Gallenblase in ihrem Bett den sorgfältig begonnenen subserösen Auslösungsversuch zunichte. Man sieht, wie oft schon beim bloßen Kippungsversuche des Leberrandes die Gallenblasenserosa an ihrer Umschlagsfalte auf die Leber einreißt und sich die Gallenblase spontan zu lösen beginnt. Ein anderes Mal hat man den Fundusteil bereits richtig subserös gelöst; beim weiteren Aushülsen halswärts beginnt sich plötzlich das vorsichtig an der Leber belassene Haftgewebe der Gallenblase einzurollen und springt förmlich vom Leberbett ab, unter Zurücklassung des nur noch von der Capsula Glissoni überzogenen Leberbettes. In solchen Fällen wäre es ein unnützer Zeitverlust, sich in der weiteren Präparation der subserösen Schichte zu verlieren, man folgt dem Winke der Natur und löst die Gallenblase weiter in der bindegewebigen Haftschichte zusammen mit den Resten ihrer noch von Serosa bedeckten seitlichen Wandschichte ab. Auch bei der typischen Ablösung der Gallenblase aus dem Leberbette erhalten wir ja, wie bereits gesagt, durch die Incision der Serosa auf der Gallenblase, etwa fingerbreit von der Umschlagstelle entfernt, zwei seitliche Serosalappen, welche dann später über dem Leberbett durch Naht ihrer inneren Ränder adaptiert werden können; auch hier sah ich häufig wie sich beim Anziehen der Nähte diese Serosalappen an der Umschlagstelle vom Leberbette lösten. Ich glaube daher, daß man unter Berücksichtigung der bereits genannten praktischen Gegenanzeige jede Cholecystektomie mit der subserösen Auslösung, welche sich in ihrem ersten Akt, der Serosaincision, ja gar nicht wesentlich von der typischen Cholecystektomie direkt aus dem Leberbett unterscheidet, beginnen kann; man merkt ja dann alsbald, ob es ratsam und zweckmäßig ist, mit der Serosaabhülsung bis zum Anfang des Cysticus fortzufahren. Ich halte es vielleicht für angezeigt, im nachfolgenden einige Befunde über die Veränderung des Gallenblasen-Leberbettes bei verschiedenen Formen der Cholecystitis zu bringen, auf Grund pathologisch-histologischer Untersuchungen, welche auf mein Ersuchen hin von Frau

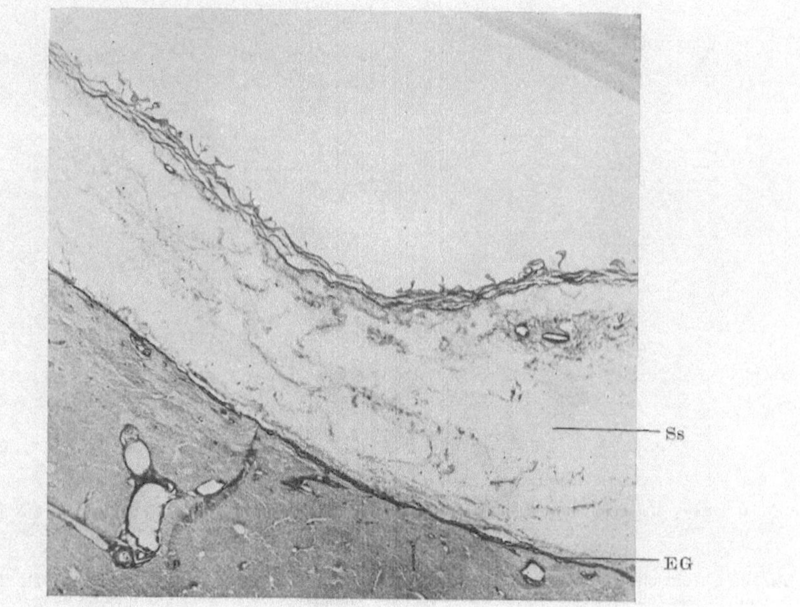

Abb. 18. Normales Gallenblasenbett, Elasticafärbung. Lupenvergrößerung. Ss. lockere Subserosa. EG elastischer Grenzstreifen.

Dr. M. L. Schmidheiny im pathologischen Institute des Herrn Prof. Sternberg in Wien ausgeführt wurden[1].

Über die Veränderungen des Gallenblasenbettes bei Cholecystitis und Cholelithiasis. Über den normalen Bau der Gallenblase liegen eingehende Untersuchungen von Aschoff und Bacmeister vor. Sie unterscheiden fünf Wandschichten und zwar: die Mucosa, Muscularis, Tunica fibrosa externa, Tunica subserosa und Tunica serosa; die beiden letztgenannten Schichten entsprechen dem sog. Gallenblasenbett (Abb. 18). Die Tunica subserosa, die gegen die dünne, aus stärkeren Bindegewebsfibrillen mit spärlichen Zellen aufgebaute Tunica fibrosa externa ziemlich scharf abgegrenzt ist, hat eine wechselnde Breite und wird von einem weitmaschigen Netz dünner Bindegewebsfibrillen gebildet. Sie enthält meist reichlich Gefäße und Nervenstämme, nicht selten auch Querschnitte von Gallengängen.

[1] Ausführliche Veröffentlichung im Arch. f. klin. Chirurg. Bd. 149, S. 548.

Gegen die Tunica serosa zu wird das Bindegewebe der Subserosa etwas dichter, die Züge werden derbfaseriger, es treten mehr elastische Fasern auf. Die Tunica serosa, welche die peritoneale Überkleidung der Leberoberfläche darstellt, besteht aus mehreren Lagen eines kernarmen, welligen Bindegewebes. Die elastischen Fasern sind hier sehr dicht und bilden eine gegen das Leberparenchym scharf abgegrenzte elastische Haut, den sog. *elastischen Grenzstreifen.*

Die geschilderten anatomischen Verhältnisse gestatten mithin eine Entfernung der Gallenblase ohne Verletzung des Leberparenchyms, da bei Durchtrennung der lockeren Subserosa die Leber, von der Serosa resp. GLISSONSchen Kapsel bedeckt, unverändert zurückbleibt.

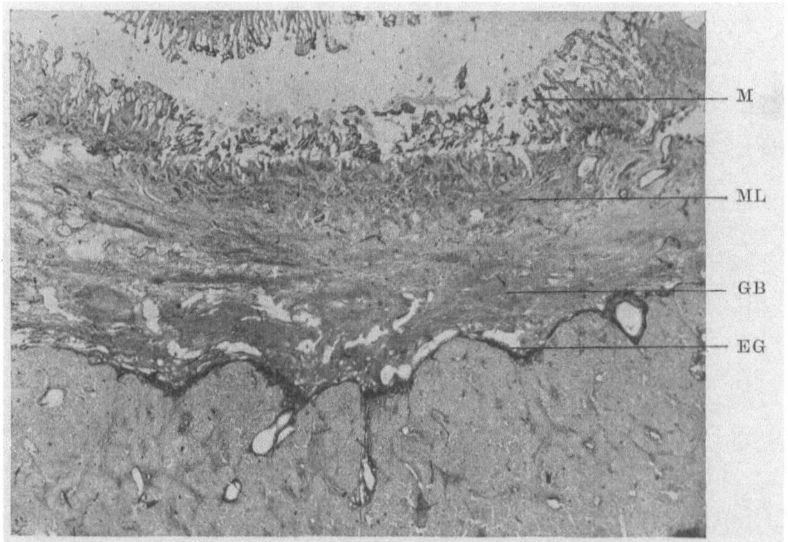

Abb. 19. Chronische Cholecystitis, Elasticafärbung. Lupenvergrößerung. M Mucosa. ML Muscularis. Gb Gallenblasenbett (Tunica fibrosa externus, Subserosa, Serosa). EG elastischer Grenzstrang.

Anders liegen die Verhältnisse, wenn sich pathologische Prozesse, namentlich einer Cholecystitis in der Gallenblase abgespielt haben.

In jenen Fällen von Cholelithiasis, in welchen die eigentliche Gallenblasenwand keine oder nur geringe entzündliche Veränderungen aufweist, zeigt auch das Gallenblasenbett im allgemeinen keine wesentlichen Abweichungen von dem geschilderten normalen Verhalten.

In Fällen von Hydrops der Gallenblase ist die Tunica fibrosa, besonders gegen die Kuppe der Blase zu, von der Subserosa meist nicht abzugrenzen. Beide Schichten verschmelzen zu einem derben, callösen, zellarmen Bindegewebe, in dem da und dort Züge und Haufen von Lymphocyten, sowie dickwandige Arterien und Gallengänge eingelagert sind. Diese Schichte geht ohne scharfe Grenze in die Tunica serosa über, die ebenfalls stark verbreitert und schwielig umgewandelt ist. Sie ist gegen die Leber ganz unscharf begrenzt, indem breite Bindegewebssepta in das Parenchym hineinreichen. Die Veränderungen des Gallenblasenbettes nehmen gegen den Hals der Gallenblase allmählich ab.

Bei Entzündungen der Gallenblase sind die äußeren Wandschichten (das Gallenblasenbett) fast immer mitverändert.

Bei akuter phlegmonöser Cholecystitis findet sich zwischen Leber und Gallenblase eine breite Zone eines gefäßreichen Granulationsgewebes, in welchem dichte Haufen und Züge polynucleärer Leukocyten liegen. Auch bei einer ulcerösen Cholecystitis war zwischen Leber und Gallenblase eine breite Bindegewebszone entwickelt, in welcher ein größerer Absceß eingeschlossen lag.

In Fällen von chronischer Cholecystitis ist eine scharfe Abgrenzung zwischen den äußeren Wandschichten der Gallenblase und der Leberoberfläche in der Regel nicht möglich. Tunica fibrosa, subserosa und serosa sind in ein derbes, grobfaseriges, schwieliges Gewebe umgewandelt, das sich in Form breiter Septa

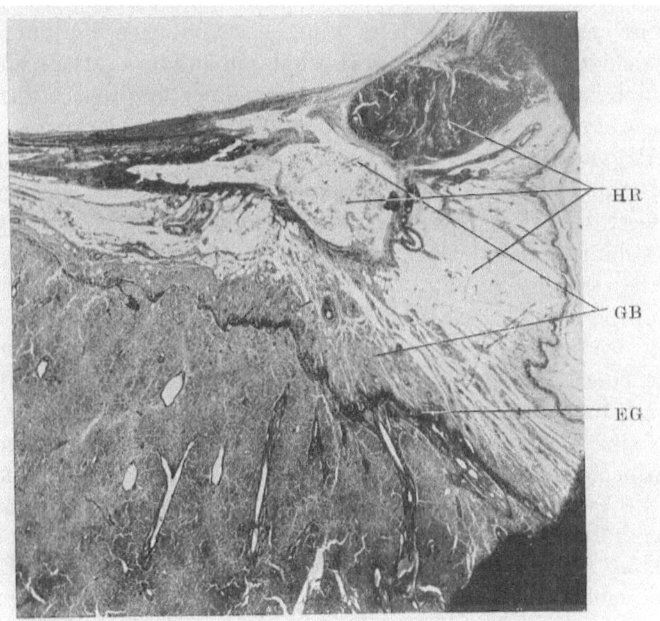

Abb. 20. Schrumpfgallenblase, Elasticafärbung. Lupenvergrößerung. GB Gallenblasenbett, HR Hohlräume, gefüllt mit Detritus und Cholesterintafeln. EG elastischer Grenzstreifen.

in das Lebergewebe fortsetzt. Durch Färbung der elastischen Fasern ist es allerdings oft noch möglich, die ehemalige Grenze der Leberoberfläche nachzuweisen (Abb. 19), da der elastische Grenzstreifen mitunter in größerer Ausdehnung erhalten bleibt.

Im wesentlichen die gleichen Veränderungen finden sich bei den sog. Schrumpfgallenblasen; meist ist hier die Verlötung mit der Leberoberfläche noch inniger. Der elastische Grenzstreifen ist zwar hier noch mehr oder minder gut zu erkennen, zeigt aber starke Auffaserung oder stellenweise Unterbrechung. Häufig finden sich in diesen Fällen in dem schwieligen Gewebe zwischen Leber und Gallenblase Hohlräume, welche Detritus, Cholesterintafeln oder auch Konkremente einschließen (Abb. 20).

Zusammenfassend ergibt sich mithin, daß bei den verschiedenen Formen der Cholecystitis auch die äußeren Wandschichten, das sog. Gallenblasenbett, fast regelmäßig mitbeteiligt sind.   Bei chronischer Cholecystitis, bzw. bei Schrumpfgallenblasen bestehen fast immer innige Verwachsungen und Verlötungen zwischen Gallenblase und Leber, gewöhnlich auch schwielig-fibröse Umwandlung der oberflächlichen Schichten des Lebergewebes, so daß die *genaue Abgrenzung zwischen Leber und Gallenblase selbst mikroskopisch schwierig* ist und eigentlich nur durch den Nachweis des elastischen Grenzstreifens möglich wird. Von praktischer Bedeutung scheint uns ferner die Tatsache zu sein, daß innerhalb der Verwachsungen zwischen Gallenblase und Leber nicht selten Abscesse oder Reste solcher lange Zeit eingeschlossen bleiben[1].

Die Exstirpation einer hydropischen Gallenblase.

Eine sog. hydropische Gallenblase (Gallenblasenhydrops) kommt nach ASCHOFF dadurch zustande, daß sich im primär entzündlichen Stadium der meist nur solitär vorhandene radiäre Stein im Halsteil, seltener im Cysticus, einklemmt. Der schon durch die Bauchdecken meist ausgezeichnet tastbare, oft leicht verschiebliche, gewöhnlich wenig druckempfindliche Gallenblasentumor zeigt bei eröffnetem Abdomen gewisse, für den Hydrops charakteristische Merkmale. In der Regel fehlen bei der nicht selten über Mannsfaustgröße erweiterten Gallenblase feste Adhäsionen mit den Nachbarorganen; sie ist prallst gespannt, ihre stark verdünnte Wand zeigt entsprechend dem meist farblosen Inhalt weißliche Farbe; an dem mitunter den Leberrand weit überragenden Fundus ist deutliche Transparenz nachweisbar.   Derartige Gallenblasen zeigen sehr gute Beweglichkeit, wodurch ihre Exstirpation mit zu den leichtesten und dankbarsten Galleneingriffen gehört.   Infolge der prallen Spannung und Wandverdünnung zeigt besonders bei dieser Gallenblasenform der unterste Halsteil, oberhalb des eingeklemmten runden Steines, oft divertikelartige, ventralwärts gerichtete Ausbuchtungen, welche uns die Übersicht und demgemnß die primäre präparatorische Darstellung der Cysticus-Hepaticuskonfluenz recht erschweren können.   Durch die Spannung der Blase ist ihre Serosa am Übergang auf die Leber oft derart verdünnt und segelartig ausgezogen, daß es nach Einritzung derselben mit einem Skalpell nur häufig ganz zarten Fingerdruckes bedarf, um die Gallenblase zum förmlichen Herausspringen aus dem oberen Teile des Leberbettes zu veranlassen.   Da der schleimige Inhalt derartiger Gallenblasen in der Regel steril ist, hat die Erfahrung der ungemein leichten Lösbarkeit einer hydropischen Gallenblase aus dem Leberbett dazu geführt, die rasch zu vollziehende Stielung vom Fundus nach abwärts als Methode der Wahl auszuüben.   Eine gelegentlich doch in Erwägung gezogene retrograde Exstirpation ist meist nur nach vorausgeschickter Entleerung der Gallenblase durch Punktion möglich, da sich erst dann der gewöhnlich sehr feine Ductus cysticus lege artis übersichtlich präparieren läßt.   Eine rein subseröse Auslösung ist wegen der dünnen Wand schwer ausführbar und in solchen Fällen völlig zwecklos, da das Leberbett bei der Exstirpation unverwachsener hydropischer Gallenblasen nur ganz wenig zu bluten pflegt.   Andererseits brauchen

---

[1] ASCHOFF, L. und BACMEISTER: Die Cholelithiasis.

ASCHOFF, L.: Bemerkungen zur pathologischen Anatomie der Cholelithiasis und Cholecystitis. Verhandl. d. pathol. Ges. 1905.

SHIKINAMI, J.: Beiträge zur mikroskopischen Anatomie der Gallenblase. Anat. Hefte. Bd. 36, S. 110. 1908.

hydropische Gallenblasen nicht die oben beschriebenen Dimensionen anzunehmen und entsprechen ihrer Größe nach wenig vergrößerten, gestauten Gallenblasen, wobei bei hochstehendem Leberrande und fettreichen Patienten die Stielung vom Fundus nach abwärts nicht so leicht und übersichtlich von statten geht. In solchen Fällen ist eine vorausgeschickte Punktion doch von Vorteil; wir führen die Entleerung des Gallenblaseninhaltes nur so weit durch, daß sich am Fundus der Gallenblase ohne Sorge vor einer Spannungsruptur eine Haltezange anlegen läßt. Dadurch, daß die Gallenblase infolge der nur teilweisen Entleerung noch genügend prall gefüllt ist, verbinden wir durch ein derartiges Vorgehen das bequeme instrumentelle Fassen der Gallenblase mit ihrer *im gefüllten* Zustande wesentlich *leichteren* Auslösbarkeit aus dem Leberbette. Bei dem häufigstem Befunde nur eines solitären, radiären Steines kommt eine nachfolgende Choledochotomie nur selten in Betracht. Nach typischer Versorgung des meist sehr dünnen Cysticus eignen sich diese Fälle auch öfters zum primären Bauchdeckenverschluß. Alle anderen operationstechnischen Handgriffe und Vorsichtsmaßnahmen entsprechen dem im vorangegangenen Kapitel Gesagten. Der Serosaübergang auf das Leberbett wird fingerbreit von der Umschlagsfalte auf der Gallenblase hufeisenförmig oder nur lateral incidiert und nun folgt die leichte Stielung unter Zuhilfenahme des behandschuhten Fingers oder sicher schöner mit Hilfe von Stieltupfer oder Raspatorium, wobei die Hohlschere die sich noch etwa anspannenden Serosasegel zwischen Leber und Gallenblase präparatorisch unterminierend spaltet. Man muß nur darauf achten, daß es gerade bei dieser, oft in wenigen Sekunden sich abspielenden Lösung sehr leicht zum Abriß des hinteren Astes der ebenfalls stark gespannten Art. cyst. kommen kann; die immerhin aufhaltende Blutung läßt sich bei gegen den Gallenblasenhals zu immer zarter und vorsichtiger werdender Präparation sicher vermeiden. Es entspricht auch nicht einem „besonderen Zeugnis" von präparatorischer Sorgfalt, wenn man plötzlich die Gallenblase mit *abgerissenem Cysticus* in der Hand hält; dieser Zufall, der bei akut entzündeten Gallenblasen infolge der ödematösen Auflockerung oder Morschheit des Cysticus ab und zu vorzukommen pflegt, scheint sich auch manchmal bei hydropischen Gallenblasen zu ereignen; deshalb soll das Halten und Anziehen des bereits ausgehülsten Gallenblasenfundus nur unter mäßigem Zuge erfolgen.

Die akute Cholecystitis (Empyem der Gallenblase).

Seit etwa 7 Jahren warten wir bei der Einlieferung eines Patienten mit allen Zeichen einer akuten Cholecystitis nicht das vollständige Abklingen der oft stürmischen Entzündungserscheinungen ab, sondern operieren entweder sofort oder in den allernächsten Tagen. Insbesondere KÖRTE und KIRSCHNER haben auf die geringe Stichhaltigkeit der lang gehegten Meinung hingewiesen, daß die Mortalität nach Operationen im akuten Stadium eine wesentlich höhere sei. Ich habe seinerzeit unter der gleichen Erkenntnis auf Grund des Materiales der Klinik EISELSBERG die Operation im akut entzündlichen Stadium als „dringliche Frühoperation" bezeichnet, im Gegensatz zu der „prophylaktischen Frühoperation" bei der chronisch rezidivierenden Cholecystitis [1]. Unsere Einstellung zur dringlichen Frühoperation bei akuter Cholecystitis entspricht allerdings

---

[1] WALZEL: Wien. klin. Wochenschr. 1923. Nr. 7 und Zentralbl. f. Chirurg. 1914. Nr. 36.

nur bei Verdacht auf Perforation der Gallenblase dem Begriff eines dringlichen, sofort nach der Einlieferung auszuführenden Eingriffes, wie z. B. beim perforierten Magengeschwür. In allen anderen Fällen, bei denen als führendes Symptom die in der Regel deutlich tastbare, meist geschwollene, überaus druckempfindliche Gallenblase gilt, wobei meist Bauchdeckenspannung, hohes Fieber, Erbrechen und nicht selten ein durch die heftigen Schmerzen verursachter Kollapszustand des Patienten besteht, warten wir in der Regel die Beruhigung des Patienten ab. In den der Einlieferung folgenden Stunden versuchen wir mit Hilfe von Heißluft oder Thermophor und Analgeticis den Zustand erträglich zu gestalten, sobald mit Sicherheit anzunehmen ist, daß es sich auch wirklich um eine akute Cholecystitis handelt. Man muß immer daran denken, daß nicht zu selten die akute Pankreasnekrose unter dem Bilde einer akuten Cholecystitis in Erscheinung treten kann. Bisher nicht bekannte Glykosurie bei scheinbar akuter Cholecystitis erweckt den Verdacht auf Pankreasnekrose. Die Untersuchungen auf Diastasevermehrung im Harn oder Blut sollen im Zweifelsfalle unbedingt ausgeführt werden, da der positive Ausfall den Entschluß zum sofortigen Eingriff beschleunigen kann. Es ist bekannt, daß die Patienten im Stadium der akuten Entzündung oft selbst am meisten zur Operation drängen und die 1—2tägige Wartezeit zur Operationsvorbereitung unbedingt abgekürzt sehen wollen. In dem größten Arbeiterbezirke Wiens, wo ich meine chirurgische Abteilung habe, nehmen die im akuten Entzündungsstadium ausgeführten Operationen einen Großteil aller Galleneingriffe ein. Unter 246 in den letzten 16 Monaten ausgeführten Gallenoperationen konnte ich 48mal akute Entzündung der Gallenblase feststellen; unter diesen Fällen war kein Todesfall zu verzeichnen. SCHNITZLER[1] bestreitet auf Grund von 300 im Anfall operierten Fällen von Cholelithiasis die ungünstige Prognose des Eingriffes in dieser Phase. Nach seiner Erfahrung unterliegt es keinem Zweifel, daß Gangrän der Gallenblase und Perforation namentlich bei alten Leuten viel rascher zustande kommt als bei jüngeren und daß man deshalb bei alten Leuten nicht zu lange zögern soll, die Anfallsoperation auszuführen. Bei richtiger, vorsichtiger Technik halte ich die Operation im akuten Zustand für einen der dankbarsten Galleneingriffe und jedenfalls für weniger gefährlich als die Operation bei lang verschleppten Fällen, bei denen das Leiden nicht mehr auf die Gallenblase allein beschränkt geblieben ist. Ein sicherer technischer Nachteil der Operation im akut entzündlichen Stadium, auf welchen ich auch noch später zu sprechen kommen werde, ist das Zurücklassen von Konkrementen im Choledochus. Der Operateur begnügt sich mit der Exstirpation der mächtig vergrößerten, entzündlichen Gallenblase und scheut die Eröffnung des fallweise ebenfalls entzündlich umschwarteten großen Gallenganges. Wenn wir in der akut entzündeten, geschwollenen Gallenblase kleine Steine oder Steinbröckel finden, wenn Ikterus besteht oder ein solcher aus der Anamnese zu erheben ist, muß unter allen Umständen auch die Revision des großen Gallenganges ausgeführt werden. Über diesen Punkt muß man sich klar sein, wenn man sich zur Anfallsoperation entschließt.

Unter Berücksichtigung der allgemeinen technischen Prinzipien der Gallenblasenexstirpation bietet die Operation im akut-entzündlichen Stadium doch

---

[1] SCHNITZLER, J.: Über die Behandlung der Cholelithiasis. Wien. med. Wochenschr. 1925. Nr. 8, 11 und 12.

ihre besonderen Eigenheiten. Je nach der Schwere des pathologischen Prozesses unterscheidet Aschoff als Haupttypen die *Cholecystitis phlegmonosa ulcerosa* und *Cholecystitis phlegmonosa gravis*. Für die phlegmonöse Cholecystitis ist die Wandverdickung der Gallenblase durch die serös-leukocytäre Infiltration aller Wandschichten charakteristisch. Die Gallenblasenwand erreicht mitunter an manchen Stellen, namentlich in ihrem Halsteile, die Stärke von $1^1/_2$ cm und mehr (Abb. 21). Die akut entzündete Gallenblase zeigt oft eine ganz beträchtliche Längen- und Breitenausdehnung. Zum Unterschied von den meist mächtig dilatierten hydropischen Gallenblasen zeigt die akut entzündete, häufig gurkenförmig erweiterte Gallenblase eine sehr geringe Beweglichkeit, welche neben der in ihr selbst sich abspielenden Wandentzündung insbesondere durch die schwielig-entzündliche Mitbeteiligung ihrer Nachbarschaft bedingt ist. Wir sehen diese frische Schwielenbildung hauptsächlich im Bereiche des Gallenblasenhalses und Cysticus, wodurch die Gegend der Cysticus-Hepaticuskonfluenz vollkommen verstrichen erscheint, und infolgedessen die Gallenblase *breitbasig und starr* dem gleichfalls oft sehr stark entzündlich infiltrierten Lig.

hepatoduodenale aufsitzt; durch die so häufige Miteinbeziehung des obersten Duodenalanteiles in diese frischen Schwielenmassen fehlt fürs erste bei der operativen Freilegung der Gallenblase jede Übersicht an diesem, für die Exstirpationstechnik der Blase wichtigsten Orte (Abb. 22).

Mit einer gewissen Regelmäßigkeit finden wir die akut entzündete Gallenblase von *Netz umhüllt*; wie eine schützende Hand schaltet die Vis medicatrix naturae das unheildrohende

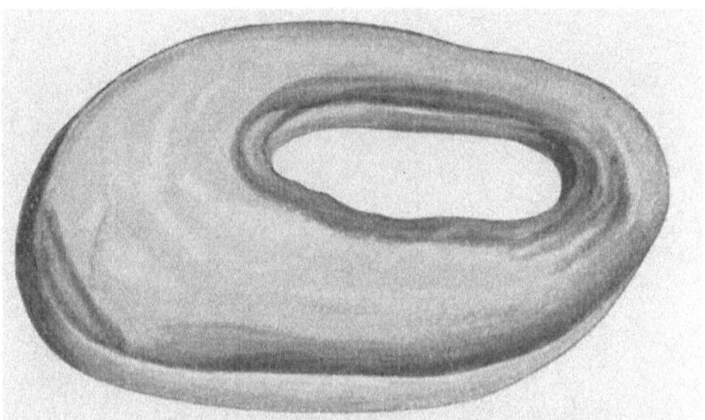

Abb. 21. Querschnitt durch eine akut entzündete Gallenblase mit mächtiger ödematöser Auflockerung ihrer Wand (natürliche Größe).

Organ durch einen eng angeschmiegten und leicht verklebten Netzmantel von der freien Bauchhöhle ab. Dadurch wird in manchen Fällen das Quercolon derart verzogen, daß es sich in breiter Ausdehnung an der Umhüllung der Gallenblasenvorderfläche beteiligen kann.

Es zeigt sich also bei der Eröffnung des Abdomens meist ein ganz charakteristisches Bild: Wir sehen die Leberoberfläche bauchwärts in eine breite Netzplatte übergehen, welche oft unter Heranziehung des Dickdarmes die Gallenblase vollkommen versteckt hält. Das umhüllende Netz erweist sich durch eine seröse Infiltration nicht selten mächtig klumpig verdickt, seine Venen sind deutlich erweitert. Wir finden aber auch akut entzündete Gallenblasen, die, ohne Netzdeckung den Leberrand weit überragend, sofort nach der Eröffnung des Peritoneums in den Wundspalt hineinragen. Die grünlich-gelbe sulzig-seröse Durchtränkung des Netzes betrifft oft große Strecken des großen Netzes und des Mesocolons. Im Bereiche des Fundus der akut entzündeten Gallenblase sehen wir des öfteren grünschwarze Fleckchen, vereinzelt oder mehrfach, welche sich deutlich von der dunkelroten Serosa unterscheiden. Hier handelt es sich um die typische Cholecystitis ulcerosa gravis (Aschoff), wo die abnorme Tiefenentwicklung der Schleimhautgeschwüre nach Durchbrechung der Muscularis und Fibrosa in schnellem Fortschreiten auch bereits die Subserosa in

Mitleidenschaft gezogen hat; nur ein dünnes transparentes bereits nekrotisches Serosahäutchen hemmt noch die Perforation.   Diese tiefgreifenden Geschwüre, ebenso wie intramurale Abscesse, können im ganzen Bereiche der Gallenblase ihren Sitz haben und man muß bei der Auslösung der Gallenblase immer an die Möglichkeit der Schädigung dieser wandverdünnten Stellen denken, um eine künstliche Berstung tunlichst zu vermeiden.

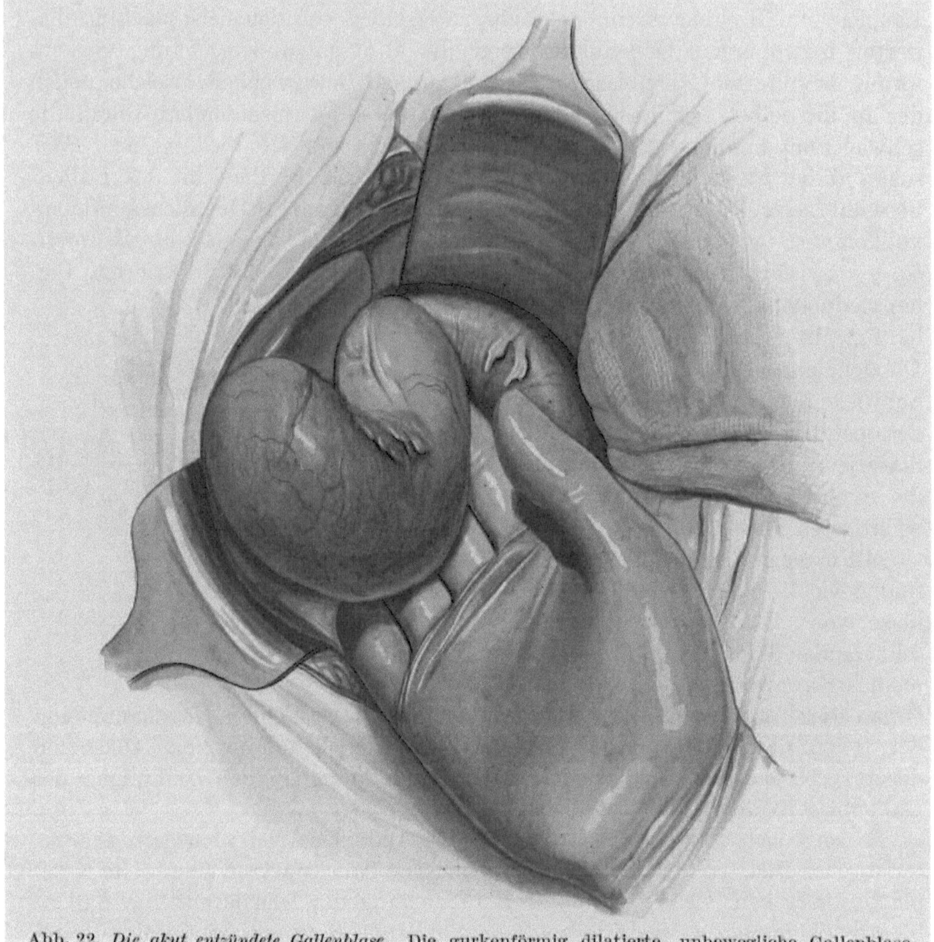

Abb. 22. *Die akut entzündete Gallenblase.* Die gurkenförmig dilatierte, unbewegliche Gallenblase sitzt breitbasig und starr dem Ligamentum hepatoduodenale auf.

Die Spontanperforation findet nun in der Mehrzahl in die bereits vorbereitete abschließende Netzkappe statt, wobei sich Steine mitentleeren können; nur in selteneren Fällen erfolgt die Perforation in die freie Bauchhöhle, in den Darm oder gegen die Bauchdecken zu, hier sich meist bald als deutliche Bauchdeckenphlegmone darstellend.   Haben wir es mit einer Totalgangrän der Gallenblase zu tun, so ist die eigentliche Gallenblasenwand als durchlöcherter grünbrauner Sack in dem durch die Nachbarorgane gebildeten schützenden Hohlraum zu finden.   Steine liegen zum Teil noch in der gangränösen Hülle oder sind in die durch die Adhäsionen gebildete Höhle ausgetreten.

Allgemeine Technik. In der nun folgenden Besprechung der Operationstechnik bei akuter Cholecystitis schalten wir vorläufig den Befund einer bereits vollzogenen Perforation der Gallenblase aus. Wegen der schon genannten, unbeweglich starren Beschaffenheit der entzündeten Gallenblase und der oft mächtigen, frischen adhäsiven Beteiligung der Nachbarorgane ist es von Vorteil, gleich mit einem größeren Laparatomieschnitt anzufangen, da nur bei breitem Zugang ein sicheres Arbeiten an der durch entzündliche Schwielen unübersichtlich gewordenen Cysticus-Hepaticuskonfluenz möglich ist. Der sonst so häufig mit Vorteil zu verwendende Handgriff der Leberkippung ist gerade bei akut entzündeten Gallenblasen oft schwer ausführbar, sogar gefährlich, da im Stadium der Entzündung jeder kleine Riß an der meist geschwollenen Leber zu starker, lang anhaltender Blutung führen kann. Andererseits sieht man wiederholt den die mächtig erweiterte Gallenblase tragenden Leberteil in der Gegend der Fundushaftung zungenförmig ausgezogen und den Leberrand dabei wesentlich verdünnt und zugeschärft, so daß sich die unterstützende Kippung leicht und unbedenklich ausführen läßt. Für die entzündete Gallenblase ist, wie bereits gesagt, ihre Tiefenausdehnung besonders bezeichnend, die absuchende Hand des Operateurs hat die Empfindung, daß *die Gallenblase „nach unten zu" kein Ende findet.* — Ich möchte hier wiederum ganz besonders den Querschnitt empfehlen; ich habe die Überzeugung gewonnen, daß bei Verlängerung des Querschnittes nach voller Durchtrennung des rechten Musculus rectus und Kerbung der lateralen Bauchmuskulatur der Zugang zu dem entzündeten Organ *von der rechten Hand her* die ganze Darstellung wesentlich erleichtert und das unsichere Arbeiten in der Tiefe von oben her unnötig macht. Noch ein anderer Grund läßt den Querschnitt bei der akuten Cholecystitis, wenigstens nach meiner Meinung, als Schnitt der Wahl gelten: Wir sind immer mehr zu der Überzeugung gelangt, daß bei jeder akuten Cholecystitis unbedingt auch das Pankreas auf Zeichen einer beginnenden akuten Pankreasnekrose kontrolliert werden muß. Oft verläuft ja die Pankreasnekrose ganz unter dem Bilde einer akuten Cholecystitis und der Querschnitt gibt dann die beste Möglichkeit zur gleichzeitigen Freilegung der Bauchspeicheldrüse; wir stehen heute übrigens auf dem Standpunkte, bei Pankreasnekrose auf Basis einer Cholelithiasis, neben den primären Eingriffen an und um die Bauchspeicheldrüse selbst, auch das auslösende Gallenleiden durch einen gleichzeitigen, radikalen Eingriff zu beseitigen (Cholecystektomie + Hepaticusdrainage).

Gleich nach der breiten Eröffnung des Peritoneums erfolgt, noch vor der Lösung der die Gallenblase deckenden Netzkappe, eine sorgfältige Abdichtung des freien Peritoneums mit breiten Kompressen und das Einlegen der die Darmschlingen zurückhaltenden Rollgaze.

Den ersten Akt bildet die *Lösung der die Gallenblase deckenden Netzadhäsionen*; es wird vielfach der Fehler gemacht, daß die Gallenblase durch die deckende Netzkappe hindurch freigemacht wird, aus Sorge eine verklebte Perforationsstelle zu eröffnen. Dieses Vorgehen ist vollkommen zwecklos und zeitraubend, da sich die abgebundene Netzkappe meist bei den folgenden aushülsenden Eingriffen von selbst löst. In der Regel ist bei akut entzündeten Gallenblasen die Haftfähigkeit der Netzkappe recht gering; das sich plastisch an die dilatierte Gallenblase anschmiegende Netz läßt sich meist sehr leicht durch einfaches, vorsichtiges Abstreifen mit dem behandschuhten Finger (Abb. 23), Stieltupfer oder Raspatorium lösen, wobei dann ein deutliches Negativ der Gallenblase an der Innenseite der Netzkalotte zurückbleiben kann (Abb 24). Man beginnt mit der Netzlösung an der Stelle, an welcher das Netz am Leberrand oder an der Gallenblase adhärent ist; durch leichtes Unterfahren dieser Randpartie mit dem Raspatorium wird die Kuppe der Gallenblase frei und nun folgt das vorsichtige Abstreifen mit Finger und Stieltupfer, das gewöhnlich

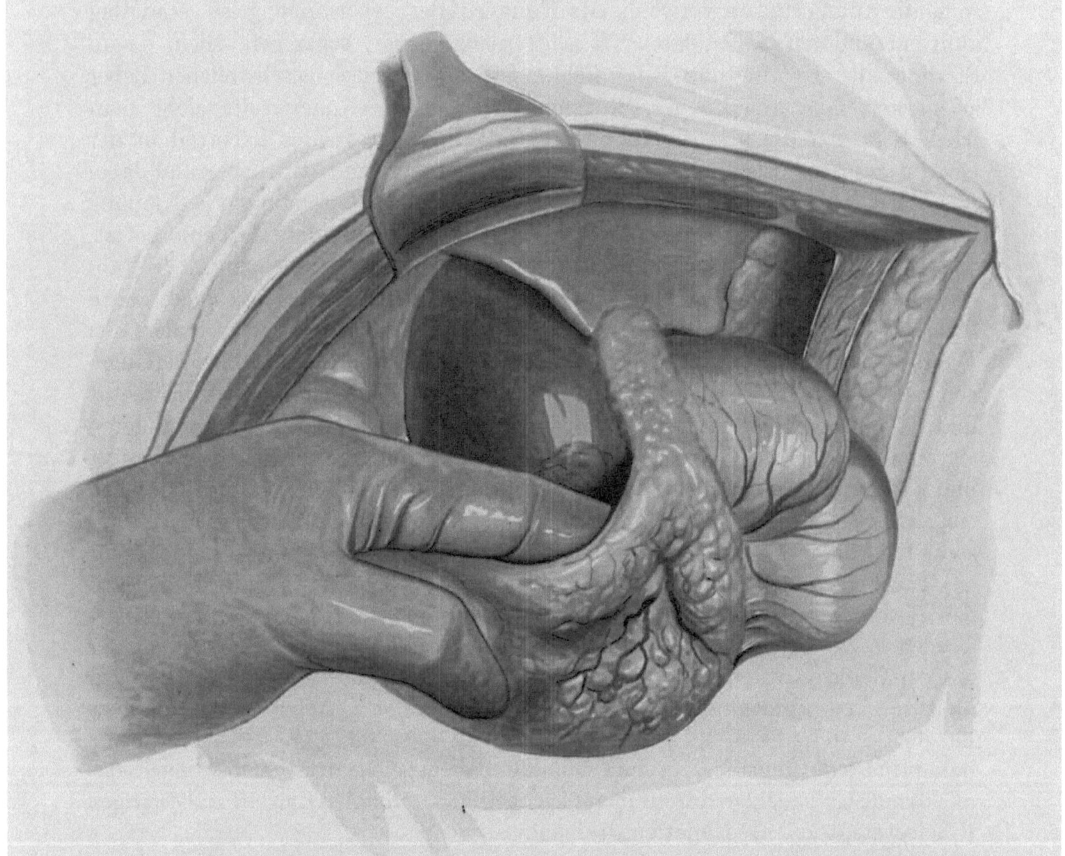

Abb. 23. *Die akut entzündete Gallenblase.* Bei akut entzündeter Gallenblase läßt sich meistens die deckende Netzkappe stumpf mit Finger oder Stieltupfer ablösen.

leicht bis zum Halsteil der Gallenblase gelingt. Auf diese Weise läßt sich die mitunter fingerdicke sulzig-schwielige Adhäsionsschichte häufig ohne nennenswerte Blutung von der Vorderseite der Gallenblase zugleich mit dem Colon abschieben. Gleich bei Eröffnung des Peritoneums soll der Rohrabsauger zur Hand sein, da oft schon nach Anheben der Peritoneallefzen bei nicht netzgedeckter Gallenblase ihr Inhalt durch eine vorbereitete, nur vom parietalen Peritoneum gedeckte Perforationsöffnung vorquellen kann. Es kann nicht genug betont werden, daß jede entzündete Gallenblase *vor Beginn ihrer Auslösung punktiert* und womöglich auch ihres steinigen Inhaltes entledigt werden soll; dies gilt besonders bei bereits äußerlich sichtbaren Nekrosestellen auf ihrer Serosa und ebenso für die bereits eingetretene Perforation; aber auch beim Fehlen von Wandnekrosen kommt es bei dem Versuche der Auslösung, namentlich gegen den Halsteil zu, leicht zur Berstung der Gallenblase, insbesondere an der Hinterwand derselben bei direkter Auslösung aus dem Leberbette und es bietet dann einen kläglichen Eindruck, wenn ein Stein nach dem anderen tief unten in der Wundhöhle geboren wird und der immerfort nachsickernde Eiter mühsam ausgetupft werden muß. Es muß bei der phlegmonösen Cholecystitis immer an ulceröse, oft tiefgreifende Prozesse und an die häufigen intramuralen Abscesse gedacht werden, die bei der geringsten Druckschwankung im Innern der Gallenblase, welche bei ihrer Ausschälung unvermeidlich ist, platzen können. Auf die meiner Meinung nach zweckentsprechendste Technik zur Vermeidung derartiger, die Asepsis schwer gefährdender

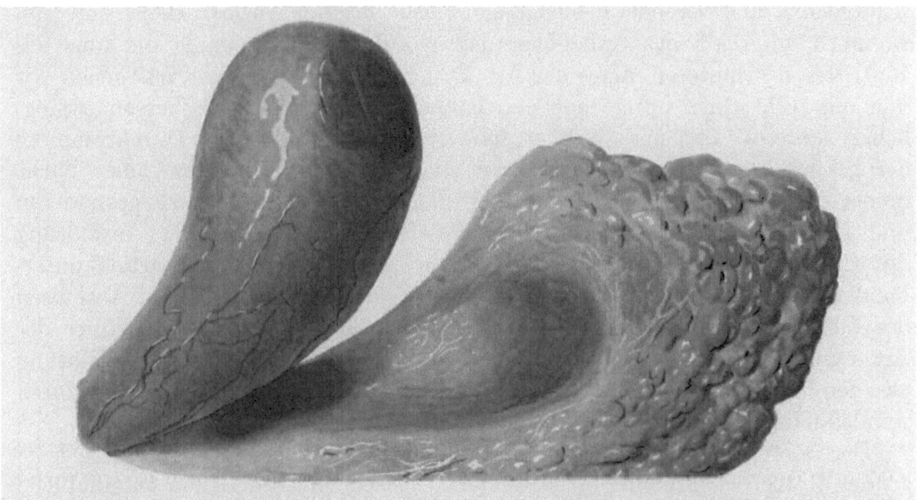

Abb. 24. *Die akut entzündete Gallenblase.* Nach stumpfer Ablösung der deckenden Netzkappe von der akut entzündeten Gallenblase bleibt häufig ein Negativabdruck am Netz zurück.

Vorkommnisse wird in dem gleich folgenden speziellen Teil eingegangen werden. Die Wand der phlegmonösen Gallenblase ist oft sehr brüchig, das Fassen der Wand mit der quetschenden Gallenblasenhaltezange kann zum Bersten der Wand führen. Es ist ferner bei der phlegmonösen Cholecystitis ein nicht zu seltenes Ereignis, daß nach Stielung der Gallenblase, insbesondere bei der aushülsenden Präparation des Ductus cysticus, dieser oft auf geringen Zug hin abreißt und ein Fassen oder Übernähen des in die sulzigen Schwielenmassen zurückgeschnurrten proximalen Cysticusrestes sehr schwierig oder unmöglich wird. Es sei daran erinnert, daß bei der mächtigen entzündlichen Hyperämie des Organes die Blutung bei dem Stielungsmanöver eine recht beträchtliche sein kann, insbesondere wenn die Auslösung direkt aus dem Leberbette erfolgt. In solchen Fällen haben wir uns mit gutem Erfolge der Stryphnongaze bedient, die als Tampon in Longuettenform von dem, den Leberrand haltenden Assistenten gegen das Wundbett der Gallenblase gedrückt wird.

Spezielle Technik. Wenn man es wagt, auf die Punktion der Gallenblase zu verzichten, gelingt es nach leichtem Einritzen ihrer Serosa am Übergang in den peritonealen Überzug der Leber, am besten lateral unterhalb des Fundus, oft sehr leicht mit einer unterminierenden Bewegung des linken Zeigefingers den Fundus und den Halsteil aus dem Leberbett zu lösen; die Gallenblase springt auch hier förmlich, wie beim Hydrops beschrieben wurde, aus dem Leberbett heraus, das nun eine Zeit lang heftiger blutet, aber die erwünschte völlig glatte Parenchymfläche zeigt. Die ödematöse Durchtränkung der Gallenblasenschichten, insbesondere auch der Serosa, erleichtert wesentlich die Trennung aus dem Leberbett in der richtigen Schichte. Bei durch Absaugung entleerter Gallenblase ist diese Art der Auslösung infolge des Fehlens der prallelastischen Konsistenz des Gallenblasentumors schon etwas schwieriger. Bei der Ablösung vom Leberbette ist ebenfalls wieder wie bei der nicht akut entzündlichen Gallenblase darauf zu achten, daß evtl. sich anspannende stärkere Stränge zwischen Leberbett und Hinterwand der Gallenblase ligiert werden (Blutgefäße, aberrierende Gallengänge). Die leichte Auslösbarkeit hört gewöhnlich unterhalb des Gallenblasenhalses auf; wir kommen in die Zone des Eintrittes des hinteren Astes der Art. cyst.; von hier nach abwärts gehen wir nun mit Hilfe einer unterschobenen langen und schmalen Kochersonde möglichst subserös vor und hülsen den Cysticus unter steter Durchtrennung der geschwellten äußersten Wandschichten zwischen Ligaturen aus. Nicht immer gelingt es uns, in solchen Fällen die Art. cystica isoliert zu präparieren und nach Ligatur zu durchtrennen; dieselbe wird meist bei der Aushülsung des Cysticus in den auf der Kochersonde aufgeladenen Wandpartien unterbunden; wir ahnen das Gefäß mehr, als wir es sicher erkennen. Beim Aushülsen des Fundusteiles aus dem Leberbett reißen meist die obersten Ausläufer der Art. cystica auf der Gallenblase ein. Dies führt zu deutlicher arterieller Blutung aus der hyperämischen Blasenwand, welche der Übersicht halber gleich durch wandständige Ligatur gestillt werden soll.

Der Ductus cysticus kann bei akut entzündlichen Gallenblasen im Vergleiche zu der Größe des Organes oft besonders fein sein und durch die entzündliche Schwellung seiner Wandschichten jeglichen klaffenden Lumens entbehren; häufig zeigt sich auch der Cysticus stark erweitert, so daß er als Tor zur Sondierung des großen Gallenganges sehr gut geeignet ist. Ein forciertes Auspräparieren des Ductus cysticus bis an den Choledochus heran ist manchmal nicht ungefährlich und soll bei starker Schwielenbildung lieber unterlassen werden; es ist besser, in solchen Fällen gleich am Anfangsteil des Cysticus die Ligatur und die Abtrennung vorzunehmen, als in die Tiefe des Schwielengewebes vorzudringen, ja selbst die Durchtrennung im Halsteile der Gallenblase kann in Ausnahmefällen bei mächtiger Schwielenbildung nicht als Kunstfehler angesehen werden. Hierbei ist es angezeigt, zuerst keine proximale Ligatur anzulegen, sondern nach Abtrennung des Fundus und oberen Halsteiles der Gallenblase den mit Pinzetten klaffend erhaltenen Teil des unteren Abschnittes des Gallenblasenhalses mit Cysticus nach Steinkonkrementen abzusuchen. Wie schon gesagt, ist das Lumen oft derart entzündlich verengt, daß der mangelnde Gallenabfluß aus dem eröffneten Hals-Cysticustrichter noch nicht unbedingt das Vorhandensein eines, den Cysticus obturierenden Steinchens beinhaltet; oft fließt erst nach vorsichtiger Sondierung des Cysticus und der dadurch entstandenen Wandspreizung Galle ab. Die Ligatur des Cysticus erfolgt auch hier möglichst doppelt. Beim *Zurückbleiben eines Teiles des Gallenblasenhalses* wird das Lumen durch ein- oder zweireihige Knopfnähte geschlossen. Die Inspektion und Präparation des großen Gallenganges erfolgt aus Gründen der besseren Zugänglichkeit erst nach Exstirpation der Gallenblase; denn diese ist, infolge der häufigen Schwielenbildung an der Cysticus-Hepaticus-konfluenz, hier nicht so leicht wie bei einfachen nicht entzündlichen Fällen, als willkommener Haltezügel zur Darstellung des Hepaticus zu benützen; jeder stärkere Zug führt infolge der Morschheit der Wand recht oft zum Abreißen des Cysticus.

Die Freilegung des Choledochus erfolgt bei entzündlichen Gallenblasen am besten nach teilweiser Mobilisierung des Duodenums, welche sich, gerade in solchen Fällen mit frischer Schwielenbildung, leicht genügend weit mit Hilfe eines Stieltupfers bewerkstelligen läßt. Entsprechend der Verlaufsrichtung des Lig. hepatoduodenale werden die Schwielenmassen, vorsichtig mit einem dünnen Raspatorium längsritzend, duodenalwärts auseinandergedrängt Man erkennt sofort an dem Farbenunterschied die blaugrün durchschimmernde Choledochus-wand. Bei der akut entzündeten Gallenblase fällt oft die Zartheit des häufig unveränderten Choledochusrohres mit seiner feinen Gefäßzeichnung auf; wird eine Choledochotomie für angezeigt gehalten, so ist es aber gerade bei solchen entzündlichen Fällen immer ein Akt lohnender Vorsicht, vor der Chole-dochusincision eine *Punktion des als Choledochus* angesprochenen Gebildes mit feinster Nadel vorzunehmen, da auch die Vena porta durch das Schwielen-gewebe nicht selten verzogen wird und dem Choledochus äußerlich täuschend ähnlich sehen oder mit ihm verbacken sein kann. Die vorsichtige Punktion mit feiner Nadel hilft uns auch den Weg zum Choledochus finden, wenn der-selbe selbst gleich den Wandschichten der Gallenblase hochgradige entzünd-liche Veränderungen zeigt, so daß eine präparatorische Differenzierung aus den Schwielenmassen vorerst unmöglich erscheint.

Wir würden es nicht wagen, bei akuter Gallenblasenentzündung primär zu schließen. Wir legen in der Regel einen Docht und ein Gummidrain ein, schon auch mit Rücksicht darauf, daß das Durchschneiden der Ligaturfäden bei dem oft morschen Cysticus hier eher zu erwarten ist, als bei normalwandigem Cysticus.

Beispiel der subserösen Exstirpation einer akut entzündlichen Gallenblase mit Hilfe der Schwammtamponade und Haltezügel (eigene Methode). Nach vorsichtiger Lösung und Abstreifung der Netzkalotte mit behandschuhtem Finger und Stieltupfer gallenblasenhalswärts folgt das Absaugen des Gallenblasen-inhaltes mit dem Gallenblasentroikart (Abb. 25). Als Punktionsstelle wählt man die höchste Kuppe der Gallenblase. Zweckmäßig ist es, falls bereits eine Stelle im Bereiche der Gallenblasenkuppe auf eine drohende Perforation hin-weist, an dieser Stelle den Gallenblasentroikart einzustechen. Die Punktionsstelle kann übernäht werden, wobei es ratsam ist, die ganze Dicke der Gallenblasen-wand bei der Übernähung zu durchstechen, da die Wand der akut entzündlichen Gallenblasen sehr brüchig ist.

Ich bevorzuge bei der Exstirpation einer akut entzündlichen Gallenblase folgenden Vorbereitung: Oberhalb der Punktionsstelle wird vor Entfernung des Gallenblasentroikarts ein Haltefaden, der die äußeren Gallenblasenwandschichten durchgreift, angelegt. Von der Punktionsstelle aus erfolgt nun nach vorne zu mit der Spitzschere eine Spaltung der Gallenblasenwand ungefähr so weit, daß man nun bequem mit dem Finger die Gallenblasenhöhle austasten kann (Abb. 26). Mit der Steinzange werden alle in ihr vorhandenen Konkremente ausgeräumt, zurückgebliebener schleimflüssiger oder eitriger Inhalt ausgewischt und zuletzt wird die Mucosa mit Jodtinktur bestrichen. Es wird nun das Cavum der Gallenblase mit ungefähr walnußgroßen Gummischwammstückchen ausgestopft, so daß die Gallenblase wiederum ihre frühere Größe erhält und prallelastische Konsistenz zeigt (Abb. 27). Nach Einfüllen der Gummischwämme wird die Incisionseröffnung am Fundus durch einige starke Seidennähte in der Form geschlossen, daß die Nähte den zu oberst liegenden Schwamm breit mitfassen (Abb. 28). Die Fäden bleiben lang.

Der Vorteil des Verfahrens ist folgender: Man hat bei der Stielung der Gallenblase vom Fundus nach abwärts eine *Perforation* der Wand bei dem nun folgenden Versuche der möglichst subserösen Auslösung *nicht mehr zu fürchten*, da in diesem Falle sich höchstens nur ein Schwammstückchen in der Perforationslücke zeigt; infolgedessen geschieht das Weiterpräparieren unter sauberen Bedingungen. Außerdem hat man an den langgelassenen Fäden, welche in den obersten Schwammteilen verankert sind, eine ausgezeichnete Handhabe.

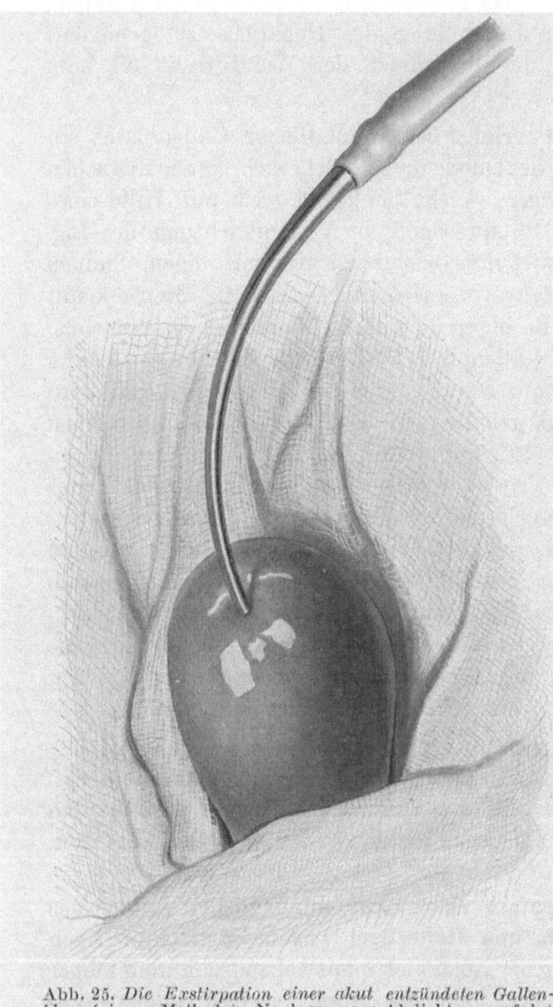

Abb. 25. *Die Exstirpation einer akut entzündeten Gallenblase (eigene Methode).* Nach genauer Abdichtung erfolgt die Absaugung des flüssigen Blaseninhaltes mit konischem Punktionstroikart (Wasserstrahlpumpe).

Die Gallenblase wird jetzt mit Hilfe der Haltefäden angezogen. Mit einem scharfen Raspatorium oder Skalpell wird die meist ödematöse seröse Wand der entzündlichen Gallenblase an ihren beiden Flanken, fingerbreit von ihrer Umschlagstelle, 2—3 cm längsgespalten. Diese Schlitzung betrifft nur die entzündlich ödematös durchtränkte Serosa und Subserosa der Gallenblase, welche oft eine Dicke von $^1/_2$ cm und mehr aufweist. Bei vorsichtiger Unterminierung der Serosawunde in richtiger Schichte von rechts her wird ein gebogenes Raspatorium derart vorgeschoben, daß es bei der Serosaincisionsstelle

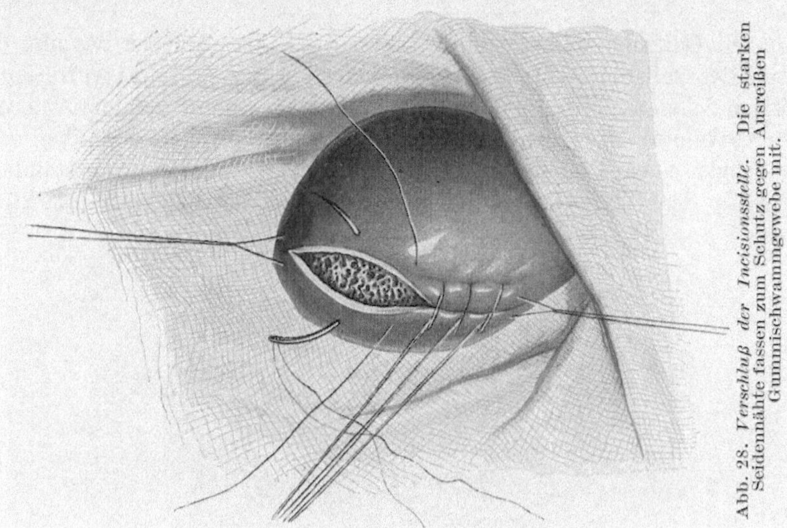

Abb. 28. *Verschluß der Incisionsstelle.* Die starken Seidennähte fassen zum Schutz gegen Ausreißen Gummischwammgewebe mit.

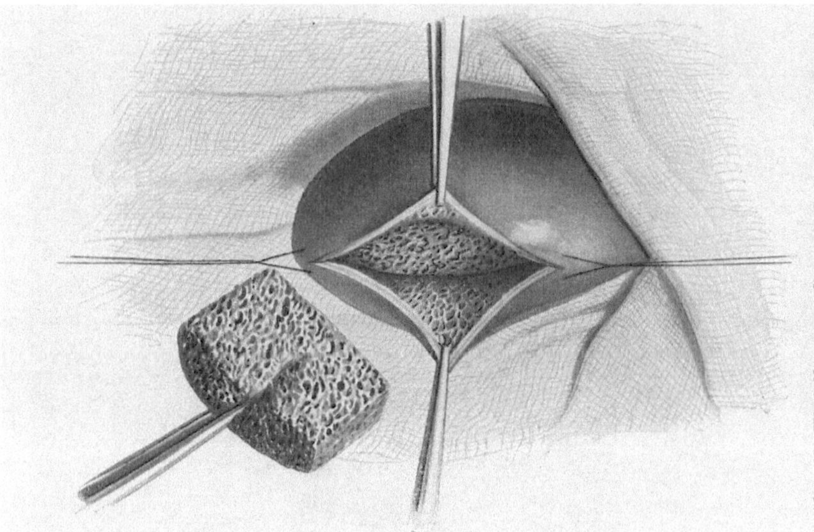

Abb. 27. Einfüllen von Gummischwammstückchen in die entleerte Gallenblase bis zu ihrer prallen Füllung.

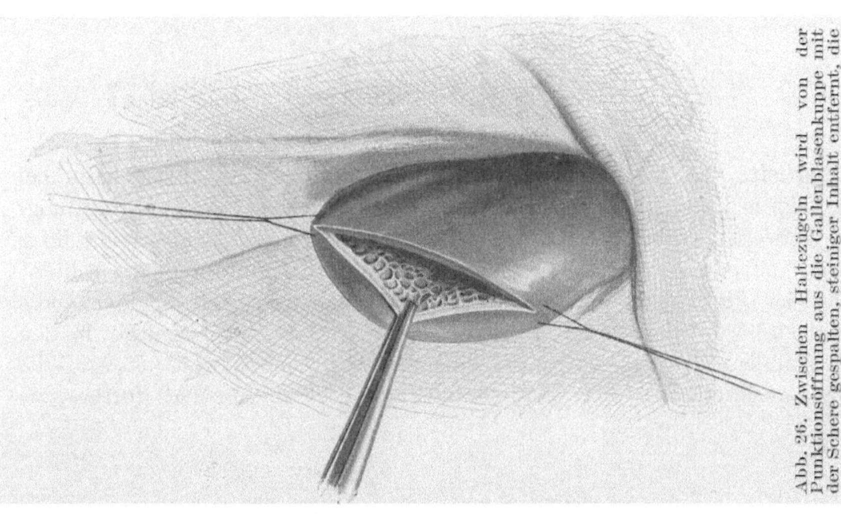

Abb. 26. Zwischen Haltezügeln wird von der Punktionsöffnung aus die Gallenblasenkuppe mit der Schere gespalten, steiniger Inhalt entfernt, die Mucosa mit Jodtinktur betupft.

auf der linken Gallenblasenflanke hervorkommt. Unter Anheben des nun die Hinterwand der Gallenblase subserös durchquerenden Raspatoriums wird, unter gleichzeitigen Scherenschlägen mit gebogener Präparierschere funduswärts, die hintere Serosakalotte der Gallenblase, welche am Leberbett haften bleiben soll, wie die Schale einer Orange abgestreift (Abb. 29). Der jetzt entstandene Schichtenspalt der Gallenblasenwand wird von oben her halswärts mit Stiel-

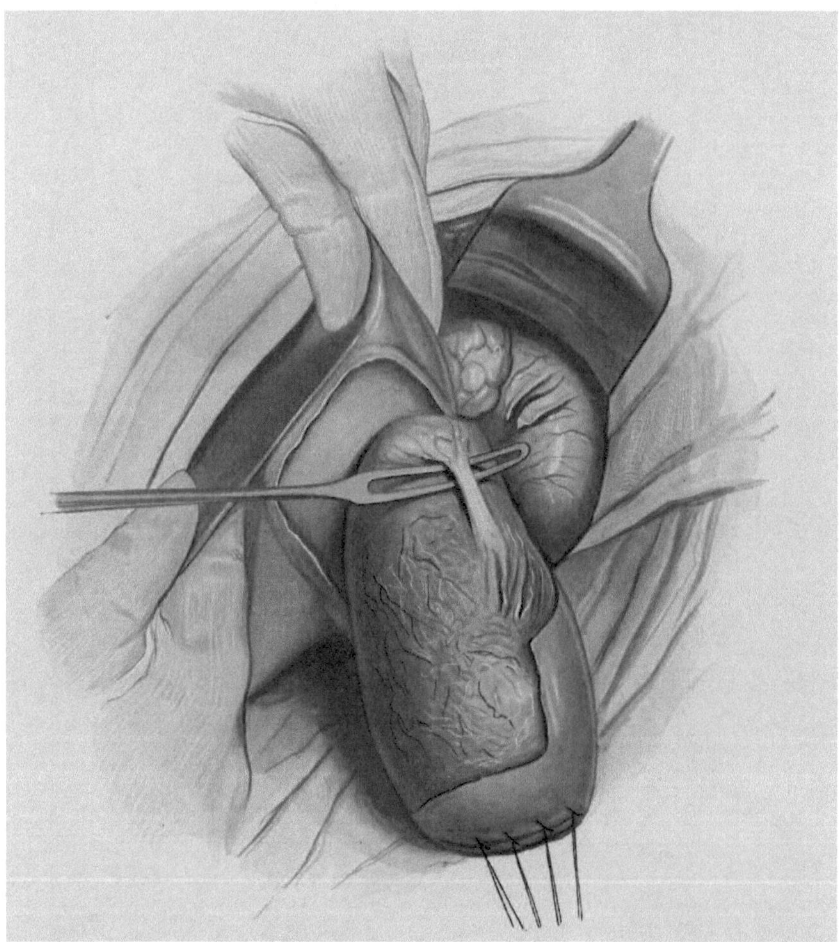

Abb. 29. Nach Spaltung der ödematös aufgelockerten Serosa wird die Gallenblase unter Anziehen der Haltefäden an ihrem Fundus aus dem Leberbett möglichst subserös ausgelöst. Adhäsionsstränge werden zwischen Ligaturen durchtrennt.

tupfer vertieft; die hintere serosaentblößte Wand der Gallenblase kann bei diesem Vorgehen bereits weitgehende Verdünnung zeigen, so daß größtmöglichste Vorsicht wegen Perforation, namentlich bei der Präparation ihres Halsteiles, geboten ist. (Die vorausgegangene Schwammtamponade schützt im Falle der Perforation vor unliebsamer Beschmutzung mit eitriger Galle und Steinen.) In der Nähe des Überganges von Gallenblasenhals in den meist ebenfalls schwielig-ödematös eingebetteten Ductus cysticus wird die subseröse Auslösung an der Hinterwand mit größter Vorsicht fortgesetzt, da dabei die Art. cystica abreißen und in dem ödematösen Gewebe schwierig gefaßt werden kann.   Man schiebt die feine Kochersonde am Halsteil nahe der Umschlagsfalte der Serosa auf die Leber (also entlang dem eigentlichen Gallenblasenhals-Leberbette) ein und unterbindet die Serosawandschichten des Halsteiles in mehreren Partien, wobei in der Regel der hintere Ast der

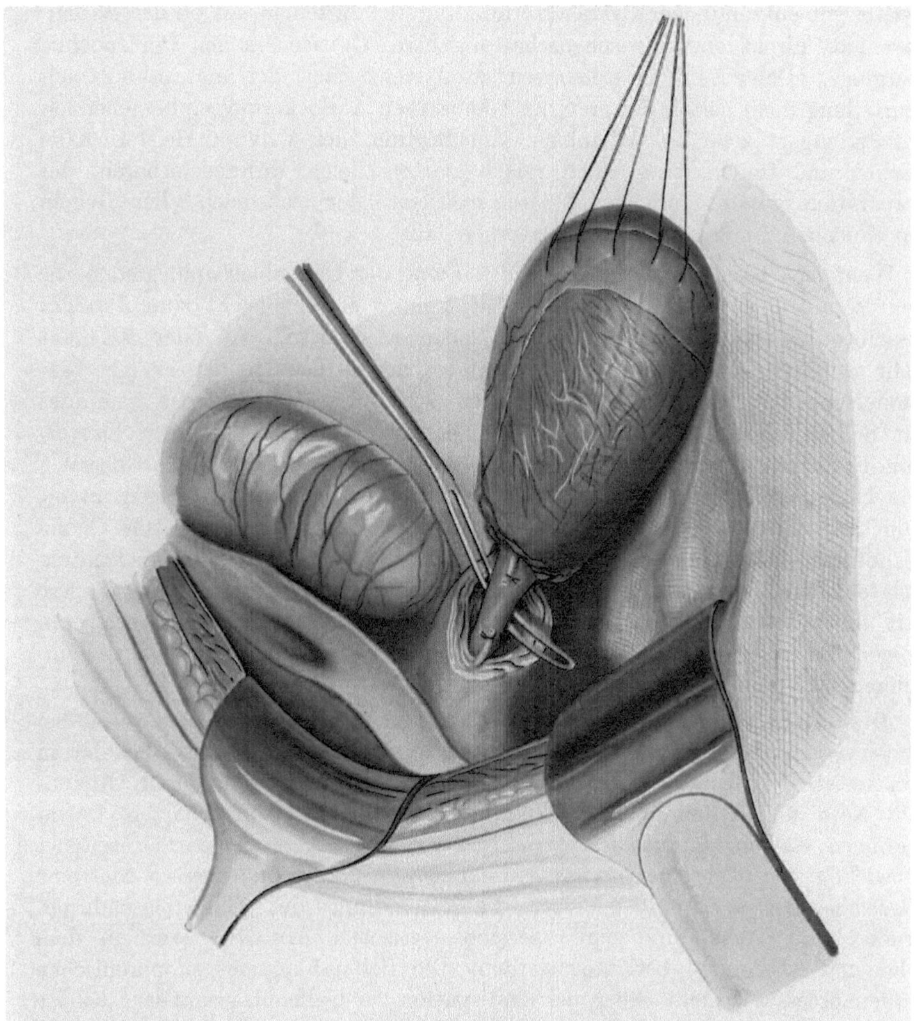

Abb. 30. Nach Ligatur der A. cystica wird der D. cysticus aus den Schwielen ausgelöst und zwischen Ligaturen durchtrennt.

Art. cystica mitligiert wird, wenn auch das ödematöse Serosagewebe teilweise bei der Ligatur einzuschneiden pflegt.   Nun wird im untersten Halsteil, dessen Übergang in den Cysticus oft sehr undeutlich ist, die vordere Wandpartie weiter subserös unterfahren, abligiert und durchtrennt, wobei sich der Cysticus oft deutlich strecken läßt und jetzt doppelt ligiert und durchtrennt werden kann, falls nicht eine Sondierung vom Cysticuslumen aus angeschlossen werden soll. Der Cysticus schaut dann wie eine Knospe aus den ihn umgebenden serösen

Schwielenkelch heraus; er läßt sich durch Vernähung der Ränder des Schwielenrandes leicht versenkend decken (Abb. 30).

Bei dieser eben geschilderten Stielungsart der Gallenblase handelt es sich meist um *schwielig-entzündliche Mitbeteiligung des Ductus cysticus,* welche ohne Ablösung des ödematösen Schwielenmantels eine Differenzierung des Cysticus unmöglich macht; es erweckt, wie bei manchen Fällen rezidivierender Cholecystitis mit entzündlicher Cysticusverkürzung den Anschein, als ob der Gallenblasenhals direkt ohne Zwischenschaltung eines Cysticus in den Choledochus überginge. Demgegenüber sehen wir wenigstens nach der makroskopischen Beurteilung nicht selten den mit der ödematösen Auflockerung einhergehenden Entzündungsprozeß der Gallenblase am Beginne der Valvula Heisteri haltmachen und finden dann einen relativ zarten, leicht differenzierbaren, der Präparation gut zugänglichen Ductus cysticus, der sich nach allen Regeln der einfachen Cholecystektomie versorgen läßt.

Wenn sich bei der *gangränescierenden Form* der Gallenblasenphlegmone die Nekrose auf den Cysticus fortgesetzt hat, kommt es sehr leicht zum *Abreißen* desselben. Es ist auch klar, daß eine Ligatur an dem schlecht, oder gar nicht mehr ernährten morschen Cysticusstumpf bei der zu erwartenden eitrigen Einschmelzung daselbst, nicht lange halten wird. Die Deckung des Stumpfes mit Schwielen aus der Umgebung ist höchst unsicher. Es ist selbstverständlich, daß in einem solchen Falle von ausgiebiger Tamponade Gebrauch gemacht werden muß, doch halte ich es obendrein in allen derartigen unverläßlichen Fällen, auch bei sonstiger nicht unbedingter Anzeige zur Choledochotomie, für geboten, die Hepaticusdrainage mit doppelt gelochtem Nelatonkatheter von einer Choledochusincision aus anzubringen; die längere Zeit unterhaltene Gallenableitung nach außen wird vor den evtl. schweren Folgen der zu erwartenden Cysticusstumpfinsuffizienz mit größter Wahrscheinlichkeit schützen.

Die offen perforierte Gallenblase und Gallenperitonitis. Kommt es bei Cholecystitis phlegmonosa ulcerosa zur Perforation, so führt diese bei der in den meisten Fällen vorausgegangenen Umhüllung des entzündeten Organes mit Netz und entzündlichen Zusammenbackung der benachbarten Darmschlingen *zur eitrigen abgesackten Pericholecystitis;* schon wesentlich seltener entwickelt sich nach einer Perforation ein *subphrenischer Gallenabsceß* oder eine *allgemeine Gallenperitonitis.* Über die Behandlung des Gallenblasendurchbruches mit Ausbildung eines pericholecystischen Abscesses wird in dem folgenden Abschnitte berichtet werden. Die Behandlung des subphrenischen Gallenabscesses besteht neben der Exstirpation der Gallenblase und der fallweise gleichzeitigen Hepaticusdrainage im Austupfen und ausgiebigen Tamponieren des prähepatischen subphrenischen Raumes. Die im Schrifttum wiederholt niedergelegte Beobachtung einer *galligen Pleuritis* als Folge der Fortleitung oder des Durchbruches eines subphrenischen Gallenabscesses in den Pleuraraum konnte nach unserem Material zweimal in den letzten 7 Jahren, unter Zugrundelegung von annähernd 1800 Gallenoperationen, festgestellt werden.

Bei der Perforation einer entzündeten Gallenblase handelt es sich wohl stets um den Austritt *infizierter* Gallenflüssigkeit in die Bauchhöhle. Die Meinungen über die Wirkung nicht infizierter Galle auf das Peritoneum sind nicht einheitlich und die diesbezüglich vielfach ausgeführten Tierexperimente für die menschliche Pathologie kaum anzuwenden.

Erfolgt der Durchbruch der Gallenblase während eines heftigen Anfalles noch ehe die deckende Adhäsionsbildung stattgefunden hat, z. B. bei akut infiziertem Hydrops der Gallenblase, werden wir in der Regel unter Berücksichtigung einer Gallenanamnese die Diagnose leicht stellen können. Nicht seltene Verwechslungen mit Perforation von seiten eines anderen Organes (Magen, Duodenum, Appendix, in einem Fall von uns auch Pyosalpinx) haben ja weniger zu bedeuten, wenn nur die wohl schon allgemein gültige Anzeige zur sofortigen, *dringlichen Laparotomie* auch befolgt wird. Haben wir Anzeichen einer diffusen Peritonitis, so scheint es auch bei sicherer Annahme einer Gallenblasenperforation immer besser, den *epigastrischen Mittellinienschnitt* auszuführen, der sich beliebig weit symphysenwärts verlängern läßt und so die gründlichste spülende und austupfende Reinigung der Bauchhöhle erlaubt. Charakteristisch ist das gallig gefärbte Exsudat, wobei mir in den abhängigen Bauchpartien die oft gallertartige Beschaffenheit desselben aufgefallen ist, so daß sich mitunter weit zusammenhängende gallige Gerinnsel austupfen lassen. Die perforierte Gallenblase soll möglichst als Quelle der Peritonitis entfernt werden, wobei wir uns von denselben technischen Gesichtspunkten, wie bei der akuten Cholecystitis angegeben, leiten lassen werden. Bei fortgeschrittenen Fällen mit bereits schlechtem Puls werden wir als Notoperation am besten nur die einzeitige Cholecystostomie ausführen und, falls keine sicheren Anhaltspunkte für Choledochussteine vorhanden sind, keine Zeit mit einer probatorischen Choledochotomie verlieren. Bei diffuser Peritonitis spülen wir in solchen Fällen die Bauchhöhle reichlichst mit physiologischer Kochsalzlösung oder, entsprechend dem Gebrauch der Klinik EISELSBERG in den letzten Jahren, mit salzsaurer Pepsinlösung nach SCHÖNBAUER. Je nach dem Operationsvorgang erfolgt die bei Gallenoperationen übliche Drainage. Die Nachbehandlung entspricht dem Vorgehen bei anderen Perforationsperitoniden.

Seit der Veröffentlichung von CLAIRMONT und HABERER (1911) über die sog. perforationslose Gallenperitonitis haben sich über diesen relativ seltenen pathologischen Befund die Schrifttumangaben gehäuft[1]. Aus der Fülle der Thesen über dieses eigenartige pathologische Geschehen seien hier nur die interessanten Untersuchungen von A. BLAD[2] hervorgehoben, welcher auf Grund von Tierexperimenten feststellen konnte, daß die Gallenblasenwand durchlässig werde, wenn sich die Gallenflüssigkeit mit Pankreasfermenten mischt. Die Versuche wurden an der Klinik EISELSBERG von SCHÖNBAUER[3] nachgeprüft und bestätigt. Nach ERB und BARTH[4] geben die engen nachbarlichen Beziehungen des Gallen- und Pankreasganges sowie der gleiche Lymphsystembezirk die Möglichkeit des Übergehens der Pankreasfermente in die Gallenflüssigkeit. (Kürzlich sah ich auch bei einer typischen akuten Pankreasnekrose galliges Exsudat; die steinhaltige Gallenblase befand sich im Stadium schwerster phlegmonöser Entzündung mit massenhaft fleckigen Ulcerationen

---

[1] Siehe Zusammenstellung und Eigenbeobachtung von RITTER: Arch. f. klin. Chirurg. Bd. 118, S. 54. 1921.

[2] BLAD, A.: Arch. f. klin. Chirurg. Bd. 109, S. 101. 1917.

[3] SCHÖNBAUER: Arch. f. klin. Chirurg. Bd. 130, S. 427. 1924.

[4] ERB und BARTH: Bruns' Beitr. z. klin. Chirurg. Bd. 134, S. 507. 1925.

an der Mucosa, doch ohne nachweisbare Perforation an der überall glatten Serosa. Die chemische Untersuchung des Gallenblaseninhaltes ergab *reichlichsten Diastasegehalt*.) Auch bei keiner sichtbaren Perforation werden wir, unter Annahme der Durchlässigkeitsmöglichkeit der Gallenblasenwand, bei dem Befunde eines galligen Ergusses in die Bauchhöhle die Gallenblase entfernen und gegebenenfalls die Hepaticusdrainage ausführen. Auf die Möglichkeit einer Gallenperitonitis infolge des Platzens eines *aberrierten subkapsulär gelegenen Lebergallenganges* wurde neben anderen aus der Wiener Schule von SCHNITZLER und KORITSCHONER [1], sowie vom Autor [2] selbst hingewiesen. Es muß deshalb immer auch die Leberunterfläche, namentlich des linken Lappens, auf solche subseröse Gangdilatationen abgesucht werden, um nicht etwa die Bauchhöhle nach erfolgter Spülung ohne Versorgung der verborgenen Gallenquelle wieder zu schließen.

Eine Gallenperitonitis kann in äußerst seltenen Fällen auch durch Perforation des Choledochus entstehen. Wir konnten in jüngster Zeit auf meiner jetzigen Abteilung im Wilhelminenspital einen derartigen Fall beobachten und ich halte es vielleicht für angezeigt, einen Auszug dieser Krankengeschichte zu bringen.

F. V., 63 Jahre, Schneidermeister. Seit 4 Jahren Gallenanamnese. Seit 4 Tagen mit heftigen Schmerzen im rechten Oberbauch erkrankt. Diagnose: Perforation im Oberbauch, Gallenblase? Pankreatitis?

Operation: Im Abdomen mehrere Liter gallige Flüssigkeit. Diffuse Peritonitis mit grün-gelb gefärbten Fibrinbelägen aller Abdominalorgane. Choledochus auf Duodenumumfang erweitert, kleinkirschengroße Perforationsöffnung des Choledochus nahe am Duodenum, nach rechts hinten gerichtet. Decubitalperforation. Akute Cholecystitis, Gallenblase und der ganze Choledochus prall mit Steinen erfüllt, ein kirschkerngroßer Stein in der Papille verkeilt. Cholecystektomie, Choledochotomie, Ausräumung des Choledochus, Heberdrainage des Hepaticus, nach Sondierung der Papille bis Sonde Charr. 20. Spülen des Abdomens mit physiologischer Kochsalzlösung, Übernähung der Perforationsstelle und des Cysticusstumpfes. Vioformgazedrainage des Operationsgebietes.

Decursus: Exitus 6 Tage nach der Operation an Herzschwäche und Pneumonie.

Obduktionsbefund: Perforation des Ductus choledochus, gallige Peritonitis im Abklingen, Cholangitis, cholämische Blutungen, Leberabsceß, Herdpneumonien, Pyelitis, Cystitis, Fettherz, Atrophie des linken Ventrikels.

Zur Operationstechnik bei pericholecystitischem Absceß und bei geschrumpften Gallenblasen.

In nicht zu seltenen Fällen erweist es sich als vorteilhaft, die Gallenblase *stückweise* entweder ganz zu exstirpieren oder sie derart zu verkleinern, daß der zurückgebliebene Rest völliger Schrumpfung oder nekrotischer Abstoßung verfällt. Es handelt sich dabei meist um Gallenblasen, welche infolge schwerster destruktiver phlegmonöser Wandprozesse um ihren steinigen Inhalt geschrumpft sind; sie bilden das Zentrum oft mächtiger, pericholecystitischer eitriger Prozesse.

Ein ziemlich typischer Befund ist auch folgender: Bei der Palpation durch die Bauchdecken findet man unter dem rechten Rippenbogen einen höckerigen Tumor, der bei längerem Bestehen nicht einmal besonders druckempfindlich zu sein braucht; in der Regel hat die Anamnese ein altes Gallenleiden und

---

[1] SCHNITZLER und KORITSCHONER: Zentralbl. f. Chirurg. 1923. Nr. 13.
[2] Arch. f. klin. Chirurg. Bd. 120. H. 2. S. 347.

insbesondere einen oft wochenlang zurückliegenden, besonders schweren Anfall ergeben. Öffnet man nun das Peritoneum, so haben wir vorerst dasselbe Bild, wie wir es bei netzgedeckter akuter Cholecystitis zu sehen gewohnt sind. Gleich beim ersten Versuche, die am Leberrand adhärente Netzkappe abzulösen, quillt nach entsprechender Lüftung Eiter, oft mit Steinen gemischt, in den selbstverständlich gleich von vornhinein mit Perltüchern gesicherten Wundspalt. Rohrabsauger und Stieltupfer treten in Tätigkeit. Mit dem völligen Zurückstreifen der Netzkappe samt dem meist schwielig herangezogenen Querdarm wird nun die ganze pericholecystitische Absceßhöhle eröffnet. Oft ist von der Gallenblasenwand nichts mehr außer nekrotischen Fetzen vorhanden oder aber ein Teil der morschen Gallenblasenwand haftet noch fest am Leberbett, während der Rest am zurückgeschlagenen Netz hängen geblieben ist; Gallenblasenhals und Cysticus sind in eine derbe Schwiele aufgegangen. In anderen Fällen sehen wir wiederum die große Absceßhöhle von einer grünbraunen, dünnen nekrotischen Membran, den Rest der Gallenblasenwand zum Teil ausgekleidet. Sind Steine vorhanden, so zeigen sich diese oft schon von Netzadhäsionen umfangen oder sie liegen frei in der Absceßhöhle.

Es ist ganz unmöglich, bei dem höchst wechselvollen pathologischen Geschehen, wie es die alte gedeckte Gallenperforation bildet, eine bestimmte eindeutige Operationstechnik zu beschreiben, hier gelten nur allgemeine Richtlinien. Ich möchte vor allem betonen, daß bei der Befreiung der Absceßhöhle allergrößte Vorsicht beim Ablösen des adhärenten Darmes vonnöten ist. An der Wandbildung des Abscesses ist neben dem Dickdarm auch das Duodenum häufig beteiligt; das stumpfe Ablösen dieser Darmteile gelingt oft sehr leicht, aber in vielen Fällen bleibt dabei doch die Serosaschichte des Darmes in mehr oder minder großem Ausmaße an dem Schwielengewebe haften, welches Ereignis man sofort an der höckerigen Fältelung und Rauheit sowie an dem Vortreten der Gefäße der defekten Darmwand erkennen kann. Man begnügt sich meist durch Vernähung der intakten Serosafläche über der geschädigten Darmwand; diese Übernähungen vermögen häufig eine typische, gefährliche postoperative Komplikation nicht aufzuhalten, das ist die Absceßperforation in den Darm, welche im günstigsten Falle zur Ausbildung einer inneren oder äußeren Darmfistel mit allen ihren Folgen führt. Wenn wir auch die große Absceßhöhle so sorgfältig wie möglich debridieren und tamponieren, kommt es fast in jedem Falle nach der Operation zu einer Eiterung, welche bei einer Verletzung der Darmwand in ihrer Nachbarschaft häufig zur circumscripten Einschmelzung und *Perforation der geschädigter Darmstelle* führen kann. Findet diese Perforation ins Duodenum statt, so kann der austretende aktivierte Pankreassaft wahre Verheerungen im Wundbereiche anrichten, wobei neben ausgedehnten Fettgewebsnekrosen multiple Darmperforationen im Nachbargebiete des Abscesses vorkommen können. Wenn auch durch ausgiebige, lange liegenbleibende Abdichtungstamponade die freie Bauchhöhle meist abgeschlossen bleibt, sind disseminierte Spätabscesse innerhalb der durch Verwachsungen abgeschalteten Intestina, zwischen den Darmschlingen und im kleinen Becken keineswegs selten; nicht immer gelingt es, namentlich bei Duodenalperforation innerhalb der freigelegten Absceßhöhle, die fortschreitende Inanition aufzuhalten. Auch das Einlegen von Gummidrains in das Bereich eines durch die Ablösung aus der Schwiele wandgeschädigten

Darmes kann zu decubitaler *Einschmelzung der Darmwand durch den Druck des Gummidrains führen,* eine am Obduktionstisch wiederholt sichergestellte Beobachtung. Es ergibt sich daraus für uns die Lehre, bei pericholecystitischem Absceß von einer weitgehenden Lösung des adhärenten Darmes abzusehen und sich nur mit der Ausräumung der locker in der Absceßhöhle liegenden Gebilde zu befassen. Die Steine und nekrotischen Fetzen, welche in der Absceßhöhle verstreut liegen, werden natürlich entfernt. Den Abschluß der Operation bildet in solchen Fällen nach möglichster Erledigung der Choledochusrevision die breite Tamponade.

Wie schon oben gesagt, kann die Gallenblase nach Perforation und partieller Wandnekrose wohl in toto erhalten, aber stark geschrumpft, die Perforationsöffnung bereits verklebt sein. Finden wir, wie so häufig bei Choledochussteinen, eine geschrumpfte Gallenblase, so ist es zweckmäßig, ihre Exstirpation erst zum Schluß vor der Versorgung der Choledochotomiewunde vorzunehmen, also erst dann, bis alle Gangverhältnisse des extrahepatischen Abfuhrsystemes geklärt sind. Ich muß hier als besonders wichtig auf die *Verziehungen der Gallengänge durch den narbigen Schrumpfungsprozeß* hinweisen, wodurch oft der Choledochus derart an die geschrumpfte Gallenblase herangezogen wird, daß er, direkt in ihrer Längsachse verlaufend, für den Cysticus angesehen und als solcher unterbunden und durchtrennt werden kann. Ein richtiger Cysticus ist ja bei vielen Formen der Schrumpfblasen oft nicht mehr vorhanden oder erst auf dem aufgeschnittenen Präparate als feiner, die harten Schwielenmassen durchlaufender Kanal und dieser oft genug obliteriert zu finden. Derartige Schrumpfblasen sind mitunter völlig mit Steinmörtel angeschoppt, so daß ihr steiniger Inhalt bei der Palpation als einziger Stein imponieren kann. Andererseits sind die Schrumpfblasen häufig völlig steinleer und enthalten, infolge der Obliteration des Cysticus, nur ein wenig gelblichen Schleim; sie können bei größtmöglichster Schrumpfung oft kaum die Größe einer Haselnuß haben; ihre Wandung zeigt häufig eine lederartige, derbe Beschaffenheit. *Der narbige Schrumpfungsprozeß* hat sich in der Regel auch *auf das Leberbett fortgeleitet,* so daß die Gallenblasen, wenn man diese rudimentären Restgebilde überhaupt noch so nennen darf, ungemein fest der Leber anhaften. Ihre Auslösung aus dem Leberbett gelingt meist nur mit Hilfe von Messer oder Schere. Infolge der Wandbrüchigkeit geschrumpfter Gallenblasen, welche mit dem Schwund des Großteiles ihrer muskulären Elemente zusammenzuhängen scheint, ist bei ihrem Auslösungsversuche eine Perforation nicht selten. In einem solchen Falle soll man sich nicht mit der Naht der Perforationsstelle aufhalten, welche gerne durchschneidet und kaum dicht hält; am besten ist es, gleich die Spaltung der Gallenblase mit Schere und ihre sofortige Ausräumung anzuschließen. Man faßt dann mit Klemmen den freien Rand des eröffneten Gallenblasensackes, wobei darauf zu achten ist, daß die Klemmenschnäbel breite Wandpartien einschließen, da beim Ansetzen der Klemmen nur am äußersten Rande bei geringstem Anziehen ein Ausriß erfolgen kann. Unter leichtem Zug an den 3—4 Halteklemmen erfolgt jetzt mit Hilfe der langen Hohlschere die Ausschneidung der Gallenblase aus dem Leberbett. Es gelingt meistens ganz gut, diese Ablösung ohne nennenswerte Parenchymverletzung der Leber auszuführen, wenn man sich bei der millimeterweise erfolgenden Präparation in der ebenfalls oft schwielig-fibrös veränderten bindegewebigen Haftschichte zwischen

Gallenblasenhinterwand und Leberbett hält. Bei dem Stielungsakte schwer verwachsener, geschrumpfter oder besser gesagt, in Schrumpfung befindlicher Gallenblasen ist, neben der bereits genannten leichten Verletzungsmöglichkeit des großen Gallenganges, besonders auf die *Gefahr einer Gefäßverletzung* zu achten. Der Halsteil geschrumpfter Gallenblasen zeigt häufig, besonders in der Gegend der Porta hepatis, die straffsten Verwachsungen und es kann, namentlich bei der nicht seltenen oberen Überkreuzung des Hepaticus durch die *Arteria hepatica,* die letztere ganz an der Wand des Gallenblasenhalses haftend sein. Es soll daher mangels deutlicher anatomischer Differenzierbarkeit immer wieder bei der Präparation in dieser Gegend nach *Pulsation* gesucht werden; der charakteristisch sausende Puls der Art. hepatica ist in der Regel auch noch deutlich zu spüren, wenn das Gefäß in Adhäsionen eingegraben verläuft. Erst nach dem vorsichtigst ausgeführten präparatorischen Abschieben der Art. hepatica kann an eine Fortsetzung der Stielung hepaticuswärts gedacht werden. Aus demselben Grunde sollen auch Massenligaturen über unterschobener Kochersonde in solchen Fällen vermieden werden. Ein vom aseptischen Standpunkte aus betrachtet unschöner, aber mitunter zweckmäßiger Handgriff ist das Einführen des linken Zeigefingers in die eröffnete Gallenblasenhöhle nach ihrer Ausräumung und der darauf folgende Auslösungsversuch mit dem Finger als Unterlage.

Ich finde keinen Fehler, eher vielleicht einen Vorteil darin, schwer verwachsene, sehr kleine Schrumpfblasen, wenn sie steinleer sind und infolge narbiger Obliteration des geschrumpften Cysticus nicht mehr in Kommunikation mit dem großen Gallengange stehen, in gewissen seltenen Fällen ruhig zurückzulassen und sich nur auf die Choledochotomie zu beschränken. Die primäre Choledochotomie vor eventueller Exstirpation der geschrumpften Gallenblase hat ja auch den Vorteil, daß man sich mittels Sondierung von der Choledochotomiewunde aus erst überzeugen kann, ob überhaupt noch eine Kommunikation mit der Gallenblase besteht. Es gelingt auch von der Choledochotomiewunde aus mit Hilfe der in den Hepaticus eingeführten Steinsonde viel sicherer die Stelle zu bestimmen, an welcher der geschrumpfte Cysticus bzw. Gallenblasenhals ohne Gefährdung der Wand des großen Gallenganges abgesetzt werden soll. Das Zurücklassen derartiger kleiner Schrumpfblasen entspricht vor allem einem Akte der Vorsicht bei den zu cholämischen Blutungen neigenden Ikterischen, wobei ich ja als häufigstes Beispiel eben immer wieder an die *Befundtrias* denke: *Ikterus, Schrumpfblase, Choledochusstein!* — Bei scharfer Auslösung der Schrumpfblase aus dem Leberbett versucht man es ja meist, sich in dem nicht besonders blutenden derben Narbengewebe zu halten, andererseits kommt aber bei tief in der Leber eingebetteten Gallenblasen eine Verletzung des Leberparenchyms bei dem Akte der Ablösung öfters vor und damit eröffnen wir, trotz aller späteren Nahtversorgung dieser Stelle, eine *Quelle für postoperative cholämische Blutungen,* die ja bei schwer Ikterischen bekanntlich oft aus ganz geringfügigen Wunden auftreten können. KÖRTE bezeichnete seinerzeit die Schrumpfblase als Quelle zahlreicher Adhäsionsbeschwerden und verlangt deshalb ihre Exstirpation. Ich glaube jedoch, daß der zur Schrumpfung führende Prozeß und die Adhäsionsbildung gleichzeitig erfolgen, so daß man mit der Exstirpation der bereits geschrumpften Blase nicht mehr die weiter wirksam bleibende Adhäsionsbildung aufhalten kann. Es darf auch nicht der Keimmobilisierung vergessen werden, wie sie durch Exstirpation derartiger geschrumpfter Blasen als sicher *latenter Infektionsträger* entstehen kann; wir haben es des öfteren gesehen, daß sich in dem Wundbette, wie es die Exstirpation einer solchen geschrumpften Gallenblase hinterläßt, ein Absceß ausgebildet hat, welcher durch unmittelbar Nachbarschaft mit der Nahtlinie der Choledochotomiewunde Gefahren beherbergt; auch eine diffuse Peritonitis konnte ich auf eine leichte Exstirpation einer geschrumpften Blase zurückführen; der Eiter ergab Reinkultur von Streptokokken.

Handelt es sich um eine steingefüllte, in das Leberbett penetrierte Schrumpfblase bei gleichzeitigem Choledochusstein, deren genaue Stielung bei breitem, narbigem Aufsitzen auf dem Choledochus sich schwierig und unübersichtlich gestaltet, halte ich fallweise folgenden Vorgang für angezeigt, der schließlich auch dann gilt, wenn man sich zur Exstirpation einer kleinen, steinleeren geschrumpften Gallenblase entschließt:

Die Choledochotomie ist in aller Form erledigt. Die Absperrtamponade wird erneuert. Eine adhäsionsfreie oder von den Adhäsionen bereits befreite Wandstelle der Schrumpfblase wird mit dem Skalpell incidiert, der Schnitt mit der Schere vorsichtig cysticuswärts erweitert. Es folgt die Ausräumung der Steine oder des Steinbreies. Falls sich der Cysticus durch die nun dem freien Auge zugängliche Untersuchung mit feiner Knopfsonde obliteriert erweist, folgt am besten die Verödung der geschrumpften Gallenblase. Auswischen der narbig durchsetzten, weißlichen Mucosareste mit Jodtinktur. Mit der Hohlschere wird nun der größte Teil der bauchwärts gerichteten freien Gallenblasenwand exstirpiert, wobei die Hinterwand an der Leber haften gelassen wird. Excochleation der restlichen Mucosa daselbst mit scharfem Löffel, neuerliches Betupfen mit Jodtinktur, Naht der restlichen Wandreste in der Art, daß überhaupt kein Gallenblasenhohlraum mehr zurückbleibt; selbstverständlich wird ein Docht an die Nahtstelle gelegt. Sollte sich der Cysticus doch noch als offen erweisen, z. B. nach Entfernung eines in seinem kurzen Kanal verklebt gewesenen Steinchens, übernäht man dieses Cysticusgrübchen vom gespaltenen Gallenblasenhohlraum aus mit Knopfnähten oder Tabaksbeutelnaht und verödet, wie oben beschrieben, den übrigen geschrumpften Gallenblasenrest[1].

Wie eingangs zu diesem Kapitel gesagt, ist nicht zu selten das Duodenum in die pericholecystitische Schwiele miteinbezogen, wodurch deutliche Stenosenerscheinungen entstehen können; bei der radiologischen Beurteilung solcher Fälle wird in der Mehrzahl die sichere Gallenleidensanamnese einen differentialdiagnostischen Irrtum vermeiden lassen. Bei einem derartigen entzündlichen Schwielentumor zwischen Gallenblase und Duodenum muß man immer darauf gefaßt sein, daß bereits eine *Gallenblasenduodenalfistel* besteht. In zwei Fällen konnte ich vom eröffneten Gallenblasenhohlraume aus an einer kleinen, trichterförmigen Mucosaeinziehung der dem Duodenum zugekehrten Gallenblasenwandstelle eitriges Sekret austreten sehen und die daselbst eingeführte Sonde gelangte ins Duodenum. Da in beiden Fällen eine reinliche präparatorische Scheidung des pericholecystitischen, vom Fistelgang durchbohrten Schwielentumors nicht ohne Serosaläsion des Duodenums möglich gewesen wäre, beließ ich den die Fistelöffnung tragenden Teil der Gallenblasenwand am Duodenum und exstirpierte die übrige Gallenblase; es war also ein ähnliches Vorgehen,

---

[1] Anmerkung bei der Korrektur: In Nr. 24 des Zentralbl. f. Chirurg. 1928 beschreibt BAKES in ähnlicher Weise die Gallenblasenverödung und sieht in diesem Vorgehen gleichfalls u. a. ein Vorbeugen gegen die cholämische Blutung.

wie bei manchen Fällen von Magen- oder Zwölffingerdarmulcus, wo der Geschwürsgrund zurückgelassen wird. Der haftenbleibende, etwa schillinggroße Teil der Gallenblasenwand wurde in sich vernäht, so daß der Fistelmund gedeckt war und obendrein noch in Netzpartien eingestülpt. In beiden Fällen wurde noch die Gastroenterostomia retrocolica posterior ausgeführt (Heilung).

Andere mir zweckmäßig erscheinende Eingriffe bei Gallenblasenduodenalfisteln werden in einem späteren Kapitel besprochen werden.

Wir verfügen über einige Fälle länger zurückliegender Perforation der Gallenblase in die Lebersubstanz hinein. Infolge der narbig-höckerigen Umwandlung des Fundusteiles wurde im ersten Augenblick an ein Neoplasma gedacht. In solchen Fällen läßt sich die Gallenblase reinlich nur unter Mitnahme eines Teiles des sie umwallenden Lebergewebes exstirpieren. Da es sich hier meist um den Fundusteil der Gallenblase handelt, fällt die keilartige Excision aus dem Leberparenchym in den Leberrand. Der glatte Leberdefekt wird sogleich mit Catgutknopfnähten verschlossen. Die von vornherein scharf ausgeführte primäre Excision der mit dem Gallenblasenfundus fibrös verwachsenen Leberrandpartie hat den Vorteil, daß für die blutstillende Lebernaht glatte Wundflächen geschaffen werden, während beim stumpfen Auslösungsversuche eine zackige und zerklüftete Leberparenchymwunde zu entstehen pflegt.

Die Versorgung des Leberbettes der Gallenblase.

Wir haben bereits bei den verschiedenen Cholecystektomiearten darauf hingewiesen, daß der Versorgung des Leberbettes der Gallenblase besondere Rücksicht gewidmet werden muß. Es wurde u. a. auf die aberrierenden Gallengänge hingewiesen, welche vom Leberbett aus direkt in die Gallenblase einmünden können und deren Außerachtlassung bei der Cholecystektomie zu postoperativem Gallenfluß, oft von beträchtlicher Stärke, führen kann. Wenn bei einer Cholecystektomie die Ablösung unter Mitnahme der bindegewebigen Zwischenschichte zwischen Gallenblase und Leberbett erfolgt, tritt in der Regel eine feine oberflächliche Verletzung des Leberparenchyms, oft im ganzen Ausmaße des Gallenbettes ein. Aus den dabei verletzten kleinsten, oberflächlichen Gallencapillaren kann es nach der Operation oft zu beträchtlichem Gallenfluß kommen. Dieses Gallensickern aus dem Leberbett kann bei cholangitischem Infekt zu einer Allgemeininfektion des Peritoneums führen, erzeugt aber auf alle Fälle schwere Adhäsionsbildung im Nachbarbereiche. Ich habe seinerzeit darauf hingewiesen, daß man sich in vielen Fällen von sog. scheinbar trockenem Leberbett, in Einzelfällen sogar bei richtiger subseröser Cholecystektomie von dem Gallensickern überzeugen kann, wenn man einen Stieltupfer mehrere Minuten im Leberbett liegen läßt; in der großen Mehrzahl der Fälle finden wir neben kleinen Blutflecken auch deutliche Gallenflecke. In jenen Fällen, bei denen infolge vorausgegangener Entzündungen die Gallenblase überaus fest, häufig durch fibröse Schwielen verbunden, am Leberbett haftet, können die *Verletzungen des Leberparenchyms,* bei der meist nur scharf möglichen Auslösung der Gallenblase, oft beträchtlich sein. Ebenso verhält es sich bei dem Auslösungsakte von in die Lebersubstanz perforierten Gallenblasen. Ein solches Leberbett zeigt nach der Entfernung der Gallenblase nicht die schöne glatte Oberfläche, wie sie nach Auslösung einer z. B. hydropischen Gallenblase zurückbleibt, sondern es weist zahlreiche Risse und Parenchymdefekte auf, aus denen es heftig bluten kann. Dies gilt auch insbesondere für Lebern mit sehr weicher und morscher Struktur, wie wir sie häufig bei lang dauerndem Ikterus finden. Es kommt dabei nicht selten vor, daß Lebergewebe an der ausgelösten Gallenblase haften bleibt[1].

Wenn wir die Gallenblase vom Fundus nach abwärts stielen, bedienen wir uns zur vorübergehenden Stillung der Blutung aus dem Leberbett, während der Präparation des Cysticus, am vorteilhaftesten der Tamponade des Leberbettes. Zur provisorischen Tamponade eignet sich mehrfach gelegte Gaze, insbesondere die imprägnierte Isoformgaze. Der zweite Assistent hält mit der rechten Hand das Gazestück auf das Leberbett der Gallenblase gepreßt, was sich bei tiefstehendem Leberrand gleichzeitig mit der Kippung der Leber bewerkstelligen läßt. Ich muß ganz besonders die *blutstillende Wirkung der Stryphnongaze* erwähnen, welche uns namentlich bei Leberverletzungen ausgezeichnete Dienste leistete. Kleine parenchymatöse Blutungen werden durch Stryphnongaze in ganz kurzer Zeit sicher zum Stehen gebracht. Spritzende Gefäße aus dem Leberbett, vor allem stark erweiterte Venen, werden am besten gleich umstochen. Die endgültige Versorgung des Leberbettes bildet in der Regel den Schlußakt der Operation vor dem Bauchdeckenverschluß. Im Falle einer gelungenen subserösen Cholecystektomie, bei der nicht nur die Bindegewebsschichte des Leber-

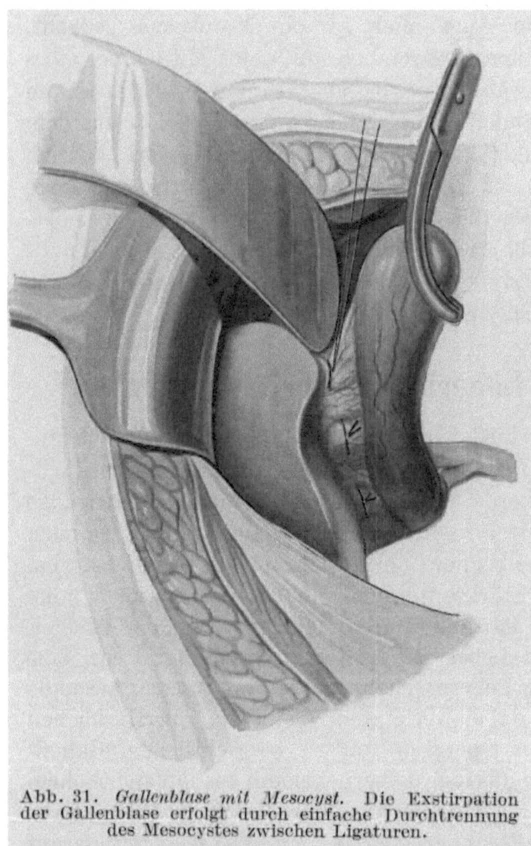

Abb. 31. *Gallenblase mit Mesocyst.* Die Exstirpation der Gallenblase erfolgt durch einfache Durchtrennung des Mesocystes zwischen Ligaturen.

bettes, sondern auch eine Lamelle der Hinterwand der Gallenblase am Leberbett haften bleibt, ist eine eigene Versorgung des Leberbettes nicht nötig. Man bringt hier zur Glättung der Wunde die überstehenden Serosalefzen durch einige Knopfnähte zur Adaption. Bei Gallenblasen mit Mesocyst kommt ja ein Leberbett überhaupt nicht in Betracht und es bleiben nach vollendeter Cholecystektomie die abgebundenen Mesocyststümpfe am Leberbett haften (Abb. 31).

---

[1] Anmerkung bei der Korrektur: PRIBRAM hat für derartige komplizierte Verhältnisse die sog. Mukoklase, Verkohlung der Schleimhaut mit dem Glüheisen und nachträglichem vollständigen Wundverschluß empfohlen. (Zeitschr. f. Chirurg. 1928. Nr. 13.)

Bei offenem, des Bindegewebes beraubtem Leberbette wird in der Regel das Klaffen durch einige Adaptationsnähte zum Verschwinden gebracht. Wir verwenden zu diesem Zwecke Catgutnähte und sehr feine, lange Troikartnadeln. Die Nadeln fassen die beiden Ränder des Leberbettes dort, wo der Peritonealüberzug der übrigen Leberfläche beginnt. Es genügen in der Regel 3—4 derartige Nähte zum Schließen des Leberbettes, wobei es zweckentsprechend ist, immer mit der Naht des dem Gallenblasenhalse entsprechenden Teiles des Leberbettes zu beginnen, also, vom Operateur aus betrachtet, von unten herauf (Abb. 32). In dem Kapitel der Cysticusstumpfversorgung wird erwähnt werden, daß bei dieser Gelegenheit der Cysticusstumpf durch diese Naht in das Leberbett verlagert und auf diese Weise extraperitonealisiert werden kann. So ausgezeichnet sich in vielen Fällen das Leberbett durch Nähte adaptieren läßt, stößt dieser

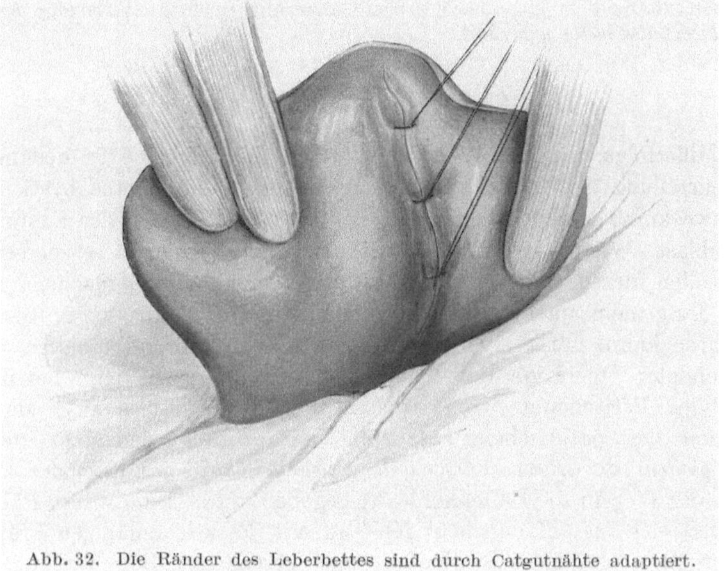

Abb. 32. Die Ränder des Leberbettes sind durch Catgutnähte adaptiert.

Akt der Operation doch mitunter auch auf Schwierigkeiten, namentlich *bei geschwollenen Lebern,* wie wir sie oft bei Operationen der akuten Cholecystitis zu sehen bekommen. Wenn man in manchem dieser Fälle versucht, die Leberränder durch Nähte einander zu nähern, ist neben häufiger Blutung aus den Stichkanälen meist auch ein Einreißen des Leberparenchyms beim Zuziehen der Knoten zu gewärtigen. Dasselbe gilt bei den weichen und morschen Lebern vieler Ikterischen. Wir haben in solchen Fällen keinen Schaden davon gesehen, auf die Adaptierung des Leberbettes zu verzichten. Zur tamponierenden und ausschaltenden Abdeckung des gegebenenfalls unversorgten Leberbettes verwenden wir einen Streifen oder Docht. Auch das vorsichtige Aufsteppen eines zungenförmigen Netzzipfels auf das Wundleberbett haben wir wiederholt ausgeführt.

Anläßlich von Rezidivoperationen sahen wir wiederholt, wie sich Darmschlingen mit Vorliebe an das Leberwundbett der Gallenblase angelegt hatten und daselbst durch sehr straffe, sogar Stenosen erzeugende Adhäsionen mit der Leber verbunden waren, so daß die notwendige Ablösung der Darmwand oft nur unter recht beträchtlichen Parenchymschädigungen der Leber möglich gewesen ist. Wir stehen daher auf dem Standpunkte, wenn es irgend möglich ist, das *Wundleberbett immer zu adaptieren.* Falls dieses aber infolge Morschheit des Lebergewebes oder infolge Leberschwellung nicht geraten erscheint, soll das Gallenblasenleberbett durch einen Streifen oder Docht von der freien Bauchhöhle abgeschaltet werden. Wir werden, wenn möglich, immer die subseröse Loslösung der Gallenblase zu erreichen trachten, bei welcher eine das Lebergewebe durch Nähte immerhin verletzende Adaptierung nicht nötig ist.

HABERLANDT[1] verlangt bei subserösem Vorgehen die Incision des Peritonealüberzuges der Gallenblase mindestens 1 cm von ihrer Umschlagsfalte auf die Leberunterfläche entfernt, da seine Untersuchungen gezeigt haben, daß nicht selten Gallengänge noch innerhalb der Umschlagsfalte verlaufen. Deshalb soll man bei der Vereinigung der Serosa zur Peritonealisierung des Wundbettes diese auch möglichst weit entfernt von der Umschlagsfalte zusammennähen, um die dem Auge unsichtbaren Gallengänge nicht zu verletzen; *der Grund des Gallenblasenbettes bleibt unberührt.*

Die Cysticus-Versorgung.

Viele Mißerfolge der Gallenchirurgie haben ihre Ursache in der mangelhaften Beurteilung der pathologischen Verhältnisse am Ductus cysticus und in der unzweckmäßigen Versorgung des Cysticusstumpfes nach der Exstirpation der Gallenblase. Wenn wir fürs erste von den *Anomalien* des Cysticusverlaufes absehen wollen, deren Unkenntnis zu oft nicht mehr gut zu machenden Verletzungen des gemeinsamen Gallenganges und seiner benachbarten großen Blutgefäße führen kann, müssen wir besonders zweier Gefahren gedenken, welche nach vollendeter Operation den Patienten bedrohen: Die eine betrifft die Infektion des Peritoneums vom Mucosaraum des Cysticus aus, sie steht jedoch nach der praktischen Erfahrung weit zurück gegenüber dem zu frühen *Abgleiten oder Durchschneiden der Cysticusligatur,* wodurch der Gallenflüssigkeit der Weg in die Bauchhöhle freigegeben wird. Eine wahre Fülle von Arbeiten hat sich bis auf den heutigen Tag mit der zweckmäßigen Präparier und Versorgungstechnik des Cysticusstumpfes beschäftigt, Beweis genug dafür, daß in dieser Beziehung das chirurgische Gewissen noch nicht völlig beruhigt ist. Es braucht aber diese sich aus anatomischen Verhältnissen ergebende Sorge keineswegs übertrieben zu werden, wenn auch das Ziel der unbedingt sicheren versenkenden Serosierung, wie beim Appendixstumpf, nur in Ausnahmefällen zu erreichen ist. Bei einiger Sorgfalt haben wir genug Hilfsmittel zur Hand, den oben geschilderten Gefahren bei der Cysticusstumpfversorgung mit begründeter Hoffnung auf vollen Erfolg zu begegnen. Wir finden Analogien dafür bei der Ausschaltung anderer septischen Stümpfe keimführender Hohlorgane (Appendix, Tube, Ureter). Neben sicher angelegter, möglichst doppelter Ligatur, trachten wir vor allem die freie Bauchhöhle vermittels serosierender, plastischer Deckung des septischen Stumpfes zu schützen.

Mit der Peritonealisierung des Stumpfes, die uns hier in erster Linie beschäftigen soll, wollen wir versuchen, die schützende Verklebung um den septischen Stumpf zu beschleunigen. Die gangbarste Art, den Cysticusstumpf

---

[1] HABERLANDT, H. F. O.: Studien an den Gallenwegen V (Arch. f. klin. Chirurg. Bd. 139, H. 2—3. 1926).

vom freien Peritoneum abzuschalten, besteht in der Peritonealisierung des Cysticusstumpfes aus der Nachbarschaft. Hierfür sind verschiedene Ratschläge gegeben. So verwendet man zweckmäßig zur Deckung des Cysticusstumpfes das fettige Peritonealgewebe aus dem Lig. hep.-duod., welches sich ja bei der Präparation des Cysticus und Ductus choledochus oft leicht in zwei Blättern abheben läßt, ferner kann das mobilisierte Lig. teres hepatis auf den Cysticusstumpf aufgesteppt werden (BURCKHARDT). Andere Extraperitonealisierungsmaßnahmen bestehen darin, daß man den Cysticusstumpf mittels des lang gelassenen Fadens seiner Abschnürungsligatur unter die beiden Lefzen zieht, welche z. B. bei der subserösen Auslösung der Gallenblase am Leberbett zurückbleiben, und ihn daselbst mit einer Naht befestigt; die beschriebenen Serosalefzen werden darüber vereinigt. Erwähnt sei weiter die autoplastische Knotenbildung am Cysticus nach HOFFMANN.

Dies gilt alles für gut bewegliche, in ihrer Wand möglichst unveränderte Cysticusstümpfe. Wir sehen andererseits, namentlich nach vielfachen, mitunter zur Schrumpfung führenden Entzündungsattacken der Gallenblase, daß der Cysticus stark an seiner Länge eingebüßt hat; infolge Durchtrittes größerer Steine, welche zu Decubitalgeschwüren in seiner Wand geführt haben, zeigt er eine derartige Erweiterung, daß es den Anschein hat, als ob die Gallenblase gewissermaßen mit ihrem Hals direkt *ohne Zwischenschaltung* eines Cysticus in den Choledochus überginge, ein bekanntlich häufiger Befund bei Steinen im Choledochus. In einem solchen Falle ist an eine regelrechte lange Stielung des Cysticus kaum zu denken. Hier ist besonders darauf zu achten, daß nicht der große Gallengang beim Anziehen der bereits ausgelösten Gallenblase fälschlicherweise für den Cysticus gehalten und als solcher unterbunden und durchtrennt wird. Man amputiert dann besser die Gallenblase in ihrem scheinbaren Halsteil, welcher ja infolge der Schrumpfung in vielen Fällen dem eigentlichen Cysticus entspricht. Wenn seine Wand nicht besonders morsch ist, kann auch eine Ligatur daselbst angebracht werden, doch empfiehlt es sich, dann das breitklaffende Lumen oberhalb der Ligatur noch durch einige möglichst serosierende Catgutnähte nach Art der Lembertnaht zu schließen.

Neben der theoretisch möglichen direkten Infektion des Peritoneums von dem septischen Mucosawulst des Cysticus aus, fürchtet man mit Recht das Aufgehen oder Durchschneiden der Cysticusligatur. Eigene zahlreiche Untersuchungen[1] haben uns zur Überzeugung geführt, daß dieses gefährliche Ereignis eigentlich nur bei Ligaturen an morschen, schlecht ernährten Cysticusstümpfen stattzufinden scheint, und zwar bald nach der Operation. Die häufig beobachtete *gallige Durchtränkung des Verbandes unmittelbar nach der Cholecystektomie* und das Aussickern von Gallenflüssigkeit durch ein evtl. eingelegtes Gummidrain findet ihre Ursache in den feinen zerrissenen Gallengängen, wie sie bei der direkten Auslösung der Gallenblase aus dem Leberbett freigelegt werden können. Eine Zeit lang nach der Operation, meist nicht länger als 48 Stunden, ergießt sich Galle durch die Drainagelücke nach außen. Meine Untersuchungen über die Ursache des postoperativen Gallensickerns wurden in neuester Zeit von HABERLANDT bestätigt, welcher durch Leberinjektionen mit

---

[1] Über den primären Bauchdeckenverschluß bei den Operationen an den Gallenwegen usw. Arch. f. klin. Chirurg. Bd. 120, H. 2. 1922.

Kontrastbrei auf radiologischem Wege nachweisen konnte, daß die intrahepatischen Gallengänge zum Teil dicht unter der GLISSONschen Kapsel verlaufen, davon einige in unmittelbarer Nähe der Gallenblase. Auch in der Subserosa der Gallenblase können Gallengangäste gefunden werden. Es muß, wie schon bei der Technik der Cholecystektomie beschrieben wurde, immer auch an größere aberrierende Gallengänge gedacht werden, welche, wie ich zweimal einwandfrei mittels Sondierung nachweisen konnte, direkt vom Leberbett in das Gallenblasencavum einmünden können. Es ist deshalb bei der Technik der Cholecystektomie auf derartige Gebilde an der Rückseite der Gallenblasenwand erinnert worden und es wurde auch geraten, bei der Ablösung aus dem Leberbett diese feinen Stränge, welche Gallengänge beherbergen, stets zu unterbinden[1].

Eine Insuffizienz des Cysticus kann erst dann mit Sicherheit angenommen werden, wenn nach einem nur auf die Gallenblase beschränkt gebliebenen Eingriff, also ohne supraduodenale Choledochotomie, einige Tage nach der Operation (wir sahen es am 6. und 10. Tage nach der Operation) *plötzlich ein mächtiger Gallenstrom aus der Drainagelücke stattfindet.* Gegen eine derartige Insuffizienz des Cysticus, wie sie namentlich bei Operationen der akut entzündlichen Gallenblase beobachtet werden, scheint auch die noch so exakt ausgeführte Peritonealisierung des Cysticusstumpfes gar nichts zu nützen. Bekannt ist der Fall eines primären Bauchdeckenverschlusses von ORTH[2], bei dem durch Abgleiten der Cysticusunterbindung unter dem peritonealisierten Stumpf ein Gallentumor entstand. Wir müssen auch immer daran denken, daß die Ursache einer derartigen Cysticusinsuffizienz in einem, meist in der Gegend der Papille übersehenen Choledochusstein liegen kann, wobei durch den Druck der rückgestauten Galle die Cysticusligatur abgesprengt wird. Ich sah diese Komplikation dreimal einige Tage nach Operationen im akuten Stadium, als sich der Operateur nur mit der bloßen Exstirpation der Gallenblase begnügt und nicht den Choledochus eröffnet hatte. Die in allen 3 Fällen vorgenommene Wiedereröffnung des Bauches förderte das verschließende Konkrement zutage und brachte Heilung.

Wir ligieren in der Regel den Cysticus doppelt, wobei zur choledochuswärts gelegenen Ligatur Catgut, zur peripheren Seide verwendet wird. Zuvor wird versucht den Cysticus möglichst weit choledochuswärts zu stielen, doch halten wir es nicht unbedingt für nötig, wie seinerzeit CLAIRMONT und HABERER es gefordert haben, den Cysticus fast *unmittelbatr* an seiner Einmündung in den Choledochus zu unterbinden, aus Furcht vor der sog. *Gallenblasenregeneration.* Ich habe seinerzeit[3], gleich SPECHT[4], auf Grund von 3 Fällen darauf hingewiesen, daß die sog. regenerierten Gallenblasen nichts anderes als durch *passive Dehnung* erweiterte Cysticus- oder Gallenblasenhalsreste darstellen und in der Regel mit der postoperativen Erweiterung des großen Gallenganges zusammenhängen. Ich verfüge heute bereits über 7 solche Beobachtungen, welche anläßlich 56 selbst operierten Rezidivoperationen gefunden wurden. Ich glaube, daß diese *ampullären Erweiterungen* nur in seltenen Fällen besonders starker passiver Aufbuchtung, die Ursache für Rezidivbeschwerden abgeben dürften, namentlich

---

[1] Anmerkung bei der Korrektur: Ich konnte kürzlich bei einer Cholecystektomie vom Fundus nach abwärts 3 solche stricknadeldicke gallenführende Gänge beobachten.
[2] ORTH, O.: Zur Frage der idealen Cholecystektomie (Zentralbl. f. Chirurg. 1928. Nr. 48),
[3] WALZEL: Arch. f. klin. Chirurg. Bd. 115, H. 4.
[4] SPECHT: Mittelrhein, Chir. Tagung Frankfurt, November 1920.

dann, wenn bei der ersten Operation Konkremente im Cysticusstumpf übersehen worden sind. In neuester Zeit haben sich zu dieser Frage GOHRBANDT[1] und BAUM[2] aus der HILDEBRANDschen Klinik geäußert. Diese Autoren fordern möglichste Schonung des den Ductus cysticus umgebenden Gewebes. So soll der Cysticus aus seinem Bette nur so weit auspräpariert werden, daß gerade noch eine Ligatur angelegt werden kann. Auch wird zur möglichst distalen Ligatur der Arteria cystica geraten, damit nicht die in die Cysticuswand einstrahlenden Capillaren in Wegfall kommen, wodurch eine Ernährungsstörung des Ductus cysticus mit Schwächung seiner Wandschichten erfolgen kann, die ihrerseits fallweise wieder zur ampullären Erweiterung des Cysticusrestes zu führen scheint.

Bei Parallel- und Spiralverlauf des Cysticus ist es manchmal in schwielig entzündetem Gewebe direkt gefährlich und zeitraubend, sich um jeden Preis bis zur Einmündungsstelle des Cysticus in den großen Gallengang präparatorisch vorarbeiten zu wollen. Sobald wir den Cysticus eine Strecke lang gestielt haben, wird derselbe eben doppelt ligiert, wobei die beiden Teilligaturen etwa $\frac{1}{2}$ cm voneinander entfernt liegen. Der zurückbleibende Rest hat gewöhnlich eine Länge von 1—1$\frac{1}{2}$ cm, wenn wir z. B. den häufigsten Fall, das ist die spitzwinkelige Einmündung in den Choledochus, annehmen. Eine dritte Ligatur verschließt den Cysticus gallenblasenwärts. Nach Anlegen einer Sicherungsklemme an den abgebundenen, gallenblasenwärts gelegenen Cysticusanteil erfolgt die Durchtrennung, und zwar so, daß über der obersten Ligatur des Cysticusrestes noch ein Stückchen des Cysticusrohres hervorschaut, entsprechend der gebräuchlichen Technik bei Ligatur und Durchtrennung von Arterien. Die Mucosa des Cysticusstumpfes wird nach seiner Durchtrennung sofort mit Jodtinktur betupft.

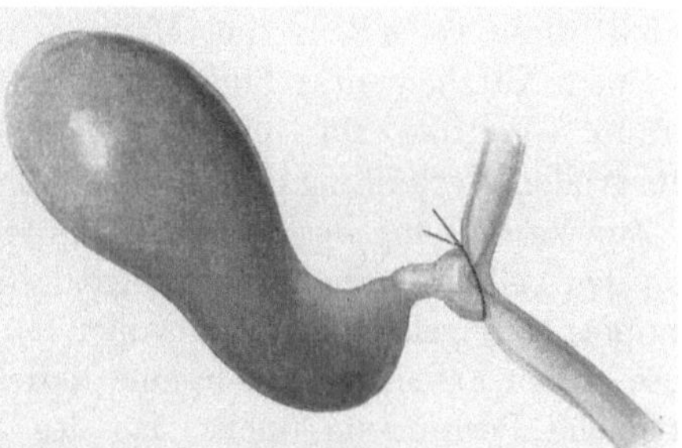

Abb. 33. *Fehlerhafte Anlage der Cysticusligatur.* Die Fadenschlinge ist zu nahe am Choledochus angelegt, wodurch seine Lumen verschlossen werden oder eine teilweise Wandnekrose entstehen kann.

Von verschiedenen Seiten, so auch von CLAIRMONT[3] selbst, ist vor der Ligatur des Cysticus zu nahe am Choledochus gewarnt worden, da beim Anziehen des Cysticus eine Falte des fallweise zarten Gallenganges an der Einmündungsstelle in die Ligatur kommen und eine völlige Stenose des großen Gallenganges oder eine Nekrose daselbst zur Folge haben kann (Abb. 33). Vier meiner Relaparotomien wegen postoperativ aufgetretenem Ikterus scheinen durch diesen technischen Fehler nötig geworden zu sein. Es handelte sich in allen 4 Fällen, nach Angabe der ersten Operationsgeschichte, um sog. leichte, glatte Fälle; bei der zweiten Operation fanden sich jedesmal weitgehende narbige Obliterationen des großen Gallenganges, welche recht komplizierte Eingriffe nötig machten, von denen einer ohne Erfolg war. In manchen Fällen kann

[1] GOHRBANDT: Arch. f. klin. Chirurg. Bd. 145. 1927.
[2] BAUM: Arch. f. klin. Chirurg. Bd. 145. 1927.
[3] CLAIRMONT: Siehe STICH und MAKKAS: Fehler und Gefahren bei chirurgischen Operationen. S. 591. (Jena: G. Fischers Verlag 1923).

vor der endgültigen Ligatur die *Sondierung des Choledochus vom Cysticuslumen* aus erfolgen, insbesondere, wenn der Cysticus entzündlich verkürzt und in seinem Lumen erweitert ist. Das betrifft namentlich jene bereits erwähnten Fälle, bei denen die Gallenblase ohne anatomisch unterscheidbaren Cysticus scheinbar direkt in den Choledochus übergeht. In solchen Fällen wird beidseitig die Wand des Cysticusstumpfes vorsichtig mit feinen Klemmen gefaßt und zum Klaffen gebracht. Bei intakter Valvula Heisteri ist eine glatte Sondierung oft nicht möglich. Es muß auch darauf geachtet werden, daß bei einer derartigen Sondierung vom Cysticusstumpf aus nicht in seinen Falten versteckte Steinchen in den großen Gallengang verschleppt werden. Man muß sich auch davon überzeugen, daß der Cysticus nicht über einem solchen Konkrement ligiert wird.

Wir haben keinen Schaden davon gesehen, mitunter auf jede Peritonealisierung des Cysticusstumpfes zu verzichten, auch wenn wir das Abdomen nach der Operation primär geschlossen haben. Wenn wir auch, wo immer es leicht möglich ist, die Peritonealisierung des Cysticusstumpfes zu erreichen suchen, entspricht diese Technik meiner Meinung nach vielleicht mehr einem ästhetischen als einem Nützlichkeitsgefühl. Sie erinnert mich manchmal an eine Art „Vogel-Strauß“-Politik: Man gibt sich zufrieden, den Cysticusstumpf nach seiner kunstvollen Verhüllung nicht mehr zu sehen!

Zur Versenkung des Cysticus benütze ich oft folgendes einfaches Vorgehen: Von den beiden Cysticusstumpfligaturen werden die beiden Fäden des obersten Knopfes lang gelassen. Nach vollendeter Exstirpation der Gallenblase werden diese beiden Fadenenden je in eine Nadel gefädelt und nun wird das benachbarte fettreiche Peritoneum, meist das des Ligamentum hepatoduodenale, einmal rechts, dann links mit der Nadel breit durchstochen und nun ein neuerlicher Knopf gemacht, wodurch der Cysticusstumpf schnell und einfach versenkt ist.

Der grundsätzliche Versuch einer Peritonealisierung des Cysticusstumpfes, namentlich bei Fällen mit entzündlicher Schwielenbildung in der Gegend des Ligamentum hepatoduodenale, ist mitunter nicht so unbedenklich, denn es hat wohl jeder Operateur schon erlebt, daß es bei dem Versuche der peritonealen Deckung des Cysticusstumpfes dadurch zu hartnäckigen Blutungen gekommen ist, daß bei dem Fassen des zum Decken bestimmten Peritonealblattes der proximale Teil der Arteria cystica angestochen wurde. Ich muß hier auch an 2 Fälle der Klinik Eiselsberg denken; bei Umstechungsversuchen in der Gegend des Cysticusstumpfes hatte sich das eine Mal ein Aneurysma der Arteria cystica, das andere Mal sogar ein Aneurysma der Arteria hepatica entwickelt (siehe Kapitel: Verletzungen der Arteria hepatica). Ist der Cysticus genügend lang und sind bei subseröser Auslösung der Gallenblase breite Peritoneallefzen im Leberbett übrig geblieben, so ist es ja, wie schon oben gesagt, oft ein leichtes, bei der Naht der Peritoneallefzen den Cysticus mit einzubeziehen. Ich möchte noch auf ein neuestens publiziertes Sicherungsverfahren von Doberer[1] hinweisen (früher schon von Schrader und Ahrens angewandt), welcher zur Vermeidung der galligen Peritonitis bei primärem Bauchdeckenverschluß den knapp an seinem Abgang aus der Gallenblase durchtrennten Cysticus in das Duodenum eingepflanzt hat, meiner Meinung nach ein komplizierender und jedenfalls vollkommen überflüssiger Eingriff.

---

[1] Doberer, J.: Beitrag zur idealen Cholecystektomie (Deutsche Zeitschr. f. Chirurg. Bd. 195. 1926).

Schon anläßlich der Besprechung der Cholecystektomie bei hydropischer und phlegmonöser Gallenblase wurde auf das öfters vorkommende Abreißen der Gallenblase am Cysticus beim Stielungsmanöver hingewiesen. Bei der einfachen hydropischen Gallenblase läßt sich der proximale Cysticusstumpf infolge der meist ganz klaren Verhältnisse an der Gangkonfluenz leicht mit Klemmen vorziehen und ligieren. Dies ist bei phlegmonöser Gallenblasenwand, bei der sich die ulceröse Entzündung häufig auf den Cysticus fortsetzt, oft nicht möglich. Der Stumpf schnurrt in die vielfach mächtigen Schwielenmassen zurück und jedes instrumentelle Zufassen führt zu neuerlichen Abrissen. In solchen Fällen bleibt oft nichts anderes übrig, als die Schwielenmassen dort zu vernähen, wo Galle austritt; eine höchst unsichere Art der Versorgung. Der Gallenstrom in das Wundbereich ist nachher, wie man an der Durchtränkung des Verbandes sehen kann, mitunter recht mächtig, da die derben Schwielen ein Kollabieren des Cysticusrestes zu verhindern scheinen. Bei einem derartigen unliebsamen Vorkommnis halte ich es für angezeigt, den Choledochus unbedingt aufzusuchen, falls es nicht schon von vornherein geschehen ist. Es wird nun mittels hoch über die Cysticuseinmündung hinaufgeschobenen stärkeren Katheters eine Hepaticusdrainage anzulegen versucht, welche durch Abfangen der Galle den gefahrdrohenden, nicht lege artis versorgten Cysticusstumpf entlasten und trocken legen soll. Es braucht wohl nicht hinzugefügt zu werden, daß es bei allen Fällen unsicherer Versorgung des Cysticusstumpfes eine Unterlassung wäre, auf das Einlegen von Streifen, Docht oder Rohr zu verzichten, ein Standpunkt, den übrigens auch begeisterte Verfechter der sog. idealen Cholecystektomie einnehmen.

Die Cholecystostomie.

Es besteht heute mit Ausnahme der Schule Rowsings, wohl nur die eine Meinung, daß die Cholecystostomie nicht mehr als Konkurrenzverfahren gegenüber der Exstirpation der Gallenblase gewertet werden darf. Wir haben in den letzten Jahren nur ganz vereinzelt die Cholecystostomie als *bewußt unradikale Operation* zur Entlastung der akut entzündeten Gallenblase ausgeführt, insbesondere bei alten kachektischen Patienten. Eine besondere Anzeigenstellung für diesen Galleneingriff sehen wir noch bei vereinzelten Fällen gedeckter Perforation der Gallenblase, oder fallweise bei pericholecystischem Absceß und Gallenperitonitis; der Versuch einer Radikaloperation bei pericholecystischem Absceß führt bei manchem dieser schweren Fälle zur Eröffnung des durch Adhäsionen fürsorglich abgedichteten freien Peritonealraumes, was dem Ausbruch einer allgemeinen Bauchfellentzündung gleichzusetzen ist. Wir müssen uns deshalb bei Anlegung einer äußeren Gallenblasenfistel besonders vor der Lösung der schützenden Adhäsionen hüten und uns die Gallenblasenwand nur so weit im Fundusteil freimachen, daß sie ins parietale Peritoneum eingenäht werden kann. Die äußere Gallenblasenfistel wird oft von der Natur selbst schon vorbereitet, entzündliche und ödematöse Durchtränkung der Bauchdecken im Perforationsbereiche des Gallenblasenfundus deuten darauf hin. Ich habe bei der Besprechung der Laparotomieschnitte auseinandergesetzt, daß sich zur Anlegung einer Cholecystostomie namentlich der senkrecht geführte Transrectalschnittt möglichst nahe am lateralen Rectusrande eignet; dieser Schnitt bewahrt uns bei phlegmonösen Gallenprozessen am ehesten vor unliebsamer

Eröffnung der freien Bauchhöhle. Bei der Incision gelangen wir meist nach vorsichtiger, am besten stumpfer Durchtrennung der oft bereits serös aufgelockerten Rectusmukulatur und nach Eröffnung der hinteren Scheide unmittelbar in den Absceß und es entleert sich der mit Eiter gemischte Steininhalt der Gallenblase. In solchen Fällen gilt die Operation als beendet, jedes weitere Präparieren zur Stielung der ohnehin geplatzten Gallenblase wäre ein Kunstfehler. Bei kleiner Perforationsöffnung in der Gallenblasenfunduswand kann man diese mit einem Scherenschlage so weit erweitern, daß sich jetzt die Gallenblasenhöhle mit einem Stieltupfer gut austupfen und mit dem behandschuhten Finger austasten läßt. Wenn keine Galle nachfließt, muß wohl entzündliche Verschwellung oder bereits eingetretene Obliteration des Cysticus angenommen werden; endlich können noch Steinkonkremente im unteren Halsteil und Cysticus gallenabsperrend wirken. Solche Konkremente lassen sich mit der Sonde oft fühlen und mit schmaler Steinzange auch herausziehen, doch soll man hierbei möglichst zart vorgehen und lieber den Stein zurücklassen, als mit größerer Gewalt seine Entbindung zu erzwingen suchen, da auf diese Weise eine Perforation durch die aufgelockerte Gallenblasenwand gegen die freie Bauchhöhle zu erfolgen kann. Mit der Eiterentlastung der Gallenblase kommt es oft überraschend schnell zur Abschwellung der Gallenblasenwand, dabei lösen sich die gelegentlich noch verkeilt gewesenen Steine von selbst und werden allenfalls mit der Sekretion in den Verband gespült. Wir führen bei einer derartigen Spontanperforation, nach Erweiterung der Perforationslücke und Ausräumung des Gallenblaseninhaltes, in die Höhle ein gut fingerdickes Drainrohr ein, um welches zu seinem besseren Halt *locker* Vioformgazestreifen gelegt werden. Für die Bauchdeckenincision kommen in einem solchen Falle nur einige Situationsnähte, womöglich über unterlegten Gazestreifen, in Betracht.

Ist es noch nicht zu einer Perforation gekommen und liegt der den Leberrand überragende prall gespannte Gallenblasenfundus frei oder nur von leicht lösbaren Netzadhäsionen bedeckt vor uns, wird die Cholecystostomie etwa wie folgt ausgeführt: Die Adhäsionen werden wieder nur so weit gelöst, bis der Gallenblasenfundus frei liegt. Zuerst Einnähen des Gallenblasenfundus in den Peritonealwundspalt; dabei ist darauf zu achten, daß die Nadel nur die äußeren Wandschichten der Gallenblase mitfaßt; es wird getrachtet eine möglichst breite Adaptierung der visceralen und parietalen Serosa zu erzeugen. Die Nähte erfolgen sehr dicht, etwa in 1 cm Distanz und die Fäden bleiben nach dem Knüpfen lang! Hierauf schichtweiser Verschluß der Bauchdecken bis auf den eingenähten Fundusteil, um welchen noch vor dem Zuziehen der benachbarten Hautnähte ein Vioformgazekranz gelegt wird, dessen Enden aus der Wunde herausgeleitet werden. Nach etwa 24 Stunden erfolgt mit dem Paquelin die Eröffnung des eingenähten Fundus, wobei uns die *lang gelassenen Fäden*, namentlich bei dicken Leuten, einen sicheren Wegweiser bieten; nach Eröffnung des Fundus erfolgt, wie oben beschrieben, vorsichtige Ausräumung der Gallenblasenhöhle und Drainage.

Dieser *Operation in zwei Zeiten* steht *die einzeitige* Cholecystostomie gegenüber. Liegen die Verhältnisse derart, daß sich bei tiefliegendem Gallenblasenfundus eine Einnähung in den Peritonealspalt gar nicht oder nur unter starker Spannung vollziehen läßt, die Anzeige zur Cholecystostomie aber aus bestimmten

Gründen aufrecht erhalten wird, kommt nur die einzeitige Cholecystostomie in Betracht: Mächtige, genaue Abdichtung der Bauchhöhle um die zu eröffnende Gallenblase herum. Festhalten des Gallenblasenfundus mit zwei subserösen Haltezügeln. Punktion und Entleerung mit Wasserstrahlpumpe. Incision und Ausräumung der Höhle, wie oben beschrieben. Abtupfen der Mucosa mit Jodtinktur; Einführen eines Gummidrains durch die Incisionsstelle und dichte Naht der Fundusincision um das Drain, nur subserös ohne Durchstechung der Mucosa; mit 1—2 langgelassenen Fäden wird das Drain fixiert, entweder in der Form der einfachen Ligatur oder mit Hilfe eines übergestülpten Gummiringes, dessen Wand durchstochen und mit einer Ligatur fixiert wird. Das Drainrohr wird hinausgeleitet und die Gallenblase dann ringsum mit voluminöser Streifentamponade versehen.

Die Cholecystostomie kann auch einzeitig derart ausgeführt werden, daß unter den üblichen Tamponsicherungen der freigemachte Fundus incidiert, die Gallenblase ausgeräumt und jetzt erst die Ränder der Fundusincision in die Bauchdecken, inkl. Haut, dicht eingenäht werden, wozu gleich die doppelt mit Nadeln armierten Haltefäden, die vor der Punktion und Incision angelegt worden sind, benützt werden können; in die Gallenblasenöffnung kommt wiederum ein Drain, das durch lockere Tamponade des Cavums eine Stütze erhält. Das Gummidrain kann etwa vom 8. Tage an entfernt werden, ebenso die Streifentampons. Die Fistelöffnung schließt sich meist in 3—4 Wochen von selbst; hält der Gallenfluß bei bestehender Acholie an, ist wohl ein Steinverschluß des Choledochus anzunehmen und es kommt nach einigen Wochen als einziges Mittel die Radikaloperation mit Cholecystektomie, bzw. nur die Choledochotomie in Betracht. In 2 Fällen ist mir dabei die auffallend zartwandige, leicht exstirpierbare Gallenblase aufgefallen, welche zur Zeit der ersten Operation das Stadium phlegmonöser Entzündung mit mächtiger Wandverdickung gezeigt hatte.

Die Choledochotomie.

Allgemeines zur Choledochotomie. Die Incision des großen Gallenganges wird in erster Linie zum Zwecke der *Entfernung von Konkrementen* aus dem großen Gallengangsystem ausgeführt, bezweckt also die Herstellung ungestörter Abflußmöglichkeit der Gallenflüssigkeit nach der physiologischen Stelle. Erst in zweiter Linie kommt die *Gallengangdrainage* in verschiedener Ausführung in Betracht; entweder gleich im Anschluß an die Konkremententfernung oder als *selbständiger therapeutischer Eingriff* beim Fehlen von Konkrementen im großen Gallengang; letzteres Vorgehen bezieht sich auf Erkrankungen der Leber zur raschen Herausbeförderung infizierter Galle oder auf eine für längere Zeit geplante Ausschaltung des untersten Choledochusabschnittes bei Erkrankungen, die sich vornehmlich im Bereiche der Papille abspielen.

In einem Falle von histologisch nachgewiesener nicht biliärer Lebercirrhose ist von uns nach ausgeführter Choledochotomie und längerer Hepaticusdrainage anhaltende Besserung beobachtet worden.

Für die Incision kommt in der Regel der supraduodenale Choledochusanteil, also die Strecke zwischen Cysticus-Hepaticuswinkel und jener Stelle des großen Gallenganges in Betracht, wo dieser hinter dem Duodenum im Pankreasgewebe verschwindet. Bei Parallel- oder Spiralverlauf des Ductus cysticus, anatomischen Varietäten, die sich nicht immer bei der Operation gleich entdecken lassen, erfolgt die Incision, auch wenn sie nahe am Duodenum geführt wird, mitunter unbewußt oberhalb der Cysticus-Hepaticuskonfluenz, so daß also anatomisch richtig eigentlich in solchen Fällen die Bezeichnung *Hepaticotomie* die richtigere ist. Manche Schwierigkeiten, die sich bei dem Sondierungsmanöver ergeben können, beruhen auf derartigen Gangvarietäten.

Die Methoden der Choledochusincision zerfallen in zwei Hauptgruppen:

1. die supraduodenale Incision und
2. die transduodenale Eröffnung des Cho edochus.

Die sog. retroduodenale Incision des Choledochus ist nur nach weitgehendster Mobilisierung des Duodenums möglich und kommt nur für gewisse seltene Fälle in Betracht.

Ein anderer, mitunter angewendeter Weg zur Eröffnung des Choledochus besteht in seiner *Spaltung vom Cysticuslumen* aus. Ich möchte gleich hier diesen Weg nur für ganz gewisse Notfälle vorschlagen, da hierbei meist zackige, für die genaue Adaptation höchst ungeeignete Wundränder in der Choledochuswand erzeugt werden, welche nach Entfernung des Hepaticusdrains meiner Erfahrung nach zu sehr langdauernden Gallenfisteln führen. Es kommen hierfür eigentlich nur jene bereits beschriebenen Fälle in Betracht, bei denen infolge decubitaler Entzündung und Einschmelzung des Ductus cysticus dieser derart in seiner Länge reduziert worden ist, daß der Gallenblasenhals gewissermaßen direkt dem großen Gallengange aufsitzt und durch das Durchtreten größerer Konkremente eine *breite* Kommunikation zwischen Gallenblasenhohlraum und großem Gallengange geschaffen worden ist. Trägt man in einem solchen Falle die meist geschrumpfte Gallenblase nahe am großen Gallengange ab, ergibt sich ein starkklaffendes Lumen der Choledochuswand, von dem aus die Entfernung der Konkremente und die Sondierung leicht vollzogen werden kann. Wie ich mich an Leichenpräparaten überzeugen konnte, ist in manchen dieser Fälle der Ductus cysticus noch als allerdings wenigstens zum Teil obliterierter Gang vorhanden. Es zeigt sich an der Innenwand des Choledochus noch das typische Einmündungsgrübchen, aber die eigentliche offene Kommunikation mit der Gallenblase ist höher oben durch den Entzündungsvorgang geschaffen worden (falscher Cysticus): zuerst entzündliche Verklebung des Gallenblasenhalses mit dem Choledochus und dann decubitale Perforation eines Steines durch die eng aneinander verbackene Gallenblasenhals- und Choledochuswand.

Die Anzeige zur Choledochotomie. Mit Sicherheit ist die Anzeige zu einer Choledochotomie gegeben, wenn wir ein Konkrement im großen Gallengang tasten. Dieser Palpationsbefund läßt sich beim Fehlen von derben, den großen Gallengang ummauernden Schwielen und bei offenem Foramen Winslowi meist sehr leicht erheben. Bei dünnwandigem Choledochus und größeren Konkrementen zeigen mitunter Vorbuchtungen der Wand die Lage des Steines an. Wir palpieren mit den Fingern der linken Hand, von der Leberpforte beginnend, den großen Gallengang duodenalwärts ab und umfassen schließlich auch das Duodenum, um die vermutete Papillenstelle der Palpation zugänglich zu machen. Wenn wir auch die bloße Palpation als häufigste Richtlinie für eine evtl. Choledochotomie benützen, sind wir uns doch darüber im klaren, daß der negative Ausfall der Palpation in vielen Fällen das Vorhandensein kleiner Konkremente, ebenso wie bei der Palpation der Gallenblase, nicht ausschließt. Trotzdem bekennen wir uns *nicht in jedem Fall zu den Anhängern der unbedingten Choledochotomie bei Cholelithiasis.* Gibt uns der Tatbestand von Konkrementen die absolute Anzeige zur Choledochotomie, so haben wir genug Anhaltspunkte, welche uns auch bei negativem Tastbefund zu aktivem Vorgehen bestimmen. Hierher gehört vor allem die *Erweiterung des Choledochus.*

Wir wollen hier von den mitunter grotesken, sackartigen Erweiterungen des Choledochus absehen, wie solche bei dem äußerst seltenen, unter dem Namen „idiopathische Choledochuscyste" bekannten Krankheitsbilde beschrieben werden. Beim Erwachsenen hat der große Gallengang etwa Federkiel bis Bleistiftdicke. Die Erweiterung des Gallenganges, welche wir fast regelmäßig bei Beherbergung von Konkrementen finden, entspricht wohl in vielen Fällen der Größe des Konkrementes, wobei mehrere Konkremente perlschnurartig nebeneinander liegen können oder konglomeratartig miteinander verbacken sind. Andererseits finden wir bei mächtiger Erweiterung des Choledochus auch kleine Konkremente, welche der äußeren Palpation völlig entgangen sind. Auch manchen steinleeren Choledochus haben wir bei sog. Rezidivoperationen wesentlich erweitert gefunden, wofür ja bekanntlich der *Sphincterspasmus* angeschuldigt wird. Andererseits finden wir wieder kleine Konkremente, durch Palpation nicht zu erkennen, in anscheinend normal großem Gallengangrohr. Mit der Erweiterung des Choledochus, welcher in nicht zu seltenen Fällen die Dimension eines Dünndarmes annehmen kann, kommt es auch in der Regel zu einer oft sogar mächtigen Hypertrophie seiner Wand, an der sich alle seine Wandschichten beteiligen, so daß die Wandstärke 2—3 mm betragen kann. Wenn wir von der selbstverständlichen Gallengangsincision bei palpatorisch sichergestelltem Steininhalt absehen, bietet *jede Erweiterung* des Choledochus, auch bei palpatorisch nicht nachweisbarem Steininhalt und auch bei Fehlen von Ikterus in der Anamnese, für uns die *Indikation zur Choledochotomie,* zwecks nachfolgender äußerer Hepaticusdrainage oder zur sog. inneren Drainage nach instrumenteller Erweiterung der Papille. Wir finden in solchen Fällen mitunter teigigen Cholesterinschlamm, der sich von außen her durch Abtasten natürlich nicht nachweisen läßt. Wir halten es auch für einen Akt der Vorsicht, bei sehr kleinen Gallenblasenkonkrementen den Choledochus zu eröffnen, wenn sich nicht der Cysticus durch besondere Feinheit, Länge und Enge auszeichnet, welcher Befund halbwegs gegen eine stattgehabte Steindurchwanderung sprechen kann. Auch bei einem Solitärstein in einer typisch hydropischen Gallenblase kommt nur seltener die Choledochotomie in Betracht. Bei den jetzt häufigen Operationen im akuten Anfall mit oft mächtigem Gallenblasenwandödem und sulzig-seröser Durchtränkung der Nachbarschaft der Gallenblase, vor allem auch des Ligamentum hepatoduodenale, wird leider oft der Fehler gemacht, daß man sich mit der Cholecystektomie begnügt und sich nicht die Mühe nimmt, den Choledochus aus den sulzigen, meist frischen Schwielenmassen zum Teil freizulegen und zu incidieren. Gerade bei dieser Operation kommt es zum Übersehen von Choledochuskonkrementen, da eine genaue Palpation infolge des Ödems sehr erschwert ist. Wir möchten daher unsere *erweiterte* Indikation zur Eröffnung des Choledochus etwa wie folgt zusammenfassen:

1. *Jeder stärker erweitert scheinende Choledochus soll incidiert werden, auch wenn palpatorisch keine Konkremente nachweisbar sind und die Anamnese keinen Anhaltspunkt für einen einmal stattgehabten Gallengangverschluß ergibt.*

2. *Bei in der Anamnese einmal erwähnten Ikterus soll auch bei negativem palpatorischen Steinbefund und nicht erweitertem Choledochus incidiert werden.*

3. *Bei akuter Cholecystitis soll der Choledochus aufgesucht und incidiert werden, falls die Gallenblase mehrere Steine, insbesondere kleine Steintrümmer und nicht etwa nur den charakteristischen runden solitären Cholesterinstein enthält.*

4. *Bei negativem Palpationsbefund und Fehlen einer Erweiterung kommt ferner die Incision in Betracht bei sehr kleinen Steinen oder Steinschlamm in der Gallenblase und eitriger Beschaffenheit der Gallenflüssigkeit.*

5. *Bei Zeichen von Cholangioitis (subseröse Leberabscesse).*

6. *Bei akuter Pankreasnekrose oder chronischer Pankreatitis.*

7. *Bei Parasiten in den Gallenwegen (Echinokokkus, Ascariden).*

Die supra- und retroduodenale Freilegung des Choledochus. Bezüglich der Lagebeziehungen des großen Gallenganges zu den Gefäßen und zum Pankreas verweise ich auf den anatomischen Teil.

Beim Fehlen von Verwachsungen ist der supraduodenale Choledochusanteil meist leicht zu finden. Das ihn einschließende fettige Bindegewebe des Lig. hepatoduodenale ist namentlich bei mageren Patienten oft derart zart, daß bei richtiger Einstellung des Wundtrichters die grünblau durchschimmernde Wand des Choledochus in der Nähe des Duodeneums leicht erkannt wird. Bei fettreichen Patienten ist seine Freilegung aus dem Ligamentum hepatoduodenale beim Fehlen entzündlicher Schwielen ebenfalls recht leicht; vorsichtige Spaltung der serösen Fetthülle mit Skalpell oder stumpfe Auffaserung mit Hilfe von anatomischen Pinzetten oder mittels feinem Raspatorium legt die Vorderwand in beliebiger Ausdehnung frei. Man hält sich bei der Präparation bekanntlich an *den freien Rand* des Ligamentum hepatoduodenale, der sich bei offenem Foramen Winslowi deutlich abhebt. Ist die Gallenblase und der Cysticus bereits vorher gestielt worden, so bringt ein vorsichtiger Zug an der Gallenblase den Hepatico-Choledochus im Bereiche der Cysticuskonfluenz oft rasch zur Ansicht, falls keine Cysticus-Anomalien vorliegen. Nicht mit Unrecht ist von HARTMANN die Gallenblase mitsamt dem Cysticus als „Faden der Ariadne" zum Choledochus bezeichnet worden. Vielleicht ist es angebracht, gleich hier die Frage nach *der zeitlichen Reihenfolge bei gleichzeitiger Cholecystektomie und Choledochotomie zu erörtern.*

Für die zeitliche Aufeinanderfolge der Cholecystektomie und Choledochotomie läßt sich keine bestimmte Regel aufstellen. Vielfach herrscht die Ansicht vor, man dürfe die Gallenblase erst nach durchgeführter Choledochotomie und damit verbundener Wegbarmachung der Papille exstirpieren, um dieselbe beim Fehlschlagen der Sondierung zur Gallenüberleitung in der Art einer Cholecystenterostomie noch zur Verfügung zu haben. Ich kann mich nur an einen Fall erinnern, wo diese sicher gute theoretische Überlegung von Vorteil war (es handelte sich damals um eine interstitielle Pankreatitis mit Ikterus). Viele Gallenblasen zeigen bei vorhandener Choledocholithiasis eher Schrumpfung mit weitgehender Wandveränderung; ich würde es für höchst unsicher halten, eine solche geschädigte Blase zur Anastomose zu verwenden. Für die Entfernung der Gallenblase erst nach vollzogener Choledochotomie spricht die bereits genannte praktische Verwendbarkeit der noch mit dem Gallengangssystem in Zusammenhang befindlichen Gallenblase als Leitweg zur sicheren Aufsuchung des Choledochus bei starker schwieliger Adhäsionsbildung an der Cysticus-Hepaticuskonfluenz. Wir spalten in solchen Fällen mitunter die vorher durch Absaugung und Ausräumung der Konkremente entleerte, aus dem Leberbett abgelöste Gallenblase, vom Fundus beginnend, immer weiter vorsichtig halswärts und gelangen auf diese Weise, der stets vorgeschobenen Sonde folgend, in den Hepaticus. Bei sehr straffer schwieliger Verlötung an der Cysticus-Hepaticuskonfluenz ist es immer sicherer, gleich den Hepaticus oder Choledochus aufzusuchen und zu incidieren und erst nach völliger Wegfreiheit des Choledochus über daselbst *eingeführter Sonde* die Gallenblase im Schwielenbereiche nahe am großen Gallengange abzutragen. Verfährt man umgekehrt, so kommt es mitunter zu völligen Querdurchtrennungen des großen Gallenganges, der durch die Schwielenschrumpfung ganz an den Gallenblasenhals herangezogen sein kann. Bei großen Gallenblasen, namentlich bei den oft mächtig dilatierten, akut entzündeten Gallenblasen, erweist es sich dagegen doch meist von Vorteil, zuerst die Cholecystektomie auszuführen, da dadurch wesentlich an Übersichtlichkeit im Operationsgebiete des Choledochus gewonnen wird. Ich möchte hier noch auf einen pathologisch-topographischen Irrtum aufmerksam machen, der sich mitunter einschleichen kann. Manchmal ist die geschrumpfte Gallenblase derart eng mit dem erweiterten Gallengang verlötet, *daß der Choledochus für den Gallenblasenhals oder Cysticus gehalten wird.* Im Zweifelsfalle soll vor dem verhängnisvollen Weiterpräparieren, immer nach vorausgegangener Punktion, eine kleine Incision in die Gallenblase gemacht und *mit der Sonde die Orientierung gesucht werden.*

Wenn nicht ganz einwandfreie präparatorisch hergestellte Verhältnisse vorliegen, möge der Choledochusincision stets eine Punktion vorausgeschickt werden, um sich zu überzeugen, daß wirklich der große Gallengang eingestellt ist. Die *Vena portae kann dem Choledochus oft täuschend ähnlich sehen* und bei schwieliger Verzerrung an den Rand des Ligamentum hepatoduodenale rücken. Dieses ist ja in manchen komplizierteren Fällen bei entzündlich verwachsenem Foramen Winslowi in eine derbe Adhäsionsplatte zwischen Leber und Duodenum umgewandelt und eine anatomische Präparation kann sich dabei oft überaus schwer gestalten; dies ist namentlich bei *Rezidivoperationen* häufig der Fall, bei denen als primärer, lang zurückliegender Eingriff eine Hepaticusdrainage nach außen angelegt worden war. Wir haben schon manchmal bei Umgehung einer gefährlichen Präparation eines besonders schwielig veränderten Ligamentum hepatoduodenale den Choledochus *mit Hilfe der Punktion* durch die derben Schwielenmassen hindurch gesucht und gefunden und dann erst *unter Leitung der liegenden Punktionskanüle die vorsichtige Incision* des verborgenen Choledochus ausgeführt. Zur Punktion verwenden wir eine etwa 3 cm lange, *sehr feine* Platiniridiumnadel. Man soll sich gewöhnen, die von der Instrumentaria gereichte Punktionsspritze vor Ausführung solcher diagnostischer Punktionen in so gefährlicher Gegend *immer selbst* darauf zu untersuchen, ob der Stempel nicht zu streng geht und ob die Kanüle festsitzt und durchgängig ist. Das Unterlassen einer solchen „Kleinigkeit" hat schon wiederholt zu unangenehmen Operationszwischenfällen geführt, und ich möchte daher die diesbezügliche Warnung in der „Technik" nicht als nebensächlich verschweigen. Wenn die Punktion in die freigelegte Choledochuswand ausgeführt worden ist, wird diese Punktionsstelle auch gleich zur Incision des großen Gallenganges benützt.

Die Technik der supra- und retroduodenalen Choledochotomie.

Die Mobilisierung des Duodenums. Die Mobilisierung des Duodenums nach KOCHER ist einer der wichtigsten Vorakte zur Darstellung des Choledochus; PAYR und H. LORENZ haben sie für die Chirurgie der tiefen Gallenwege erstmalig angewendet. Auch wenn sich bei unkomplizierten Fällen der erweiterte

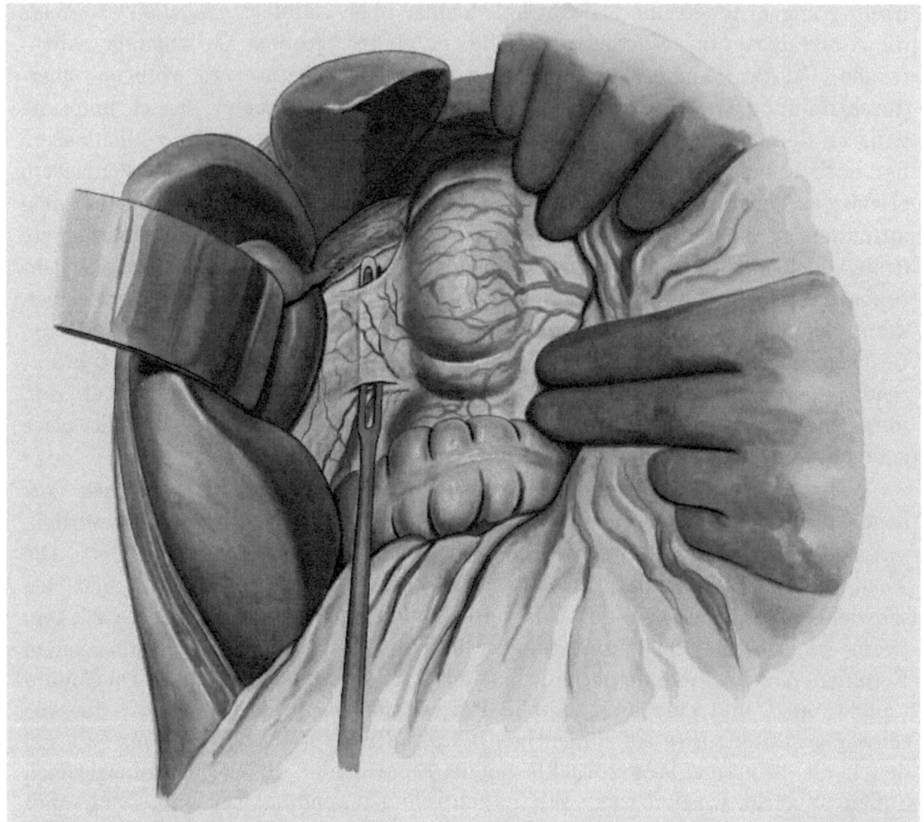

Abb. 34. *Mobilisierung des Duodenums.* Vor der Incision des Retroperitoneums, etwa fingerbreit vom Duodenalrand entfernt, wird dieses wegen Blutungsgefahr bei Ikterus partienweise abligiert.

Choledochus in größerer Länge deutlich abhebt, möge wenigstens die teilweise Mobilisierung des Duodenums nicht versäumt werden, da dadurch die orientierende Übersicht über die unteren Choledochuspartien und das Arbeiten am und im großen Gallengange wesentlich an Klarheit und damit an Sicherheit gewinnt. Zur Mobilisierung wird nach KOCHER das Peritoneum auf der Niere durch einen lateralen Schnitt, der fingerbreit vom vertikalen Teil des Duodenums entfernt ist, gespalten und samt dem Duodenum sorgfältig von der Unterlage mit Finger oder Tupfer gelöst. Das Duodenum läßt sich nun bis in die Wunde emporheben, resp. median herüberwälzen, bis die Rückfläche sichtbar wird; damit erscheint auch in der Regel der retroduodenale Choledochusanteil im Wundgebiete. Ich verweise hierbei auf die verschiedenen von FUCHS [1] untersuchten topographisch-

---

[1] FUCHS: Arch. f. klin. Chirurg. Bd. 139. 1926.

anatomischen Beziehungen zwischen Choledochus und Pankreas im anatomischen Teil. Zur Technik der oft sehr leichten Mobilisierung des Duodenums, die sich mit wenigen Handgriffen manchmal in einigen Sekunden ausführen läßt, möchte ich noch einiges bemerken. Bei der Schlitzung des Peritoneums neben dem lateralen Duodenalrand werden nur feinste, für die Ernährung des Duodenums nicht in Betracht kommende Gefäße verletzt, wobei es in der Regel nur zu einer kleinen Blutung zu kommen pflegt. Doch konnte ich bereits zweimal bei Ikterischen, welche an cholämischer Intestinalblutung ad exitum kamen, im Mobilisierungsbereich des Duodenums ein mächtiges Hämatom sehen. Deshalb halte ich jetzt namentlich bei ikterischen Patienten daran fest, auch diese fein vascularisierten Perito-

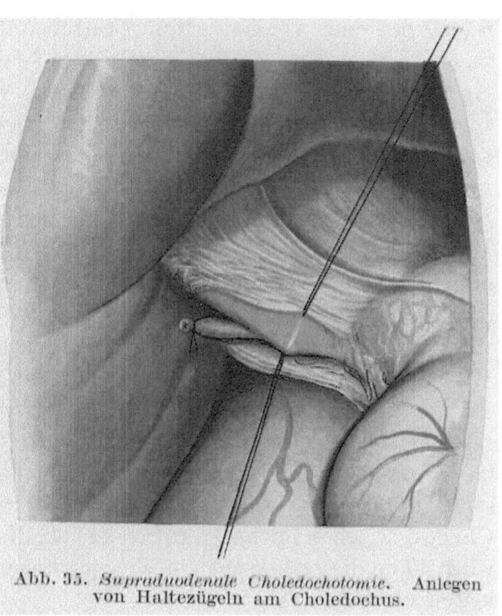

Abb. 35. *Supraduodenale Choledochotomie.* Anlegen von Haltezügeln am Choledochus.

nealzüge zum Duodenalrand vor der Incision über unterschobener Kochersonde in mehreren Partien zu ligieren (Abb. 34). Mit der Mobilisierung hat es gelegentlich bei mächtigen fibrösen Verwachsungen seine Schwierigkeiten und ich habe es dabei zu Serosadefekten, einmal sogar zu einer kleinen Duodenalwandperforation kommen sehen. Man soll deshalb bei derartigen Verwachsungen sehr vorsichtig zu Werke gehen und lieber scharf als stumpf ablösen. Man beginnt mit der Ablösung des Duodenums zweckmäßig an dem meist weniger verwachsenen absteigenden Duodenalschenkel und präpariert dann scharf immer in einiger Entfernung vom Duodenalrand nach oben; bei dieser von unten aus beginnenden Mobilisierung trifft man beim Vordringen in die Tiefe sehr oft zuerst auf die Vena portae, welche, wie bereits gesagt, dem Choledochus täuschend ähnlich schauen kann; bei Unklarheit wird uns die oben geschilderte Punktion Aufschluß gewähren.

Die Incision des Choledochus. Man soll es sich zur Regel machen, den Choledochus an seiner Vorderwand, möglichst weit von der Cysticuseinmündung zu incidieren, da sich im umgekehrten Falle bei Sporenbildung an der Cysticuskonfluenz Schwierigkeiten bei der Sondierung ergeben können und die hepaticuswärts geführte Sonde immer an dem Sporenseptum des Cysticus stecken bleibt, oder in den Cysticus gerät. Wir bevorzugen die Längsincision des Choledochus, welche nun frei oder mit Hilfe von Haltezügeln ausgeführt werden kann. Bei mächtig erweitertem Choledochus ist es angezeigt, diesen vor der Incision durch Punktion wenigstens von dem Großteile der rückgestauten Gallenflüssigkeit zu entleeren, wobei allerdings nicht immer zu vermeiden ist, daß auch dann bei der nachfolgenden Incision etwas Galle in den durch die Absperrtamponade umwallten Wundtrichter fließt. Wir verwenden jetzt häufig statt des früher gebrauchten Stieltupfers den Rohrabsauger der Wasserstrahlpumpe, den ein Assistent ununterbrochen in der Nähe der Choledochusincision zu bedienen hat. Bei gut tastbarem, größeren Stein im Choledochus benützen wir diesen als Unterlage für die Wandincision. Wir fixieren den Stein von unten her mit Daumen und Zeigefinger der linken Hand, ihn dabei gegen die Vorderwand vordrückend und incidieren über dem Stein. Die Lefzen der Choledochuswand werden nun jederseits mit einer feinen Klemme gefaßt und klaffend erhalten.

Ein anderes Vorgehen beruht im vorherigen Anlegen von *Haltezügeln;* diese werden entweder beidseitig an den Endpunkten des bevorstehenden Choledochusschnittes oder seitlich außerhalb der Schnittrichtung angebracht (Abb. 35). Vor letzterer Art der Anlegung der Haltezügel möchte ich bei *zartwandigem* Choledochus warnen, da die auch mit feinster Nadel ausgeführte Fixationsnaht, selbst bei dem vorsichtigsten Bestreben nicht die Mucosa zu durchstechen, zu sehr lästigem Gallensickern aus den Stichkanälen, also abseits der eigentlichen Incisionswunde, führen kann. Bei mächtiger Wandhypertrophie des Choledochus lassen sich natürlich derartige Haltezügel ausgezeichnet subserös anlegen, ohne Gefahr zu laufen, die Mucosa zu durchstechen. Wir machen nun eine kleine Incision mit feinem Skalpell und erweitern dann je nach Bedarf die Choledochusincision mit Hilfe einer Winkelschere, deren untere Branche länger ist und mit einem Knopf endet, so daß sie sondenartig ohne Verletzungsgefahr vorgeschoben werden kann. Die Größe der Choledochusincision richtet sich bei vorhandenen Konkrementen nach deren Umfang; wir kommen später auf die Technik der Konkrementenfernung zu sprechen. Wir sparen naturgemäß so viel es geht mit der Länge der Incision, insbesondere bei der probatorischen Choledochotomie, welche ja nur zum Zwecke der Austastung mit der Sonde ausgeführt wird. Bei der Incision des Choledochus mit dem Messer muß darauf acht gegeben werden, daß nicht auch gleichzeitig seine Hinterwand verletzt wird. Bei bandartigem Kollabieren eines zartwandigen Ganges, welches mitunter durch zu straffes Anziehen der Haltezügel erzeugt wird, kann dieses Versehen leicht geschehen und dann spätere Nahtschwierigkeiten ergeben.

Es sei noch eines öfters störenden Ereignisses bei der Incision des großen Gallenganges, der Blutung gedacht. Ich habe darauf Wert gelegt, daß in dem topographisch-anatomischen Teil das Gefäßnetz besonders berücksichtigt wird, welches den Choledochus netzförmig umspinnt und das für die Wandung des großen Gallenganges charakteristisch ist. Bei Mißachtung dieser manchmal ziemlich erweiterten Venenstämmchen kommt es im Augenblick der Choledochuswandincision oft zu recht heftigen, zumindest störenden Blutungen, welche für gewöhnlich durch längeres Aufpressen eines Gazestückes oder durch Anziehen der Wundlefzen der Choledochuswand mit Klemmen zum Stehen zu kommen pflegen, andererseits wiederum bei ikterischen Patienten die Quelle mächtiger Hämatome werden können. Wir halten es daher für ratsam, auffallendere *Venenstämmchen der Choledochuswand noch vor ihrer Incision in situ mit feinem Catgut vorsichtig zu umstechen.*

CLAIRMONT[1] hat mit Recht darauf hingewiesen, daß es bei unvorsichtigem Fassen dieser den großen Gallengang umspinnenden Gefäße mit Klemmen zu größeren Defekten in seiner Wand kommen kann. HAASLER[2] beschreibt ein fast

---

[1] CLAIRMONT: Siehe S. 73.
[2] HAASLER: Über Choledochotomie (Arch. f. klin. Chirurg. Bd. 58, S. 289).

regelmäßig die Vorderwand des Choledochus überkreuzendes arterielles Gefäßchen, welches aus der Arteria hepatica kurz hinter der Arteria gastroduodenalis abzweigt; dieses kann, bei der Choledochusincision getroffen, zu einer nicht unbedeutenden arteriellen Blutung führen. Eine präparatorische Isolierung dieses schwer differenzierbaren arteriellen Gefäßes und seine prophylaktische Ligatur dürfte wohl nur selten möglich sein. Das beste Vorgehen bei stärkeren Blutungen aus dem Choledochusgefäßnetz ist die geduldige, oft mehrere Minuten lange Kompression mit feuchten Tupfern oder mit mehrfach gelegter Stryphnongaze. Wir haben diese Blutungen bei der Choledochusincision wohl recht häufig als störend und aufhaltend gefunden, sie jedoch nie zu einem ernsten Schaden des Patienten ausarten sehen.

Die Sondierung. Zur Sondierung verwenden wir die bekannten Steinsonden. Es wird zuerst immer leberwärts sondiert. Dabei gelingt es meist einwandfrei in die beiden Hepaticusäste hineinzukommen. Auf das sich bei dieser Sondierungsrichtung öfters entgegenstellende Hindernis des *Sporens* im Bereiche der Cysticus-Hepaticuskonfluenz ist bereits hingewiesen worden; in einem solchen Falle führt eine Verlängerung der Incisionswunde im großen Gallengange fast immer zum Ziel, wobei nach der meist spaltförmigen Lücke gesucht wird, aus der die Lebergalle nachquillt. Auch folgender Handgriff führt mitunter bei der die Sondierung hindernden Sporenbildung zum Eindringen der Sonde in den Hepaticus: Eine mittlere gebogene Steinsonde wird zuerst durch die Choledochusincision mit dem Schnabel nach oben ziemlich weit papillenwärts eingeführt. Nun erfolgt eine vorsichtige axiale Drehung des Sondenstieles nach links unter gleichzeitigem Anheben und langsamem Zurückziehen desselben bis zur Senkrechtstellung. Dabei gleitet häufig der Sondenschnabel in das Hepaticuslumen. Die Anbringung eines Hepaticuskatheters kann bei solchen Fällen zeitraubende Schwierigkeiten bereiten; zweimal half ich mir dadurch, daß, von einer *neuen* Incision in den Hepaticus aus ein Katheter eingeführt und die ursprüngliche Choledochotomiewunde nach Revision des untersten Choledochusanteiles vernäht wurde. Bei einmal gelungener schwieriger Sondierung soll man die Sonde immer bis zur Anlegung der Drainage liegen lassen und diese nicht noch einmal von vornherein, z. B. zu Demonstrationszwecken, wiederholen, da der zweite und die nächsten Versuche nicht immer zu gelingen pflegen, was fallweise eine bedeutende Verlängerung der Operationszeit zur Folge haben kann. Ist der Hepaticus, soweit er sondierbar ist, als konkrementfrei befunden worden und fließt frische Galle nach, erfolgt die Sondierung des supraduodenalen Choledochusanteiles mit Papille. Bei allen Sondierungsversuchen ist *möglichst zartes Vorgehen* eine Hauptbedingung; mitunter ist es vorteilhaft, die Metallsonde zu ölen. Wir benützen zum ersten tastenden Sondierungsversuch des supraduodenalen Choledochusabschnittes eine stärkere Steinsonde, etwa Charrière 15—20. Man tastet mit einer stärkeren Steinsonde viel leichter Konkremente und es kommt viel seltener zu dem bei Gebrauch dünner Sonden häufig beobachteten Vorbeigleiten am Stein. Erst nachher wird, um die Papillengegend zu explorieren, eine feinere Steinsonde genommen. Die Sondierung des untersten Choledochusabschnittes erfolgt in zweckmäßiger Weise derart, daß mit den Fingern der linken Hand das Duodenum, soweit es mobilisiert ist, von rückwärts umklammert und für die Sonde dadurch gewissermaßen eine Unterlage gebildet wird. Die dünne

Steinsonde wird nun, den Schnabel nach aufwärts gedreht, vorsichtig eingeschoben. Man tastet mit den Fingern der linken Hand deutlich die durch das Vorschieben der Sonde entstehende Vorwölbung des Papillenwulstes. Durch vorsichtiges, teilweises Drehen der Sonde passiert der Sondenkopf oft leicht das Papillenlumen. *Die Durchgängigkeit der Papille kann erst dann mit Sicherheit angenommen werden, wenn sich die Sondenspitze ohne Anstrengung tiefer ins Duodenum herabschieben läßt oder der Sondenkopf bei vorsichtigem Druck gegen den Sondengriff an der Wand des Duodenums metallisch durchschimmert* (Abb. 36). Passiert einmal eine feine Sonde die Papille, so ist es nun gewöhnlich leicht, mit der weiteren Aufsondierung der Papille fortzufahren. Hierbei muß allerdings das Passieren der Papille unter einem gewissen Druck erfolgen. Auf alle Fälle muß man sich merken, daß man diese immerhin mit einiger Kraftanstrengung verbundene Sondierung nie vornehmen darf, wenn der *Pankreaskopf deutlich verhärtet* ist oder wenn ausgedehnte *periduodenitische Schwielen* eine genaue tastende Orientierung über den Ort der Sondenspitze erschweren. In diesem Falle ist es geraten, sich nur mit feiner Sonde oder mittels des Spülversuches von der Wegfreiheit der Papille zu überzeugen und sich damit zu begnügen. Es widerspricht den Regeln der Asepsis, Sonden, welche einmal transpapillär in das Duodenum gelangt sind, ohne neuerliche Sterilisation zur nachfolgenden Sondierung des Hepaticus zu

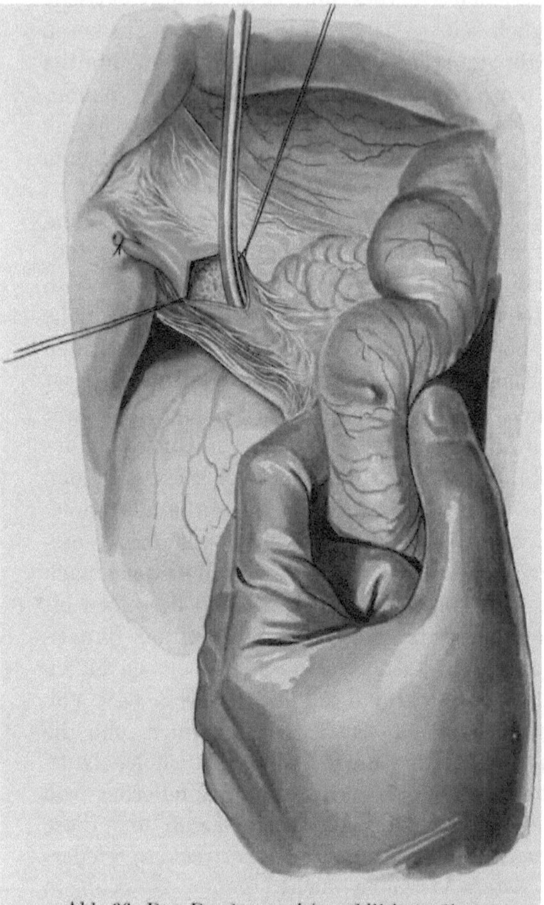

Abb. 36. Das Duodenum ist mobilisiert, die supraduodenale Choledochotomie zwischen 2 Haltezügeln in Längsrichtung ausgeführt. Es folgt die Sondierung des untersten Choledochusabschnittes. Die linke Hand hält von unten her das Duodenum umfaßt und bietet auf diese Weise eine Unterlage für die Sondierung. Der Sondenkopf hat die Papille passiert, er schimmert metallisch durch die Vorderwand des Duodenums durch.

benützen. CLAIRMONT glaubte einmal, eine postoperative Cholangitis auf diesen Fehler zurückführen zu können.

Die Entfernung der Konkremente aus den Gallenwegen. Die vollkommene und endgültige Entfernung der Konkremente aus den Gallenwegen bildet ja eine der Hauptaufgaben bei Gallenoperationen. In erster Linie wird natürlich an jene Konkremente gedacht, welche infolge teilweisen oder vollständigen Verschlusses der abführenden Gallenwege schwere Symptome erzeugen.

Die Entfernung von Konkrementen aus den Gallengängen, insbesondere dem unteren Choledochusanteil, fordert mitunter wichtige technische Überlegungen und kann recht schwierig sein. Die Gestalt und Struktur der Steine in den Gallengängen ähnelt oft vollkommen den Steinen in der Gallenblase. Bei längerem Verweilen von aus der Gallenblase stammenden Konkrementen im großen Gallengang findet meistens eine Umformung des Konkrementes statt. Dies gilt insbesondere für Facettensteine, welche durch Apposition von Cholesterinmassen ihre kantige Gestalt verlieren und mehr kugelige Form annehmen können. Die Konkremente im Choledochus bilden oft mörtelartige und teigige Massen, welche namentlich den unteren Choledochusabschnitt in Form von förmlichen Ausgüssen ausfüllen können. Besonderes Augenmerk muß auf die kleinwinzigen Choledochussteine gerichtet werden, welche in der Mehrzahl als Reste weitgehender *Steinzertrümmerung* angesprochen werden müssen, andererseits aber auch ihrer ganzen Struktur nach vollkommen den Gallenblasensteinchen gleichen, die wir oft zu Hunderten in Form einer Herde antreffen. Gerade diese *kleinen Steinchen führen oft zu dem akuten Verschluß der Papille.* Von den intrahepatischen Steinkonkrementen, wie sie in nicht zu seltenen Fällen vorhanden sind, kommen für die operative Entfernung natürlich nur jene in Betracht, welche, in den meist paarig angelegten großen Hepaticusästen liegend, von der Choledochusincision aus erreichbar sind. Die intrahepatischen Gallenwege sind oft derart von kleinen Steinchen, Steinbrei und lehmigen, teigigen Cholesterinmassen bis in die feinsten Verzweigungen angefüllt, daß, wie Obduktionspräparate beweisen, zu ihrer sofortigen radikalen Entfernung kein Eingriff ausreicht. In der großen Mehrzahl der Fälle ist der steinführende Choledochus beträchtlich erweitert, wobei in der Regel eine Wandverdickung hinzukommt. Die Erweiterung des Choledochus hängt dagegen, wie bereits gesagt, nicht von der Größe des Steines etwa in dem Sinne ab, daß entsprechend dem Volumen des Steines auch seine Ausdehnung stattfindet. Wir finden oft bei nur erbsengroßen Steinkonkrementen im Choledochus denselben bis auf Zeigefingerdicke erweitert. Infolgedessen sehen wir bewegliche Steine viel häufiger als unbewegliche, festsitzende Steine. Wenn wir die supraduodenale Choledochusincision ausführen, so drängen sich oft die Steinkonkremente von selbst durch die Incisionswunde vor und können mit der Pinzette leicht herausgehoben werden. Gewöhnlich genügt ein leichter Fingerdruck, um die Steine zu entbinden. Hierbei möchte ich darauf aufmerksam machen, daß man bei größeren Steinen die Choledochusincision nicht zu klein machen soll, da bei dem hernach folgenden gewaltsamen Herauspressen der Steine Risse in der evtl. morschen Choledochuswand entstehen können, welche die spätere Naht erschweren können. Die leicht beweglichen Steine im Choledochus, Hepaticus und in den großen intrahepatischen Ästen lassen sich in der Regel mit der gebogenen, feinen Steinzange leicht entfernen. Zum Extrahieren der Steine werden auch Steinlöffel in verschiedener Größe und Krümmung verwendet, doch möchte ich vor der Hebelwirkung bei Verwendung dieser Instrumente warnen, da es dadurch zu unregelmäßigen Einrissen in der Choledochuswand kommen kann. Vor Anwendung der Steinzange bzw. des Steinlöffels überzeugen wir uns von Sitz und Größe des Steines immer wieder durch tastende Anwendung der Steinsonde. Ich empfehle nochmals zur Austastung des Choledochus und des Hepaticus stärkerer Steinsonden, welche uns viel besser über die Lage des Steines aufklären als feine Steinsonden, die neben den Steinen vorbeigleiten können Obendrein ist infolge ihrer spitzigen Beschaffenheit die Gefahr einer Perforation naheliegend. Größere Schwierigkeiten ergeben sich häufig bei der Entfernung von verkeilten Steinkonkrementen im untersten Choledochusabschnitt. Wenn es sich um einen Solitärstein handelt, so führt das sog. *Kirschkernmanöver* oft zum Ziele, das darin besteht, daß man mit zwei Fingern der linken Hand den steinfixierenden Teil des Gallenganges umfaßt und durch Zusammendrücken der Fingerspitzen den Stein in den weiteren oberen Choledochusteil hinaufzuschnellen versucht. Dabei kann der Stein bis hoch in die Hepaticusäste hinaufgleiten; es bedarf in solchen Fällen oft längeren Suchens; andererseits kann das Steinchen dabei auch die Papille darmwärts passieren und es ist schon öfters vorgekommen, daß der sicher getastete Stein nach dem „Kirschkernmanöver" verschwunden war. Wir finden allerdings solche Solitärsteine oft im VATERschen Divertikel derart verkeilt, ja bereits von Mucosa umwachsen, daß ihre Mobilisierung durch Druck unmöglich oder nur in der Weise zu bewerkstelligen ist, daß es dabei zur Zertrümmerung des Konkrementes kommt, worauf die einzelnen Partikelchen des Steines gegen die Choledochotomiewunde zu herausmassiert werden können. Bei teigig-lehmigem Ausguß des untersten Choledochusabschnittes muß der Steinmörtel schrittweise mit dem Steinlöffel und der Steinzange herausgekratzt werden. Bei Anwendung der Steinzange soll immer darauf geachtet werden, daß sich nicht Mucosafalten in den Zangenbranchen verfangen, was zu schwereren Blutungen führen kann. Die zarteste Ausräumung des Steinmörtels besteht in der Spülung von der Choledochotomiewunde aus. Eine etwa 20 ccm fassende Rekordspritze wird mit einem Gummischlauch oder gebogener Metallkanüle armiert, diese durch die Choledochotomiewunde sowohl hepaticuswärts als papillenwärts eingeführt. Nun wird mit Wasserstoffsuperoxyd gespült und mit Kochsalzlösung nachgewaschen, wobei meist eine genügend große Lockerung des Steinmörtels stattfindet, so daß nach jeder Spülung immer wieder mit Hilfe von Löffeln und Steinzangen die Ausräumung zart fortgesetzt werden kann, bis die Sondierung sichere Steinfreiheit ergibt. Auch die Spülung mit Olivenöl hat sich uns mehrfach, namentlich zum Herunterholen von intrahepatischen Steinen, bestens bewährt. Bei stark erweitertem Choledochus hat sich uns auch fallweise der alte klassische Handgriff von Nutzen gezeigt: Der Finger, evtl. der unbehandschuhten Hand, wird in die Choledochotomiewunde eingeführt und es wird versucht, mit dem Nagel den Stein zu lockern.

Bei der Extraktion von Choledochuskonkrementen soll man sich daran gewöhnen, dieselben immer gleich einzeln zu begutachten. Wenn z. B. ein größerer Choledochusstein extrahiert wurde, welcher palpatorisch als vereinzelt festgestellt war, wird uns das Vorhandensein einer glatt und glänzend konkav abgeschliffenen Fläche daraufhin Verdacht schöpfen lassen, daß doch noch ein zweites Konkrement vorhanden sein dürfte, welches mit entsprechend konvexer Schliffläche an das erste Konkrement paßt. Für den zuunterst im Choledochus längere Zeit liegenden Stein ist es charakteristisch, daß er sich, entsprechend dem meist konischen Verlaufe des untersten Choledochusabschnittes, an der der Papille zugekehrten Seite ebenfalls konisch zuformt.

Die palpierende Sonde gleitet mitunter im Divertikel über einen festsitzenden Stein hinweg. Es kann auf diese Weise bei gar nicht zu strenger Handhabung der Sondierung zu einer Perforation des Gallenganges und der Duodenalwand oberhalb der Papille kommen und dadurch eine glatte Passage der Papille vortäuscht werden, wobei der Stein, welcher die Sonde abgelenkt hat, unbemerkt zurückbleibt. Man merkt mitunter dieses sicher oft für die nächste Zeit schadlos vorübergehende immerhin unerwünschte Ereignis daran, daß es zu Blutungen aus der Choledochuswunde kommt.

Die falsche Richtung bei der Sondierung, bei der also die Sondenspitze nicht transpapillär, sondern meist suprapapillär mit Durchbohrung der Choledochuswand und der hinteren Duodenalwand in den Darm gleitet, scheint nicht selten zu sein (Abb. 37 und 38). Auffallend ist bei diesem

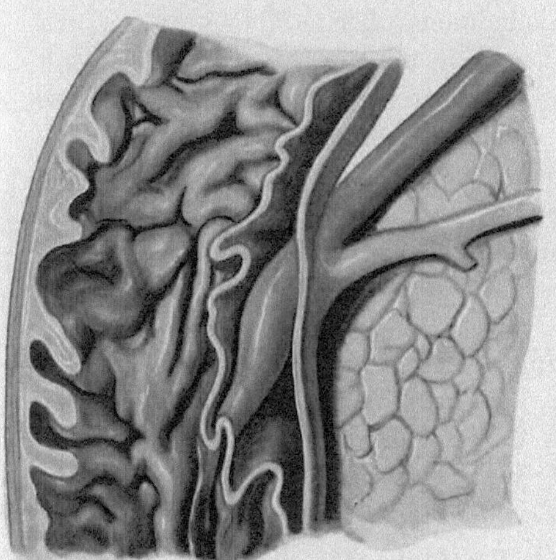

Abb. 37. Topographie des untersten Choledochusabschnittes.

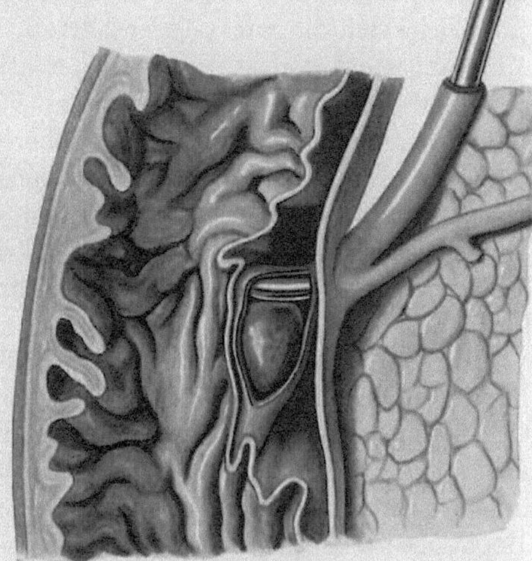

Abb. 38. Falsche Richtung bei der Sondierung, welche zur Perforation des Choledochus und Duodenums suprapapillär über den Stein führen kann.

Zufall die überaus leichte Aufsondierungsmöglichkeit mit den *starken* Sonden; ich sah bei 2 Fällen, welche schließlich mit transduodenaler Choledochotomie beendet wurden, die Sondenspitze etwa $1^1/_2$ cm oberhalb der Papille herauskommen, obwohl ich der sicheren Meinung gewesen war, zuvor die Papille passiert zu haben. In dem einen Falle handelte es sich um einen Ausguß des Divertikels mit teigigen Steinbröckelchen, im anderen Falle waren überhaupt keine Konkremente vorhanden. Sicherlich wird auf diese ungewollte Weise nicht zu selten eine Art Choledochoduodenostomia interna durch Sondenperforation suprapapillär erzeugt, welche zur vollständigen Ableitung der Galle mit Ausheilung des Leidens führen kann; jedoch ist die Gefahr einer postoperativen Pankreasnekrose bei einem derartigen Mißgriff unter den bekannten anatomischen Verhältnissen einer totalen Einmantelung des untersten Choledochusabschnittes durch Pankreasgewebe augenscheinlich.

Zum Schluß dieses Kapitels seien noch einige allgemeine Bemerkungen eingeschaltet. Vor allem möchte ich auf die nicht so seltene Verwechslung von Steinen mit harten Drüsen, namentlich im Bereiche des untersten Choledochusabschnittes, hinweisen. Genaues palpierendes Zugreifen überzeugt uns meist bald von der vollkommenen Unverschieblichkeit der als Steine angesprochenen harten Drüsenkugel. Mitunter zeigt uns auch der Klopfversuch (Klopfen auf die zwischen zwei Finger fixierte kugelige Verhärtung mit dem Instrumentenstiel), daß das Fehlen des harten Schalles gegen einen Stein spricht. Ebenso wie verhärtete Drüsen täuschen auch Verhärtungen im Bereiche des Pankreaskopfes öfters Steine vor, ob es sich nun um eine indurierende Pankreatitis oder wirkliche Tumorbildung handelt. Wie uns Obduktionspräparate gezeigt haben, sind derartig Verwechslungen gar nicht so selten. Bei der Sondierung eines Choledochus bei einer schwer ikterischen Patientin konnte ich nach Extraktion zweier ineinanderpassender Steinkonkremente aus dem Diverticulum Vateri immer noch eine bohnengroße, steinharte Stelle in der Gegend der Papille tasten, wobei diese bereits vollkommen durchgängig erschien. Die Patientin starb am 4. Tage nach der Operation an Lungenembolie. Bei der Autopsie erwies sich die getastete Verhärtung als bohnengroßer, steiniger Ausguß des Mündungsstückes des Ductus pancreaticus. Wir müssen uns gelegentlich mit dem Bewußtsein der Wegfreiheit der Papille zufrieden geben, falls uns eine Choledochoduodenostomie nicht sicherer erscheint.

Trotz der selbstverständlichen genauen Absperrtamponade, wie sie vor jeder Choledochotomie angelegt werden soll, muß sehr darauf geachtet werden, daß sich die vordringenden Steinkonkrementchen nicht im freien Peritoneum verlieren, weil dieselben, im Falle ihres Zurückbleibens, zur Absceßbildung führen können.

Die Dehnung der Papille. Die Prüfung der sicheren Durchgängigkeit der Papille bedarf unserer ganzen Sorgfalt; von der Wegfreiheit des untersten Choledochusabschnittes, insbesondere des Diverticulum Vateri hängt oft der ganze Erfolg des Eingriffes ab, ob derselbe nun bei supraduodenalem Vorgehen mittels primärer Naht der Choledochusincision oder unter Anwendung der äußeren Hepaticusdrainage abgeschlossen wird. Man staunt oft, welche Menge von kleinen Konkrementen meist in Form von Steintrümmerchen und grießartigem, häufig teigigem Cholesterinsand im Divertikel angesammelt sind, ohne daß sich ein Verschlußikterus entwickelt hatte. Ein vor und zwischen den einzelnen Sondierungsakten vortrefflicher Behelf zur Prüfung der Durchgängigkeit der Papille besteht in dem von uns oft angewendeten Spritzversuch nach PAYR.

Nach PAYR[1] besteht der eine Spritzversuch darin, daß man „einen elastischen Katheter durch die Papille in das Duodenum führt, dann eine gut passende Spritze, mit Kochsalzlösung gefüllt, ansetzt und nun einen kräftigen Flüssigkeitsstrahl einspritzt. Ist das Auge des Katheters im Duodenum gewesen, so läuft keine Flüssigkeit zurück, im anderen Falle ja. Dann muß eben weiter gearbeitet werden, bis die Papille sicher passiert ist. Der zweite Spritzversuch in Fällen von mit der Sonde nicht passierbarer Papille besteht darin, daß man in die zunächst nicht allzu groß angelegte Öffnung am Choledochus einen genauen, das heißt wasserdicht passenden Katheter oder Gummischlauch einführt, den Gallenweg leberwärts komprimiert und nun Flüssigkeit langsam einspritzt. Verlegt ein nicht fühlbarer Stein ventilartig die Papille, so treibt die Flüssigkeit den Choledochus stark auf. Es gelangt nichts in das Duodenum. Geht die Kochsalzlösung durch die Papille hindurch, so läßt sich öfters der Katheter nunmehr leicht in den Zwölffingerdarm vorschieben. Dann hat es sich wohl um einen Krampf am Sphincter Oddi gehandelt".

Ich verwende in letzter Zeit zum Spülen des Choledochus eine 20 ccm fassende Rekordspritze mit aufschraubbarem, steinsondenartig gebogenem Spritzenansatz, der sich nach vorn verjüngt und in einem feinen perforierten Knopf

---

[1] PAYR: Zentralbl. f. Chirurg. 1925. Nr. 36, S. 1986.

endigt. Mit Hilfe einer derartigen Spritze, die sich bei Nichtvorhandensein
ja immer durch eine mit Schlauchansatz versehene normale Rekordspritze
lersetzen läßt, habe ich seit Jahren eine andere Art des Spritzversuches
mit Erfolg angewendet, der sich namentlich zur Orientierung über das Offensein
der Papille in gewissen Spezialfällen eignet, auf welche ich gleich zu sprechen
kommen werde. Spritzt man durch eine noch so kleine Öffnung im großen
Gallengange einige Kubikzentimeter *Wasserstoffsuperoxyd* ein, so bläht sich
das Duodenum bei Durchgängigkeit der Papille meist in seiner ganzen Ausdehnung sehr mächtig auf und gibt hohen tympanitischen Luftschall. Man kann
diese Einspritzung auch vom freien Cysticusstumpf aus vollführen. Es gibt
nun Fälle, und ich erinnere da insbesondere an manche Formen von *akuter
Cholecystitis mit schwielig gedecktem, großen Gallengang* und hochgradiger Verziehung
des Darmes, wo wir auf diese beschriebene Weise ohne komplizierende Frei-
egung des Choledochus vom Cysticusstumpf aus uns wenigstens vom Offensein
der Papille überzeugen können. Dabei sei aber ausdrücklich darauf hingewiesen,
daß *das Offensein der Papille noch nicht das Fehlen von Konkrementen im Divertikel
bedeutet* und es sei nochmals daran erinnert, daß bei der Operation der
akuten Cholecystitis auch beim leisesten Verdachte auf Choledochuskonkremente
der große Gallengang unbedingt eröffnet und abgesucht werden soll.

Einen ergänzenden, wichtigen, allerdings, viel umstrittenen Eingriff bildet
die *instrumentelle Dehnung der Papille*. Besonders ENDERLEN, FLÖRCKEN,
GOEPEL, HOTZ, KIRSCHNER, LEXER, PERTHES, RITTER, aus der EISELSBERG-
Schule WALZEL u. a. haben sich in neuester Zeit für den primären Verschluß
des Choledochus ausgesprochen, unter der wichtigsten Voraussetzung der
absoluten Wegfreiheit der Papille. Ich glaube nicht zu weit zu gehen, wenn
ich die *sachgemäße chirurgische Behandlung der physiologischen Enge des
Gallensystems, wie sie die Papilla Vateri bildet, heute als einen Kernpunkt
der modernen Gallenchirurgie zu bezeichnen wage.* Die Forschungen von HELLY,
KLEE und KLÜPFEL, ROST, J. BERG, WESTPHAL u. a. haben die besondere Aufmerksamkeit für dieses in seiner physiologischen Bedeutung noch nicht restlos
aufgeklärte Gebilde wachgerufen.

Wir haben schon lange vor dem Kriege, als wir beim Choledochusstein noch
prinzipiell die äußere Drainage des Gallenganges anwendeten, uns bei der Prüfung
der Wegfreiheit durch die Papille nicht nur der dünnen Uterussonde bedient,
sondern sind in der Regel noch bis etwa 16 Charrière hinaufgegangen, vielleicht weniger in dem Wunsche nach beabsichtigter Dehnung des Sphincter
papillae, sondern eher, um im Divertikel verborgene Steinchen unserem Tast-
gefühl nahezubringen. Seit 6 Jahren konnte ich bei über 200 Fällen von Choledochusstein eine klaglose Wegbarmachung der Papille mit bis auf wenige Aus-
nahmen bestem Erfolge durch stärkere Dehnung des Sphincter Oddi erzeugen;
diese Überdehnung des Schließmuskels läßt sich auf verschiedene Weise bewerkstelligen. CZERNY benützte als erster dazu eine gebogene Kornzange; meistens
aber werden zu dem gradweisen Dilatieren ähnlich dem gynäkologischen Verfahren
Hegarstifte, elastische Bougies oder die Steinsonden benützt. So dilatierte HOF-
MEISTER und HOTZ z. B. gradweise mit Steinsonden bis Nr. 24. Zahlreiche Beobachtungen ergaben mir die oft hochgradige und dabei leichte Dehnungsmög-
lichkeit des Schließmuskels der Papille unter pathologischen Verhältnissen. Es
konnte in vielen einschlägigen Fällen schließlich die Steinsonde Nr. 30 leicht
in das Duodenum von der Choledochotomiewunde aus eingeführt werden.

Ich habe früher zur instrumentellen Dehnung der Papille ein dem Harnröhren-dilatator von KOLLMANN oder OBERLÄNDER zweckentsprechend nachkon-struiertes Instrument fallweise benützt, doch kommen wir vollkommen mit den gebräuchlichen *Steinsonden* aus; nur muß wirklich ein *vollständiger Satz* davon vorhanden sein, um wirklich gradatim aufsondieren zu können. Ich muß nach längerer Erfahrung HELLER[1] beipflichten, daß eine so maximale Dilata-tion der Papille, wie oben beschrieben, auch bei primärer Choledochusnaht nicht nötig ist; HELLER welcher zur Dehnung Hegarstifte benützt, geht nicht über Hegar 6—8. Doch möchte ich bei Benützung von Steinsonden dabei bleiben, nicht unter Charrière Nr. 26 herunterzugehen, wenn die Dehnung leicht von statten geht. *Gegenanzeige für das stärkere Dehnungsmanöver* überhaupt bleibt ja immer ein *verhärteter Pankreaskopf;* hier kommt ja auch nach unserer Meinung, wie weiter unten besprochen werden wird, die primäre Naht des Choledochus in diesem Falle nicht in Betracht und es muß die Hepaticusdrainage nach außen angelegt werden; in einem solchen Falle müssen wir uns mit der Feststellung der einfachen Durchgängigkeit der Papille bei konkrementleerem Divertikel begnügen (dünne Sonde, Spritzversuch, Wasserstoffversuch).

Ich konnte mich bei transduodenaler Cholodochotomie gelegentlich davon überzeugen, daß der zuerst papillenwärts liegende Stein, unserem instrumentellen Verfahren gleichend, wie ein konisches Bougie wirken und die Erweiterung des hemmenden Randes der Papille, welcher die meisten contractilen Elemente be-herbergt, erzwingen kann. In solchen Fällen zeigt sich die Papille vom Darm aus gesehen als vorspringender Zapfen; in ihrem klaffenden Lumen ist von einem zarten, hymenartigen Saum begrenzt der z. T. geborene Stein sichtbar, welcher bei dem leichtesten Bougieversuche, ja oft durch die Schwere einer größeren Steinsonde austritt. Ich habe bisher nicht die geringsten Anhaltspunkte dafür, daß bei künstlicher Überdehnung des pathologisch veränderten Sphincterringes in der oben geschilderten Weise unter Beachtung der Gegenindikation Verletzungen entstehen, aus denen später eine Narbenstenose resultieren könnte. (Bei dem ein-zigen Patienten, der mir nach diesem Verfahren an einer cholämischen Magen-blutung am 5. Tage opst operationem zugrunde ging, konnte die histologische Untersuchung einen größeren Defekt in der Papillenringschichte nicht entdecken.)

Wenn wir nun schon imstande sind, durch Dilatation der Papille einen un-gehemmten Abfluß der Gallenflüssigkeit und restloses Abgehen von übersehenen Konkrementen zu erzeugen, beansprucht die zweite Frage, ob und wie lange eigentlich eine instrumentell gedehnte Papille ihr weit klaffendes Lumen behält, wesentlichste Beachtung. Eine normale Papille mit intakter, noch unter Wirk-samkeit des autonomen Nervensystems stehender Muskulatur wird sich nach instrumenteller Dilatation sicherlich wieder in kürzester Zeit sphincterartig zu-sammenziehen können. Bei durch Anwesenheit von Steinen pathologisch ver-änderter Papille glaube ich an diese Möglichkeit, wie schon oben gesagt, ent-sprechend der Ansicht vieler Pathologen über den Zustand der Papille nach vollzogener Steindurchwanderung, nicht und fand dafür Beweise an Obduktions-präparaten. Jedenfalls bildet der ungestörte Abfluß ohne Möglichkeit der geringsten Rückstauung, durch eine längere Zeit nach der Operation (etwa 1—2 Wochen) die Conditio sine qua non einmal für das klaglose Verheilen der

---

[1] HELLER: Chirurgie der Leber und des Gallensystems in Kirschner und Nordmanns Chirurgie Bd. 6.

primären Choledochusnaht, das andere Mal für das vollständige Abklingen des Krankheitsprozesses durch Abfuhr der evtl. infizierten Galle und etwaiger noch nachfolgender festerer Bestandteile.

Ich habe seinerzeit zum sicheren langen Klaffenerhalten der Papille bei Fällen, wo trotz sorgfältiger Spülung immer wieder Gallensand aus den intrahepatischen Ästen nachrückte, den untersten Choledochusabschnitt vermittels Gummidrains oder resorbierbaren Drains offen zu halten versucht und dieses Verfahren *Intubage des Choledochus* genannt[1]. Ich verweise dieses, vielleicht manchmal zweckdienliche Vorgehen trotzdem heute in das Reich der Polypragmasie.

ALAPY[2] spricht sich gegen die starke Dehnung der Papille aus, weil er glaubt, daß eine vom Darm aus aufsteigende Infektion durch die Ventilwirkung der Papille verhindert wird; wenn diese Ventilwirkung durch Ausschaltung der Papille infolge instrumenteller Überdehnung zunichte gemacht wird, werden dem Einströmen des Darminhaltes in die Gallenwege die Pforten geöffnet. *In keinem meiner über 200 mit Papillendehnung behandelten Fälle konnte ich die Gefährdung der Gallenwege durch Versagen der Papillenklappenwirkung beobachten.* Schafft nicht die Natur in manchen Fällen durch transpapilläre Geburt eines oft mächtigen Steines ebenfalls ein großes Papillentor? Ich muß heute allerdings KIRSCHNER[3] und HELLER beipflichten, daß mein seinerzeitiger Standpunkt der extremen Dehnung der Papille vielleicht übertrieben war, und eine Aufsondierung mit Steinsonden bis 26 Charrière vollkommen zu genügen scheint.

Die retroduodenale Choledochotomie. Bei unserem, in den letzten Jahren gebräuchlichen Vorgehen, vor der Incision des Choledochus womöglich immer das Duodenum zu mobilisieren und den Choledochus weit entfernt von der Cysticuseinmündung zu spalten, vollziehen wir vielfach die seinerzeit als eigene Methode angegebene retroduodenale Choledochotomie. Wir incidieren ja in der Regel den Ductus choledochus dort, wo er uns nach der Präparation am breitesten zugänglich erscheint. Wir tasten nun z. B. gelegentlich im Choledochus, bereits in seinem unteren Abschnitte, wo er im Pankreas verschwindet, einen Stein, der sich trotz aller Mühe nicht nach oben schieben läßt. Von der Choledochusincision aus kommen wir mit der Sonde ebenfalls an den Stein heran, wobei die Sonde an ihm papillenwärts glatt vorbeigleitet oder nicht weitergeht. Der Versuch, den Stein mittels Steinlöffel und Steinzange zu fördern, scheitert; ebenso gelingt nicht die manuelle Zerquetschung des Steines zum Zwecke der Herausspülung der Steintrümmer. Hierbei handelt es sich nun meist um Einzelsteine von nicht besonderer Größe, welche von der Mucosa des Choledochus zum Teil schon infolge lang dauernder decubitaler Entzündung fibrös umwachsen sind. Zieht man in einem solchen Falle nicht vor, die Choledochoduodenostomie ober dem Stein anzulegen oder transduodenal an ihn heranzukommen, kann bei dünnem Pankreasmantel über dem Stein die *transpankreatische retroduodenale Choledochotomie* versucht werden. Wir fixieren uns das Steinchen durch festes Anstraffen des Pankreasmantels mit den Fingern der linken Hand und incidieren nun mit wenige Millimeter langem, vorsichtigen Schnitt durch den Pankreasmantel hindurch auf den Stein und

---

[1] WALZEL: „Zur Therapie des Choledochussteines". Kongreßbericht. Arch. f. klin. Chirurg. Bd. 126.

[2] ALAPY: Verhandl. d. dtsch. Ges. f. Chirurg. 1913. 1923. Arch. f. klin. Chirurg. Bd. 126, S. 15.

[3] KIRSCHNER: Verhandl. d. dtsch. Ges. f. Chirurg. 1923 (Arch. f. klin. Chirurg. Bd. 126, S. 34).

hebeln denselben heraus. Die kleine Wunde wird hierauf mit Catgut genäht und zu dieser Stelle ein Docht hingeleitet. Auf jeden Fall wird nun eine Hepaticusdrainage, zur Ableitung der Galle nach außen, von der oberen Choledochusincision aus hinzugefügt.

Es handelt sich also nach unserem heutigen Vorgehen meist um eine *Doppelcholedochotomie: zuerst typisch oberhalb* des Verschwindens des Ductus choledochus im Pankreas und erst dann, wenn es sich zeigt, daß der Stein von der ersten Incision aus nicht entfernt werden kann, *zweite transpankreatische Incision direkt auf den Stein,* zur Auslösung desselben aus der fibrösen Umklammerung. Die beiden Incisionen sind demnach durch eine Strecke intakten Choledochusrohres verbunden.

Im ganzen haben wir es mit einer eher selteneren operativtechnischen Zwangslage zu tun. Es ist vorteilhaft, zumindest sicherer, vor der Incision mit einer feinen Punktionsnadel auf das Konkrement einzustechen; man orientiert sich dabei über die Dicke der Pankreasschichte und incidiert dann entlang der am Stein fixiert gehaltenen Nadel. Bei bereits zu voluminösem Pankreasmantel kann man nach dieser „Nadelprobe" immer noch von der direkten, wegen ihrer evtl. Folgeerscheinungen (Pankreasnekrose, Blutung) nicht ungefährlichen Incision absehen; außerdem klärt uns dieser Nadelstich im Zweifelsfalle darüber auf, ob nicht etwa eine harte Drüse ein

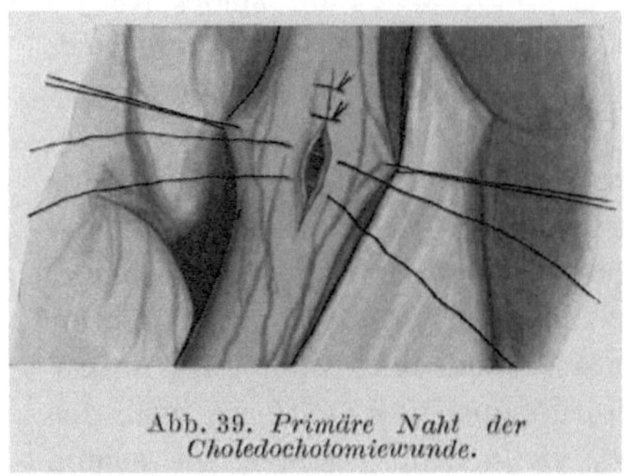

Abb. 39. *Primäre Naht der Choledochotomiewunde.*

eingewachsenes Steinchen vortäuscht. An dieser Stelle besteht auch immer die Gefahr einer Verletzung der Arteria pancreaticoduodenalis. Mir sind zwei Fälle in Erinnerung, wo das Steinchen, ohne Verbindung mit dem Choledochus, nur von Pankreasgewebe umschlossen war als Folge einer bereits ausgeheilten Steinperforation vom untersten Choledochusabschnitte aus in das Pankreasgewebe.

Wir erkennen nach dem Gesagten daher die retroduodenale Choledochotomie durch das Pankreas hindurch nicht als primär anzuwendende Methode mehr an, sondern evtl. als *Ergänzungseingriff* bei erfolglosem Versuch, den Stein von der supraduodenalen Incision aus zu entfernen. Es läßt sich ja vor der Sondenuntersuchung meist nicht mit absoluter Sicherheit nur durch Fingerpalpation feststellen, daß der Stein wirklich bereits derart umwachsen ist, daß er aus seinem Bindegewebslager von einer höher gelegenen Choledochusincision aus nicht mobilisiert werden kann. Deshalb werden wir zur Choledochusincision, auch wenn sie tief unten hinter dem Duodenum ausgeführt wird, vorerst immer eine Wandstelle wählen, die noch nicht vom Pankreasgewebe ummantelt ist.

Die primäre Naht der Choledochusincision. Wir haben bereits im vorausgegangenen Abschnitt darauf hingewiesen, daß wir, wenn eine sichere Papillenfreiheit konstatiert worden ist und die Papille eine wesentliche Dehnung gestattete, die primäre Choledochusnaht in letzter Zeit gegenüber der Schlauchdrainage gerne bevorzugen. Wir bringen weiter unten unsere Anzeigestellung zur primären Choledochusnaht zusammenfassend. Bei zartwandigem Choledochus legen wir die einreihige Serosa und Mucosa durchgreifende Naht mit dünner runder Nadel und feinem Catgut an, und zwar immer enggesetzte Knopfnähte. Darüber adaptieren wir noch mit Catgutnähten die fettigen Peritoneallefzen des Ligamentum hepatoduodenale. Auf jeden Fall wird bei primärer Choledochusnaht in die Nähe der Nahtlinie ein Docht und ein dünnes Gummidrain eingelegt. Bei mächtig erweitertem, wandhypertrophischen Choledochus kann die Naht wie beim Darm in zwei Schichten erfolgen; zuerst fortlaufende Mucosa-Catgut-Naht, dann Serosanaht. Diese kann auch öfters in solchen Fällen entsprechend der Darm-Lembert-Naht vollzogen werden. Auch hier folgt Deckung mit Peritoneum aus dem Ligamentum hepatoduodenale oft unter Heranziehung der fettigen Nierenkapsel und Drainage wie oben beschrieben (Abb. 39).

Zeigt sich deutliches, länger anhaltendes Gallenträufeln aus den Stichkanälen, soll doch lieber ein Drainagekatheter in den Choledochus eingelegt werden, wozu zwei bis drei Catgutnähte an der bereits versorgten Incisionsstelle gelöst werden müssen.

Auch bei Anbringung einer Gallengangdrainage vollzieht sich die Choledochusnaht in der beschriebenen Weise bis möglichst dicht an das herausgeleitete Katheterrohr, so daß man von tunlichst „gallendichter" Einnähung des Katheters sprechen kann.

Die Technik der äußeren Drainage des großen Gallenganges mit Nelatonkatheter. Als Ableitungsrohre der Gallenflüssigkeit nach außen werden verwendet: Der Nelatonkatheter, das T-Rohr mit röhrenförmigem Querschenkel und das T-Rinnenrohr (KEHR), wobei der Querschenkel beiderseits einer offenen Rinne entspricht. Wir haben heute die früher prinzipielle Anwendung der T-Rohrdrainage bis auf wenige Ausnahmefälle verlassen und bedienen uns zur Gallenableitung *fast ausschließlich des doppelt gelochten Nelatonkatheters*. Den Hauptgrund, warum wir das T-Rohr nur noch für gewisse, besonders komplizierte Fälle verwendet wissen wollen, bildet die bei der Entfernung des Rohres selten zu vermeidende Aufreißung des Choledochus in seinem Nahtbereiche, wodurch es nicht nur zu meist länger dauernder, äußerer Gallenfistel, sondern auch zu echten Narbenstenosen im großen Gallengange kommen kann; wir verfügen über einzelne sichere Beobachtungen dieser Art. Das Choledochustrauma bei der Entfernung eines T-Rinnenrohres ist infolge des um die Hälfte geringeren Volumens gegenüber dem T-Vollrohr wohl dementsprechend kleiner, doch muß auch hier mit einer ungewünschten Wandläsion des Choledochus gerechnet werden. Demgegenüber bildet die Abnahme eines Nelatonkatheters keinerlei Schwierigkeiten, es kommt sicher zu keiner frischen Wandschädigung des Choledochus und wir können an großen Serien die erstrebenswerte Tatsache bestätigen, daß, den freien Durchgang der Papille vorausgesetzt, die Gallenfisteln sich viel früher schließen als nach Anwendung der T-Drainage in jeder Form; schon am 2. Tage nach der Entfernung des Nelatonkatheters kann ein vollständiges Versiegen der Gallenfistel eintreten, jedenfalls gehört weiter bestehender Gallenfluß nach Ablauf einer Woche schon zu den selteneren Ereignissen.

Die richtige Anbringung eines Gallengangdrains verlangt ein sehr sorgfältiges Vorgehen. Zunächst einiges über die *Behandlung der Drainageröhren* vor ihrer Verwendung. Zwei erst kürzlich gemachte üble Erfahrungen verpflichten uns, vor allem darauf zu sehen, daß die zur Ableitung der Galle verwendeten Drainagerohre auch wirklich glatt durchgängig sind. (In dem einen

Fall bestand ein auf einen Fabrikationsfehler beruhender Verschluß der Rohr-
lichtung, im anderen Falle war ein „Ohrwurm" mitsterilisiert worden, der zum
Verschluß des Katheters führte; beide Fehler wurden noch während der Operation entdeckt.) Man soll sich durch Durchspülung des Rohres, knapp vor dem
Einschieben desselben, immer selbst von seiner *Durchgängigkeit* überzeugen;
die probeweise durchgespülte Kochsalzlösung soll, ohne daß stärkerer Spritzen-
stempeldruck angewendet werden muß, in *vollem* Strahle das andere Ende des
Katheters passieren. Es ist auch darauf zu achten, daß frisches, gut elastisches
Gummimaterial genommen wird, da, abgesehen von der Rißgefahr infolge

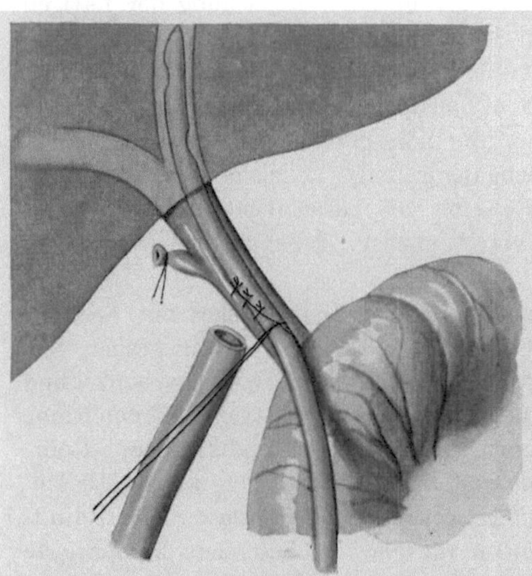

Abb. 40. *Hepaticusdrainage.* Richtige Lage des doppelt
gelochten Katheters im Hepaticus. Die Choledochotomiewunde bis an den Katheter heran durch Knopfnähte geschlossen; die letzte Naht ist um den Katheter
geknüpft.

Nachlassens der Elastizität, die oft ausgekochten langen und dünnen Drainagerohre (Nelatonkatheter und T-Rohr) Knickungen und Krümmungen behalten, welche die richtige Lagerung des Drains im großen Gallengang sehr erschweren und obendrein Drosselung der Gallenabfuhr erzeugen können. Deshalb sollen die Katheter und T-Rohre nicht zusammengerollt aufgehoben und beim Auskochen ebenfalls nicht in einem Knäuel, sondern womöglich gestreckt in den Sterilisator eingelegt werden.

Folgende *Technik der Einnähung eines Nelatonkatheters* hat sich mir bisher am besten bewährt: Sobald der große Gallengang ausgeräumt ist und die Papille als einwandfrei durchgängig befunden oder evtl. noch

gedehnt worden ist, wird eine stärkere Steinsonde hepaticuswärts eingeschoben;
man kann ja bekanntlich sehr häufig beide große Hepaticusstämme oft hoch
hinauf leicht sondieren; wir haben uns vorher überzeugt, daß Galle von der
Leber her stetig nachquillt; ein stärkerer, flacher Druck auf die Leberkonvexität kann dieses Abfließen der Galle augenscheinlicher machen. Ebenso
quillt oft gleich reichliche Galle aus der Choledochusincision heraus, wenn
mit dem Assistentengriff der „Leberkippung" für einen Augenblick nach-
gelassen wird. Während die Steinsonde in dem leichter sondierbaren Hepaticusast liegen gelassen wird, lochen wir uns entsprechend den Katheter. Nicht
unwichtig erscheint mir bei der einfachen Katheterdrainage die Wahl des Kalibers.
Eine Regel läßt sich dabei schwer aufstellen, aber man soll meiner Meinung
nach auch bei stärker erweitertem großen Gallengange möglichst dünne
Katheter nehmen, die vollständig genügen; jedenfalls darf der Katheter den
Innenraum des Hepaticus nicht vollständig ausfüllen, damit auch Galle neben
ihm darmwärts vorbeifließen kann (Abb. 40). Als beiläufiges Universalkaliber
empfiehlt sich die Verwendung von Nelatonkatheter Nr. 15. Wir legen mit

der Hohlschere, etwa $1^1/_2$—2 cm oberhalb des Pavillonloches des Katheters, aber auf der entgegengesetzten Wandseite, eine ebenso große Öffnung an; auch bei dieser Kleinigkeit geschieht oft der Fehler, daß das Loch zu lang und zu tief geschnitten wird, infolgedessen sich der Katheter beim Einführen an dieser wandreduzierten Stelle unbemerkt winkelig knicken und so verschließend wirken kann (Abb. 41). Nach dem Herausziehen der Steinsonde wird gleich der Katheter vorgeschoben, wobei dieser in einen der intrahepatalen Hepaticusäste, meist in den linken eindringt. Oft läßt sich dieses Vorgleiten durch Betupfen des Katheterkopfes mit Öl bei engen Gangverhältnissen

wesentlich erleichtern. Wir können mit den Fingern der linken Hand beim Fehlen starrer Verwachsungen das Gleiten und die endliche richtige Lage des Katheters ganz gut kontrollieren. Es folgt nun die Choledochusnaht um den Katheter herum mittels ein- oder zweireihigen, feinen Catgutknopfnähten; die Fäden der dem herausgeleiteten Katheter am nächsten liegenden zwei Nahtligaturen bleiben vorläufig lang. Jetzt soll erst eine Zeitlang darauf gewartet werden, ob aus dem Katheter wirklich auch Galle abfließt, was oft einige Minuten dauern und mit Hilfe von Spritzenansaugung beschleunigt werden kann. Ist dies nach längerer Zeit nicht der Fall, kann eine

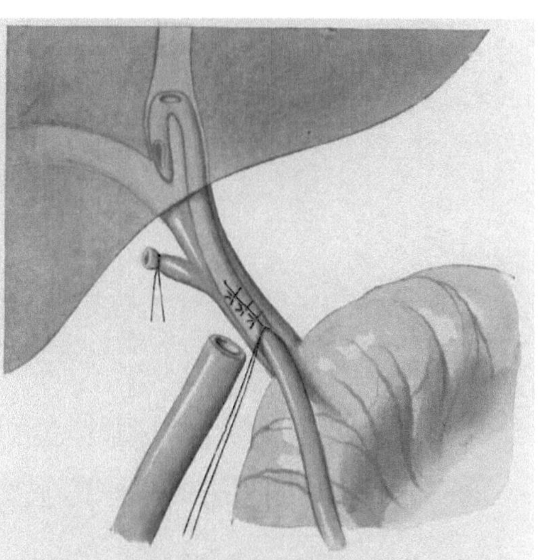

Abb. 41. *Hepaticusdrainage.* Falsche Lage des Hepaticuskatheters; durch ein zu groß angelegtes seitliches Loch im Katheter knickt sich derselbe im Hepaticus ab und wirkt so obturierend.

der häufigsten Ursachen dafür die sein, daß der Katheter zu hoch in den sich immer mehr verjüngenden Gallengang eingeschoben worden ist. Häufig genügt ein Vorziehen von 1—2 cm und es tropft bereits die Galle aus dem freien Katheterende ab. Erst dann wird der Katheter in der Form fixiert, daß einer der lang gelassenen Catgutfäden möglichst nahe der Choledochuswand um ihn geknüpft wird, damit nicht bei höherer Knotenumschlingung eine Knickung entsteht.

Die Anbringung des T-Rohres, bzw. T-Rinnenrohres. Das Einlegen des Querschenkels des T-Rohres geschieht nach dem weiter unten geschilderten Zustutzen etwa in der Weise, daß mit Hilfe langer anatomischer Pinzetten zuerst das Hepaticus- und dann das Choledochusende desselben eingeschoben wird; doch besteht über diese Reihenfolge keine Regel, sie richtet sich nach den fallweise vorliegenden Verhältnissen. Das Einschieben des T-Rohres gelingt mitunter erst nach mehrfachen Versuchen. KLEINSCHMIDT[1] gibt aus der Klinik PAYR auch folgenden Handgriff an: „Man faßt mit der anatomischen Pinzette das T-Rohr so, daß die beiden Schenkel des wagrechten Balkens parallel und in Fortsetzung des T-Rohres liegen. Hat man die Pinzette in die Öffnung

---

[1] KLEINSCHMIDT: Chirurgische Operationslehre (J. Springer Verl. 1927).

eingeführt, so zieht man sie nach Lösung des Fingerdruckes zurück und die
beiden Teile des wagrechten Balkens gleiten nun in den zu- und abführenden
Schenkel des Hepaticus hinein.“ — Das T-Rohr liegt dann erst richtig, wenn das
Verbindungsstück seines Querschenkels mit dem Hauptrohr vollständig im
Choledochusschlitz verschwindet und nicht etwa zum Teil noch über die Schnitt-

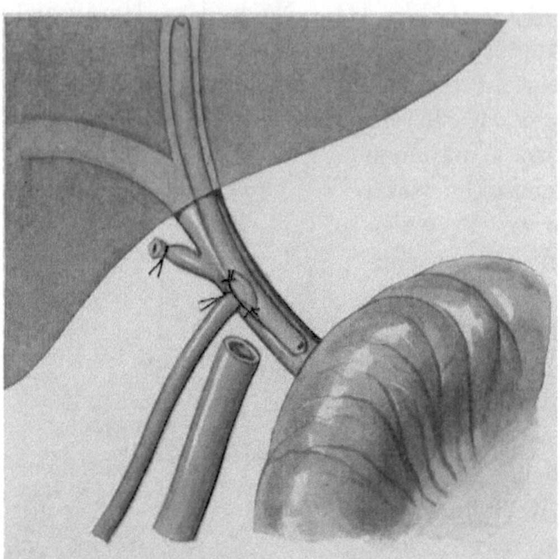

Abb. 42. *Hepaticusdrainage*. Richtig eingelegtes T-Rohr, langer Hepaticusschenkel, kurzer
Duodenalschenkel. Reservedrain in der Nähe der Choledochotomiewunde.

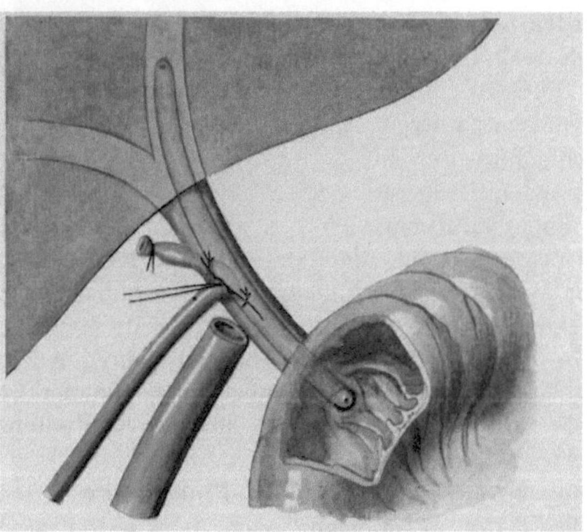

Abb. 43. Das T-Rohr liegt falsch; der Duodenalschenkel hat die Papille passiert.

lefzen hervorragt; im letzteren Falle ist einer der beiden Querschenkel zu
lang gelassen worden und muß nachgestutzt werden. Eine technisch wichtige
Beurteilung betrifft die Länge des „Querschenkels“. Dieser muß entsprechend
dem vorliegenden Falle zugeschnitten werden. Für den im Hepaticus liegenden Rohr- oder Rinnenteil gilt das beim Nelatonkatheter Gesagte; er darf
nicht zu hoch hinaufgeschoben werden, damit es nicht zur Abknickung kommt.
Wie bereits gesagt, können sich die T-Rinnenrohrschenkel nach längerem
und öfterem Auskochen einrollen, so daß nach ihrem Einnähen in den großen

Gallengang Verziehungen entstehen, welche gelegentlich auch stenosierend
wirken. Besonderes Augenmerk ist darauf zu richten, daß der Schenkel des
T-Rohres, welcher in dem unteren Choledochusabschnitt zu liegen hat, derart
zugestutzt wird, daß er nicht etwa die Papille passiert und so ins Duodenum
hineinragt (Abb. 42 u. 43). Es kann dadurch zum Aufsteigen von Duodenalinhalt und Infektion des Wundbereiches in der Drainagelücke kommen, von der
ausgehend wir einmal eine tödliche allgemeine Peritonitis beobachten konnten.
Das Einführen des T-Vollrohres bzw. T-Rinnenrohres bereitet manchmal
Schwierigkeiten; wir wählen auch hierbei, gleich unserem Vorgehen bei Nelaton-
katheter-Drainage, T-Katheter von wesentlich geringerer lichter Weite im
Vergleich zu dem vorliegenden Choledochuskaliber. Nur bei größeren Wanddefekten in der Choledochuswand halte ich es für vorteilhaft, ein der Choledochus-
lichtung entsprechend starkes T-Rohr auszusuchen, wodurch eine möglichst
„gallendichte" Lagerung des Querschenkels im Gallenrohre zu erwarten ist.
Auch bei Anwendung des durch seine Form sich gut im Gallengange ver-
ankernden T-Rohres möchte ich zu seiner Fixation mit Catgut am Gallengang,
wie beim Nelatonkatheter, raten. Ich habe schon gesehen, daß sich aufgeregte
Patienten das T-Rohr herausgerissen haben. Gerade von technischen „Kleinigkeiten" hängt oft der ganze Erfolg der Drainage ab und richtige Überlegungen
bei Anbringung der Drainage ersparen für Patienten und Operateur gleich
unangenehme postoperative Zwischenfälle. Manche Autoren bevorzugen zur
Herausleitung des Hepaticusdrains eine eigene kleine Incision, welche außerhalb
des ursprünglichen Bauchschnittes angelegt wird, damit die klaglose Heilung
des Hauptschnittes durch die daselbst offen gelassene Drainagelücke nicht
gestört und so einer Hernienbildung vorzubeugen versucht wird. Wir handeln
in diesem Sinne nur beim Medianschnitt, da wir, wie eingangs bei Besprechung
der Bauchschnitte hervorgehoben wurde, beim Querschnitt fast nie eine Hernie
beobachtet haben.

Drainagesicherung.

Bei Verwendung des einfachen Nelatonkatheters ist es trotz Catgutfixation
desselben beim Anlegen der Choledochusnaht doch mehrmals vorgekommen,
daß schon am 2. oder 3. Tage nach der Operation der Katheter herausgeglitten ist.
Es ist deshalb von Vorteil, bei Anlegung der Hautnaht, dort, wo der Katheter
die Hautwunde passiert, ebenfalls noch eine der benachbarten Hautnähte zur
nochmaligen Fixation des Katheters durch Umschlingung zu benützen; noch
sicherer geschieht die Fixation durch Überstülpen einer kurzen Gummirohr-
manschette über den Katheter und Mitfassen derselben bei der Hautnaht.
Unter Zwischenschaltung eines kurzen Glasrohres wird ein längerer Gummischlauch an den Katheter angeschaltet, welcher zur Ableitung der Galle in das
unterhalb des Bettes gestellten oder am Bettrande befestigten Auffanggefäßes
dient. Das Gefäß (Urinflasche) wird vor Gebrauch sterilisiert und zu $^1/_3-^1/_2$ mit
steriler Kochsalzlösung angefüllt. Nachdem durch Ansaugen mit einer Spritze im
Schlauchsystem ein Vakuum erzeugt worden ist, wird das Schlauchende unter den
Flüssigkeitsspiegel des Auffanggefäßes versenkt. Die Schwere des Ableitungs-
schlauches bedingt oft ein spontanes Herausgleiten des bereits zweifach fixierten
Drainagekatheters, weshalb wir an der Stelle wo das Gummirohr über den Bett-
rand führt, dieses durch eine Sicherheitsnadel an Leintuch und Matratze anklemmen.

Man soll die Bauchdecken nie früher schließen, ehe nicht regelmäßig Galle aus dem Katheter abtropft; man kann mitunter durch Ansaugen mit der Spritze sich bei geringem Gallenfluß vom Nachfolgen weiterer Gallenflüssigkeit überzeugen. Fließt längere Zeit keine Galle ab, obzwar bei der Sondierung steter Gallennachfluß aus der Leber festgestellt werden konnte, liegt der Katheter schlecht oder ist verstopft. Auf die deshalb immer notwendige Durchgängigkeitsprüfung vor Montage des Katheters habe ich schon hingewiesen. Oft verlegt ein Blut- oder Gallenschleimgerinnsel den Katheter. In solchem Falle soll man noch bei offenem Wundtrichter vorsichtig mit Kochsalzlösung spülen, wodurch meist das Hindernis beseitigt wird und richtiger Gallenfluß einsetzt. Ich halte es auch nicht für gut bei einmal stattfindendem Gallenfluß aus dem Katheter diesen während der Zeit der Bauchnaht und des späteren Transportes auf das Zimmer abzustöpseln, denn durch die Rückstauung der Galle kommt es dabei gern zum „Gallenlecken" an der Nahtstelle des Choledochus, auch wenn die Papille einwandfrei durchgängig ist. Es läßt sich ja ohne Gefährdung der Asepsis der flankenwärts umgebogene, äußere Rohrschenkel während der Bauchnaht mit einem Heftpflaster so fixieren, daß die Galle unterhalb des Abdecktuches in einen Gazebauschen abträufelt.

Wir legen nach KÖRTE bei Anwendung der Heberdrainage des großen Gallenganges immer zur Nahtstelle des Choledochus ein Gummidrain ein und dichten die Bauchhöhle durch einen mehrfach gelegten Gazestreifen oder breiten Docht ab, so daß das Hepaticusdrain und das Sicherheitsgummirohr zwischen Leber und Streifen bzw. Docht zu liegen kommt. Bei größeren Parenchymzerstörungen am Leberbett kommt auch dorthin ein Streifen; die beiden Gummirohre verlaufen dann zwischen den Streifen. Bezüglich der Streifen gilt das bei dem Kapitel „Drainagebehelfe" Gesagte. Das Reservegummidrain wird zuunterst doppelt gelocht und soll am tiefsten Punkte des Wundtrichters liegen, aber womöglich derart, daß es mit seinem Bauchende nicht auf dem Gallengang oder auf einer Darmschlinge aufsitzt. Ich habe schon wenige Tage nach der Operation bei zwei schwer heruntergekommenen ikterischen Patienten Decubitalperforationen des Darmes infolge des Drainrohrdruckes gesehen und ebenfalls zweimal rasch auftretenden Ikterus mit Kolikschmerzen infolge Druckes des Drainrohres auf den großen Gallengang; nach Herausnahme des Reserverohres schwanden die Schmerzen sofort und der Ikterus blaßte, so schnell er gekommen war, ab.

Die Entfernung der Hepaticusdrainage. Ich entferne zuerst das Reservedrain, bei fehlendem Gallensickern aus demselben, bereits am 2. Tage nach der Operation; am 7.—10. Tage wird der Streifen oder Docht entfernt. Dies muß sehr langsam und vorsichtig geschehen, damit nicht das Hepaticusdrain mit herausgerissen wird, welches nach Entfernung des Reservedrains und Streifens noch etwa eine Woche liegen bleiben soll. Dies gilt namentlich für die T-Rohrdrainage, deren Entfernung ja immer wieder einen größeren Defekt in der Choledochuswand schafft, während der einfache Hepaticuskatheter meist auf ganz unbedeutenden Zug, noch vor Ablauf der oben angeführten Zeit, herausgleitet. Ich möchte hierbei betonen, daß ich von der zeitweisen Abstöpselung des Hepaticuskatheters oder T-Rohres zur Erzwingung des Gallenabflusses in den Darm fast nie Gebrauch mache. Entweder fließt ein Teil der Galle bei liegendem Hepaticusdrain auch regelmäßig in den Darm ab oder es fließt die ganze Galle bei dauernder Acholie des Stuhles nach außen ab. Abstöpselung oder gar

Spülungen vom äußeren Katheterschenkel aus können zum Undichtwerden der um den Katheter angelegten Choledochusnähte führen.

Nach Entfernung des Hepaticuskatheters, insbesondere aber des T-Rohres, kommt es oft zu mächtigem Gallenfluß in den Verband; man soll die Patienten auf diese Tatsache schon im vorherein aufmerksam machen, da gerade dieses Stadium der Rekonvaleszenz „das Schwimmen in Galle" von den Patienten am lästigsten empfunden wird. Die Hautumgebung der Gallenlücke muß täglich ringsum durch Aufstreichen von Zinkpaste vor dem Auftreten von Ekzemen geschützt werden. 2—3 mal in 24 Stunden werden die von Galle durchtränkten Zellstoffkissen, die wir als oberste Verbandschichte verwenden, gewechselt. Zur Anregung der Granulationen des Drainagekanales träufeln wir täglich einige Tropfen Perubalsam in die Drainagelücke. Mit der Annäherung der Drainagelückenwände aneinander wird der Kanal immer enger und oft schon 2—3 Tage nach Entfernung des Drainageschlauches wird, bei gleichzeitiger Gallenfärbung des Stuhles, der äußere Gallenabfluß immer spärlicher, die früher dünne Gallenflüssigkeit immer zäher und schleimiger, um schließlich ganz zu versiegen. Gewöhnlich bleibt aber eine feine Haarfistel noch 1—2 Wochen länger bestehen. Nicht zu selten stoßen sich auch durch die Gallenfistel oft mehrfach zusammengeballte Ligaturfäden ab, aus der Tiefe des Operationsgebietes stammend. Mit dem Auftreten normal gefärbten Stuhles gilt die chirurgische Behandlung fürs erste abgeschlossen. Wenn bei dauernder Cholie noch seröse Fistelung aus dem Drainagekanal besteht, bei sonst per primam geheiltem Bauchschnitt, lassen wir die Patienten bereits aufstehen und entlassen sie, nachdem ein passendes Bauchstützmieder angepaßt worden ist. Ich habe schon erwähnt, daß nach Entfernung des einfachen Hepaticusdrains sich die äußere Gallenfistel oft überraschend schnell schließt, so daß die Patienten sehr häufig schon am 12.—14. Tage nach der Operation entlassungsfähig sind. Wir verwenden deshalb in den letzten Jahren, bei Fehlen bestimmter Gegenanzeige nur noch den Katheter zur Drainage des Hepaticus in der oben beschriebenen Weise als Normalverfahren. Wenn ich unsere Ansicht über die Art der Drainage bei den in diesem Kapitel besprochenen Methoden der supraduodenalen Choledochotomie zusammenfasse, ergibt sich etwa folgende Einzelwertung:

1. Primäre Choledochusnaht. Diese hat die vollständige Freiheit der Papille und Passierungsmöglichkeit großer Steinsonden durch dieselbe (Dehnung der Papille) als notwendigste Voraussetzung. Sie ist nur erlaubt bei Eingriffen im lang fieberfreien Stadium, beim Fehlen eitriger pericholecystischer Prozesse. Vorbedingung für diese Methode ist auch klare Gallenflüssigkeit und gute Beschaffenheit der Choledochuswand, welche die genaue Naht womöglich in zwei Schichten erlaubt.

2. Die Hepaticusdrainage mit einfachem Katheter als sicherste und schonendste Drainagemethode gilt als Normalverfahren bei allen Fällen, wo primärer Verschluß des Choledochus nach Punkt 1 nicht angezeigt ist.

3. Die T-Rohr-Drainage wird nur bei größeren Defekten des Choledochus infolge schwerer Veränderung seiner Wand oder operativ gesetzten größeren Wandläsionen des Choledochus angewendet. Dies gilt für die vollständige operative Durchtrennung des großen Gallenganges oder des größten Teiles seiner Circumferenz, so daß nur ein spangenartiger Teil seiner Hinterwand erhalten geblieben ist, wodurch die gegenseitig klaffenden Lumina eine Dislocatio ad latus erfahren haben, nicht zu selten als Folge eines technischen Fehlers.

Die transduodenale Choledochotomie und die Choledochoduodenostomia interna.

(Abb. 44—50.)

Unter Choledochotomia transduodenalis versteht man die Spaltung des retroduodenalen Choledochusabschnittes von dem Lumen der Papille aus, während bei der Choledochoduodenostomia interna oberhalb der Papille, auf den im untersten Choledochusabschnitt verkeilten Verschlußstein direkt incidiert wird. Der Zugang zum untersten Choledochusabschnitt wird durch eine Incision der vorderen Duodenalwand in Papillenhöhe erreicht. An diese Methodik der Choledochotomie knüpfen sich vor allem die Namen Mc Burney, Czerny, Mayo Robson, Kocher. Insbesondere aber hat auf Wiener Boden H. Lorenz zu weitgehendster Propagierung und zum vollkommensten technischen Ausbau dieser Methode beigetragen und dieselbe als Normalverfahren beim Choledochusstein empfohlen. Nach Lorenz sind es zwei Mängel, welche der Choledochotomia supraduodenalis anhaften:

1. Hat man nie, namentlich nicht in den Fällen multipler Choledochussteine, das Gefühl der Sicherheit, wirklich alle Konkremente und Steinfragmente entfernt zu haben.

2. Bleibt man bei ihr im unklaren über den Zustand des Endstückes des Gallenganges.

Mit freundlicher Gestattung von Herrn Prof. H. Lorenz[1] bringe ich im folgenden die Überlegungen, welcher zu seiner prinzipiellen Einstellung zu dieser Methode führen, aus seinen diesbezüglichen Arbeiten zum Teil im Originalwortlaut:

„Es gibt an der Papille und darüber echte Narbenstenosen, manchmal sehr hohen Grades, manchmal ganz kurz, manchmal auch von recht beträchtlicher Länge, nur für ganz feine Sonden durchgängig und beim Durchschneiden knirschend. Aber auch wenn keine Narbenstriktur da ist, so bildet doch stets die Papille, selbst in den Fällen, in denen schon der untere Pol des Verschlußsteines, die Einmündungstelle dilatierend, ins Duodenum hineinragt, eine relative Enge, die um so größere Bedeutung hat, je stärker dilatiert der Choledochus darüber ist; es liegt auf der Hand, daß über einer solchen Enge, mag es sich da um eine echte, absolute oder um eine bloß relative Stenose handeln, auch ein kleines Konkrement, ein übersehenes oder später herabrückendes Steinchen, ein abgesplittertes Stück von einem solchen oder selbst nur etwas stärker eingedickter Schlamm sich ungemein leicht verfangen und damit zumindest neue Krämpfe auslösen, ja den Keim zu einem neuen Choledochusverschluß abgeben können. Schließlich sei darauf verwiesen, daß das Bett eines namentlich längere Zeit eingekeilten Choledochussteines frische decubitale Ulceration aufweisen und daß es somit auch noch nach der Entfernung des Steines hier später zur Narbenstenose kommen kann.

Wie ganz anders, um wieviel übersichtlicher und günstiger gestalten sich die Verhältnisse bei dem transduodenalen Vorgehen. Gerade das kritische Endstück des Choledochus mit seinem oft so geheimnisvollen Inhalt, den in ihm sitzenden Konkrementen, Ulcerationen oder Stenosen wird dem Auge zugänglich gemacht und unter dessen Leitung versorgt. Statt von oben her mit gebogenen Zangen das Endstück des großen Gallenganges gewissermaßen ums Eck herum ausräumen zu müssen, läßt sich in viel übersichtlicherer und einwandfreierer Weise von unten her das ganze Gallengangsystem bis in die großen Wurzeläste des Hepaticus hinein mit geradem Steinlöffel austasten und mit ihm und mit entsprechenden Gallensteinzangen in einem Zuge ausräumen. Man hat dabei wirklich das Gefühl der Sicherheit, jeden erreichbaren Stein zutage gefördert zu haben, gleichzeitig hat man aber auch den Engpaß an der Einmündungsstelle gesprengt und damit die Möglichkeit geschaffen, daß kleinere und selbst größere Konkremente, die später von oben her aus dem Leberinnern herabrücken, auch den Ausweg per vias naturales finden und nicht etwa später irgendwo

---

[1] Lorenz, H.: Med. Klinik, 16. Jahrg., Nr. 26. 1920.

wieder stecken bleiben. Ein nicht zu unterschätzender Vorteil der transduodenalen Methode ist ferner die ganz wesentliche Vereinfachung der Nachbehandlung, die enorme Abkürzung des Heilverfahrens. Während Kehr für die Nachbehandlung nach Hepaticusdrainage 5—6 Wochen in Anschlag bringt, kann man nach der transduodenalen Operation, welche ja die denkbar breiteste Kommunikation zwischen Gallensystem und Darm herstellt, von jeder Drainage der Gallenwege nach außen absehen, in vielen Fällen die Bauchhöhle überhaupt lückenlos verschließen; die Operierten sind, so versorgt, oft schon nach 8 bis 10 Tagen mit völlig verheilter Bauchwunde entlassungsfähig."

H. Lorenz beschreibt die Technik der transduodenalen Choledochotomie, wie folgt:

„Ob man nach Eröffnung der Bauchhöhle zunächst an die Ausschälung der Gallenblase schreitet oder gleich auf das Duodenum losgeht und dieses mobilisiert, ist einerlei; die auf beide Zwecke abzielenden Manipulationen gehen ja mehr oder minder Hand in Hand.

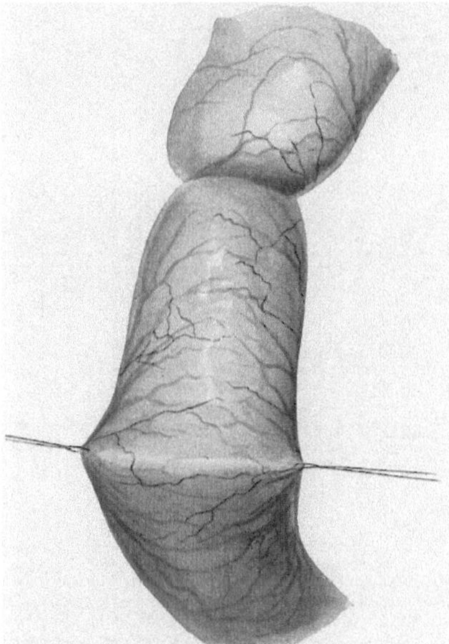

Abb. 44. *Transduodenale Choledochotomie.* Anlegen der Haltezügel am mobilisierten Duodenum.

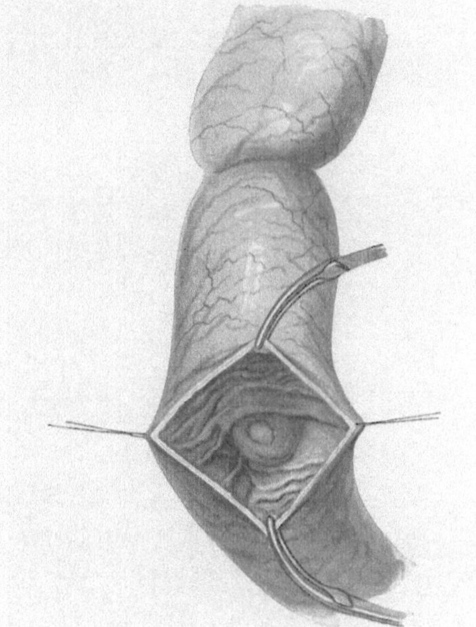

Abb. 45. *Transduodenale Choledochotomie.* Die Vorderwand des Duodenums ist zwischen den Haltefäden quer durchtrennt; infolge eines eingekeilten Steines ragt die Papille portioartig in das Duodenallumen vor.

Jedenfalls empfiehlt es sich — außer wenn man nach dem Befund fürchten muß, bei der Ablösung der Gallenblase in Abscesse zu geraten — noch vor der Eröffnung des Duodenum die Gallenblase so weit auszulösen, daß sie nur mehr am Cysticus hängt, sie aber vorläufig noch nicht abzutragen. Es erleichtert dies die Orientierung für später, ermöglicht ein Vorziehen des Choledochus usw. Ehe man den Zwölffingerdarm eröffnet, muß er ganz sauber mobilisiert sein, das heißt er muß nicht nur von seiner Unterlage abgelöst werden, was meistens spielend leicht mit dem Finger gelingt, sondern es muß auch darauf gesehen werden, daß auch die Vorderfläche des Duodenum vollkommen frei daliegt, was oft die stumpfe Lösung embryonaler oder erworbener Concrescenzen zwischen ihr und dem darüber hinwegziehenden Quercolon nötig macht. Dann legt man entsprechend den beiden Enden des über die Vorderfläche der Pars descendens duodeni, in der Höhe des tastbaren eingekeilten Steines, bzw. in der Höhe der Vaterschen Papille auszuführenden Querschnittes je eine Zügelnaht an, eröffnet das Duodenum, tupft es aus und stopft je einen entsprechend großen, angeseilten Tupfer (am einfachsten ist es da, an die beiden Enden eines längeren Fadens je einen Tupfer zu binden) einerseits gegen den Pylorus, andererseits nach abwärts ins Duodenum; diese 2 Tupfer bleiben bis zur Anlegung der Darmnaht liegen und verhüten während der ganzen Arbeit an der Papille und dem Choledochus prompt ein Ausfließen von Magen- und Darminhalt. Während die Ränder der Darmwunde mit kleinen Schaufelhäckchen auseinandergehalten werden, wird an die Darstellung der VATERschen Papille durch entsprechende Verschiebung der hinteren Duodenalwand geschritten. Hat man einige Übung darin, so ist ihre Auffindung meistens nicht schwierig. Übrigens braucht man sich, handelt es sich um einen oberhalb davon im Choledochus eingekeilten, tastbaren Stein, mit der Aufsuchung der Papille nicht erst aufzuhalten; man schneidet in solchen Fällen direkt auf den Stein ein und kann dann von dort nach abwärts den Choledochus bis in die Papille hinein spalten oder sich einfach mit der Herstellung einer Anastomose zwischen Gallengang und Duodenum begnügen („Choledochoduodenostomia interna").

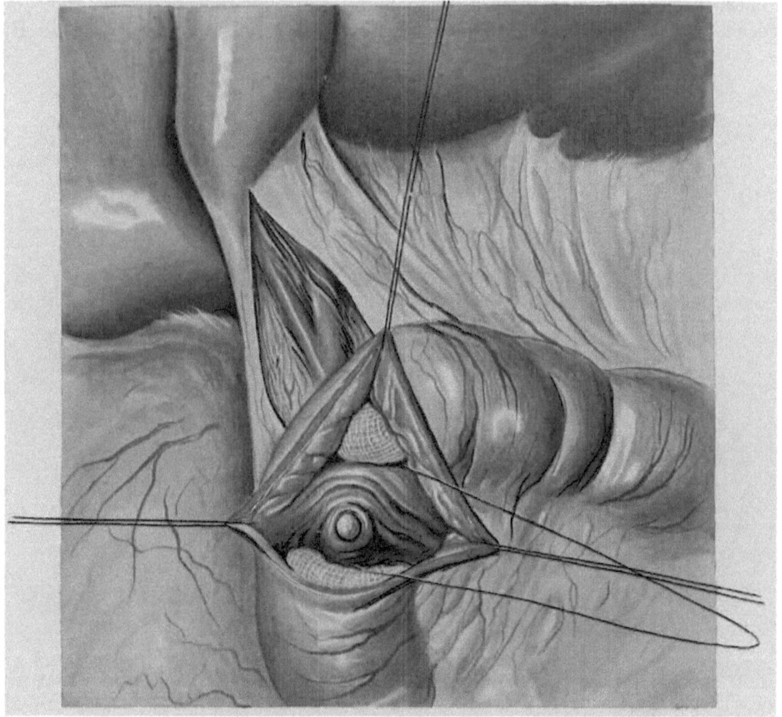

Abb. 46. *Transduodenale Choledochotomie.* Zentral und peripher von der Papille wird das Duodenum durch je einen fadenarmierten Tupfer trocken gehalten.

Gleichviel, ob man von der Papille aus nach aufwärts, oder von der Stelle, wo der Stein steckt, bis zu ihr herabspaltet, ob man ohne Berührung der Papille die innere Anastomose ausführt, in dem einen wie in dem anderen Falle empfiehlt es sich, gleich nach der Eröffnung des Choledochus dessen Schleimhaut mit der Duodenalschleimhaut durch feinste Seidennähte zu vereinigen, die, vorläufig lang belassen, zum Vorziehen verwendet werden können. Ja, ich empfehle, ehe man auf den eingekeilten Stein einschneidet, zwei Zügelnähte anzulegen, indem man durch die hintere Duodenalwand und die Choledochuswand bis auf den eingekeilten Stein ein- und umgekehrt wieder ausersticht. Andernfalls kommt es manchmal vor, daß sich die Schichten stark gegeneinander verschieben und eine an sich belanglose Blutung aus ihnen die Auffindung der Choledochuswand und ihre Vernähung mit der Duodenalwand überflüssig erschwert und stark verzögert. Stets stelle man die Kommunikation zwischen Gallengang und Darm so groß her, als im gegebenen Falle nur irgend möglich. Bei solitären Verschlußsteinen war deren Entfernung schon mit der Eröffnung des Choledochus Hand in Hand gegangen, bei multiplen Steinen folgt jetzt die sorgfältige, zarte Ausräumung: mit der linken Hand werden Hepaticus und Choledochus ausgemolken, die Steine so heruntergeschoben und durch die rechte, mit einer Zange oder Steinlöffel bewehrte Hand in Empfang genommen. Auch wenn schon nichts mehr mit den Fingern getastet werden kann, muß noch mit Zange und Löffel in den Wurzelästen des Hepaticus gesucht werden. Man ist immer wieder einmal verblüfft von der großen Menge der vorhandenen Konkremente.

Einen Vorteil hat es, wenn man sich nicht mit der Choledochoduodenostomia interna begnügt, sondern das ganze Endstück des Gallenganges spaltet: es erlaubt dies die Revision auch der Einmündung des Ductus pancreaticus, bzw. der Mündung von Ductus Wirsungianus und Ductus Santorini. Ich selbst habe zufällig nie einen im Pankreaticus steckenden Stein gefunden, aber man denke stets daran, daß es auch Pankreassteine gibt, die für sich allein oder neben Gallensteinen vorkommen können (siehe Kapitel Konkremententfernung). Es ist ein weiterer Vorzug des transduodenalen Vorgehens gegenüber dem supraduodenalen, daß es unter einem solchen auch das Eingehen auf den Ductus pancreaticus gestattet.

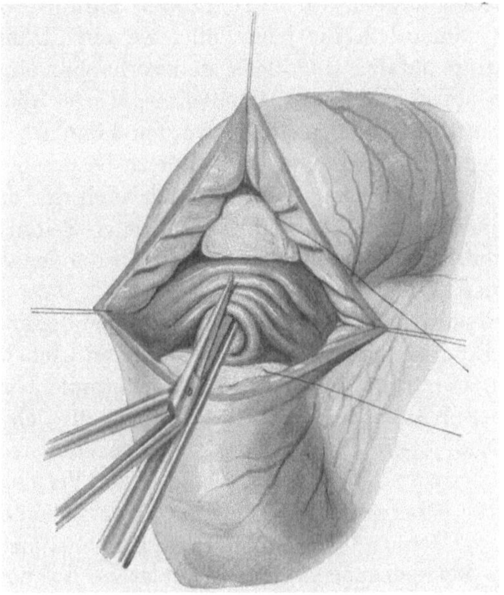

Abb. 47. *Transduodenale Choledochotomie.* Durch die Papille wird oberhalb des eingeklemmten Steines eine Hohlsonde choledochuswärts eingeschoben. Hierauf erfolgt die Spaltung des Papillensaumes mit der Winkelschere.

MOYNIHAN und MAYO ROBSON haben wegen Steinen im Ductus Wirsungianus „Wirsungo-Duodenostomien" ausgeführt. Sind die Gänge ausgeräumt, so erfolgt die Naht der Darmwunde nach allgemeingültigen Regeln. Erst nach deren Vollendung wird die Gallenblase samt dem Cysticus ganz nahe an dessen Einmündung abgetragen. Aber nicht nur bei Steinen, auch bei der Behandlung des durch Kompression des Choledochus seitens des kranken Pankreas bedingten Ikterus oder bei Verschwellung des Choledochusendes aus anderen Ursachen vermag die transduodenale Choledochotomie Glänzendes zu leisten."

Die transduodenale Choledochotomie wird von der überwältigenden Mehrzahl der Chirurgen als zum Teil zu komplizierter, zum Teil auch unnötiger Eingriff abgelehnt, insbesondere aber ihre durch LORENZ erfolgte Stempelung zur Methode der Wahl beim Choledochusstein. Ich selbst habe diesen Eingriff über 50 mal ausgeführt, wobei ich mich nicht immer an die heute mit Ausnahme von H. LORENZ gültige Anzeigestellung zu diesem Eingriff gehalten habe, die dahin geht, daß nur bei unbeweglich incarceriertem Stein in der Papille seine transduodenale Entfernung versucht werden kann. Da die Beurteilung eines nicht zu mobilisierenden Steines (Umwachsung desselben) nur bei bereits

ausgeführter supraduodenaler Choledochotomie möglich ist, habe ich die transduodenale Choledochotomie des öfteren als gleichzeitigen, *zweiten Hilfseingriff*
mit bestem Erfolge ausgeführt.   Ich habe seinerzeit am 49. Kongreß der
Deutschen Gesellschaft für Chirurgie auf eine besondere Gefahr bei der transduodenalen Choledochotomie hingewiesen, die durch Sondierung in „falscher
Richtung" vom Papillenlumen aus erfolgen kann, das ist das Abweichen der
tastenden Sonde in den Ductus pancreaticus Wirsungianus und die dadurch
mögliche Erzeugung einer akuten Pankreasnekrose. Mehrere Erfahrungen von
anderen Autoren, so SCHNITZLER, HEYROVSKY, bestätigen diesen unheilvollen
operativen Zwischenfall bei der transduodenalen Methode.   Es kann nicht
geleugnet werden, daß die Zweifel bezüglich der Radikalität des supraduodenalen
Eingriffes beim Choledochusstein, wie sie H. LORENZ anführt, vielfach zu Recht
bestehen.   Dies gilt namentlich für jene Fälle, wo eine Unmenge von Konkrementen in den intrahepatalen Hepaticusästen vorhanden sind, welche naturgemäß durch ein so stark erweitertes Papillentor, wie es die transduodenale
Choledochotomie schafft, leicht abgestoßen werden können.   Als Konkurrenzverfahren für derartige Fälle kommt ja die später zu besprechende Choledochoduodenostomie in Betracht, welche aber schließlich auch nur mittels Eröffnung
des Duodenum möglich ist, welch letztere ja von vielen Seiten mit als eine der
wichtigsten Komplikationen zuungunsten der transduodenalen Choledochotomie gewertet worden ist.

Unter aller Berücksichtigung der Gefahrsmomente bei dieser viel diskutierten
Methode dürfte der Eingriff seinen Wert nicht verlieren.   Ich bin nach wie vor
weit entfernt davon, die transduodenale Choledochotomie beim Choledochusstein als Methode der Wahl zu bezeichnen.   Dafür halte ich diesen Eingriff,
besonders bei sog. Rezidivoperationen, als die beste operationstechnische Lösung.
Darauf hat schon MOSCOWICZ hingewiesen, wobei er zur Vermeidung eines Kon-
fliktes mit dem Ductus pancreaticus die Anastomose zwischen Choledochus und
Duodenum nicht an der Papille, sondern suprapapillär ausführt.   Bei schweren,
frisch entzündlichen Verwachsungen im Gallenblasen-Choledochuswinkel oder
bei alten Adhäsionsprozessen als Folge einer vorausgegangenen Operation im
Gallenblasenbereich bleibt die transduodenale Choledochotomie bei entsprechender Übung der sauberste und sicher zweckmäßigste Eingriff.   Ich erinnere
nur an die oft schweren Blutungen, welche in solchen komplizierten Fällen bei
der Darstellung des durch entzündliche Schwarten eingehüllten Choledochus
entstehen und das dort an und für sich gefährliche Operationsterrain unübersichtlich machen.   Dazu kommt die dann oft schwierig zu vollführende Choledochusnaht, welche mitunter eine Zeitlang infolge Leckens eine äußere Gallenfistel unterhält und aus dieser Erfahrung heraus ausgedehnte Tampondrainage
nötig macht, welche bei der transduodenalen Choledochotomie infolge der gut
und sicher zu bewerkstelligenden Darmnaht wegfallen kann.   Bei der eben angeführten engeren Umgrenzung zur Anzeigestellung für eine transduodenale
Choledochotomie und bei der Berücksichtigung der anatomischen Variationen
der Ausführungsgänge der Bauchspeicheldrüse dürfte sich bei vorsichtiger
Operationstechnik eine postoperative schwere pankreatische Reaktion vermeiden lassen.

Ich möchte nun aus meiner eigenen Erfahrung auf einige mir wichtig
scheinende operationstechnische Winke bei der transduodenalen Choledochotomie

zu sprechen kommen. Ich habe diesen Eingriff in den Hauptzügen immer gemäß der beschriebenen Technik von H. Lorenz ausgeführt. Eine der häufigsten Schwierigkeiten besteht darin, den Duodenalschnitt möglichst gegenüber der „geahnten" Papille auszuführen. Diese Überlegung ist leicht, wenn man den obturierenden Stein im Papillenwulste tastet. Ist dies nicht der Fall und richtet man sich bei der Duodenalincision etwa nach der Verlängerungsachse des Gallenganges gegen das Duodenum zu, so kommt man in der Regel zu „hoch" und es kann dann recht mühsam sein, die Papille tief unten darzustellen. Man soll die Incision der Duodenalwand immer etwas unterhalb der halben Höhe des vertikalen Duodenalschenkels ausführen, auch wenn man den Papillenwulst genau tastet. Kocher verlangte mit Rücksicht auf die Lage der ernährenden Gefäße der Duodenalwand die quere Incision derselben, welche auch bei geringerer Blutung nach vollzogener, bei uns stets geübten dreischichtigen Naht selten eine nennenswerte Stenose zu hinterlassen scheint. Ich habe auch des öfteren die longitudinale Incision der Vorderwand des mobilisierten Duodenalschenkels ausgeführt und nachher zur Vermeidung einer Stenose quer vereinigt; einmal mußte ich allerdings 8 Tage nach der transduodenalen Choledochotomie bei querer Incision infolge ständigen Stenoseerbrechens die hintere Gastroenterostomie ausführen und konnte auf diese Weise den beängstigenden Zustand mit einem Schlage bannen.

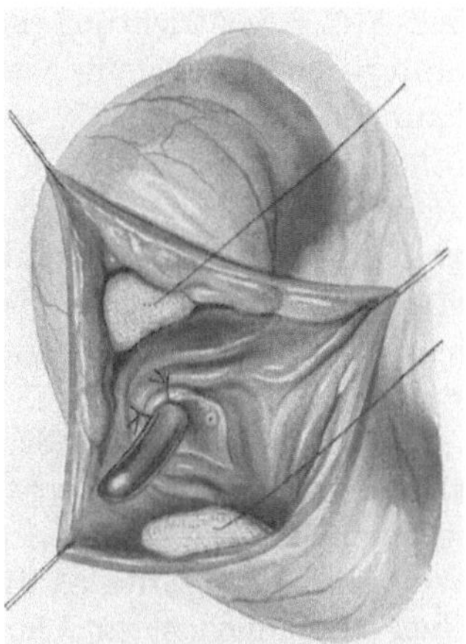

Abb. 48. *Transduodenale Choledochotomie nach vorausgegangener supraduodenaler Choledochotomie.* Von einer supraduodenalenCholedochusincision aus ist eine Steinsonde durch die Papille hindurch geführt. Die Papille ist bereits gespalten, die incidierte Choledochuswand ist durch einige Nähte mit der Duodenalmucosa vereinigt; man sieht die Einmündungsstelle des D. pancreat. Wirsungianus in dasDiverticulum Vateri.

Ist in der Papille ein Stein eingeklemmt, so kann der Papillenbürzel zapfenartig von der hinteren Duodenalwand, entsprechend der Plica longitudinalis, hervorragen; eine kleine Kerbung des oft sehr verdünnten Papillensaumes genügt zur Entbindung des Steines, welcher mitunter mit einer Ecke schon vorlugt, und das mächtig klaffende Papillentor liegt der Sondierung und Einführung von Steinzangen frei. Dabei muß ich die Erfahrung von H. Lorenz bestätigen, wie überaus einfach sich in solchen Fällen das Sondierungsmanöver des großen Gallenganges bis hoch hinauf in die Leber vollziehen kann, da die Instrumente in gerader Achse eingeführt werden können. Wesentlich schwieriger gestaltet sich die Papillenspaltung bei normal großem, nicht prominentem Papillenwulst ohne knapp dahinterliegendem Stein. Man muß oft recht lange nach dem Papillengrübchen suchen, indem man Falte für Falte der hinteren Duodenalwand mit Pinzette und feiner Knopfsonde abtastet. Oft gelingt es durch Druck auf den supraduodenalen Choledochusanteil etwas Gallenflüssigkeit in das Duodenum zu spritzen und man erkennt dann für einen Augenblick den Ort, wo die Papille zu suchen ist. In wenigen vereinzelten Fällen blieb mir doch nichts anderes übrig, als durch eine winzige supraduodenale Choledochusincision eine Sonde papillenwärts einzuführen, so den vorliegenden Stein in das Divertikel hineinzudrängen und auf dem nun prominenten Papillenwulst die Incision zu machen (Abb. 48). Bei der Sondierung von einer normalen Papille aus muß sehr darauf geachtet werden, daß die Sonde hepaticuswärts (nach rechts) und nicht pankreaswärts (nach links) in den Ductus Wirsungianus eindringt; ich habe die Gefahr der dadurch evtl. auszulösenden Pankreasnekrose bereits erwähnt. Ebenso ist größte Vorsicht bei Spaltung der Papille nötig. Die Untersuchungen von Fuchs[1] über Beziehungen des Pankreas zum untersten Choledochusabschnitt mahnen hier zur peinlichsten Überlegung, da bei der Papillenspaltung fallweise der eng angeschmiegte Pankreasmantel verletzt werden kann. Die Spaltungsrichtung soll eher nach der lateralen Duodenalseite hin erfolgen, da bei medial gerichteter Spaltrichtung es leicht zu einer schweren Blutung aus der hier knapp hinter dem Duodenum verlaufenden Arteria pancreatico-duodenalis kommen kann, s. auch Abb. 107; dasselbe gilt auch für die suprapapilläre Spaltung (Choledochoduodenostomia interna). Ich habe deshalb in manchen Fällen von kleiner Papille nicht gleich den Papillensaum gespalten, sondern die Papille gradatim vorsichtig von unten aufsondiert und so die Papille retrograd stumpf erweitert, worauf sich die Sondierung und Ausräumung des großen Gallenganges häufig ebenso leicht vollziehen ließ, als nach vorausgegangener Spaltung der Papille.

So möchte ich, am Schlusse dieses Kapitels, diesen anatomisch schönen, aber von Gefahren bedrohten Eingriff nur für gewisse Spezialfälle verwendet wissen und den Ungeübten vor seiner Ausführung warnen. Ich sehe den großen Wert dieses Eingriffes als Hilfsoperation bei Versagen der Steinentfernung von einer supraduodenalen Choledochusincision aus, *insbesondere* aber auch als sofort primären Eingriff bei mancher Art von Rezidivoperationen, auf die wir in einem Schlußkapitel noch des genaueren zu sprechen kommen werden.

Unter den 56 transduodenalen Choledochotomien, welche ich bisher ausgeführt habe, handelte es sich 28mal um primäre Eingriffe bei Choledocholithiasis. In 8 Fällen habe ich die zuerst versuchte Freimachung des untersten Choledochusabschnittes von einer supraduodenalen Incision aus aufgegeben und die Operation transduodenal vollendet. Es handelte sich im ganzen 9 mal um einen einzelnen verkeilten Papillenstein, 13 mal um reichlichen Steinmörtel in den Gallengängen, 6 mal um lockere, mehrfache Konkremente im großen Gallengange, die auch leicht auf supraduodenalem Wege zu entfernen gewesen wären. Den Folgen des Eingriffes erlagen 4 Patienten, wobei als Todesursache 1 mal bei einem 60 jährigen Manne Coronarsklersose festgestellt werden konnte, in den 2 weiteren Fällen 1 mal Pneumonie und das andere Mal eine Lungenembolie. Der 4. Todesfall hatte seine Ursache in einer postoperativen akuten Pankreasnekrose infolge Sondierung in falscher Richtung. 27 weitere transduodenale Choledochotomien führte ich als Sekundäreingriffe bei den sog. Gallenrezidivoperationen aus (s. eigenes Kapitel). Eine weitere transduodenale Choledochotomie wurde bei einem Falle von chronischer Pankreatitis mit Ikterus versucht, der Eingriff dann aber durch eine Cholecystogastrostomie zu Ende geführt. Nicht einbezogen sind hier die transduodenalen Choledochotomien (5) bei Papillencarcinom.

Zur Choledochoduodenostomia transduodenalis interna. KOCHER hat diesen transduodenalen Eingriff zuerst angegeben und wollte durch die Beifügung des Wortes „interna" den Unterschied gegenüber der äußeren Choledocho-

---

[1] Fuchs, F.: Zur chirurg, Anatomie des juxtaduodenalen Choledochusabschnittes (Arch. f. klin. Chirurg. Bd. 139. 1926).

duodenostomie festhalten. Das Wesen dieser Operation besteht darin, daß bei gleicher Anzeigestellung wie bei der eben besprochenen transduodenalen, transpapillären Choledochotomie der unterste Choledochusabschnitt nicht durch Spaltung der Papille erweitert, sondern oberhalb der Papille incidiert wird. Nach KOCHER wird der hinter dem Duodenum im untersten Choledochusabschnitt liegende Stein mit den Fingern fixiert und nun über demselben die hintere Duodenalwand, entsprechend dem Achsenverlaufe des Choledochus, incidiert,

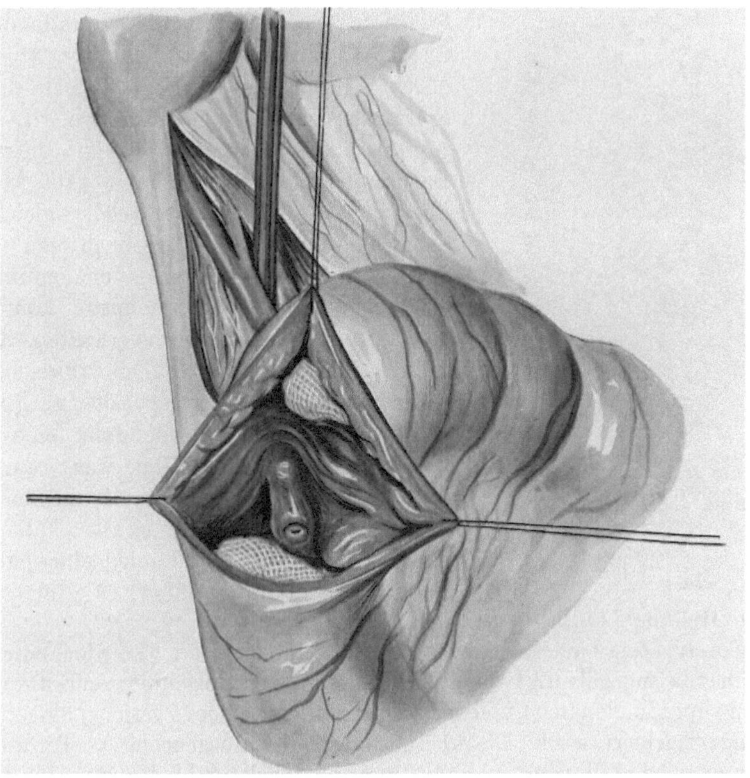

Abb. 49. *Choledochoduodenostomia interna. Transduodenale suprapapilläre Choledochotomie.* Das Duodenum ist quer eröffnet. Von einer supraduodenalen Choledochusincision aus ist eine Steinsonde papillenwärts eingeführt; ihre Spitze wölbt den suprapapillären Teil des untersten Choledochusschnittes und die Darmmucosa vor; an der Vorwölbungsstelle wird auf die Sondenspitze incidiert und damit der Choledochus eröffnet. Die Papille bleibt intakt.

wobei letzterer an seiner Vorderwand breit eröffnet werden kann. Nach Ausräumung der Konkremente werden durch einige Knopfnähte Schleimhaut des Choledochus und die des Duodenums vereinigt, „aber so, daß eine zirkuläre Umsäumungsnaht durch die ganze Dicke beider Kanäle gesichert ist". Der Vorteil dieses Verfahrens besteht vor allem in der Vermeidung einer gegebenfalls folgenschweren Verletzung des Ductus pancreaticus, wie diese durch Spaltung der Papille bei der häufigsten Art der Einmündung des Ductus Wirsungianus ins Diverticulum Vateri erfolgen kann.

Ich habe die Choledochoduodenostomia interna 8 mal ausgeführt; einmal wurde suprapapillär direkt auf den etwa bohnengroßen, verkeilten und bereits umwachsenen Stein incidiert und dieser entfernt; es kam dabei zu einer mächtigen arteriellen Blutung, welche durch Umstechung gestillt wurde; die bereits lang ikterische Patientin (es handelte sich um eine Rezidivoperation nach längerer Zeit vorher von anderer Seite ausgeführter Cholecystektomie und Choledochotomie) erlag am 4. Tage post operationem einer schweren Blutung in den Darm, wobei die Quelle der Blutung mit Sicherheit die insuffiziente Umstechung des bei der Operation verletzten Astes der Arteria pancreatico-duodenalis gebildet hat. In sieben weiteren Fällen ging ich derart vor, daß ich eine Steinsonde von einer kleinen supraduodenalen Choledochusincision papillenwärts vorschob; durch Senkung des Griffes zeichnete sich die Spitze der Sonde sehr gut etwa $1\frac{1}{2}$—2 cm suprapapillär, scheinbar knapp unter der Darmmucosa liegend, ab, worauf hier die Längsincision erfolgte, bei welcher gleichzeitig die Schlitzung der vorgebuchteten Choledochuswand zustande kam; von dem nun entstandenen breiten Choledochustor konnte die Extraktion einmal eines verkeilten Solitärsteines, in den anderen Fällen zahlreicher den Choledochus und den Hepaticus ausfüllender Steine erfolgen, wobei obendrein eine breite Kommunikation geschaffen war, um etwa nachrückende intrahepatale Steinchen glatt durchschlüpfen zu lassen; in allen Fällen habe ich die Naht zwischen Choledochusspalt und Duodenalmucosa ausgeführt; es erfolgte reaktionslose Heilung (Abb. 49 und 50).

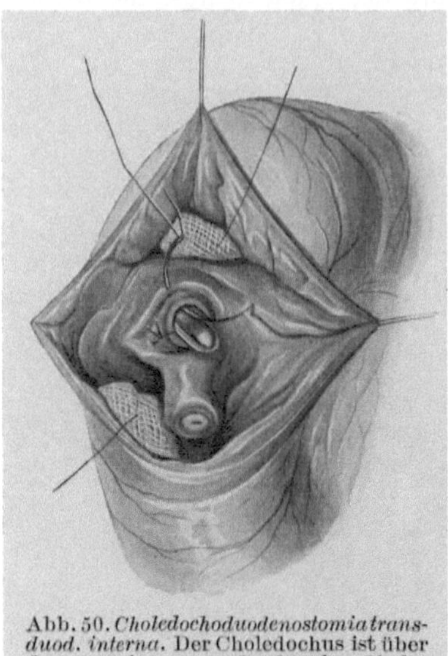

Abb. 50. *Choledochoduodenostomia transduod. interna.* Der Choledochus ist über der von einer supraduodenalen Choledochusincision aus eingeführten Steinsonde suprapapillär incidiert. Es erfolgt die Naht zwischen Choledochuswand und Duodenalmucosa.

In neuester Zeit hat MOSKOWICZ eine Modifikation der Choledochoduodenostomia interna angegeben [1], wobei die suprapapilläre Einschnittstelle durch eine von einer supraduodenalen Choledochusincision (nahe dem Cysticus) eingeführten Kornzange markiert wird. Die überaus verfeinert ausgearbeitete Technik von MOSKOWICZ scheint danach angetan, manche Übelstände der transduodenalen Choledochotomie (Pankreasgangverletzung, Verletzung der Arteria pancreaticoduodenalis) vermeiden zu können.

Gallenfisteln.

Bei der großen Mehrzahl der mit Drainage abgeschlossenen Gallenoperationen sehen wir im postoperativen Verlaufe *Gallensickern aus der Drainagelücke.* Über den meist rasch versiegenden Gallenfluß aus dem wunden Leberbette haben wir bereits gesprochen und ebenfalls die starke gallige Sekretion erwähnt, die eine Zeitlang nach Entfernung der Hepaticusdrainage anzuhalten pflegt. In diesem Kapitel sollen jene Fälle herangezogen werden, welche infolge des weit *über das gewohnte Maß* anhaltenden profusen Gallenflusses bereits eine schwerwiegende Nachkomplikation der Gallenoperation bilden können.

---

[1] MOSKOWICZ: Zentralbl. f. Chirurg. 54. Jahrg., Nr. 32. 1927.

Es ist nicht immer leicht, den Zeitpunkt festzustellen, *wann* im Falle eines langdauernden postoperativen Gallenflusses nach den üblichen Operationen an den äußeren Gallenwegen bereits von einer *Dauerfistel* gesprochen werden kann. Wir müssen je nach dem ausgeführten Eingriff hauptsächlichst unterscheiden:

1. Gallenblasenfisteln nach Cholecystostomien,

2. Cysticusfisteln nach Cholecystektomien,

3. Hepaticus-Choledochusfisteln nach Hepatico-Choledochotomien, und zwar solche, die einmal durch Leckwerden einer primären Hepaticus-Choledochusnaht entstehen, das andere Mal im Offenbleiben der Drainagelücke des gemeinsamen Gallenganges nach Entfernung des Hepaticuskatheters oder T-Rohres ihre Ursache finden.

Gallenfisteln, welche infolge Insuffizienz der Duodenalnähte nach transduodenaler Choledochotomie entstehen können, oder langdauernde Gallenfisteln nach partiellen Leberresektionen kommen ihrer großen Seltenheit halber für unsere Besprechung nicht in Betracht, ebenso nicht die Gallenfisteln nach Operationen maligner Tumoren der Gallenwege. Für die erstgenannten drei Gallenfistelarten kommt noch die intermittierende Fistelung in Betracht, wo es zu Sekretionsstillstand von verschieden langer Dauer kommen kann, die Fistel aber immer wieder von neuem aufbricht. Es muß ferner der sog. Haarfisteln gedacht werden, wobei es nach langdauernder vollständiger Gallenentleerung nach außen zu einer weitgehenden Verengerung des die Bauchhöhle durchsetzenden Fistelkanales kommt, so daß die Gallenflüssigkeit sich nur langsam und tropfenweise entleeren kann. Es braucht nicht erst auf den manchmal höchst bedauernswerten, ja gefährlichen Zustand solcher Patienten hingewiesen werden; ganz abgesehen von der Belästigung, welcher die Patienten dadurch ausgesetzt sind, daß sie förmlich in Galle „schwimmen", können wir die Erfahrung der KÜTTNER-Schule bestätigen, wonach auch bei kompletter äußerer Gallenfistel, also beim Fehlen jeglicher Gallenrückstauung in der Leber, schwere hepatargische Zustände mit *tödlicher hämorrhagischer Diathese* auftreten können. Nach der Entfernung der Hepaticusdrainage (Nelatonkatheter oder T-Schlauch) sind wir ja in der Regel auf einige Tage anhaltenden profusen Gallenfluß durch die Drainagelücke gefaßt. In dieser Zeit muß unser Augenmerk auf sehr häufiges Wechseln der Verbandhüllen gerichtet sein. Die Umgebung der Fistelöffnung wird in weitem Ausmaße zur Vorbeugung von Ekzemen mit Zinkpasta bestrichen. Während die unmittelbar die Wunde bedeckende Gazeschichte nur zweimal täglich gewechselt wird, müssen die darüber aufgelegten breiten Zellstoffschichten mehrmals zur Tages- und Nachtzeit erneuert werden, was ganz gut von geschultem Pflegepersonal ausgeführt werden kann. Recht häufig nimmt die Fistelgalle, durch Infektion von dem septischen Fistelkanal aus, einen üblen Geruch an, der dem Patienten mitunter jede Nahrungsaufnahme verleiden kann und die nicht selten eitrige Beimischung zum Gallensekret führt an den der Fistelöffnung benachbarten Hautpartien zur Ausbildung von schmerzhaften Abscessen.

Wenn es sich um Patienten handelt, welche wir selbst operiert haben, oder bei denen uns eine genaue Operationsgeschichte von anderer Seite zur Verfügung steht, werden wir uns in der Regel die Ursache der längere Zeit anhaltenden Gallenfistel erklären können. Wir wissen ja, daß besonders bei dem Versuche, einen geschrumpften Ductus cysticus zu durchtrennen, die Abtragungsstelle noch in den Halsteil der Gallenblase fallen kann und die heilende Obliterierung des oft von harten Schwielen ummauerten Kanales längere Zeit auf sich warten läßt; die Knopfnähte, die wir zum Verschluß einer solchen oft über 1 cm breiten Lichtung des Hals-Cysticusstumpfes anlegen, vermögen nicht immer einen gallendichten Abschluß zu erzeugen; dazu kommt noch die Wandnekrose im Bereiche der Naht und Ligatur, die sich ja bei solchen Fällen in sicher septischem Gebiet (latente Infektion) vollzieht. Dasselbe gilt für manche Fälle von Choledochotomien, bei welchen die Heilung der incidierten Wandschichten des Choledochus oft recht lange auf sich warten läßt und deshalb bis zur völligen Vernarbung eine äußere Gallenfistel erhalten bleibt. In der Regel scheint ja der *spontane Fistelschluß* so vor sich zu gehen, daß sich die mit Granulationen bekleideten Wände des röhrenförmigen Fistelkanales, wie sie nach Entfernung des Drainrohres, Streifens oder Dochtes übrig bleiben, aneinanderlegen und eine Strecke weit miteinander verkleben; der Gallenflüssigkeit wird dadurch der bequemere Weg nach außen versperrt und sie muß den Engpaß der Papille passieren, falls diese *frei* ist; auch bei völliger Passagefreiheit der Papille erleben wir des öfteren noch mehrmaliges Aufbrechen der Fistel. Demgegenüber, und das sollte ja die Regel sein, hört der Gallenfluß bei Anwendung eines dünnen Katheters statt des T-Rohres oft schon nach 24 Stunden vollständig auf. Das Trauma bei Entfernung des einfachen Nelatonkatheters ist sowohl an der Stelle, wo er zwischen den Choledochusnähten herausgeleitet ist, als auch im Bereiche des Drainkanales ein viel geringeres als bei dem Herausziehen des T-Rohres, dessen Horizontalschenkel die Choledochusnaht bei der Lüftung ganz aufreißen und auch zur Erweiterung des Fistelkanales beim Durchgleiten beitragen können.

Bei längere Zeit nach außen anhaltender profuser Gallensekretion hat man, dem seinerzeitigen Rate KEHRs folgend, die scheinbar zu lange ausbleibende galledrosselnde Verklebung des Fistelkanales durch mechanische Behelfe zu ersetzen versucht. Ich erinnere an das sog. „Stöpselexperiment", wo gewissermaßen als Fistelgangobturator ein mit Gaze umwickeltes Holzpflöckchen stöpselartig in den Fistelgang eingeschoben wird und so den Gallenabfluß durch die Papille erzwingen soll. Dasselbe versuchte ich seinerzeit mit langen, in Öl getränkten Jodoformgazestreifen zu erreichen; ferner habe ich gelegentlich auch die raschere Verklebung des Fistelkanales durch Einstreichen von Lapissalbe versucht. Ich halte diese Dinge für höchst *überflüssig,* wir richten eher Unheil an. Entweder stellt sich nach einiger Zeit der richtige Gallenabfluß unter Versiegen der äußeren Fistel von selbst her oder es ist eben ein *Hindernis im Gangsystem vorhanden, das die Fistelung nach außen unterhält.* Gelingt uns im letzteren Falle die Drosselung der äußeren Secretion durch das oben beschriebene Vorgehen, so sehen wir das Unzweckmäßige unseres Handelns häufig durch Auftreten von Schmerzen, Fieber und ikterischer Verfärbung des Patienten gekennzeichnet. *Wir können erst dann von Heilung sprechen, wenn mit dem Versiegen der äußeren Gallenfistel der Stuhl vollkommen cholisch geworden, der Ikterus geschwunden und dieser Zustand dauernd ist.* Demgegenüber verfügen wir wieder über einzelne Beobachtungen, bei denen es nach Versiegen und Vernarbung der äußeren Gallenfistel eine längere Zeit den Anschein hatte, daß alles in Ordnung sei, bis plötzlich unter Fieber und Schmerzen Ikterus und Acholie auftraten. Nicht selten scheint bei derartigen Fällen der äußerlich völlig vernarbte Fistelkanal noch in offener Kommunikation mit dem Gangdefekte zu stehen (Cysticusstumpf, Choledochotomiewunde); es kommt oft längere Zeit nach der festen Vernarbung des äußeren, häutigen Fistelmundes unter heftigen Schmerzen daselbst zur Entzündung und Perforation, worauf mit dem neuerlichen Eintreten des Gallenflusses nach außen in der Regel die Gallenstauungssymptome mit Ausnahme der Acholie zu schwinden pflegen. Bei 3 Fällen ist es mir gelungen, 2, 6 und 7 Monate nach den Operationen, durch eine kleine Incision der sich meist als trichterförmige Einziehung im Bereiche der Laparatomienarbe verratenden ehemaligen Fistelöffnung der andrängenden Galle den Weg nach außen zu bahnen; durch diese Entlastung gelang es fürs erste die Schmerzen zu mildern und den Ikterus zum Abblassen zu bringen; in allen 3 Fällen wurde dann nach einiger Zeit die Relaparotomie ausgeführt. Zweimal handelte es sich dabei um einen Papillenstein, einmal scheint das Steinchen bei der Mobilisierung des Duodenums durch die Papille durchgedrückt worden zu sein, denn bei der in diesem Falle ausgeführten transduodenalen Choledochotomie fand sich bereits reichlich Galle im Darm, obwohl noch tags zuvor Acholie bestand (Heilung in allen 3 Fällen).

Es soll nun auf die Frage eingegangen werden, inwieweit sich die *Ursache* einer *über die Norm lang* bestehenden Gallenfistel aus den weiteren Begleitsymptomen annähernd feststellen läßt. Es ist ja bekannt, daß sich oft nach monatelanger Dauer die Fistel schließlich doch spontan schließt; meine diesbezüglich längste Beobachtung ständiger profuser Gallensekretion nach außen bei voller Acholie beträgt $4^1/_2$ Monate, wobei mit dem Versiegen der Fistel der Stuhl sofort cholisch wurde und bei sonstigem besten Wohlbefinden auch so blieb, was einer praktischen Heilung entspricht. Auf dieses zeitliche Zusammentreffen von *Fistelschluß* und *Cholisch*werden des Stuhles kommt es ja in der Hauptsache an. Es läßt sich natürlich schwer beurteilen, ob das lange Bestehenbleiben einer Fistel auf mangelhafter Heilungstendenz im Gangsystem (Lippenfisteln vom Cysticusstumpf oder der Choledochotomiewunde aus) beruht oder ob das plötzliche Versiegen des Gallenfistelstromes auf die plötzliche Lösung eines Hindernisses im untersten Choledochusabschnitt zurückzuführen ist. Nach meinen Erfahrungen spielen die sog. Lippenfisteln sicher nur eine ganz untergeordnete Rolle, während als *Hauptursache der Dauergallenfisteln fast stets ein Hindernis im Gallenabstrom* darmwärts vorhanden ist, und zwar Narbe oder Stein; einem eventuellen Sphincterspasmus möchte ich nicht die Fähigkeit einer derartigen Rückstauung der Galle mit ständigem, mächtigem Überfließen nach außen zutrauen, eher noch verschwellenden Entzündungsvorgängen im Bereiche der Papille. Mir ist aufgefallen, daß bei den meisten Patienten mit langdauernden Gallenfisteln, bei welchen schließlich die Sekundäroperation Stein- oder Narbenverschluß des Choledochus ergeben hat, schwere Schmerzsymptome oft in Form richtiger periodischer Koliken mit Temperaturanstieg vorhanden waren und daß, trotz scheinbar maximalem Gallenabfluß nach außen, zumindest eine Spur von Ikterus erhalten blieb. Die Temperatur solcher Patienten sinkt im Verlauf der profusen äußeren Gallensekretion selten zur Norm, wir sehen sogar nicht selten Temperaturzacken mit Schüttelfrösten, welche ganz an den cholangitischen Symptomenkomplex bei dynamischem Ikterus infolge eines Steinleidens erinnern können; diese Attacken

fallen oft zeitlich mit der augenblicklich geringeren Sekretion nach außen
zusammen, wobei sich gleichzeitig deutlicher Ikterus einstellt. Ein solcher
Ikterus kann ausschließlich nur mechanisch durch ungenügende Gallenabfuhr
bedingt sein, weil die bestehende Fistel zeitweilig nur einem Teil des Gallengangsystems die Entleerung nach außen gestattet. Man kann in solchen Fällen
von einer *Insuffizienz* der Fistel sprechen.

Nach dem bisher Gesagten möchte ich die Gallenfisteln, welche durch ihre
lange Dauer nach vorausgegangener Cholecystektotomie oder supraduodenaler
Choledochotomie auffallen, etwa wie folgt bezüglich der Anzeige zu einem
zweiten Eingriff bewerten, wobei die angegebene Zeitspanne natürlich keineswegs Anspruch auf Verläßlichkeit erheben kann:

1. Gallenfisteln nach Cholecystektomie. Diese sind in den ersten Tagen
p. op. ohne Bedeutung, da es sich meist um Gallensekretion aus dem wunden
Leberbett handelt.

Bei plötzlichem profusen Gallenfluß, etwa vom 6. Tage an, ist wohl sicheres
Abgleiten oder Durchschneiden der Cysticusligatur anzunehmen. Hier ergeben
sich die weiteren Folgerungen aus der Operationsgeschichte (z. B. Ligatur
am morschen Cysticus); insbesondere muß an die Möglichkeit eines in den letzten
Tagen gewanderten Choledochussteines mit jetziger Verkeilung gedacht werden,
wenn die Revision des Choledochus unterlassen worden ist, wie es öfters bei
Operationen der akuten Cholecystitis der Fall zu sein scheint. (Nach unserem
Material war dies unter 132 im akuten, phlegmonösen Stadium operierten
Fällen 3 mal der Fall (Relaparotomie und Heilung in allen 3 Fällen). Hierher
gehören auch Fisteln, die sich nach unbemerkter Schädigung (Ligatur oder
Durchtrennung) des Choledochus bei der Cholecystektomie ausgebildet haben.

Profusen oder intermittierenden Gallenfluß, der nach einer Cholecystektomie
länger als 4 Wochen dauert, möchte ich bereits als *Dauerfistel* bezeichnen mit
wenig Aussicht auf Spontanheilung. Andauernde Acholie bei Fieber und
Schmerzen bilden auf alle Fälle die Anzeige zur Relaparotomie.

2. Fisteln nach supraduodenaler Choledochotomie. In der Mehrzahl der
Fälle hört nach Entfernung der Hepaticusdrainage mittels Nelatonkatheters
der stärkere Gallenfluß durch den Fistelkanal in der Zeit von 2—8 Tagen auf;
nach Anwendung des T-Rohres meist in der Zeit von 8—21 Tagen.

Wenn nach 6 Wochen noch volle Sekretion durch den Fistelkanal bei ständiger
Acholie stattfindet, würde ich den Fall nach vorausgegangener supraduodenaler
Choledochotomie auf Dauerfistel höchst verdächtig halten. Als Ursache ist
wiederum ein übersehenes Konkrement oder narbige Obliteration im Bereiche
des großen Gallenganges anzunehmen, welche eine Wiedereröffnung des
Bauches notwendig erscheinen läßt, womöglich noch bevor sich cholangitische
Symptome einstellen. Dieselben Überlegungen gelten auch für Haarfisteln und
intermittierende Fistelung.

3. Für Gallenfisteln nach Cholecystostomie, welche oft erst nach sehr langer
Dauer zu versiegen pflegen, bleibt vielfach als einziger Ausweg zu ihrer Beseitigung
die sekundäre Cholecystektomie übrig. Bei cholangitischen Symptomen und
Zeichen des gehemmten Abflusses der Galle gegen Darm (Choledochusstein)
muß alsbald die Radikaloperation ausgeführt werden.

Mit dieser in bezug auf die Zeitangaben durchaus anfechtbaren Zusammenstellung, die ja nur auf Grund unseres Materiales erfolgt ist, möchte ich zu

erreichen trachten, daß das oft gleichgültige Verhalten gegenüber einer weit über die gewohnte Zeit bestehenden Fistelung frühzeitigerer Überlegung nach Abhilfe dieses für den Patienten bedrohlichen Zustandes Platz macht.

Ich komme in dem späteren Kapitel über sog. Rezidivoperationen nochmals auf die Beurteilung der postoperativen Gallenfistel zurück, wobei auch eines radiologischen Hilfsmittels gedacht werden soll, welches uns fallweise guten Aufschluß über die Art des die Fistel bedingenden Prozesses geben kann.

Die Anastomosen-Operationen zwischen Gallenwegen und Magendarmtrakt.

Allgemeines. Während von den typischen Anastomosenoperationen zwischen den Gallenwegen und Magen-Zwölffingerdarm die Choledochoduodenostomie von mancher Seite (SASSE, FLÖRKEN, JURASZ u. a.) als Methode der Wahl beim Choledochusstein angesehen wird, kann nach unserer Überzeugung die älteste Art der Anastomosenbildung, das ist die Cholecystogastrostomie und Cholecystoduodenostomie, heute vielfach nur als sog. *Palliativoperation* hauptsächlichst bei Tumorverschluß gewertet werden. In der großen Minderzahl bleiben jene Fälle, wo dem Operateur die Anastomose zwischen Gallenblase und Magen-Zwölffingerdarm durch gewisse *nicht maligne* Prozesse, welche radikal nicht beseitigt werden können, als therapeutischer Notbehelf förmlich aufgezwungen wird. Hierher gehören Geschwürsbildungen im Bereiche der Papilla Vateri und die chronische Pankreatitis, insofern die Prozesse zu einem länger andauernden Verschluß des untersten Choledochusabschnittes mit anhaltendem Ikterus geführt haben. Die Einleitung der Galle in den Magen als Therapie der Hyperacidität bei Ulcus ventriculi lehnen wir ab. Als besondere Notindikation für die Cholecystoenterostomie sei noch die unbeabsichtigte Durchtrennung des Choledochus bei Magenduodenalresektionen erwähnt, wozu im Laufe der Jahre an der Klinik ELSELSBERG dreimal Gelegenheit war.

Als weiteres Anastomosenverfahren zwischen Gallenwegsystem und oralen Darmabschnitten ist noch die relativ selten zur Ausführung gelangende und mit zweifelhaftem Erfolg belastete Cholangioenterostomie zu nennen, welche wohl den verzweifelsten Eingriff in der Gallenchirurgie darstellt und unter anderem mitunter ein Versuch ist, den Schaden, welcher öfters durch eine unzweckmäßige Technik bei der ersten Operation angerichtet worden ist, wieder gut zu machen.

Wenn wir nun zur Technik der einzelnen in diesem Kapitel zu behandelnden Operationsarten übergehen, sei die Cholecystogastrostomie und Cholecystoduodenostomie als häufigstes Anastomosenverfahren an die Spitze gestellt.

Die Cholecystogastrostomie und die Cholecystoduodenostomie. Als Schulbeispiel für das Anwendungsgebiet der Gallenblasen-Magen-, bzw. Zwölffingerdarmanastomosen gilt die neoplastische Verhärtung des Pankreaskopfes mit nachfolgender bald vollkommener Stenose des untersten Choledochusabschnittes. Von außen meist schon deutlich getastet, stellt sich in der Regel nach der Eröffnung des Peritoneums die mächtig erweiterte, den Leberrand weit überragende, prall gespannte Gallenblase im Incisionsbereiche ein (COURVOISIERsches Symptom!); als besonderes Merkmal der massigen Gallenrückstauung sehen wir die stark verdünnte Gallenblasenwand, durch welche die grüne Gallenflüssigkeit durchschimmert; vielfach zeigt auch der große Gallengang in solchen Fällen eine mitunter ganz ungewöhnliche Dilatation und ebenfalls hochgradige Verdünnung seiner Wand.

Unsere erste Aufgabe vor Verwendung der Gallenblase zu einer Anastomose besteht in der genauen Orientierung darüber, ob die Gallenblase durch einen freien Cysticus mit dem ebenfalls freien Hepaticus communiciert. Die mächtig dilatierte, meist nicht verwachsene Gallenblase läßt sich in der Regel leicht mit ihrem den Leberrand weit überragenden Fundus vor die Schnittwunde luxieren. Es erfolgt genaueste Abdichtung und nun wird der Gallenblaseninhalt, wie oben beschrieben, abgesaugt. Es empfiehlt sich nicht, bei derart gestauten Gallenblasen vor der Punktion Haltefäden anzulegen, da es dabei auch bei zartestem Vorgehen infolge der hochgradigen Wandverdünnung und Spannung zu lästigem „Leckwerden" der Einstichöffnung kommt. Erst in dem Augenblick, wo im Gange der Absaugung die Funduswände der Gallenblase zusammenzufallen beginnen, ist es ratsam, beiderseits der Absaugkanüle mit zwei flachgegriffelten Klemmen den Gallenblasenfundus in zwei Falten zu fassen und hochzuhalten. Bei richtiger Absaugtechnik gelingt es oft, riesige Mengen von rückgestauter Gallenflüssigkeit zu entleeren, da auch die intrahepatischen Gallenwege durch die Rückstauung in der Regel mächtig erweitert sind.

Nicht unwichtig für den weiteren Ausbau des Operationsplanes ist die Beurteilung der Gallenflüssigkeit nach ihrer Farbe und Konsistenz. Bei längerem Bestehen des Abflußhindernisses gegen den Darm zu nimmt die Gallenflüssigkeit manchmal eine schwarzgrüne Verfärbung an und zeichnet sich durch besondere Wässerigkeit aus. Demgegenüber sehen wir nicht zu selten auch wasserklare, schleimige Beschaffenheit des Gallenweginhaltes, die sog. „weiße Galle". Teerartige Beschaffenheit des Gallenblaseninhaltes spricht in der Regel für bereits eingetretene Stenosierung des Cysticus, wobei an eine Cholecystoenteroanastomose natürlich nicht mehr zu denken ist. Erst wenn wir uns mit Sicherheit davon überzeugt haben, daß Gallenflüssigkeit aus den tiefen Gallenwegen ständig in den Gallenblasenhohlraum nachsickert, dürfen wir die Anastomose ausführen. Die Beurteilung einer freien Kommunikation des Cysticus mit dem großen Gallengange läßt sich auch annähernd dadurch erzielen, daß man den großen Gallengang punktiert und die Gallengangflüssigkeit mit dem flüssigen Inhalte der Gallenblase vergleicht. Nun einige Worte über die fallweise Möglichkeit einer zweckmäßigen Anastomosenbildung auch bei Befund der sog. „weißen Galle". Ebenso wie bei einem lang eingekeilten Cysticusstein die in der Blase zurückgehaltene Gallenflüssigkeit eine auffallend weißliche Farbe annehmen kann, was wir ja gemeinhin als Hydrops zu bezeichnen pflegen, kann dieselbe Erscheinung ihre Ursache in einer tumorösen Stenosierung des Cysticus oder großen Gallenganges haben. Wir müssen uns also bei Befund von „weißer Galle" in der Gallenblase vor einer Benützung dieser zur Anastomose ebenfalls davon überzeugen, ob bei der Absaugung „weiße Galle" aus den intrahepatischen Gallenwegen nachquillt, es sich also um einen Zustand handelt, der „Hydrops des gesamten Gallensystems" genannt wird. Für diesen bei lang anhaltender Rückstauung nicht zu seltenem Befund finden wir im Schrifttum noch keine einwandfreie Erklärung. Auf der einen Seite (Courvoisier, Körte, Klose, Steiner u. a.) wird angenommen, daß die Leberzellen durch die lang dauernde Stauung die Fähigkeit verlieren, weiter Gallenfarbstoff zu bilden, während andere Autoren wie Kausch, Berg, Bertog glauben, daß als Folge des maximalen Druckes in den Gallengängen die Gallenflüssigkeit in die Blut- und Lymphgefäße der Gallengänge, anstatt in diese selbst ergossen wird, bei gleichzeitiger, krankhaft vermehrter Sekretion der Gallenwegschleimhaut (zitiert nach F. Rost: Pathologische Physiologie des Chirurgen). Wenn unsere Begutachtung ergibt, daß Nachfluß „weißer Galle" aus den tiefen Gallenwegen statthat, dürfen wir die Anastomose ausführen, denn oft schon nach 24 Stunden ändert sich, wenn nicht bereits eine universelle irreparable Leberzellendegeneration besteht, die Farbe und chemische Zusammensetzung der befreiten Gallenflüssigkeit, die dann bald normale Beschaffenheit und, physiologische Wirkung erlangen kann. Ich sah bei einem klassischen Falle von ‚Hydrops des gesamten Gallensystems" bei vorhandenem Pankreaskopfcarcinom nach vollzogener Cholecystogastrostomie den Patienten bereits am 2. Tage nach der Operation reichlich richtige dunkelgrün gefärbte Galle erbrechen; bald darauf ergab sich normale Färbung des Stuhles. Zwei Monate nach der Operation hatte der Patient bei völlig abgeblaßtem Ikterus 10 kg an Gewicht zugenommen.

Die Anastomose zwischen Gallenblase und Magen, oder Gallenblase und Duodenum erfolgt nach der bei den Magendarmoperationen üblichen Anastomosentechnik. Ich habe die früher auch an der Klinik Eiselsberg geübte Technik der kleinen (etwa bleistiftstarken) Anastomosenöffnung verlassen. Ich konnte mich gleich anderen Autoren von der Möglichkeit fallweiser baldiger Obliteration der Anastomose und von der durch die enge Öffnung besonders begünstigten, zu Komplikationen neigenden Infektion des weiten Gallenblasensackes überzeugen. Aus diesem Grunde habe ich, wenn irgend möglich, *neben breiter Anastomose auch die Verkleinerung des Gallenblasenhohlraumes durch Abklappung ihres Fundusteiles* in letzter Zeit bevorzugt. Bei einer derartigen Technik verwenden wir auch nicht die am meisten überdehnte und verdünnte Wand des Fundus der Gallenblase zur Anastomose, sondern ihre gewöhnlich dickere, halswärts gelegene Wandschichte, wodurch eine wesentliche Nahtsicherheit der Anastomosenstelle gewährleistet wird. Die Nahtlinie darf keinesfalls unter Spannung stehen und wir müssen bei Anlegung der Naht immer daran denken, daß nach Entlastung der durch die Stauung überdehnten Gallenblase diese wieder auf normale Größe zusammenschnurrt; ich konnte mich an Obduktionspräparaten (am 2. und 3. Tage p. op.) überzeugen, wie überraschend schnell dies zu geschehen pflegt. Bei breitem Mesocyst oder leicht beweglicher Gallenblase einerseits und normal gelagertem Magen und Zwölffingerdarm andererseits lassen sich die zur Anastomose verwendeten Wandstellen meist leicht ohne gefährdende Spannung zusammenbringen. Ich habe oft mit Vorteil zur besseren Adaptierung der Anastomoseflächen die Gallenblase nach Küttner-Spannaus in ihren Funduspartien vorsichtig aus dem Leberbett gelöst, wodurch die Anastomosenflächen einander oft nicht unbedeutend genähert werden können.

Sehr wichtig ist die *Nahttechnik* bei dieser Art von Anastomosen. Zumeist handelt es sich um schwer ikterische, zum Teil auch schon recht kachektische Patienten mit besonderer Neigung zu cholämischen Blutungen, welche, wie ich es dreimal erfahren konnte, ihre Quelle an der Anastomosenstelle fanden. Eine dreischichtige Naht ist infolge der Wandverdünnung der Gallenblase meist nicht möglich, doch soll zumindest zweischichtig genäht werden, wobei die innere Nahtreihe aus recht enggesetzten Knopfnähten besteht, welche die Serosa und die besonders blutdurchströmte Mucosa zugleich fassen.

Wählen wir den Magen zur Anastomose, so möge darauf geachtet werden, daß die Anastomosenstelle nicht gerade in die dicke Wandschichte des Pylorusteiles fällt; infolge der dann besonders augenscheinlichen Differenz

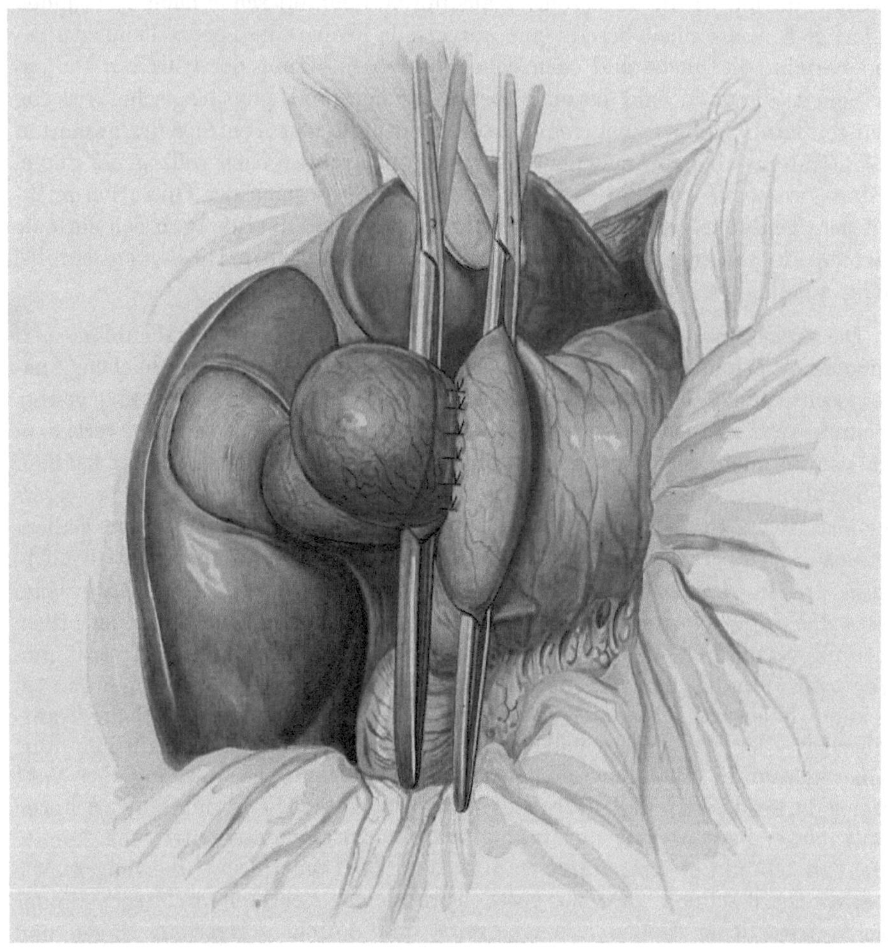

Abb. 51. *Cholecystogastrostomie.* Die erweiterte Gallenblase ist in ihrem Fundusteil vom Leberbett gelöst. Gallenblase und präpylorischer Magenteil ist in weichen Klemmen gefaßt. Anlegung der hinteren Serosanaht; die angedeutete Linie im Bereiche des Gallenblasenfundus entspricht der Kappungsstelle des Gallenblasenfundus.

in der Wandstärke zwischen Gallenblase und Magen kann die Regelmäßigkeit der Naht leiden. Wir legen also die mit dem Gallenblasenlumen korrespondierende Magenincision antrumwärts 2—3 cm vom Pylorus entfernt, und zwar quer auf die Magenachse zwischen großer und kleiner Kurvatur an. Wir verwenden möglichst weiche Doyensche Magenklemmen; bei zu strenger Klemme wird beim Zusammendrücken die zarte Gallenblasenmucosa leicht durchgequetscht und gelegentlich eine neue Blutungsquelle an dieser Quetschfurche geschaffen.

Die Breite der Anastomose beträgt bei der beschriebenen Technik zumindest
3—4 cm und darüber. An zwei Obduktionspräparaten, bei nach mehreren
Monaten p. op. gestorbenen Patienten, konnte ich mich davon überzeugen, in welch gleichmäßiger Weise die Mucosa der Gallenblase in die
des Magens übergegangen und von einer schrumpfenden Verengerung des
Anastomosenschlitzes keine Rede war.

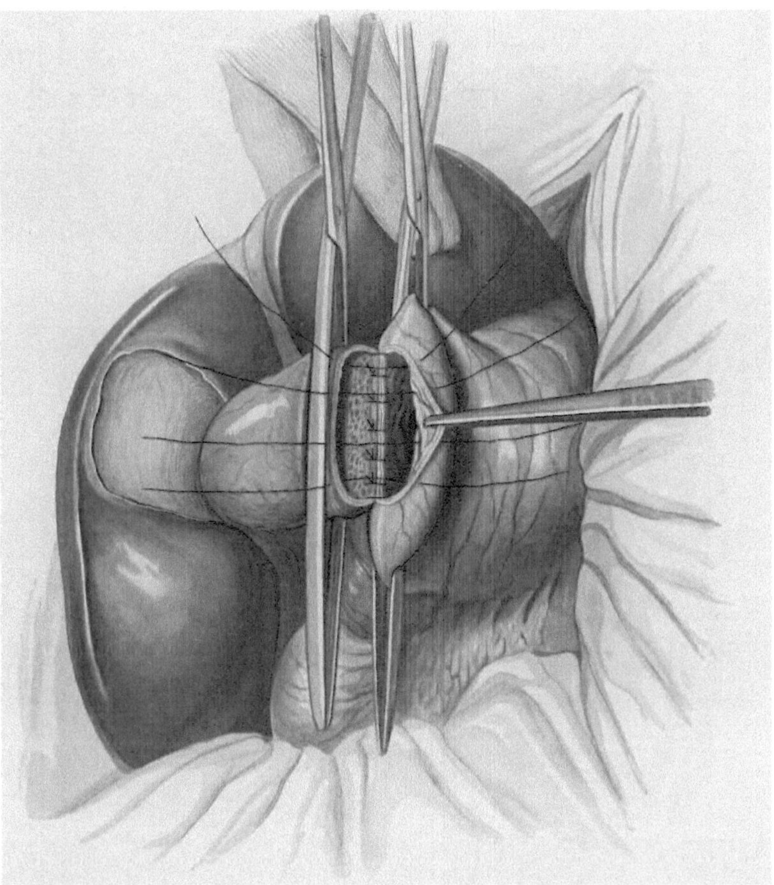

Abb. 52. *Cholecystogastrostomie.* Magen und Gallenblase eröffnet, Gallenblasenfundus bereits gekappt.
Die hintere Anastomosennaht ist zweischichtig vollendet; es folgt die erste durchgreifende Naht der
Anastomosenvorderwand.

Die Anastomosentechnik wickelt sich demnach wie folgt ab (Abb. 51, 52, 53):

Sobald der Gallenblaseninhalt abgesaugt ist, wird der den Leberrand meist
weit überragende, nun schlaffe Fundus der Gallenblase mit flachen Klemmen
hochgezogen, im Bedarfsfalle, wie bereits gesagt, auch der Fundusteil in seinen
oberen Partien vorsichtig aus dem Leberbett gelöst. Nun erfolgt das Unterfahren des Gallenblasenkörpers mit weicher Klemme und Annäherung der
ebenfalls mit Darmklemme gefaßten Querfalte der Magenanastomosenstelle an
die Gallenblase. Jetzt wird die hintere Serosanaht zwischen Gallenblase und

Magen mit eng gesetzten Seidenknopfnähten ausgeführt, von denen die
Eckfäden vorerst lang bleiben.   Unter Anziehen des obersten Fundusteiles
wird dieser nun, etwa $1^1/_2$ cm oberhalb der Gallenblasenklemme mit der
Schere abgekappt.   Erst jetzt erfolgt die Eröffnung der gefaßten Magenwandfalte im Ausmaße des durch die Klemme längsgestreckten Gallenblasen-
lumens.   Man kann nun die Hinterwand durchgreifend meist leicht mit
gerader Nadel fortlaufend nähen, ich möchte aber bei den meist schwer

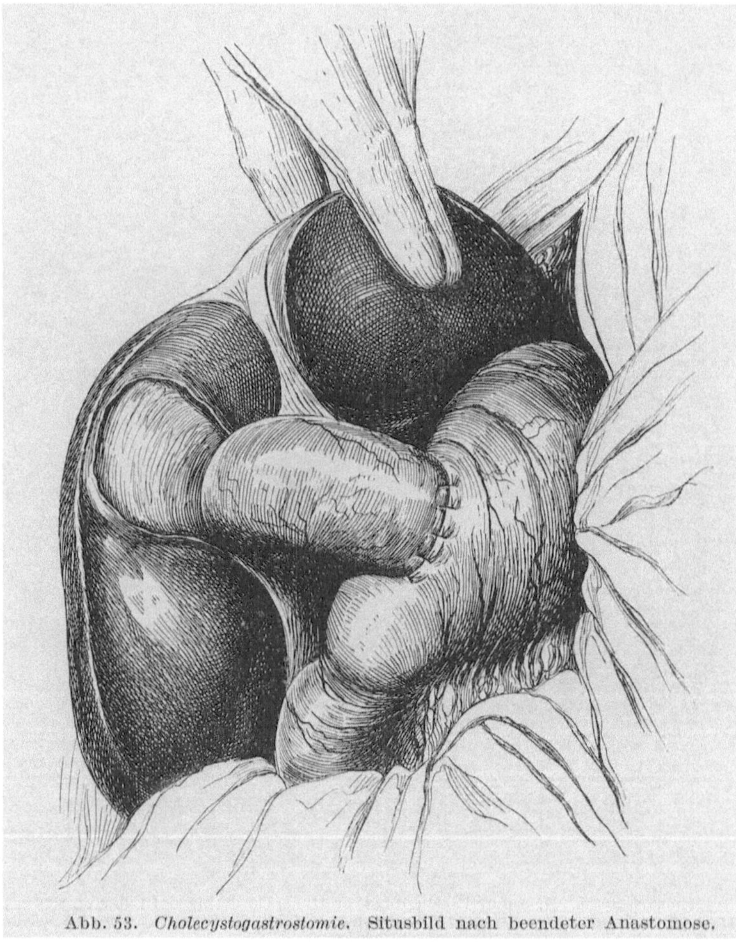

Abb. 53. *Cholecystogastrostomie.* Situsbild nach beendeter Anastomose.

ikterischen Patienten der sehr eng gesetzten durchgreifenden (Serosa + Muscularis + Mucosa) Knopfnaht den Vorzug geben, da sie viel genauer die Blutstillung besorgt. Knopfnähte haben gerade bei einer derartigen Organanastomose
gegenüber der fortlaufenden Naht auch den Vorteil größerer Sicherheit insofern,
als die lang überdehnt gewesene Gallenblase nach ihrer Entlastung sehr bald
ihre Elastizität wiedergewinnt und sich, wie bereits gesagt, oft sehr bald wieder
zusammenzieht, wodurch der fortlaufende Faden in kurzer Zeit zu lang wird
und die „Nahtdichtung" leiden kann. Der gleiche Vorgang vollzieht sich beim
Anlegen der vorderen Nahtreihe, wobei zweckmäßig zur leichteren Adaptierung

die Gallenblasenklemme ohne Schaden abgenommen werden kann, da bei sorgfältig vorher geübter Absaugung die Gallenblase noch nicht angefüllt ist. Eine weitere Nahtsicherung durch Aufsteppen eines benachbarten Netzzipfels ist meist leicht möglich.

Bei sauberer gallendichter Naht kann man die *Bauchhöhle primär schließen*; findet Gallenlecken aus einzelnen Stichkanälen bei besonders dünnen ungünstigen Wandverhältnissen der Gallenblase statt, ist es ratsam, um die Anastomosenstelle einige Baumwolldochte als Dichtungsdrainage anzuordnen.

Wichtig ist die Nachbehandlung bei derartig Operierten. Es findet meist in den ersten 24 Stunden p. op. ein mitunter auffallend mächtiger Gallenfluß in den Magen statt. Die Patienten haben bald nach der Operation gallenbitteres Aufstoßen, dem auch nicht selten Gallenerbrechen zu folgen pflegt. In diesem Falle soll mit der *Magenspülung* nicht lang gewartet werden, welche mit einem Schlage die Patienten von ihrem qualvollen Zustande befreien kann. Wir haben im Bedarfsfalle diese Magenspülungen schon am Abend des Operationstages ausgeführt. Ich erwähnte schon die Beobachtung der postoperativen cholämischen Blutung, deren Quelle die Anastomosengegend sein kann. Diese äußert sich durch Erbrechen stinkender gallig-blutiger Massen. Neben Magenspülung mit 1 $^0/_{00}$ iger Lapislösung kommen auch hier wieder die bereits beschriebenen Hilfsmittel gegen die cholämische Blutung in Betracht, in erster Linie die Bluttransfusion.

Ich kann zum Schlusse dieses Abschnittes nur nochmals eindringlich die *breite Anastomose* empfehlen, nach deren Anwendung ich nicht mehr die bei enger Anastomose früher beobachteten, hier zum Teil schon erwähnten Komplikationen gesehen habe: Obliteration der Anastomose, Cholecystitis und Cholangitis. Bei einem durch Autopsie in vivo 3 Jahre p. op. (chronische Pankreatitis, Ikterus, Cholecystogastrostomie, keine Steine!) aufgeklärten Falle fand ich neben jauchiger Cholecystitis auch überreiche Konkrementbildung in Gallenblase und Gallengängen, wobei, wie die spätere Obduktion zeigte, auch die feinsten intrahepatischen Gallengänge mit teigigem Konkrementsand ausgefüllt waren.

Wir geben der Cholecystogastrostomie vor der *Cholecystoduodenostomie* den Vorzug. Letztere ist bei beweglicher Gallenblase und bei leicht mobilisierbarem Duodenum technisch leicht. Ihr Nachteil besteht, ganz abgesehen von dem größeren Bakteriengehalt des Duodenums und der damit eher zu erwartenden *ascendierenden Infektion* des Gallensystems, darin, daß sich die Anastomose nicht so leicht in dem breiten Ausmaße wie am Magen anlegen läßt; durch Nahtkonsumierung von oft nicht übermäßig viel vorhandener freier Duodenalwand können auch zu Stenosen neigende Verzerrungen des Duodenums entstehen. In einem Falle habe ich die Gallenblase bis auf den Gallenblasenhals abgetragen und diesen kurzen Bürzel in das Duodenum implantiert. Der weitere Schritt ist dann bereits die Implantation des Cysticus ins Duodenum; diese Operationsart habe ich bei Gelegenheit der Cysticusstumpfversorgung unter anderen Gesichtspunkten weiter oben erwähnt.

Nach der genaueren Schilderung der Technik bei Cholecystogastrostomie halte ich eine eigene Beschreibung der Cholecystoduodenostomie, welche nach Mobilisierung des Duodenums unter fast ähnlichen technischen Richtlinien geschieht, für überflüssig.

Ergebnisse der Klinik Eiselsberg[1]. An der Klinik wurde i. d. J. 1919—1926 die Cholecystogastro- bzw. -enterostomie in 24 Fällen angewendet. 15 mal war der Eingriff durch eine Stenosierung durch eine maligne Geschwulst veranlaßt. (Diese wurde in 8 Fällen durch den Obduktionsbefund sichergestellt, in 4 Fällen erfolgte der Exitus außerhalb der Klinik unter Umständen, die keinen Zweifel an dem Vorhandensein eines malignen Prozesses bestehen ließen, und 3 Fälle konnten nicht eruiert werden, doch war bei diesen der klinische und der bei der Operation gewonnene Befund ebenfalls eindeutig für Neoplasma sprechend.) Bei der Obduktion erwies sich 5 mal das Pankreas, 2 mal das Duodenum und 1 mal der Ductus hepaticus als Sitz des Tumors. Der Operationsbefund der übrigen 7 Fälle war Tumor des Pankreas 3 mal, 3 mal schien ein Papillencarcinom und 1 mal ein Carcinom des Duodenums vorzuliegen. Bis auf 3 Cholecystojejunostomien und 3 Cholecystoduodenostomien wurde die Gallenblase durchweg mit dem präpylorischen Anteil des Magens verbunden.

Die Erfahrungen, die an der Klinik mit der Palliativoperation gemacht wurden, sind insofern günstig, als die innere Gallenfistel stets das leistete, was man billigerweise von ihr verlangen konnte. Wir rechnen es nicht der Operation zur Last, daß ein Patient 10 Tage später an Kachexie starb, ein zweiter 6 Tage nach der Operation an cholämischer Blutung, und daß schließlich ein moribunder Fall, dessen letzte Lebensenergie sich in der flehentlichen Bitte nach der Operation erschöpfte, als ihm willfahrt wurde, einige Stunden nach der Operation zum Exitus gelangte. Die durchschnittliche Lebensdauer der Operierten betrug etwa 5 Monate, doch starb ein Fall, dessen Operationsbefund Pankreastumor war, erst im 3. Jahr nach dem Berichte seines Hausarztes (kein Obduktionsbefund) an Metastasen. Alle Patienten zeigten ein mehr weniger rasches Zurückgehen des Ikterus, die Stühle waren nach einigen Tagen wieder cholisch, und dementsprechend trat gleichzeitig mit dem Aufhören des quälenden Ikterus eine merkliche Besserung des Allgemeinzustandes auf, die in der Regel monatelang anhielt.

Eine Übersicht der an der Klinik gestellten Anzeigen ergibt, daß die innere Gallenfistel angelegt wurde wegen Verschluß des Choledochus:

15 mal durch maligne Tumoren, darunter ein Fall, bei dem zur Ausheilung des als Ulcus pepticum duodeni aufgefaßten Geschwüres eine Gallenblasenmagenfistel angelegt wurde. Der Ausgang spricht dafür, daß ein malignes Neoplasma vorlag. Es ist dies der einzige Fall, bei dem Heilung eines Geschwüres durch Alkalisierung des Magensaftes durch Einleitung der Galle in den Magen angestrebt wurde.

3 mal durch benignen Pankreastumor.

1 mal durch benigne Stenose der unteren Gallenwege.

1 mal bei ungeklärten Verhältnissen an der Papille als kleinster Eingriff bei cholämischer Blutung.

1 mal bei Leberechinokokkus.

Endlich 3 mal bei unbeabsichtigter Durchtrennung des Choledochus.

Die Zusammenstellung zeigt die angesichts des reichen Gallenmateriales der Klinik ungemein seltene Anwendung der Operation bei nicht malignen Prozessen an den Gallenwegen.

---

[1] Hutter, R.: Zur Anlegung innerer Gallenblasenfisteln. Arch. f. klin. Chirurg. Bd. 146, Heft 2/3. 1927.

Die Choledochoduodenostomie. Unter Zugrundelegung der hauptsächlichsten Anzeigestellung zur Choledochoduodenostomie und Abweichen von der vorerst nach operationstechnischen Richtlinien getroffenen Einteilung dieses Buches, hätte ich die Technik dieses Eingriffes bereits bei Besprechung der Choledochusdrainagemethoden bringen müssen. Es ist ja bekannt, daß insbesondere bei der Chirurgie des Choledochus jede der gebräuchlichen Methoden ihren besonderen Fürsprecher gefunden hat. So erklärte sich auch in neuerer Zeit unter anderem JURASZ zu einem absoluten Anhänger dieser Anastomosenmethode und bezeichnete sie als Methode der Wahl zur Drainage der tiefen Gallenwege. Eine Reihe anderer Autoren, wie FLÖRCKEN, GOEPEL, HABERER und HEYROVSKY stehen diesem Eingriff ebenfalls freundlich gegenüber. HOSEMANN [1] konnte 1923 durch Röntgenuntersuchung feststellen, daß nach einer Choledochoduodenostomie der Speisebrei bis in die Hepaticusäste hineingetrieben wurde, erkärte sich aber trotz dieses Befundes als überzeugter Anhänger der Choledochoduodenostomie, da bei gut funktionierender, offener Anastomose dieses sich vielleicht fallweise ereignende Regurgitieren nicht zu schaden scheint. GULECKE [2] konnte gleich HOSEMANN über eine gleiche Erfahrung berichten und lehnt gleich KIRSCHNER [3] diese Methode als Normalverfahren bei der Choledocholithiasis ab. Die Sorge vor der Entstehung einer postoperativen Duodenalfistel haben wir einmal unter 19 Fällen von Choledochoduodenostomie am Obduktionstisch bestätigt gesehen.

Die Choledochoduodenostomie wurde schon 1888 von RIEDEL in einem Einzelfall ausgeführt, fand aber erst 1913 durch SASSE auf Grund von 11 operierten Fällen ihre von diesem Autor klar umschriebene Anzeigestellung und genau angegebene Technik. SASSE faßt seine Ansicht über diesen Eingriff wie folgt zusammen: „Die Choledochoduodenostomie verdient in allen Fällen, wo eine absolute Indikation besteht und wo sie ausführbar ist, den Vorzug vor den übrigen Verfahren einer neuen Wegverbindung zwischen Gallensystem und Darm. In den Fällen mit relativer Indikation, besonders bei der rezidivierenden Cholangitis cum et sine concremento und der entzündlichen Stenose der Papille, ist die Choledochoduodenostomie der Drainage des Choledochus bzw. Hepaticus weit überlegen und verdient hier im weitesten Maße angewandt zu werden. Sie ist wie keine andere Methode geeignet, den Gallenabfluß stets frei und unbehindert zu halten und vor Rezidiven, auch solchen ohne Steinbildung, zu schützen.“

Ich selbst habe 1921—1924 die Choledochoduodenostomie 19 mal ausgeführt, wobei ich sie wohl in einer Reihe von Fällen eben nur als Konkurrenzmethode der anderen gebräuchlichen Choledochusdrainagen anwandte. Im Laufe der letzten Jahre bin ich in der großen Mehrzahl der Fälle mit der einfachen supraduodenalen Choledochotomie und der gebräuchlichen Sondierungs- und Drainagetechnik mit bestem Erfolge ausgekommen, so daß ich heute gleich anderen der mitunter sehr leichten, oft auch recht schwierigen Choledocho-

---

[1] HOSEMANN: Zur Anastomose der Gallenwege mit dem Duodenum. Arch. f. klin. Chirurg. Bd. 126, S. 317.

[2] GULEKE: Verhandl. d. dtsch. Ges. f. Chirurg. 1923. Arch. f. klin. Chirurg. Bd. 126, S. 29.

[3] KIRSCHNER: Verhandl. d. dtsch. Ges. f. Chirurg. 1923. Arch. f. klin. Chirurg. Bd. 126, S. 32.

duodenostomie ihren wohl sicheren, aber doch nur abgegrenzten Platz in der Gallenchirurgie zusprechen möchte; ich würde deshalb nach meiner Erfahrung weniger von einem Konkurrenzverfahren oder Methode der Wahl, sondern besser von sicherer Anzeigestellung zu dieser Methode sprechen.

Als Hauptindikation sei die oft bis in die feinsten intrahepatalen Gallenwegsäste reichende, oft breiig-teigige Konkrementanhäufung genannt; in solchen Fällen werden bei ausgeführter supraduodenaler Choledochusincision durch die Spülflüssigkeit immer neue Gesteinstrümmer herausbefördert und dieser durch mechanische Behelfe erzwungene Steinabgang scheint „kein Ende nehmen zu wollen". Obduktionspräparate haben uns ja zur Genüge darüber belehren können, daß eine rein mechanische Ausräumung dieser Leberkonkremente bei schließlich doch beschränkter Operationszeit unmöglich zum Ziele der völligen Steinfreiheit führen kann. Nach Befreiung des Choledochus von größeren obturierenden Konkrementen können wir die Spontanabstoßung der oft massenhaft vorhandenen intrahepatischen kleinen Konkremente, die instrumentell nicht entfernbar sind, oft noch längere Zeit nach der Operation beobachten. Es ist nun wohl einleuchtend, daß die Abfuhr der Konkremente in den Darm bei großem Choledochustor rascher und vor allem beschwerdeloser erfolgen wird, als durch eine wohl durchgängige normale oder instrumentell gedehnte Papille. Diese Überlegung wird ja auch für die Berechtigung der vielfach angefeindeten transduodenalen Choledochotomie oder Choledochoduodenostomia interna herangezogen, welche Eingriffe ja auch den noch etwa zu erwartenden weiteren Konkrementabgang durch operative Konstruierung einer weiten Einmündungsstelle des Choledochus in das Duodenum zu erleichtern suchen.

Als weitere Anzeigestellung für die Choledochoduodenostomie muß die Stenose des untersten Choledochusabschnittes durch Narbe und die Induration des Pankreaskopfes genannt werden; bei einem derartigen Befund ist die Anwendung der Choledochoduodenostomie schon aus anatomischen und physiologischen Gründen sicher richtiger, wohl aber schwieriger, als die demselben Zweck dienen wollende Cholecystogastrostomie mit ihrer durch den großen Gallenblasenhohlraum bedingten Infektionsgefahr.

Namentlich bei Besprechung der sog. Steinrezidive nach Gallenoperationen ist von verschiedenen Autoren immer der Choledochoduodenostomia als bestem Vorbeugemittel das Wort geredet worden. FLÖRCKEN [1] faßt die Berechtigung der Cholecystoduodenostomie nicht allein vom Gesichtspunkt der gesicherten Drainage auf, sondern glaubt, daß durch dieses Verfahren auch die sog. Pseudorezidive nach Hepaticusdrainage, welche zum Teil mit Spasmus des Sphincters zusammenhängen, vermieden werden dürften.

Nach dem Vorausgestellten läßt sich die Hauptanzeigestellung für die Choledochoduodenostomie als völlig abgegrenzt feststellen und etwa wie folgt zusammenfassen: Sind wir bei der Ausführung einer supraduodenalen Choledochotomie zur Überzeugung gekommen, daß in den intrahepatischen Gallenwegen noch reichliche Konkrementansammlung besteht, so ist es vorteilhaft den Choledochusschlitz zu einer Anastomose mit dem Duodenum zu verwenden. Dies gilt insbesondere für jene Fälle, wo die Sondierung bzw. Dehnung der Papille

---

[1] FLÖRCKEN: Verhandl. d. dtsch. Ges. f. Chirurg. 1923. Arch. f. klin. Chirurg. Bd. 126, S. 35.

schwer oder gar nicht gelingt oder wegen Verhärtung des Pankreaskopfes nicht gewagt werden darf.

Zur Technik der Choledochoduodenostomie (Abb. 54): Es braucht wohl nicht erst besonders hervorgehoben werden, daß wir nicht etwa eine morsche, durch Steindecubitalgeschwüre schwer strukturveränderte Choledochuswand zur Anastomose verwenden werden und daß wir ausgedehnte periduodenitische Schwielen oder gar Absceßbildung, ferner eitrigen Gallenwegsinhalt als Gegenanzeige für diesen Eingriff, der überaus genaue Nahttechnik verlangt, ansehen. Wie für die meisten Eingriffe am Choledochus muß auf eine möglichst weitgehende Mobilisierung des Duodenums acht genommen werden. In der Regel wickelt

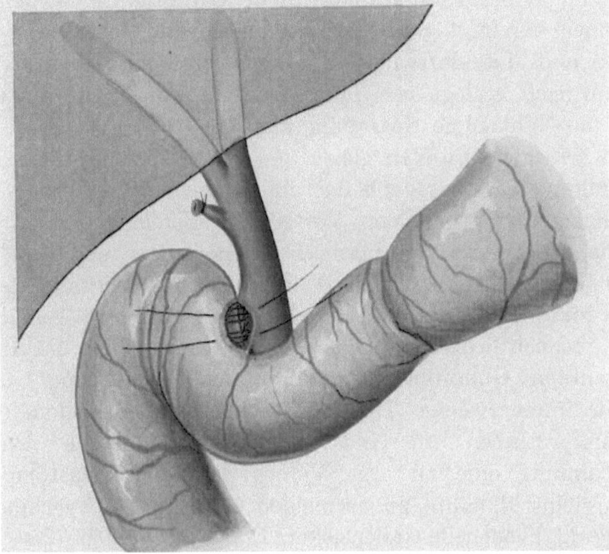

Abb. 54. *Choledochoduodenostomia interna.* Das Duodenum ist mobilisiert, die hintere Anastomosennaht ausgeführt, es folgt die erste Nahtreihe der Anastomosenvorderwand, welche durch alle Schichten geführt wird. [(Halbschematisch.)

sich ja diese Operation derart ab, daß zuerst die supraduodenale Choledochusincision angelegt wird, mit der Absicht, von hier aus die volle Wegbarmachung der Gallenwege instrumentell zu erreichen und den Eingriff durch Drainage nach außen oder durch innere Drainage mit primärer Naht des Choledochus nach Papillendehnung zu vollenden. Der untere Choledochusabschnitt ist z. B. nun in der typischen Weise von Konkrementen befreit, der freie Durchgang der Papille evtl. mit leichter Dehnung derselben erzielt worden; *erst das ewige Nachrücken von teigigem Konkrementsande aus den intrahepatischen Gallenwegen und die nun neuerlich drohende Verstopfung des Choledochus läßt uns dem Anastomosegedanken nahe treten.* Wir müssen dann in einem solchen Falle zuerst versuchen, die Pars horizontalis superior duodeni und auch die Pars inferior derart mobil zu machen, daß wir sie ohne Spannung an die Choledochusincision heranbringen können. FLÖRCKEN verwirft die Ablösung des Duodenums vom Choledochus und führt die Anastomose supraduodenal aus; auf diese Weise will er die Gefahr der Verletzung der Gefäße am oberen Duodenalrande vermeiden: „denn dann kann es solche Blutungen geben, daß die weitere Operation unmöglich wird".

Wir haben die von SASSE angegebene Technik befolgt, welche dieser Autor folgendermaßen beschreibt: „Es ist einleuchtend, daß die Anastomose am leichtesten dort anzulegen ist, wo der Choledochus hinter das Duodenum tritt. Zweckmäßigerweise wird aber der oberste Rand des Duodenums noch etwas zurückpräpariert und nach abwärts gezogen und nun die Incision in den Choledochus in Längsrichtung an dieser Stelle in einer Länge von 1—1$^{1}/_{2}$ cm angelegt. Diese Öffnung genügt, um die Steine zu entfernen und den Gang sorgfältig abzusuchen; nachdem dieses geschehen ist, wird der Längsincision des Choledochus eine Querincision in das Duodenum gegenüber angelegt. Durch einige, die ganze Dicke der Wandungen durchsetzende Catgutnähte werden die Öffnungen miteinander vereinigt und darüber eine feine Seidennaht angelegt, welche nur Serosa und Muscularis faßt. Läßt man nun mit dem Abwärtsdruck auf das Duodenum nach, so legt sich dieses von selbst auf die Öffnung des Choledochus, so daß die Naht ohne Spannung bleibt."

Will man aus triftigen Gründen gleich von vornherein die Choledochoduodenostomie ausführen, so ist es nach der vollzogenen Mobilisierung des Duodenums nach meiner Erfahrung von Vorteil, im Bereiche der projektierten Anastomosenstelle die hintere Serosaknopfnaht noch vor der Eröffnung des Choledochus und Duodenums anzulegen. Durch diese der Eröffnung der Lumina vorausgeschickte hintere Serosanaht vollzieht sich die weitere Ausführung der Anastomose viel übersichtlicher und sicherer. Dreimal habe ich die Anastomose über einer versenkten Gummiprothese ausgeführt; das kleine Gummirohrschaltstück wurde immer wenige Tage später im Stuhl gefunden. Derartige temporäre Gummiprothesen im Anastomosenbereiche haben· den Vorteil, bei größerer Spannung eine zu arge Verengerung der Anastomose durch gegenseitige Serosaeinstülpnähte zu vermeiden; die Prothese verhindert auch für die ersten Tage das eventuelle Gallensickern durch Stichkanäle eines besonders wanddünnen Choledochus. Genau wie bei der Cholecystogastrostomie kann bei sauberer, spannungsloser Anastomosennaht auch bei dieser Methode der Bauch primär geschlossen werden; bei eventuellem Gallensickern ist natürlich Abdichtungstamponade der Anastomosenstelle durch Streifen oder Docht nicht zu umgehen.

Die Hepato-Cholangio-Enterostomie.

Unter den direkten Anastomosen zwischen Gallenwegen und Magen-Darmtrakt (Magen, Duodenum) bildet die von KEHR erstmalig beschriebene, von ENDERLEN experimentell erforschte Hepatocholangioenterostomie wohl einen verzweifelten und unsicheren Eingriff. Als primärer Eingriff kommt der Versuch einer Hepatocholangioenterostomie eigentlich nur bei der äußerst seltenen *angeborenen Atresie der äußeren Gallenwege* in Betracht; ich hatte zweimal Gelegenheit, diesen Operationsversuch am Säugling auszuführen, beidesmal ohne Erfolg. Als sekundärer Eingriff ist die Hepatocholangioenterostomie schon recht häufig ausgeführt worden, ich selbst verfüge über 5 Fälle unter den sog. Gallenrezidivoperationen, wo keine Möglichkeit mehr bestand an die Reste der extrahepatischen Gallenwege heranzukommen und dieselben bis hoch in die Leberpforte hinein vollkommen obliteriert waren. Eine einheitliche Technik läßt sich bei derartigen Eingriffen unmöglich angeben; sie richtet sich nach den Besonderheiten des Einzelfalles, es sollen daher nur allgemeine Richtlinien, soweit sie unserer Eigenerfahrung entsprechen, hier angeführt werden.

Wie in dem Kapitel Rezidivoperationen genauer auseinandergesetzt werden wird, kann es nach supraduodenaler Choledochotomie oder infolge einer versehentlichen unbemerkten Ligatur und Durchtrennung des Hepaticus zu einer völligen nekrotischen Zerstörung des lebernahen Teiles des großen Gallenganges kommen; langwierige Eiterung und langdauernde Gallensekretion sind vorausgegangen, bis sich endlich die Sekretionslücke vollkommen geschlossen hat oder eine feine gallig sezernierende Haarfistel zurückgeblieben ist. Derartige Patienten zeigen nach längerer Dauer dieses Zustandes ein meist schwer kachektisches Aussehen, der hochgradige Dauerikterus bei selbstverständlicher Acholie zeigen das Aussichtslose einer Genesung. Entschließt man sich zu einer neuerlichen Laparotomie, so wird man selbstverständlich zuerst versuchen, aus den oft knorpelharten Verwachsungen das zentrale Ende des Hepaticus in der Gegend der Leberpforte zu finden, was eine wegen der Blutungsgefahr mitunter sehr gefährliche Präparation bedeutet. Schlagen alle derartigen Versuche fehl, kann nun als ultimum refugium an die Hepatocholangioenterostomie gedacht werden.

Die Lebern derartiger Patienten mit langdauernder mechanischer Gallenstauung könne je nach der Dauer der Gallenrückstauung zweierlei Formen zeigen: So finden wir einmal die Leber mächtig geschwollen, den Rippenrand weit überragend, mit wulstig verbreitertem Leberrand; demgegenüber ist die Form der atrophischen Leber hervorzuheben, wobei die Kleinheit und Zuschärfung des Leberrandes charakteristisch ist; namentlich der linke Leberlappen beteiligt sich nach unseren Beobachtungen am augenscheinlichsten an diesem Parenchymschwund. Aus dem äußeren Anblick läßt sich in solchen Fällen nicht beurteilen, ob bei Aufhebung der Gallensperre noch eine Erholung des Lebergewebes, im Sinne einer kräftig einsetzenden Regeneration der bei jedem langdauernden Ikterus schwer geschädigten Leberzelle zu erwarten ist. Leberveränderungen bei Verschluß des Ductus hepaticus oder choledochus sind nach der Darstellung im KAUFMANNschen Lehrbuch abhängig von der Dauer des Verschlusses und davon, ob die gestaute Lebergalle infiziert wird oder nicht. Bei kürzerer Dauer der Gallenstauung *ohne* Infektion der Lebergalle ist die Leber vergrößert, dunkelgrün; die Gallengänge sind erweitert. (Mikroskopisch: Kolbig-variköse Ausweitung der Gallencapillaren, Gallenpigmentablagerung in Leberzellen, KUPFFERschen Sternzellen im periportalen Bindegewebe.) Bei längerer Dauer der Gallenstauung bilden sich infolge Einwirkung der Galle nekrotische Herdchen im Leberzellgewebe. Tritt eine Infektion der gestauten Galle vom Darm aus hinzu, so entwickeln sich schwere entzündliche Vorgänge an den Gallenwegen und am Leberzellgewebe: Eitrige Cholangitis und Pericholangitis, Nekrose- und Eiterherdchen im Leberzellgewebe, Gallengangswucherung und Wucherung des inter- sowie intraacinösen Bindegewebes. Bei dieser Erkrankung der Leber, die man als *biliäre Cirrhose* bezeichnet, kommt es nach einer anfänglichen Volumenzunahme, die gelegentlich mehr als das Doppelte betragen kann (Ascites ist dabei selten, die Milzvergrößerung mäßig), später zu cirrhotischer, meist grobhöckeriger Atrophie. (Auch akute Atrophie der Leber, akuter Zerfall des Leberzellgewebes ist nach einfachem Stauungsikterus beobachtet worden.)

Unsere Aufgabe besteht im Bedarfsfalle darin, in erster Linie einen größeren, nahe der Leberoberfläche liegenden, Galle führenden Gallengang zu finden, der zur eventuellen Anastomosenbildung geeignet erscheint. Sehen wir uns am Obduktionstische Durchschnitte von Lebern an, welch eine langdauernde Gallenrückstauung durchgemacht haben, ist vor allem die oft mächtige Dilatation der intrahepatischen Gallenwege auffällig, welche namentlich bei Parenchymatrophie der Leber besonders augenscheinlich wird. Die Gallengänge sind mitunter kavernenartig erweitert und einzelne dieser Gallenhohlräume können *bis nahe an die Leberoberfläche heranreichen*, so daß man fallweise sogar eine blasige Vorbuchtung an der Außenfläche der Leber zu sehen bekommt. Wir wissen, daß die intrahepatischen Gallenwege weitreichend miteinander communicieren können, so daß im Falle der Eröffnung und Offenhaltung eines derartigen erweiterten Peripheriegallenganges die ganze Galle nach außen abgeführt werden kann. HABERLAND[1] konnte bei Leberinjektionen mit Gelatinelösung, die mit Tierkohle gefärbt war, nachweisen, daß ein leichter Druck genügte, um diese beispielsweise von dem linken Hepaticus aus in den äußersten rechten Lappen einzuspritzen. Ich erinnere mich eines Falles von Probeexcision aus dem Leberrande bei einem infolge Tumorverschluß im pankreatischen Teile des großen Gallenganges hochgradig ikterischen Patienten; aus der kaum 1 ccm großen Probeexcisionsstelle hat sich trotz genauer Adaptationsnaht eine mächtige Mengen fördernde Dauergallenfistel gebildet, wodurch es bald zum völligen Abblassen des Ikterus kam; bis zum Tode des Patienten, welcher 4 Monate nach der Probeexcision eintrat, hielt die Gallensekretion mit unverminderter Stärke an. Daraus ist zu ersehen, daß ein mächtiger Gallenabstrom aus der gallengestauten Leber auch bei Eröffnung nur kleinkalibriger peripherer Gallengänge statthaben kann. Zur physiologischen Ausnützung der Galle brauchte dann nur weiter diese Fistel mit dem Magen oder Darm anastomosiert werden. Demgegenüber konnte ich jedoch des öfteren beobachten, daß bei Eröffnung feiner oberflächlicher Gallenganglumina in manchen Fällen von gallengestauter Leber die gallige Sekretion gering bleibt und bald unter Ausbildung einer Narbe versiegt, entsprechend dem gleichen Vorgange bei wundem Leberbett nach Gallenblasenexstirpation, wo ja auch längere Zeit nach der Operation gallige Sekretion aus dem Leberbett stattfinden kann. Es ist deshalb die *zweizeitige Hepatocholangiostomie* in gewisser Beziehung sicherer, die darin besteht, daß man von der Leberfläche aus in das Parenchym eine lochförmige, etwa 2 cm tiefe, $^{1}/_{2}$—1 cm breite Bresche mit dem Paquelin schafft und das so entstandene Loch derart durch Streifen von der freien Bauchhöhle abschließt, daß die gelegentlich eintretende gallige Sekretion nach außen stattfindet — ein mit dem Namen *Hepatostomie* bezeichnetes Vorgehen. Hat sich daraufhin, wie in dem oben beschriebenen Fall, eine gut und stetig sezernierende Gallenfistel unter Abblassen des Ikterus gebildet, kann nach einigen Wochen daran gedacht werden, durch einen neuerlichen Eingriff die Leberparenchym-Gallenfistel mit Magen oder Darm in Anastomose zu bringen. Zweckentsprechend wird als Ort der Hepatostomie, wenn keine an der Oberfläche liegenden dilatierten Gallengänge gesichtet werden können, die Unterfläche des linken Leberlappens gewählt, um bei der Anastomose gleich die benachbarte Magenwand benützen zu können. Finden

---

[1] HABERLAND: Siehe S. 70.

sich, wie bereits erwähnt, oberflächennahe, schon von außen, namentlich bei atrophischen Lebern, sichtbare Gallengangausbuchtungen, so kann die Anastomose mit einer solchen galleführenden Kaverne gleich in einem Akte vollzogen werden. Die Blutung bei Anlegung eines Leberloches zum Zwecke der Aufdeckung von Gallengängen ist mitunter recht beträchtlich; man wird deshalb die Stelle der Leberparenchymbresche eher in respektvoller Entfernung von der Leberpforte anlegen und auch da besser immer mehr in Leberrandnähe. Ich sah bei einer schwer ikterischen Patientin nach Ausführung der Hepatostomie eine tagelang dauernde Sickerblutung, wobei immer wieder tamponiert werden mußte; bei der Autopsie zeigte sich auch Magen und Darm reichlich bluthaltig, entsprechend der typischen cholämischen Mucosablutung bei Leberinsuffizienz.

Unter meinen 5 Fällen hatte ich nach Hepatocholangioenterostomie nur einmal einen technisch vollen Erfolg; leider wurde auch dieser durch eine 4 Wochen nach der Operation aufgetretene Grippepneumonie zunichte gemacht. [Die Patientin war auswärts operiert worden: Cholecystektomie, wahrscheinlich mit unbemerkter Hepaticusligatur; es bestand lange Eiterung und Gallensekretion, schließlich kam es zur narbigen Ausheilung der Sekretionslücke mit zunehmendem Ikterus und Verfall. Ein Jahr nach der ersten Operation zweiter Eingriff: Es wurde eine dunkelgrüne atrophische Leber gefunden; die Aufsuchung des Hepaticusrestes in der Leberpforte gelang infolge der mächtigen Verschwielung nicht und mußt auch wegen stärkerer Blutung unterbrochen werden. Es wurde nun etwa 3 cm unterhalb des linken Leberrandes mit dem Paquelin ein 2 cm tiefes bleistiftstarkes Loch gebrannt, dabei geringe Blutung bei sicherer galliger Sekretion aus der Lücke; ein klaffendes Gallenganglumen war nicht zu sehen; nun erfolgte Ansteppung einer benachbarten vorderen Magenwandfalte lateral um das Lumen herum, darauf gegenüber dem künstlichen Leberstoma kurze Incision der Magenwand; ich verankerte nun ein kurzes, in Formalin gehärtetes Gelatineröhrchen festsitzend in dem Leberloch mit dem einen Ende, während das andere in die Magenlücke eingeführt wurde und steppte nun den restlichen Teil der Magenwand um das Leberloch durch Knopfnähte auf; nach Sicherungsdocht Bauchdeckennaht. Dieses Vorgehen, also eine echte Hepatocholangiogastrostomie, versprach in diesem Falle vollen Erfolg. Schon am Tage nach der Operation erbrach die Patientin gallig; bald wurde der Stuhl cholisch, es kam zu rascher auffälliger Allgemeinerholung bei langsamem Abblassen des Ikterus. Wie schon gesagt, starb die Patientin nach 4 Wochen an Grippepneumonie, nachdem sie schon eine Zeitlang außer Bett gewesen war. Bei der Autopsie zeigte die Leber noch leichten Ikterus und dichte Verklebung der Anastomosenstelle. Im aufgeschnittenen Magen reichlich Galle. An der mit der Leber verlöteten Magenwandstelle befand sich ein regelmäßig rundes, 7 mm breites, von Schleimhaut kraterförmig überzogenes Loch — die Einmündungs stelle der künstlichen Lebergallenfistel (Abb. 55)].

Ich mußte bei diesem Kapitel bezüglich der Frage der Technik eine Krankengeschichte anführen, aber es ist eben der einzige Fall gewesen, der mir beweisend genug ist, daß der verzweifelte Ausweg einer Hepatocholangioenterostomie seine Daseinsberechtigung hat. Findet sich ein dilatierter, oberflächlich gelegener größerer Gallengang, ist kaum eine größere Schwierigkeit bei der Anastomosenbildung zu erwarten.

Die Technik, wie ich sie im Bedarfsfalle wieder anwenden würde, ist ja einfach. Nach Anlegen des Leberstomas an der Leberunterfläche des linken Leberlappens in Leberrandnähe wird die nächste Magenvorderwandpartie seitlich von der Leberwunde angesteppt, wobei auf möglichst breite Flächenadaptation zwischen Magenwandserosa und Leberkapsel gesehen werden muß. Die Blutung aus dem künstlichen lochförmigen Leberdefekt wird unterdessen durch Aufpressen von Gaze (Stryphnongaze) zu stillen versucht; Gallenflecke am Tupfer gelten als Zeichen einer Gallengangeröffnung. Sobald es nicht mehr blutet,

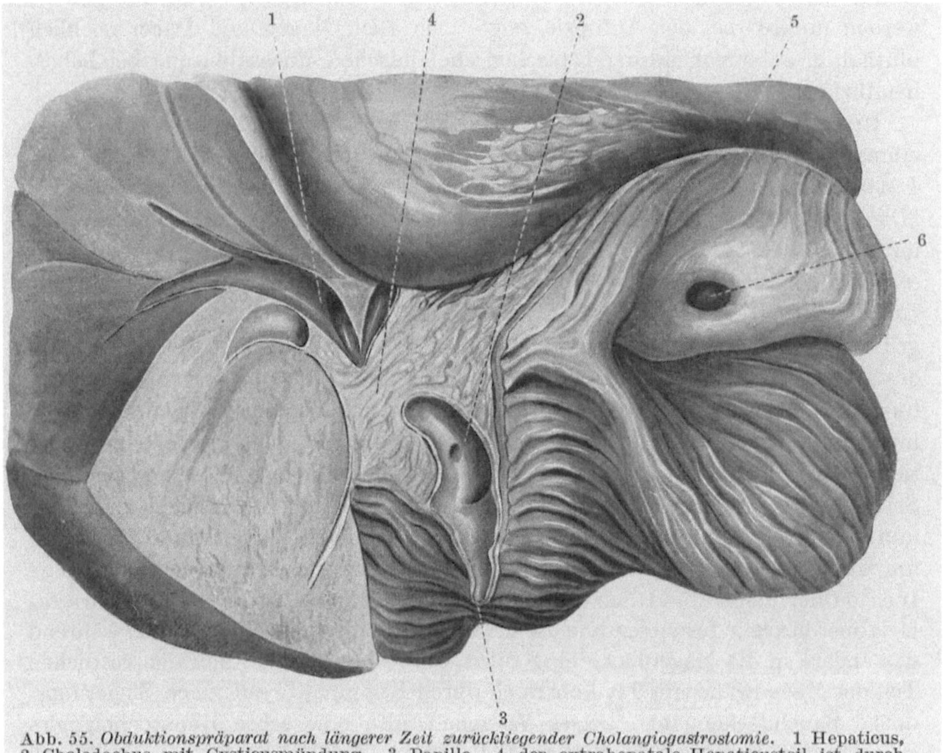

Abb. 55. *Obduktionspräparat nach längerer Zeit zurückliegender Cholangiogastrostomie.* 1 Hepaticus, 2 Choledochus mit Cysticusmündung, 3 Papille, 4 der extrahepatale Hepaticusteil ist durch mächtiges, knorpelhartes Narbengewebe ersetzt, 5 linker Leberlappen, 6 die Stelle der Hepatocholangiogastrostomie vom Mageninneren aus gesehen.

erfolgt die korrespondierende Incision der Magenwand, etwa $1^1/_2$ cm lang; ich halte es nun für vorteilhaft, den Rest der Naht über einer in das Leberloch möglichst dicht hineingesteckten Prothese zu machen, zu der man ein Gummidrain oder, wie in dem oben beschriebenen Falle, ein resorbierbares Gelatindrain nehmen kann. Das Drain hat nur die Aufgabe, das Leberlumen und die Magenincisionsstelle so lange wenigstens klaffend zu erhalten, bis eine Verwachsung zwischen Leber und Magenwand erfolgt ist, außerdem erleichtert es auch die restliche Magenserosa-Leberkapselnaht, welche man womöglich noch durch eine weitere, außerhalb der ersten Naht geführte Nahtreihe zu sichern trachtet. In die Nachbarschaft der Anastomose wird für alle Fälle ein Docht eingeführt. — In einem Falle erbrach eine auf diese Art von mir operierte Patientin (Rezidivoperation nach auswärts ausgeführter Cholecystektomie) die, wie oben beschrieben, eingeführte Gummiprothese am 8. Tage nach der

Operation. Die Anastomose funktionierte etwa durch 5 Tage, wie aus dem leicht galligen Erbrechen und zweimaligem sicher cholischen Stuhl zu ersehen war. Im übrigen kam es zu keiner Besserung, Patientin lebte schwerst ikterisch noch etwa 1 $^1/_2$ Jahre und ist dann außerhalb des Spitales gestorben. Wir mußten also in diesem Falle an eine sehr bald nach der Operation eingetretene Vernarbung der Anastomose denken, welches Ereignis wohl bei den meisten Patienten, die diesen Eingriff über sich ergehen lassen müssen, eintreffen dürfte. Man liest und hört wenig über Dauerresultate der Hepato-Cholangioenterostomie. Sehr einleuchtend und schön sehen die Abbildungen in verschiedenen chirurgischen Werken über die Cholangiostomie bei erhaltener Gallenblase aus. Dabei wird von der Hinterwand der Gallenblase ein Kanal in die Leber gebohrt, durch den die Galle in die Gallenblase übergeleitet und weiterhin durch eine Anastomose der Gallenblase in Magen oder Darm befördert werden soll. Uns fehlen die Erfahrungen über diesen theoretisch schönen Noteingriff (Cholecystohepatocholangioenterestomie). Von Dauerresultaten ist mir nichts bekannt geworden.

Die hier aus der Klinik EISELSBERG angezogenen Fälle kamen in den allerersten dem Krieg nachfolgenden Jahren zur Operation, in den letzten 5 Jahren hatte ich keine Gelegenheit zu diesem wohl eher aussichtslosen Sekundäreingriff; mit der stets zunehmenden Verfeinerung der Gallenoperationstechnik wird die Hepatocholangioenterostomie, als Notoperation bei sog. Rezidivoperationen, hoffentlich bald nur noch historisches Interesse haben.

Rekonstruktions- und Implantations-Operationen am großen Gallengange.

HARTMANN nennt mit Recht die in dieses Kapitel fallenden Eingriffe an den Gallenwegen „Die operative Pathologie der Gallenwege". Eine Fülle von Vorschlägen finden sich für diese auch unter dem Namen Gallengangsplastiken ausgeführten Operationen. Unter den Anzeigen zu derartigen, oft recht mühsamen, leider auch mitunter vergeblichen Eingriffen sind zuerst *Fehlgriffe bei Operationen* zu nennen, welche in teilweiser oder ganzer Durchtrennung des großen Gallenganges an irgend einer Stelle seines Verlaufes bestehen; wird diese Operationsläsion gleich bemerkt, so muß unter allen Umständen die sofortige Wiederherstellung der Kontinuität in Angriff genommen werden. Ungleich schwieriger, gefahrvoller und wie wir gesehen haben auch öfters schon unmöglich ist die Wiederherstellung erst längere Zeit nach dem ersten Eingriff, wenn Eiterung und Narbenbildung ihr Zerstörungswerk vollendet haben. Diese Fehlgriffe können bekanntlich nicht nur bei Gallenoperation, sondern auch bei Resektion des Duodenums vorkommen. Viel seltener sind die durch den ursprünglichen pathologischen Prozeß bedingten Zerstörungen der Gallengangswand, so eitrige Einschmelzung oder zur Verödung führende Decubitalgeschwüre infolge eingekeilter Steine. Diese Strikturen des Choledochus sind fast nie als segmentäre Narben zu finden, sondern betreffen meist den ganzen extrahepatischen Gallengang bis zum Duodenum. Der nach unserer bisherigen Erfahrung erfolglosen Operationstherapie bei den angeborenen Atresien des großen Gallenganges habe ich schon in dem Kapitel Cholangioenterostomie gedacht. Andere Stenosen des großen Gallenganges finden ihre Ursache in Tumoren der Gallenwege oder ihrer Nachbarschaft, von denen insbesondere das Carcinom des Magens, Duodenums und des Pankreas zu verzeichnen sind. Auch die den großen Gallengang begleitenden Drüsen können als Tumormetastasen in infiltrierende Vereinigung mit dem großen Gallengange kommen oder als tuberkulöse Drüsen zu seiner Stenosierung beitragen.

Wir wollen uns hier in erster Linie mit den *Operationsverletzungen des großen Gallenganges* befassen. Hierher gehört das versehentliche Durchtrennen des Hepatico-Choledochus, der für den Cysticus gehalten wurde, eine Irrtumsmöglichkeit, auf die ja bei der Besprechung der Technik der Cholecystektomie hingewiesen worden ist. Ich erinnere an die zu *nahe an der Choledochuswand gesetzte Ligatur und Durchtrennung des Cysticus,* wobei der große Gallengang an der Cysticuseinmündung beim Anziehen der bereits gelösten Gallenblase winklig verzogen wird, so daß bei der Abtragung ein beträchtlicher Teil der Choledochuswand in Wegfall kommen kann. Ein Wanddefekt des Choledochus kann ferner bei Parallelverlauf des Cysticus mit dem großen Gallengang entstehen, wenn versucht wird, die oft gründlich miteinander verbackenen Gänge instrumentell zu lösen. Diese Fehlgriffe können uns in der Regel bei einiger Aufmerksamkeit sofort augenscheinlich werden; im Zweifelsfalle bringt der Sondierungsversuch der klaffenden Lumina volle Sicherheit. Verlaufstrennungen bei der supraduodenalen Choledochotomie können sich außerdem auch dann ereignen, wenn die Incision des großen Gallenganges nicht in seiner Längsrichtung, sondern quer zu seiner Achse erfolgt; bei etwas unzartem Sondierungsversuche des Hepaticus und Choledochus kann die oft besonders zarte und morsche Choledochuswand durch die Hebelwirkung der starren Sonde derart einreißen, daß oft nur eine ganz schmale leistenförmige hintere Wandpartie erhalten bleibt.

Bei allen frischen Defekten des Choledochus müssen wir vorerst die genau adaptierende Naht versuchen. Bei stark erweitertem Choledochus läßt sich diese in Form von Catgutknopfnähten je nach der Dicke der Gallengangswand in ein- oder zweischichtiger Naht derart anlegen, daß kaum eine Stenose zu befürchten ist; bei zarten Wandverhältnissen mit ausgedehntem Circumferenzdefekt bietet dagegen auch die noch so genau ausgeführte Naht keine Sicherheit gegen eine sich später ausbildende Striktur oder gegen das Aufgehen der Naht mit Ausbildung einer totalen Gallenfistel. Die Lumina des ganz oder zum größten Teil durchtrennten großen Gallenganges können weit auseinanderweichen; während sich die Rückwand oft recht leicht durch die Nähte adaptieren läßt, schneiden bei der Naht der Vorderwand gerne die Nähte durch und der Defekt wird nur größer, die Wundränder zackiger. Weitgehende Mobilisierung des Duodenums und Aushülsungsversuche des Hepaticus können wohl fallweise die Naht ohne bedrohliche Spannung vollenden lassen, doch scheitern recht häufig solche Versuche bei entzündlicher Schwielenbildung im Bereiche und in der Nachbarschaft des Ligamentum hepatoduodenale. Die einzige Sicherung gegen die unabsehbaren Folgen einer solchen kompletten Choledochusnahtinsuffizienz *mit Dislokation der gegenüberstehenden Lumina „ad latus cum elongatione"* besteht in der Anlegung der Naht über einem Gummidrain. Die Einführung des Sicherungsdrains kann nun in verschiedener Weise erfolgen. Läßt sich die Vorderwand des großen Gallenganges gar nicht oder nur unter bedrohlicher Spannung durch Knopfnähte vereinigen, so erscheint die Einführung eines T-Vollrohres für angezeigt, wobei die Querschenkel keineswegs zu kurz zugestutzt werden dürfen, damit eine sichere Verankerung gewährleistet wird (Abb. 56). In einem solchen Falle muß das T-Rohr zumindest 5—6 Wochen liegen bleiben; wir erwarten

im Laufe dieser Zeit die Ausbildung eines bindegewebigen Kanales, welcher
im Bereiche des Defektes nach und nach vom peripheren und zentralen Ende
des großen Gallenganges mit Mucosa überzogen wird. Ich konnte an einem
Obduktionspräparate die Stichhaltigkeit dieser theoretischen Erwägung bestätigt
finden. Die gallige Sekretion kann bei dieser Technik die ersten Tage nach der
Operation nicht nur aus dem langen äußeren Schenkel des T-Rohres stattfinden, sondern auch durch die äußere Drainagelücke selbst; wir sichern ja
in jedem dieser Fälle, genau so wie bei der typischen supraduodenalen Choledochotomie beschrieben wurde, die undichte Choledochusstelle durch ein bis
dahin geführtes stärkeres Gummidrain und durch Docht oder Streifen. Nach

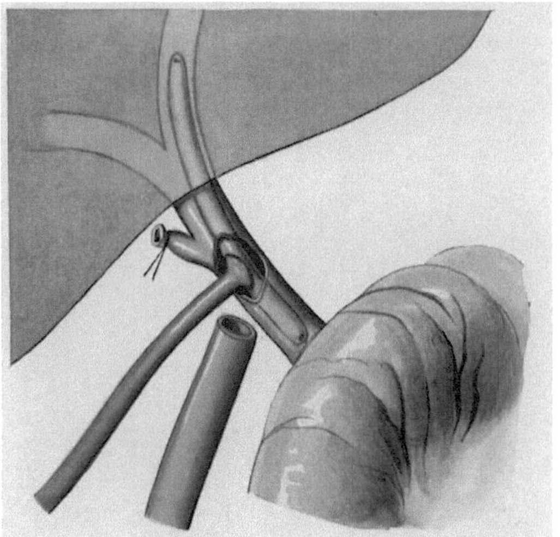

Abb. 56. *Großer Substanzdefekt der Vorderwand des Choledochus.* Einführen eines T-Rohres in
denselben ohne Naht der Vorderwand (Reservedrain).

Entfernung dieses Reservedrains und der Streifen bleibt dann das T-Rohr
auch bei Braunfärbung des Stuhles weiter in situ. Man wird das Anhalten
der Cholie am besten noch längere Zeit (3—4 Wochen) beobachten, ehe man sich
zur Entfernung des T-Rohres entschließt. Darauf pflegt ja wieder eine längere
Zeit profuser Gallenfluß durch die äußere Drainagelücke mit länger dauernder
Acholie einzutreten, um nach längerer Zeit unter neuerlicher Normalfärbung
des Stuhles dauernd zu versiegen. v. REDWITZ[1] berichtete seinerzeit aus der
ENDERLENschen Klinik über sich langsam ausbildende Stenosen des großen
Gallenganges nach zirkulärer Naht über einem T-Rohr; unmittelbar nach der
Naht genügten in 2 Fällen die genähten Gallengänge allen Anforderungen,
doch trat beidemal 6 Monate nach dem Eingriff die Stenose in Erscheinung.

Bei Unsicherheit der Choledochuswandnaht oder bei kleinen, nicht schließ-
baren Defekten derselben kann man sich in geeigneten Fällen zur Nahtsicherung
auch des einfachen Nelatonkatheters bedienen (Abb. 57). Nur muß die
Möglichkeit vorhanden sein, die Vorderwand des großen Gallenganges eine
Strecke weit zentral oder peripher von der Lücke (Naht) freilegen zu können;
man führt nun durch ein von dem Choledochusdefekt $1^1/_2$—2 cm weit entferntes,

---

[1] v. REDWITZ: Zur Frage der Hepaticusnaht. Zeitschr. f. angewandte Anat. u. Konstitutionslehre. Bd. 3, S. 131. 1918.

neu angelegtes kleines Fenster der Vorderwand den doppelt gelochten Nelatonkatheter über die Defektstelle hinaus ein und sichert ihn durch eine
Catgutnaht an der Choledochuswand. Zur Gangincision wählt man je nach
den vorliegenden Verhältnissen eine Wandstelle des großen Gallenganges
über oder unterhalb der gefährdeten Naht, so daß die Spitze des Katheters
einmal duodenalwärts, das andere Mal leberwärts zu liegen kommt. Man sieht
dann durch den zum Teil noch klaffenden Vorderwanddefekt den Katheter im
großen Gallengange liegen. Sicherung dieser Stelle durch Aufsteppen von Netz
erscheint angebracht, dagegen die Hinleitung eines stärkeren Gummidrains
und Streifens eine Selbstverständlichkeit.

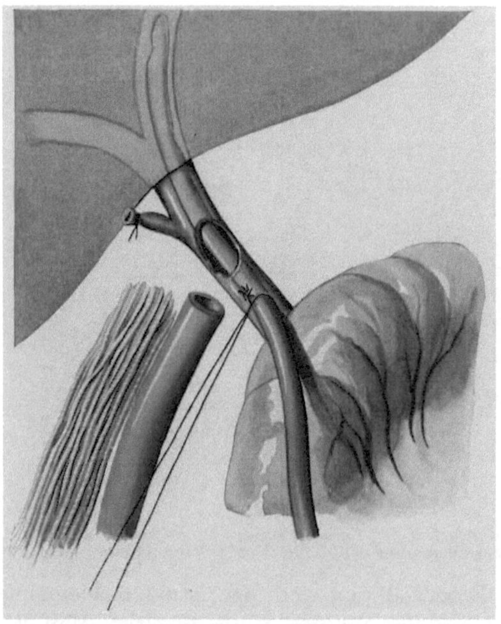

Abb. 57. *Großer Substanzdefekt der Choledochusvorderwand.* Durch eine duodenalwärts ausgeführte
kleine Incision in die Choledochusvorderwand wird ein Nelatonkatheter zwecks Heberdrainage in
den Hepaticus geschoben und fixiert. Der Substanzverlust der Vorderwand wird nicht genäht,
eventuell nur mit Netz gedeckt (Reservedrain).

Ich sehe ferner auf eine ganze Reihe klaglos geheilter Fälle zurück, wo ich
die durch einen größeren Wanddefekt unterbrochene Kontinuität des großen
Gallenganges durch eine versenkte Gummiprothese wiederhergestellt habe.

Die Hoffnungen, die ich seinerzeit auf resorbierbare Gallengangsprothesen setzte, haben
sich trotz einzelner ausgezeichneter Erfolge nicht derart erfüllt, daß ich zu diesem Vorgehen
mit gutem Gewissen raten könnte. Die Resorption dieser Prothesen erfolgte entweder
zu früh, so daß in einem Falle eine komplette äußere Dauergallenfistel entstand oder es
kam zur Berstung und Einrollung der Prothesenwand, wodurch eine Obliteration des
Gallenganglumens erfolgte. Die Konstruktion einer resorbierbaren Prothese mit sehr
langsamem Abbau ihres Gerüstes bei Erhaltenbleiben ihrer röhrenförmigen Form wird
hoffentlich kein frommer Wunsch bleiben; die zahlreichen Anfragen, die ich seit meiner
seinerzeitigen Publikation über dieses Vorgehen erhielt, beweisen das vielfache Bedürfnis
nach einem derartigen Operationsbehelf.

Die Technik der Einlegung einer Gummiprothese ist folgende: Man wählt
ein neues, gut elastisches Drain, in seiner Gesamtstärke dem jeweiligen Lumen

des großen Gallenganges entsprechend, damit es nach dem Einschieben möglichst „dicht" liegt (Abb. 58). Die Papille ist vorher instrumentell durch Aufsondierung erweitert worden. Das Drain wird nun in entsprechender Länge zugeschnitten, so daß nach seiner Einlegung das duodenale Ende noch oberhalb des Diverticulum Vateri liegt und nicht etwa in das Duodenum hineinragt; hepaticuswärts muß es derart in den Gang hineinpassen, daß sich sein Ende nicht etwa abbiegt. Um die Mitte des Drains wird ein stärkerer Catgutfaden geknotet, seine Enden lang gelassen. Nach erfolgtem Einschieben der Prothese wird über dem Drain der Defekt der Choledochuswand durch Naht möglichst zu adaptieren versucht; eine Nahtenge braucht ja wegen des unterlegten Drains jetzt nicht mehr

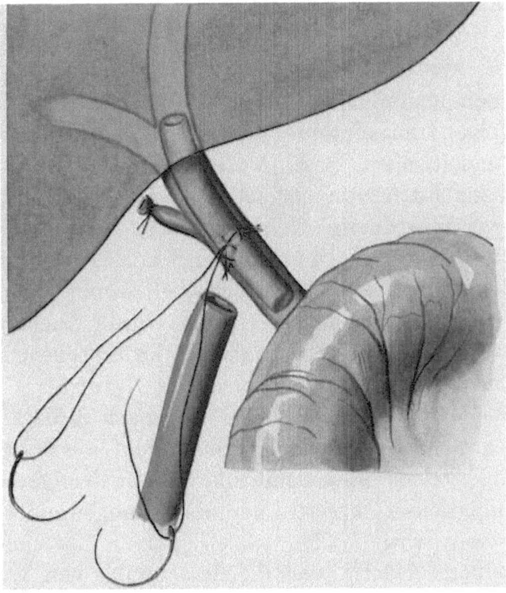

Abb. 58. *Adaptierbarer zirkulärer Choledochusdefekt.* Zur Vermeidung einer Narbenstenose daselbst ist eine Gummiprothese versenkt, welche in ihrer Mitte mit Catgutfäden umschnürt ist, dessen freie Enden am Peritoneum der Umgebung fixiert werden.

gefürchtet zu werden. Die lang gelassenen Catgutfäden werden aus einer Nahtlücke des Wanddefektes herausgeleitet, mit Nadeln armiert und nun wird die Sicherung des Drains am Nachbarperitoneum, z. B. Ligamentum hepatoduodenale, durch einfache Verknotung des daselbst durchgeführten Fadens vorgenommen. Reservedrain und Streifen werden auch hier vor Schluß der Operation eingelegt. Ich brauche wohl nicht zu erwähnen, daß man sich zu dieser Dauerversenkung eines großen Fremdkörpers nur in Fällen *äußerster Not* entschließen wird, wie solche bei Wiedergutmachungsoperationen ja nicht zu selten zu sein scheinen. Auch bei sehr zartwandigem und sehr dünnem großen Gallengange halte ich im Falle schwererer Wanddefekte eine Protheseneinlage angezeigt, da bei solchen zarten Gewebsverhältnissen nach Entfernung des gelegentlich angewendeten T-Rohres mit größerer Wahrscheinlichkeit eine Narbenbildung mit Stenose des Choledochus zu erwarten ist. Ich hatte Gelegenheit, eine derartige und zwar segmentäre Stenose des großen Gallenganges nach T-Rohrdrainage bei sehr feinen Gangverhältnissen sekundär zu operieren und konnte mittels versenkter Prothese eine seit 6 Jahren bis jetzt kontrollierte Heilung erzielen. Im ganzen verfüge ich neben diesem Fall noch über weitere 5 Fälle, wo ich mich für die Anwnndung einer versenkten Gummiprothese entschlossen habe. Ein Fall liegt schon 8 Jahre zurück; die neuerliche Röntgenaufnahme ergab, daß die Prothese im absteigenden Duodenalschenkel liegt. In einem Falle (3 Jahre post operationem) ergab die neuerliche Untersuchung bei bestem Wohlbefinden der Patientin das Fehlen der Prothese, ohne daß sich die Patientin erinnern kann, die Prothese im Stuhl gesehen zu haben. Bei den nachkontrollierten anderen Fällen, der älteste davon liegt $2^1/_2$ Jahre, der jüngste 9 Monate zurück, befinden sich die Prothesen noch im Choledochus. Über das Befinden eines von meinem ehemaligen Chef v. EISELSBERG operierten Privatpatienten, der in Griechenland weilt, konnte ich nichts in Erfahrung bringen. Über das endgültige Schicksal derartiger Patienten wird wohl erst die kommende Zeit berichten können; Autopsiebefunde in vivo et mortuo fehlen meines Wissens. Ich stelle mir vor, daß, falls es nach Jahr und Tag infolge Inkrustation oder Zerfall der Prothese zu Stauungsikterus und cholangioitischen Beschwerden kommen würde, die gebotene Sekundäroperation zur Entfernung derselben namentlich auf transduodenalem Wege nicht zu schwer sein dürfte. Ich habe es in keinem dieser Fälle unterlassen, den Patienten davon zu unterrichten, daß er ein „Gummirohr" im Gallengang eingenäht habe, welches gelegentlich einmal im Stuhl gefunden oder erbrochen werden dürfte; den Patienten wurde auch stets gesagt, im Falle eines später auftretenden Ikterus sogleich chirurgische Hilfe aufzusuchen, da vielleicht eine zweite Operation nötig sei.

Die transduodenale Choledochusnahtsicherung nach VÖLKER haben wir bei Wanddefekten des großen Gallenganges bisher nicht auszuführen Gelegenheit gehabt, diese Methode jedoch einmal mit allerbestem Erfolge bei der Implantation eines kurzen Hepaticusstumpfes in den Magen angewendet, worüber weiter unten zu berichten sein wird.

Es unterliegt keinem Zweifel, daß die Anwendung von versenkten Dauerprothesen bei Gallengangdefekten vom chirurgisch-technischen Standpunkte aus als „unschön" gewertet wird. Es sind ja auch eine ganze Reihe von *autoplastischen* Methoden zur Deckung von Choledochusdefekten angegeben worden, wobei als Deckmaterial die Wand der Gallenblase und des Magens verwendet worden ist[1]. Leider fehlt einerseits bei dem häufigsten Anwendungsgebiete der Choledochusplastiken, das sind Wiedergutmachungs-Nachoperationen, die Gallenblase in der Regel und andererseits kann bei primärem Bedarfsfalle die Gallenblase wiederum derart entzündlich wandgeschädigt sein, daß sie als Deckmaterial nicht mehr in Betracht kommt. Ich schließe ja hier jene meist zwecklosen Wiederherstellungs-Operationen des Gallenganges, wie sie durch Carc. Tumorresektionen nötig werden können, aus. KEHR benützte die *Magenwand zur autoplastischen Deckung von Choledochusdefekten.* HELLER beschreibt diese modifizierte Operation wie folgt: Aus der Vorderwand des Magens wird ein zungenförmiger Lappen gebildet mit Stiel nach der kleinen Kurvatur oberhalb des Pylorus. Der Lappen enthält die ganze Wanddicke des Magens, also auch die Schleimhaut. Der Lappen wird nach oben umgeschlagen und

---

[1] S. Schrifttum bei v. REDWITZ: Zur Frage der Hepaticusnaht. Zeitschr. f. angewandte Anat. u. Konstitutionslehre. Bd. **3**, H. 3/4. 1918.

über einem Gummischlauch zu einer Hohlrinne vernäht. Das freie Ende dieser Hohlrinne wird über dem Rohr mit dem Hepaticus vereinigt. Das andere Ende des Gummischlauches wird an anderer Stelle mittels Witzelkanal aus dem Magen herausgeleitet. In der Fortsetzung der Naht der aus dem Magenwandlappen gebildeten Hohlrinne wird der Defekt der Magenwand ebenfalls durch Naht geschlossen. — Wir haben keine Erfahrung über diesen komplizierten Eingriff.

Ich komme nun zu den *Implantationsoperationen,* bei denen getrachtet wird, den Hepaticusstumpf mit Magen oder Duodenum durch Naht zu vereinen. Auch hier handelt es sich meist um Wiedergutmachungsversuche nach verunglückten Primäroperationen oder um Implantationen nach Tumorresektionen, bei denen der periphere Choledochusanteil geopfert werden mußte. Wir haben bei Sekundäreingriffen wiederholt gesehen, wie die narbige Obliteration des großen Gallenganges ausschließlich nur den peripheren Teil desselben, in der Regel bis zu der Stelle, wo er in der Pankreasrinne verschwindet, ergriffen hat. Der unberührte Teil des Hepaticus zeigt dann meist infolge der Gallenrückstauung eine kolbige Aufbuchtung. Die Technik dieser Implantation hängt einmal von der Länge des Hepaticusstumpfes ab, das andere Mal entscheidet die beste Annäherungsmöglichkeit des Magens oder des Duodenums an die Leberpforte die Wahl des Implantationsortes. Hochgradige Perigastritis und Periduodenitis können den auf Abbildungen so einfach aussehenden Eingriff sehr erschweren. In den 3 Fällen, welche ich bisher mit Erfolg ausgeführt habe, erwies sich der Magen als zweckdienlichster Einpflanzungsort des Hepaticusstumpfes. Zuerst gilt es den Hepaticusstumpf so weit als möglich leberpfortenwärts zu isolieren, eine bei schwieliger Beteiligung des Ligamentum hepatoduodenale recht schwierige Präparation. Mit anatomischen Pinzetten und unter Zuhilfenahme eines feinen Raspatoriums (s. Instrumente) wird der Hepaticus aus dem Bindegewebe des Ligamentum hepatoduodenale vorsichtigst herausgehoben, wobei es in der Regel zu einer geringen Wandverdünnung seiner Hinterwand kommt, da infolge der gewöhnlich vorhandenen Narben- und Schwielenbildung eine rein anatomische Aushülsung „in der richtigen Schichte" nicht immer möglich ist; es bleiben meist einige Fasern der Hepaticushinterwand zurück. Man wird trachten die Aushülsung noch am gestauten Hepaticusstumpfe vorzunehmen,was viel leichter gelingt, als wenn vorher Entleerung durch Punktion erfolgt ist. Bei der Aushülsung des Hepaticusstumpfes muß man sich vor Verletzung der Vena portae hüten, die diesem in der Gegend der Leberpforte eng anliegt; ebenso muß auf Anomalien der Arteria hepatica geachtet werden. Ist der Stumpf beweglich geworden, faßt man sein vernarbtes Ende mit einer weichen Klemme und stielt ihn noch vorsichtig leberpfortenwärts; jeder Millimeter Längenzunahme des beweglich gemachten Stumpfes bedeutet einen großen Gewinn. Kam es zu einer Eröffnung des Stumpfendes schon bei der Auslösung, so wird nach Aufhören des stärkeren Gallenstromes der freie Stumpfrand mit flachen Klemmen gefaßt und unter zartem Anheben die Präparation seiner Hinterwand fortgesetzt. Bei feinen Strukturverhältnissen der Hepaticuswand möchte ich vor dem Anlegen von Haltezügeln durch den Stumpfrand warnen, da dieselben sehr gerne durchschneiden, womit eine höchst unwillkommene Verkürzung des Hepaticusstumpfes nach der nun notwendigen Glättung der Einrißstellen mit der Schere zu gewärtigen ist. Nach diesem vorbereitenden Akte erfolgt die Zurechtmachung

der Implantationsstelle am Magen oder Duodenum; letzteres muß weitgehendst
mobilisiert werden, während der Magen im Bedarfsfalle durch Abbinden eines
entsprechenden Teiles des kleinen Netzes beweglicher gemacht wird. Bei der
Wahl der Implantationsstelle weicht man der dicken Pylorusschichte möglichst
aus und hält sich, wenn es irgend geht, mehr antrumwärts, da unter anderem
hier die dünnere Magenwand viel nachgiebiger ist, wodurch die unbedingt
zu vermeidende Spannung bei der nachfolgenden Naht wegfallen kann. Ist
Magen und Duodenum nun gut verziehbar, erfolgt bei längerem Hepaticusstumpf die direkte Implantation durch eine kleine Incision in die Magen- oder
Duodenalwand; unter stärkster Annäherung derselben an den Hepaticusstumpf

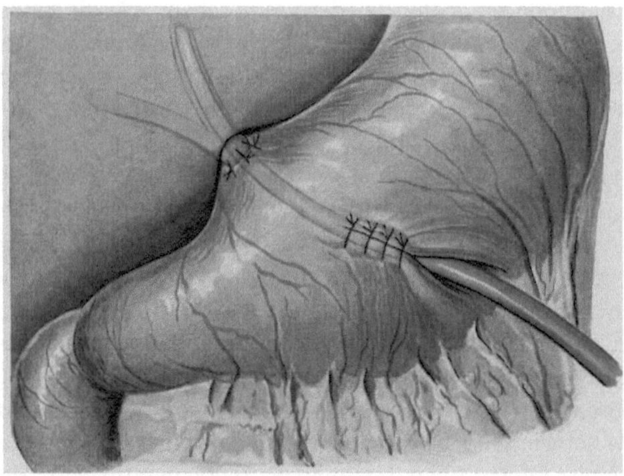

Abb. 59. *Totaler Choledochusdefekt.* Implantation des Hepaticusstumpfes in den Magen; es ist eine
vordere und hintere Gastrotomie ausgeführt worden. Über den in einen Hepaticusast eingeführten
Nelatonkatheter wird der Hepaticusstumpf in den Magen implantiert (s. Abb. 60), das periphere
Katheterende in Form einer Witzelfistel nach außen geleitet.

wird dieser soweit als möglich versenkt und nun erfolgt seine Fixation durch
eng gesetzte feine Seidennähte, welche breite Serosaflächen des Magens bzw.
Duodenums mit der Hepaticusstumpfwand zu adaptieren trachten. Reste
des kleinen Netzes werden als Nahtsicherung mit angesteppt, ebenso ist es
vorteilhaft, die der Implantationsstelle benachbarten Magen- oder Duodenum-
wandpartien an die Leber zu fixieren, so daß man zum Schluß der Operation
eigentlich gar nichts mehr vom Hepaticusstumpfe zu sehen bekommt. Ein
auseinandergebreiteter Baumwolldocht wird um das Implantationsgebiet aus-
gebreitet und hinausgeleitet. Schwieriger gestaltet sich die Implantation eines
Hepaticusstumpfes, der nur kurz die Leberunterfläche überragt. In solchen
Fällen halte ich die VÖLKERsche *Methode der Nahtsicherung mit Hilfe eines durch
den Magen oder das Duodenum hinausgeleiteten Katheters* für angezeigt; ich konnte
dieselbe zweimal mit bestem Erfolge ausführen. Ich gehe folgenderweise vor:
In den Hepaticusstumpf wird ein Katheter so hoch hinauf als möglich — am
besten bis in den rechten oder linken intrahepatalen Hepaticusast — eingeführt.
Es wird nun um den Hepaticusstumpf derart eine Catgutfadenschlinge gelegt, daß
der Katheter fixiert ist, so daß an ihm ein leichter Zug ausgeübt werden kann.
Nun wird nach Abbinden und Durchtrennen des kleinen Netzes im Bereiche

der beabsichtigten Implantationsstelle an der Magenhinterwand, dieser gegenüber die Vorderwand des Magens incidiert und mit Haken auseinandergehalten;
nach genauem Austupfen des Magens erfolgt eine Stichincision an der Hinterwand; durch diese wird der Katheter hindurchgezogen und es gelingt bei Anpressen der Magenhinterwand gegen die Leber auf diese Weise den Hepaticusrand in das Niveau der Magenschleimhaut zu bringen und hier ringsum mit
Knopfnähten an die Stichincisionslefzen zu nähen (Abb. 59 u. 60). Eine genaue
wasserdichte Adaptation dürfte wohl nicht immer möglich sein, die Hauptsache
bleibt eine sichere Nahtbefestigung des Hepaticusstumpfes. Dort wo der festgebundene Katheter den Magenhohlraum passiert, wird er gelocht, der restliche
Teil durch die vordere Gastrotomiewunde herausgeleitet. Mir gelang es in dem
einem Falle, noch von außen her an der Implantationsstelle Sicherungsnähte
zwischen Magenserosa und Leberkapsel in unmittelbarer Portanähe ringsum anzulegen. Auf alle Fälle
kommt in diese Gegend ein Docht. Jetzt erfolgt
zweischichtiger Verschluß der vorderen Gastrotomiewunde um den Katheter und Einnähung der genähten Vorderwandstelle des Magens ins parietale
Peritoneum, wie bei der Gastrostomie nach WITZEL.
Der Katheter muß wohl viele Wochen lang liegen
bleiben, bis man annehmen kann, daß bei anhaltender Gallenfärbung des Stuhles die durch
narbige Schrumpfung erfolgte Verlötung zwischen
künstlichem hinteren Magenstoma und Hepaticusrest erfolgt ist. Bei meinem letzten Falle (es
handelte sich um eine 4 Monate zurückliegende
Cholecystektomie, bei der von anderer Seite der
Hepaticus durchtrennt worden war), bei dem ich
wie geschildert vorging, entwickelte sich eine der

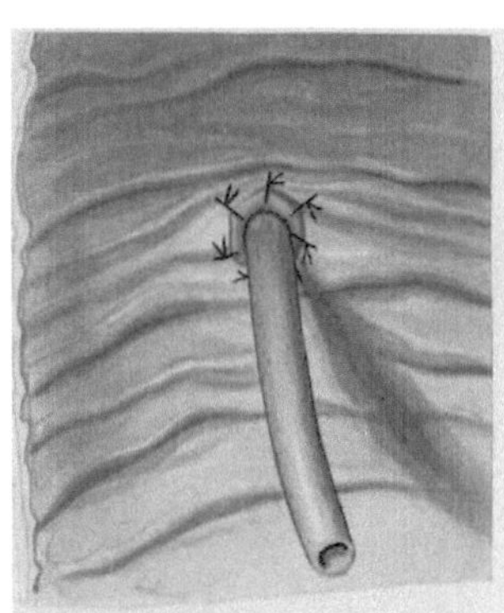

Abb. 60. Ansicht des über einen
Katheter in die Magenwand
implantierten Hepaticusstumpfes
vom Inneren des Magens aus.

Vorderwandincision des Magens entsprechende, unter anderem auch Galle
sezernierende Magenfistel. Vier Wochen nach der Operation wurde der Katheter
mittels einer Hohlschere im Mageninnern abgeschnitten. Unter sorgfältiger
Behandlung der großen Magenfistel heilte dieselbe zu und Patientin erholte
sich zusehends. Die letzte Kontrolle (Mai 1927), 13 Monate nach der Operation,
ergab bereits das Fehlen des Katheterrestes im Magen und Hepaticus. Die
Patientin hatte bereits um 10 kg zugenommen; der Stuhl war normal gefärbt.

Als Noteingriff soll noch die freie Überbrückung zwischen zentralem
Hepaticusstumpf und Magen oder Duodenum mittels eines Gummidrains, wie
sie JENKEL, VERHOGEN, CAHEN, WILMS, KEHR, ARNSPERGER u. a. ausgeführt
haben, kurz besprochen werden. Ich verfüge über drei derartige Fälle, von
denen aber nur einer durch $1^1/_2$ Jahre ein gutes Resultat, d. h. ein volles
Funktionieren des Gallenabflusses erbrachte; nach dieser Zeit kam es zur
narbigen Obliteration und damit bald zu cholämischen Erscheinungen, welchen
die Patientin nach dem letzten Versuche einer Cholangioenterostomie erlag.
(Es handelte sich um einen seinerzeit von mir publizierten und auch hier
später genauer beschriebenen Fall einer Totalexstirpation einer sog. idiopathischen
Choledochuscyste in zwei Akten, wobei der zweite Akt den kurzen Hepaticusstumpf mit Hilfe einer Gummiprothese mit dem Magen in Verbindung

brachte.) Die Prothese wurde in diesem sowie einem anderen Falle einige Zeit nach der Operation erbrochen, wonach es in dem zweiten Falle bereits 2 Wochen später zur Obliteration des Hepaticuslumens kam. (Siehe Kapitel idiopathische Choledochuscyste.) Die Technik ist einfach: Verankerung einer Gummiprothese im zentralen Hepaticusteil und Einleitung des anderen Endes des Gummidrains entweder in den noch etwa erhaltenen peripheren Choledochusteil oder nach einer Stichincision in den Magen oder in das Duodenum. Der freiliegende Teil des Gummidrains kann noch mit frei transplantiertem Netz umhüllt werden (Abb. 61). Nach HOHLBAUM[1] beruhen die meines Wissens spärlichen Dauererfolge dieser Methode auf Annäherung der gegenseitigen Lumina

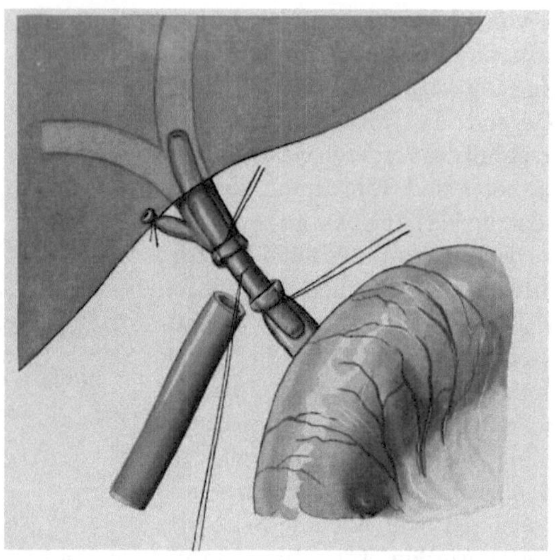

Abb. 61. *Überbrückung eines nicht adaptierbaren zirkulären Choledochusdefektes durch versenkte Gummiprothese.* Diese wird durch je eine Catgutnaht am zentralen und peripheren Stumpf des großen Gallenganges fixiert.

durch Schrumpfung, ähnlich wie bei den meisten entzündlichen Prozessen in der Umgebung der Gallenwege das Duodenum und der Pylorus in die Gegend der Leberpforte verzogen wird.

NAEGELI[2] berichtete kürzlich über einen Fall von Gallengangsplastik aus der Klinik GARRÉ, bei dem sich eine Hepaticusstenose immer wieder einstellte, obzwar zuerst mit Hilfe eines T-Rohres und später zweimal unter Verwendung einer versenkten Gummiprothese kurzdauernde Besserung erzielt wurde. Erst als nach einer vierten Operation ein T-Drain $2^1/_2$ Jahre gelegen und schließlich infolge Brüchigkeit abgegangen war, konnte im Anschluß an eine fünfte Operation, welche die bestehende Gallenfistel zum Verschluß brachte, ein bereits durch 8 Monate beobachtetes klagloses Resultat erreicht werden. Ich kann auf Grund meiner Erfahrungen vollinhaltlich die Beobachtung NAEGELIS bestätigen, daß die vielerorts angenommene frühzeitige Auskleidung eines künstlichen neuen Ganges durch Epithel vom Stumpf aus nicht immer erfolgt;

<hr>

[1] HOHLBAUM: Verhandl. d. dtsch. Ges. f. Chirurg. 1923.
[2] NAEGELI: Gallengangsplastik. Zentralbl. f. Chirurg. 1927. Nr. 50, S. 3220.

auch genügt der Flüssigkeitsdruck nicht, um einen Gang, dem die Epithel-auskleidung fehlt, bei gleichzeitig vorhandenen entzündlichen Veränderungen genügend weit offen zu halten.

Wenn wir am Schluß dieses Kapitels eine epikritische Besprechung der hier verzeichneten Notoperationen zusammenfassend bringen wollen, geschieht dies in der traurigen und beherzigenswerten Erkenntnis, daß die Vorbedingungen zu diesen Eingriffen vielfach auf Verstößen und technischen Fehlern bei der Operation der Cholelithiasis beruhen. Man darf einen Galleneingriff nicht ab-schließen, bevor man sich nicht vollkommen von der Intaktheit der äußeren Gallenableitungswege überzeugt hat. Bei operativ entstandenen größeren Chole-dochusdefekten soll unbedingt sofort die genaue Adaptationsnaht versucht werden, wobei die Nahtsicherung mittels Katheter, T-Rohr oder versenkter Prothese Erfolge erwarten läßt. Das Verschieben der Reparationsoperation auf einen zweiten Akt bringt schon wesentlich ungünstigere topographische Verhältnisse, welche dann schon zu den viel weniger Erfolg versprechenden Implantations-methoden, Plastiken und Drainüberbrückungen zwingen, die obendrein oft an Kranken ausgeführt werden müssen, welche durch Leberinsuffizienz, Cholang-itis oder eine lang dauernde äußere Gallenfistel derart geschwächt sind, daß sie die komplizierten Sekundäreingriffe oft gar nicht mehr überstehen.

Wiedergutmachungs-Operationen nach primären Eingriffen an den Gallenwegen.

Dieses Kapitel soll auf Grund von Erfahrungen aufzubauen versucht werden, die ich bei der großen Zahl von über 50 selbst ausgeführten Gallen-Nacheingriffen, den sog. Rezidivoperationen gewonnen habe. Ich habe seinerzeit die Erfah-rungen der Klinik EISELSBERG über die Rezidivoperationen beim Gallen-leiden niederzulegen versucht[1]. Vor dem Eingehen auf gewisse operativ-tech-nische Überlegungen bei derartigen Sekundäreingriffen sei zuerst die Frage beantwortet, wann wir verpflichtet sind, den bereits einmal operierten Patienten den neuerlichen Entschluß zur Operation abzuringen. Man kann hier eine *absolute* und *relative* Anzeigestellung unterscheiden. Unter die absolute Indikation rechne ich vor allem *Fälle mit Dauergallenfisteln bei bleibender totaler Acholie.* Hierher gehören auch jene Gallenfisteln, welche sich zeitweilig schließen, wobei es aber sofort zu Ikterus kommt, der nach neuerlichem Aufbruch der Fistel wieder abblaßt. Ferner sind hier Fälle einzurechnen, bei denen es früher oder später nach der Operation zu anhaltendem Ikterus mit Acholie und bereits cholangioitischen Erscheinungen kommt. Dabei kann die längere Zeit nach der Operation vorhanden gewesene Gallenfistel vollständig versiegt und die Hautfistellücke vernarbt sein. Wir sehen also als *führendes Symptom* zu einer Nachoperation bei fehlender, zu feiner oder bereits versiegter Gallenfistel in erster Linie den *anhaltenden Ikterus* an. Es entwickeln sich in solchen Fällen eben wieder alle Erscheinungen, wie wir sie z. B. beim obturierenden lang eingekeilt liegenden Choledochusstein zu sehen gewohnt sind.

---

[1] WALZEL: Wiedergutmachung nach unzweckmäßig ausgeführten Gallenoperationen. Dtsch. Zeitschr. f. Chirurg. Bd. 195, H. 1 und 2. 1926.

Wir wissen nun, wenn ich mich jetzt den Fällen mit postoperativen Gallenfisteln zuwende, daß es mitunter monatelang dauern kann, ehe die Fistel versiegt und der Ablauf der Galle nach der physiologischen Stelle wieder normal erfolgt. Mit Rücksicht auf diesen wiederholt beobachteten Vorgang des sehr lang auf sich warten lassenden Fistelschlusses mit Ausgang in Genesung ist die Indikationsstellung zu einem neuerlichen Eingriff oft recht schwierig. Andererseits darf nicht vergessen werden, daß eine zu lang dauernde komplette äußere Gallenfistel den Patienten sehr schwächen und zu einem letzten Endes doch nötigen zweiten Eingriff bereits ungeeignet machen kann. Die von mir am längsten beobachtete komplette Gallenfistel sezernierte wie bereits erwähnt, $4^{1}/_{2}$ Monate bei vollkommener Acholie, um dann plötzlich ohne weiteres Zutun unsererseits zu versiegen, bei gleichzeitiger Normalfärbung des Stuhles — also volle Genesung. Wenn die zweite Operation einen übersehenen Choledochusstein aufdeckte, waren in der Regel auch bei kompletter äußerer Gallenfistel immer sich wiederholende cholangioitische Attacken mit Fieber und Kolikschmerzen vorausgegangen. Man wird ja sicherlich vorerst eine Zeitlang abwarten, in der Hoffnung, daß eine Spontanabstoßung des vermuteten obturierenden Konkrementes erfolgt, doch möchte ich die Wartezeit nicht zu weit verlängert wissen (s. Kapitel „Gallenfistel“).

Zur Beurteilung der postoperativen Gallenfisteln, die ja nicht immer nur den Grund in zurückgebliebenen Steinen, sondern auch in der Vernarbung des großen Gallenganges haben, empfahl ich vor 2 Jahren die diagnostische Fistelfüllung mit Jodipin[1]. Die Technik der Injektion ist einfach. Steigen bei noch liegendem Hepaticuskatheter oder T-Rohr Bedenken über die Freiheit des untersten Choledochusabschnittes auf, bedient man sich des nach außen führenden Drains zur Auffüllung. Der Patient wird auf den Röntgentisch horizontal gelagert. Zuerst wird mit einer Blasenspritze die gerade noch in den Gängen vorhandene Galle aufgesaugt. Sodann erfolgt mittels 20 ccm-Rekordspritze, deren Ansatz möglichst dicht in das Gummidrain eingeführt wird, langsam die Injektion des Jodipins. (Da sich das Jodipin in üblicher Weise mit der Spritze nicht aufsaugen läßt, gießt man dasselbe vor der Injektion nach Entfernung des Spritzenstempels in den Spritzenkolben hinein und montiert dann erst wieder den Stempel.) Es genügen meist 15—20 ccm. Die Patienten beginnen in der Regel bei Unmöglichkeit des sofortigen Abflusses des Jodipins darmwärts, über kolikartige Schmerzen zu klagen, welche sie wie echte Gallenkoliken schildern, weshalb ich es für angebracht halte, 1 Stunde vor der beabsichtigten Füllung eine Morphiuminjektion zu geben. Ist bereits der Hepaticuskatheter oder das T-Rohr entfernt worden und bleibt eine äußere Gallenfistel über die Norm lang bestehen, so erfolgt die diagnostische Füllung in der Weise, daß an den Spritzenansatz ein dem Kaliber der Fistel entsprechender Gummischlauch angebracht wird, der nun in die Fistelöffnung soweit als möglich eingeführt wird. Nach vollzogener Füllung ergeben die Röntgenaufnahmen oft weitgehendste Aufklärung über die Passageverhältnisse im Gallengangsystem. Füllen sich die intrahepatischen Gallenwege bis in die kleinen Äste, so ist mit größter Wahrscheinlichkeit der Abfluß darmwärts gesperrt. Man beurteilt aus

---

[1] Über die radiologische Beurteilung postoperativer Gallenfisteln. Bruns Beitr. z. klin. Chirurg. Bd. 139, H. 1.

der Weite und Länge der Füllung des großen Gallenganges mitunter auch Art und Sitz des Hindernisses, welches sich bei zurückgelassenen Konkrementen in Form eines Ringschattens, bei Obliteration (Ligatur) des Choledochus in Form eines scharfen Abschlusses des sich reproduzierenden Gangschattens zeigt. Bei freiem Durchgang des untersten Choledochusabschnittes fließt also gleich das ganze Jodipin ins Duodenum ab, die intrahepatischen Gallenwege füllen sich kaum nur im Hauptstamm des Hepaticus. Das Jodipin entleert sich bei einem Hindernis im großen Gallengang in den nächsten Stunden wieder zurück durch die äußere Fistelöffnung in den Verband; man erkennt deutlich an der austretenden Gallenflüssigkeit die Fettaugen. Ich glaube, daß uns gelegentlich mit Hilfe dieses radiologisch-diagnostischen Behelfes der Entschluß zur Rezidivoperation nicht nur leichter, sondern auch

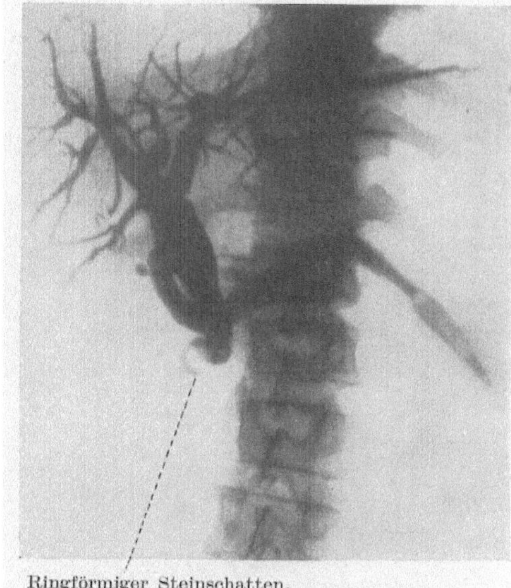

Abb. 62. Der Ringschatten entspricht einem verkeilten Papillenstein. Füllung bei liegendem T-Rohr.

zur dringlichen Pflicht gemacht werden kann. Die genaue Kenntnis der Art und des Sitzes des absperrenden Hindernisses trägt auch wesentlich dazu bei, den Operationsplan bei den mitunter recht schwierigen Rezidivoperationen zielsicher festzulegen. Ich lasse hier drei typische Röntgenbilder folgen (Abb. 62, 63 und 64).

1. Steinverschluß in der Papille (Füllung bei liegendem T-Rohr).

2. Operative Ligatur und Durchtrennung des großen Gallenganges (Fistelfüllung).

3. Freie Passage des Jodipins gegen den Darm zu (Füllung bei liegendem Hepaticuskatheter).

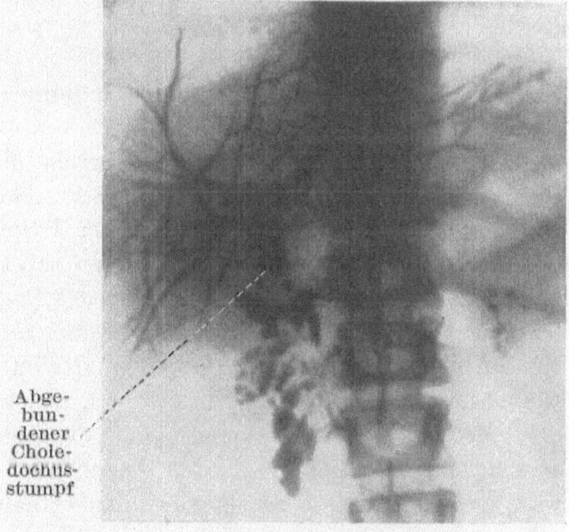

Abb. 63. Irrtümlich ligierter Hepaticus. Fistelfüllung.

Die relative Anzeige zur Nachoperation ist bei weitem schwieriger zu stellen; dafür steht uns meist eine in der Regel gefahrlos zu verlängernde Beobachtungszeit zur Verfügung. Hierher gehören die Fälle mit echten Adhäsionsbeschwerden, die zur Stenosierung des Duodenums führen können. Der Röntgenbefund wird in solchen Fällen wesentlich unterstützend wirken. Ist man zur Überzeugung gekommen, daß die fallweise beobachteten Koliken, welche die Patienten wie vor der Operation schildern, sicher nicht auf zurückgelassenen Steinen oder einer Narbe im großen Gallengange beruhen, sondern funktionell bedingt sind, wird man sich zu einem zweiten Eingriff wohl nur dann entschließen, wenn nach nutzloser Anwendung des ganzen internen Rüstzeuges (Atropinkur, Cholagoga, Duodenalsonde, Karlsbaderkur, Diathermie usw.) der Patient selbst zur Operation drängt. Finden wir in solchen Fällen eine Choledochusdilatation, so haben uns schon lange Jahre zurückliegende Beobachtungen von der Nützlichkeit der sekundären Choledochotomie mit eine Zeitlang unterhaltener äußerer Drainage oder innerer Drainage nach Papillendehnung einwandfrei überzeugt; die Beschwerden können durch den entlastenden zweiten Eingriff dauernd zum Schwinden gebracht werden. Bei den sekundären Eingriffen werden nicht zu selten auch Erkrankungen anderer Organe bei jetzt normalem Gallenwegsbefund gefunden (Appendix, Magen, Duodenum, Niere, Genitalsphäre). Vielfach haben sich dieselben erst nach der Gallenoperation entwickelt, aber bereits mancher Seite die Veranlassung dafür

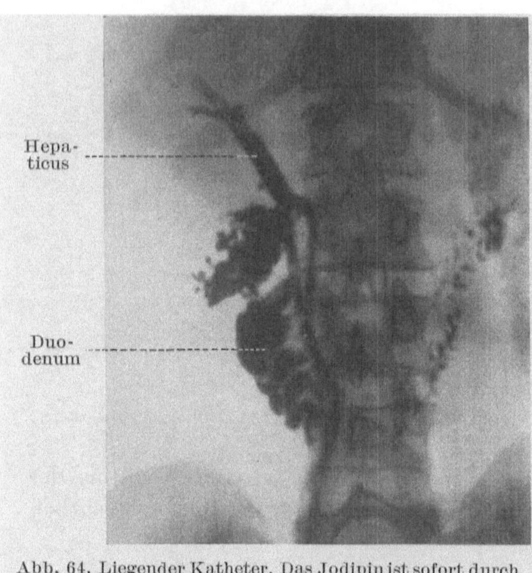

Abb. 64. Liegender Katheter. Das Jodipin ist sofort durch die freie Papille in das Duodenum abgeflossen.

gegeben, die Gallenoperation als „mißlungene" oder „nichtsnützend" zu bezeichnen.

Zum Schluß dieser Vorbesprechungen möchte ich darauf hinweisen, daß es eine Pflicht des Chirurgen ist, bei Verdacht einer schweren postoperativen Gallenablaufstörung, unter welcher der Patient zusehends verfällt und schwer leidet, zu einem neuerlichen Eingriff zu raten; nicht um den allerdings oft unberechtigten vorwurfsvollen Ingrimm des Patienten darf er sich kümmern; insbesondere gilt dies für den Chirurgen, der auch die erste Operation ausgeführt hat. Ablehnen oder Verschleppen und sich auf eine Selbstheilung verlassen, wie es häufig genug vorzukommen scheint, wäre gelinde gesagt unverantwortlich. Man hüte sich auch, wenn man in die Lage kommt eine Gallennachoperation zu machen, bei einem Patienten, der zuerst von anderer Seite operiert worden war, zu laute Kritik zu üben — das Gallenleiden hat seine Besonderheiten! „Wer von Euch ohne Sünde ist, werfe den ersten Stein auf sie."

Die Wiedergutmachungsoperationen können mitunter zu den schwersten, gefährlichsten, aber auch überaus dankbaren Abdominaloperationen zählen. Von vornherein beobachtetes vollkommen planmäßiges Operieren läßt auch fürs erste unentwirrbar erscheinende Adhäsionsverhältnisse überwinden. Derartige

Sekundäreingriffe habe ich immer in Allgemeinnarkose ausgeführt, sie dauern oft sehr lange Zeit.

Bereits die *Schnittführung* ist von prinzipieller Wichtigkeit und von der Schnittrichtung bei der ersten Operation abhängig (Abb. 65). Man soll sich zwecks Abkürzung des Eingriffes bei der Wiedereröffnung des Bauches nicht etwa zuerst in den Adhäsionen verlieren, sondern vom freien Peritoneum aus den Ort der Gallendrosselung sauber präparatorisch darzustellen trachten. Ich gehe deshalb nie in der alten Schnittrichtung ein. Wurde bei der ersten Operation ein Median- oder Pararectalschnitt ausgeführt, bevorzuge ich beim zweiten Eingriff den den ersten Schnitt kreuzenden Querschnitt. Besteht von der ersten Operation her eine Querschnittnarbe, so ist die beste Art der Wiedereröffnung der längsverlaufende Transrectalschnitt oder Medianschnitt, welcher in seinem obersten Teil den Querschnitt kreuzt; in einer großen Zahl dieser Fälle muß zu besserer Übersicht des durch Adhäsionen ganz verhüllten Operations-

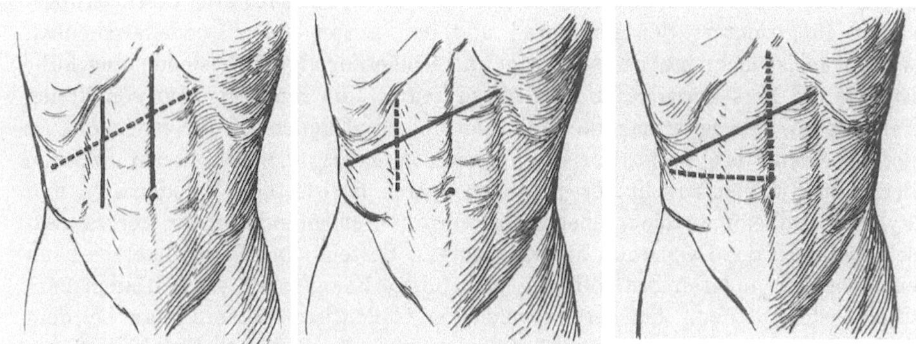

Abb. 65. *Schnittführung bei Wiedereröffnung des Bauches nach vorausgegangenem Galleneingriff.*
(Narbe nach ursprünglichem Schnitt punktiert.)

gebietes ein durch den rechten Rectus gezogener senkrechter Hilfsschnitt hinzugefügt werden. War bereits bei der ersten Operation der Medianschnitt mit Winkelhilfsschnitt angewendet worden, erscheint mir als beste Eröffnungsrichtung des Bauches bei der zweiten Operation der Querschnitt. Bezüglich der letzten zwei Schnittarten bei der Relaparotomie, welche ja ausgezeichnete Übersicht geben, muß ich auf Grund von 2 Fällen auf eine unangenehme Erfahrung aufmerksam machen; es kam in 2 Fällen von Nachoperationen, welche das eine Mal $1^1/_2$ Jahre und das andere Mal 2 Monate nach dem ersten mit Querschnitt ausgeführtem Eingriff nötig waren, zu einer *tiefgreifenden Nekrose* der Haut und des Fettgewebes eines großen Teiles des dreieckigen Feldes, welches 1. durch die seinerzeitige Querschnittsnarbe, 2. durch den Medianschnitt und 3. durch den rechtwinkligen Hilfsschnitt begrenzt wird. Ich möchte auf diese Gefahr aufmerksam gemacht haben, obwohl ich dieses heilungsverzögernde Ereignis bei derselben Schnittführung in 21 anderen Fällen nicht erlebt habe. Ich sagte oben, daß man immer trachten soll, vom Nachoperationsschnitt zuerst das freie Peritoneum zu eröffnen; geht man gleich durch die Adhäsionsplatte in die Tiefe, kommt es sehr leicht bei tiefstehendem Leberrande zu Verletzungen der mit dem parietalen Peritoneum verwachsenen Leberoberfläche, die durch die heftige Blutung die weitere Operation sehr stören können.

Wir kommen nun zur *präparatorischen Adhäsionslösung*. Ich habe des öfteren gesehen, daß man ganz unabhängig von dem Zeitpunkt und der Art des ersten Eingriffes, dieser mit oder ohne Drainage zu Ende geführt, beim zweiten Eingriff auffallend wenig Adhäsionen finden kann oder nur zarte dünne Adhäsionshäutchen und Stränge; sie lassen sich mit dem Stieltupfer leicht abschieben, so daß in wenigen Augenblicken unser erstrebtes Operationsgebiet, die Gebilde des Ligamentum hepatoduodenale vor uns frei daliegen. Im Gegensatz dazu bereitet das präparatorische Durchdringen der so häufig vorhandenen überaus derben und schwartigen Adhäsionen oft recht große Mühe. Jede stumpfe Gewaltanwendung zur Beseitigung der Adhäsionen kann zu höchst bedenklichen Serosaläsionen des Darmes und schweren Blutungen führen; namentlich bei den meist ikterischen, hepatargischen Patienten kann eine kaum zu beherrschende diffuse Blutung aus den Adhäsionslösungsstellen erfolgen, welche in einem meiner Fälle kurze Zeit nach dem Eingriff zum Tode führte. Um an den supraduodenalen Choledochusabschnitt und Hepaticus bei den Sekundäroperationen herankommen zu können, halte ich zwei Orientierungsstellen für wichtig: den Leberrand und den absteigenden Duodenalschenkel, welcher meist nicht mehr in so straffe und flächenförmige Adhäsionen eingehüllt ist, wie die Pars horizontalis duodeni superior. Von hier aus, also vom freien Peritoneum, versucht man die Mobilisierung des Duodenums zu erreichen; ist der Leberrand dargestellt, durchtrennt man vorsichtig die Adhäsionen zwischen dem mit ihm meist recht verwachsenen oberen horizontalen Duodenalteil und Pylorus, wobei man sich leberpfortenwärts vorarbeitend, immer vor Serosaschädigungen des Darmes zu hüten trachtet. Besteht eine Gallenfistel, so kann eine von der äußeren Fistelöffnung eingeführte Knopfsonde als Leitfaden zum Choledochus dienen. Bei bereits versiegter Gallenfistel erkennt man bei dem Aufschließen der Verwachsungen oft noch viele Monate nach Fistelschluß die Stelle des ehemaligen Fistelkanales an seiner grünlichen Verfärbung. Sitzt das Gallenabflußhindernis in Form eines Steines oder einer strikturierenden Narbe im unteren Choledochusabschnitt, sehen wir den Hepaticus oft auf Daumendicke erweitert und es gilt dann festzustellen, wie weit noch der periphere Anteil des großen Gallenganges durchgängig und ob eine Rekonstruktion des großen Ganges durch Naht möglich ist. Diesen für eine Wiederherstellung aussichtsvollen Verhältnissen stehen die *ausgedehnten narbigen Strikturen des ganzen extrahepatischen supraduodenalen Gallenganges* gegenüber, wie sie durch phlegmonösen Zerfall seiner Wand nach der ersten Operation entstehen können; incidiert man diese schwieligen Narbenmassen vorsichtig in der Längsrichtung, kommt man mitunter auf ein haarfeines, grünlich verfärbtes Lumen; die hier eingeführte feine Knopfsonde kann fallweise eine kurze Strecke weit leber- oder duodenalwärts vorgebracht werden, um bald wieder festzusitzen. Hier handelt es sich meist um Fälle mit lang dauerndem schwersten Ikterus mit schweren cholangioitischen Begleiterscheinungen. Bei derartigen verzweifelten Fällen muß nun zuerst der gemeinsame Hepaticusstumpf oder ein großer Ast desselben nahe an der Leberpforte zu finden versucht werden. Eine mit feinster und kurzer Nadel armierte Punktionsspritze, mit der wir vorsichtig die oft mehr geahnte Hepaticusaustrittsstelle aus der Leber durch das Schwielengewebe hindurch suchen, kann uns auf den richtigen Weg bringen. Saugen wir Galle an, wird die Spritze abgenommen und nun bei liegender Nadel entlang der Punktionsstelle vorsichtig mit feinem Messerchen eingeschnitten; wird auf diese Weise ein großer Hepaticusast eröffnet, so kann seine Isolierung aus dem Narbengewebe der Leberpforte über einer eingeführten, der Lichtung entsprechend größeren Sonde versucht werden; gelingt dies, so ist die Vorbedingung für eine Implantation des Hepaticusstumpfes in den Magen oder in das Duodenum geschaffen (siehe Kapitel Rekonstruktions- und Implantationsoperationen). Schlägt auch der Versuch der Isolierung des Hepaticusrestes in der Leberpforte fehl, bleibt eben nichts anderes übrig, als die bereits näher erörterte Hepatocholangioenterostomie in Erwägung zu ziehen.

Die Aufgabe der Wiederherstellung wird wesentlich erleichtert, wenn das Hindernis für den Gallenabfluß in einem *übersehenen Stein* besteht. Man wird allen Grund haben an postoperativen Steinverschluß zu denken, wenn nach einem längerem, der ersten Operation folgenden beschwerdefreien Intervall Koliken mit Ikterus, Fieber und Acholie auftreten, insbesondere wenn beim ersten Eingriff der große Gallengang nicht lege artis revidiert worden war. Ein Zeichen für Steineinklemmung besteht auch darin, daß eine bereits versiegt gewesene Gallenfistel nach primärer supraduodenaler Choledochotomie wieder aufbricht, bei gleichzeitigem Acholischwerden des bereits normal gefärbt gewesenen Stuhles. Nur zweimal ergab sich unter meinen Nachoperationen derselbe Symptomenkomplex nach narbiger Stenosierung der Papille. Es sei nochmals darauf hingewiesen, daß eine Reihe von diesen Nachoperationen wegen übersehenem Stein nach primären Operationen wegen Cholecystitis acuta phlegmonosa stattfinden mußte, bei denen der große Gallengang nicht eröffnet worden war. Ist der in solchen Fällen meist dilatierte große Gallengang freigelegt, erfolgt die Beendigung des Eingriffes nach den Regeln der supra- oder retroduodenalen Choledochotomie. Ich muß hier nun nochmals als besonders brauchbare Methode bei Nachoperationen die transduodenale Choledochotomie nennen, die ich hierbei in 27 Fällen ausgeführt habe. Ich habe mich wiederholt nicht erst mit der weitgehenden Befreiung des großen Gallenganges von den Adhäsionen aufgehalten, sondern benützte gleich die meist frei vorliegende Pars descendens duodeni nach einiger Mobilisierung zum transduodenalen Eingehen auf den Choledochus 23 mal transpapillär, 4 mal suprapapillär. Die Entfernung des Konkrementes, die Erweiterung des Papillentores und die Sondierung des oft von mächtigen schwieligen Adhäsionen umhüllten großen Gallenganges gelang auf diese Weise meist sicher und rasch, die Heilungsdauer erfuhr eine wesentliche Abkürzung. In diesen Fällen war auch primärer Verschluß der Bauchdecken beim zweiten Eingriff möglich, während bei allen Wiederherstellungsoperationen, die mit supraduodenaler Eröffnung des großen Gallenganges ausgeführt werden, die üblichen Drainage- und Tamponsicherungen beobachtet werden müssen; diese können bei der bereits einmal schon geschädigten Bauchdecke der Ausbildung einer Narbenhernie besonders Vorschub leisten.

Unter den obengenannten 27 auf transduodenalem Wege ausgeführten Rezidivoperationen fanden sich 22 mal Steine bzw. Steinmörtel im untersten Choledochusabschnitte. Unter diesen Fällen war bei einem 4 Monate vorher Cholecystektomie und T-Rohrdrainage ausgeführt worden; bei einem anderen Falle bestand die erste Operation vor 18 Jahren in Cholecystostomie und Choledochotomie. Ein weiterer Fall dieser Serie betraf eine steinige Choledochusobturation nach 30 Jahre vorher ausgeführter Cholecystostomie. Cholecystektomie und supraduodenale Choledochotomie war in einem weiteren Falle 8 Monate vorher vorausgegangen. Dreimal war primär im Anfalle bei akuter phlegmonöser Cholecystitis ohne Revision des Choledochus operiert worden. Die übrigen 20 Fälle betrafen primär ausgeführte Cholecystektomien bei chronisch rezidivierender Cholecystitis. 5 mal fanden sich unter den obigen 24 Fällen keine Steine im Choledochus; bei einem dieser Fälle war die Papille in eine halbhaselnußgroße, derbe Schwiele umgewandelt. Von diesen 27 Fällen sind 2 gestorben, und zwar eine 78 jährige Frau an Pneumonie (18 Jahre vorher Cholecystostomie und Choledochotomie) und eine 59 jährige Frau (8 Monate vorher Cholecystektomie und supraduodenale Choledochotomie) an cholämischer Verblutung. In letzterem Falle war die suprapapilläre Choledochusincision ausgeführt worden (Choledochoduodenostomia interna), wobei es zu einer starken Blutung aus einem verletzten Aste der Art. pancreatico duodenalis kam.

Unter den relativen Anzeigen zur Nachoperation wurde auch die Adhäsionsverziehung des Duodenums leberwärts genannt, wodurch allerdings sehr selten Stenosebeschwerden entstehen können. Zweimal erzielte ich bei solchen Fällen nach Mobilisierung des Duodenums und Zwischenlagerung eines frei transplantierten Netzlappens vollen Erfolg, einmal konnte ich die Beschwerden durch eine retrokolische Gastroenterostomie beseitigen. Ich hatte Gelegenheit siebenmal wegen funktionell bedingter Gallengangsdilatation mit Kolikbeschwerden die Nachoperation auszuführen, nachdem die lang fortgesetzte interne Medikation nichts nützte und die Patienten selbst zur Operation drängten. Da es sich hierbei meist um Patienten handelte, die nur eine einfache Gallenblasenexstirpation ohne Eröffnung des Choledochus durchgemacht hatten, war die Freilegung des Choledochus leicht; einfache Hepaticusdrainage nach außen oder innere Drainage nach Papillendilatation führte zu überraschend guten Heilungserfolgen.

Unter den Nachoperationen muß noch die Wegnahme der Gallenblase nach längere Zeit vorausgegangener Cholecystostomie erwähnt werden, sobald wieder einsetzende echte Koliken zu diesem Eingriff raten. Zu dieser Art Nachoperation, die technisch keine Besonderheiten bietet und der Exstirpation einer verwachsenen Steinblase gleichzusetzen ist, wird heutzutage infolge der vorherrschenden Tendenz zur primären Cholecystektomie immer seltener Gelegenheit werden. Ich konnte die Radikaloperation nach vorausgegangener Cholecystostomie sechsmal ausführen. Bei dem einen Patienten waren die neuerlichen Kolikbeschwerden 30 Jahre nach der seinerzeit von MOSETIG-MORHOF ausgeführten Cholecystostomie erstmalig wieder aufgetreten; es fanden sich eine Unmenge Steintrümmer in der leicht exstirpierbar gewesenen Gallenblase, ferner ein verkeilter Choledochusstein (Heilung).

Fassen wir die Resultate unserer Rezidivoperationen zusammen, so müssen wir vorerst unser wenig ermutigendes Beginnen bei den Narbenstenosen des Hepaticus festellen, namentlich bei hoch an der Leberpforte stattgehabter narbiger Obliteration; die wenigen im Schrifttum niedergelegten und auch unsere Erfolge sind mit Vorsicht aufzunehmen, da nur eine dauernde, durch viele Jahre beobachtende Heilung entscheidend ist. Gerade bei diesen Fällen scheint vielfach die Tragik in der Unzweckmäßigkeit der ersten Operation, also zum Teil im direkten Verschulden des Operateurs zu liegen. Demgegenüber können wir als erfreuliche Tatsache bei den Rezidivoperationen aus anderen Ursachen, wie Adhäsionen, übersehene Steine, neurogen bedingte Stauungen fast durchwegs gute Dauererfolge verzeichnen, welche uns berechtigen, dem zaghaft gewordenen Patienten, nicht zuletzt dem mitunter mißtrauischen internen Mediziner die neuerliche Operation vorzuschlagen.

Allgemeines zur Operationstechnik bei Neubildungen der Gallenwege und ihrer Nachbarschaft[1].

Dieses Kapitel kann zum größten Teile nur allgemein gehalten werden. Von einer aussichtsreichen speziellen Operationstechnik bei Neubildungen der Gallenwege und ihrer Nachbarschaft kann mit Rücksicht auf die höchst wechselvollen pathologischen Befunde und die nur selten von Dauererfolg begleitet gewesenen Radikaloperationen nur zurückhaltend gesprochen werden. Wir verfügen wohl über einzelne geheilte Glücksfälle, bei welchen unter der Diagnose Cholelithiasis die Cholecystektomie ausgeführt und dann am aufgeschnittenen Präparate histologisch ein beginnendes Carcinom der Gallenblasenwand festgestellt werden konnte. Bei Neubildungen, welche vom großen Gallengang ausgehen oder in seiner Nachbarschaft entstanden, diesen in ihr infiltrierendes Wachstum einbeziehen, sind wir auf Grund mehrerer Mißerfolge zur Erkenntnis gekommen, in solchen Fällen nichts zu wagen und höchstens bei gewaltiger Gallenrückstauung den Eingriff durch eine der gebräuchlichen Palliativoperationen abzuschließen. Als einzige Ausnahme dürfte nur das sog. Papillencarcinom gelten, welches in seinem Anfangsstadium öfters eine nicht besonders komplizierte, makroskopisch radikale Entfernung erlaubt; aber auch hierbei haben wir an der Klinik EISELSBERG bisher keine lang kontrollierten Dauererfolge zu verzeichnen gehabt. Am Schluß dieses Kapitels soll auf Dauererfolge, die aus dem Schrifttum bekannt sind, hingewiesen werden. Bei dem den Choledochus stenosierenden Carcinom des Pankreaskopfes halten wir jeden Versuch eines radikalen Eingriffes für aussichtslos.

Das Gallenblasencarcinom. Es soll nun von der Bewertung einzelner typischer Neubildungen der extrahepatischen Gallenwege bezüglich der Möglichkeit einer Radikaloperation und von einigen technischen Winken zu deren Ausführung gesprochen werden. In erster Linie kommen die von der Gallenblasenwand ausgehenden Neoplasmen in Betracht, unter denen die Carcinome am häufigsten sind, während Sarkome zu den größten Seltenheiten zu gehören scheinen. Wir finden bei solchen Fällen sehr häufig auch Steine in der Gallenblase und es ist bekanntlich noch eine umstrittene Frage, in welchem zeitlichen ätiologischen Zusammenhange Stein- und Carcinombildung stehen. ASCHOFF und BACMEISTER sprechen jedenfalls mehr für ein zufälliges Zusammentreffen von Carcinom- und Steinbildung, gegenüber der Ansicht anderer Autoren, welche einmal in dem irritierenden Reize der Steine die Entwicklungsbedingungen eines Carcinoms sehen (NAUNYN, MARCHAND, KAUFMANN, STERNBERG u. a.), das andere Mal in der Geschwulstbildung den primären Anstoß zur Steinbildung erkennen wollen (FRERICHS, HANSEMANN, HELLER u. a.). In allerletzter Zeit berichtet LUELSDORF[2] nach Sichtung von 11 400 Sektionen im pathologischen Institut von Hamburg-Barmbeck, daß Steinbildung und Krebs in der Gallenblase in ursächlichem

---

[1] Neueres Schrifttum siehe HELLER, E.: Die bösartigen Neubildungen der Leber, der Gallenblase usw. in ZWEIFEL-PAYR „Die bösartigen Geschwülste", Bd. II.

[2] LUELSDORF, FRITZ: Die Beziehungen zwischen Steinkrankheit und Krebs der Gallenblase. Zeitschr. f. Krebsforsch. Bd. 24.

Zusammenhange stehen. In mehreren Fällen konnten nach diesem Autor makroskopisch als chronische Entzündungen mit Steinen imponierende Fälle durch histologische Untersuchung als Carcinom erkannt werden. Eine halbwegs aussichtsreiche Therapie können wir bei dem hauptsächlichsten Sitze des Carcinoms im Fundus der Gallenblase erhoffen, wo es als Scirrhus, Carcinoma simplex oder als Zottenkrebs fallweise noch ziemlich umschrieben angetroffen wird, während die Medullärcarcinome durch ihr weit in die Leber hineinreichendes infiltrierendes Wachstum ein radikaleres Vorgehen als zwecklos erscheinen lassen. In einer ganzen Reihe von Fällen konnten wir uns überzeugen, wie entzündliche Prozesse der Gallenblase echte Tumorbildung in allen ihren Phasen vortäuschen können. Dies gilt nicht für sog. Schrumpfblasen mit Netzadhäsionen, sondern auch für in die Lebersubstanz perforierte Gallenblasen, auf welches Ereignis die benachbarte Leberoberfläche oft derbe höckerige Beschaffenheit annimmt, wie wir sie bei infiltrierendem Carcinom daselbst zu sehen gewohnt sind. In der Regel wird für die augenblickliche Beurteilung des vorliegenden Falles die Anamnese weitgehendsten Aufschluß gewähren. Beim Carcinom des Gallenblasenhalses mit infiltrierendem Wachstum gegen die Leberpforte kann es wohl nur bei einer Probelaparotomie bleiben.

Abgesehen von den bei der Einleitung zu diesem Kapitel herangezogenen Fällen von Zufallsbefunden von Carcinom an exstirpierten Steinblasen, müssen wir den Versuch eines radikalen operativen Angehens eines Funduscarcinoms von dem Befund etwaiger Metastasen abhängig machen. Nach HELLER sind in 70% der Fälle Metastasen frühzeitig zu finden; nur bei den primären höckerigen Funduscarcinomen oder bei den narbig schrumpfenden, bindegewebigen Schwielen gleichenden Entwicklungsformen wird längeres Beschränktbleiben auf den Primärsitz beobachtet. Die Ausbreitung des Gallenblasencarcinoms erfolgt einmal gegen den Leberhilus zu, den Lymphbahnen folgend, das andere Mal als diffuse Infiltration oder in Form von Lymphdrüsenmetastasen. Bei ausgedehnter Metastasierung mit Beteiligung der den großen Gallengang begleitenden Drüsen oder Miteinbeziehung des Peritoneums, Netzes und Darmes in den Tumor werden wir von jedem weiteren Eingriff absehen. Aussichtsreicher für einen radikalen Operationsversuch erscheint auch nach unserer Erfahrung der Ausbreitungsweg des Funduscarcinoms in das benachbarte Leberbett. Wir sehen häufig in solchen Fällen den tumorös umgewandelten Fundus der Gallenblase kuppelförmig die Leberoberfläche überragen, meist durch seine weiße Farbe und Härte hervorstechend. Insbesondere diese Formen bieten beim Fehlen makroskopischer Metastasen einige Aussicht auf operative Heilung. Bei nicht infiltrierendem Gallenblasenwandcarcinom erfolgt die typische Cholecystektomie nach den bekannten Regeln. Bei in die Leber infiltrierendem carcinomatösen Fundustumor werden wir vorerst die zugängliche Leberoberfläche auf Metastasenknoten absuchen, ferner nach Drüsenmetastasen im Bereiche des Ligamentum hepatoduodenale fahnden. Bei dieser Gelegenheit sei darauf hingewiesen, daß der Echinokokkus und das Gumma der Leber metastasenartige Befunde ergeben kann. Wir werden uns im Zweifelsfalle durch eine Incision des von der Leberoberfläche aus durchschimmernden oder diese höckerig überragenden Knotens eventuell sogar durch sofortige histologische Untersuchung am Gefrierschnitt wohl ziemlich sicher über die Natur des Tumors orientieren können. Im allgemeinen werden wir es bei der Entdeckung von

Metastasen in der Leber bei der Probelaparotomie bewenden lassen. In einem
Falle, der wegen heftiger Koliken unter der Diagnose Cholelithiasis in chirurgische
Behandlung kam, glaubte ich jedoch Berechtigung zu finden, von diesem Grund-
satze abzuweichen. Es fand sich hier ein Carcinom am Fundus einer beweglichen
steinhaltigen Gallenblase; der Fundustumor hatte einen Teil des Leberrandes
infiltrierend ergriffen, die Leberoberfläche zeigte zwei haselnußgroße prominente
Metastasenknoten. Mit Rücksicht auf die vorherrschenden kolikartigen Beschwerden, derentwegen sich der Patient zur Operation entschloß, hielt ich

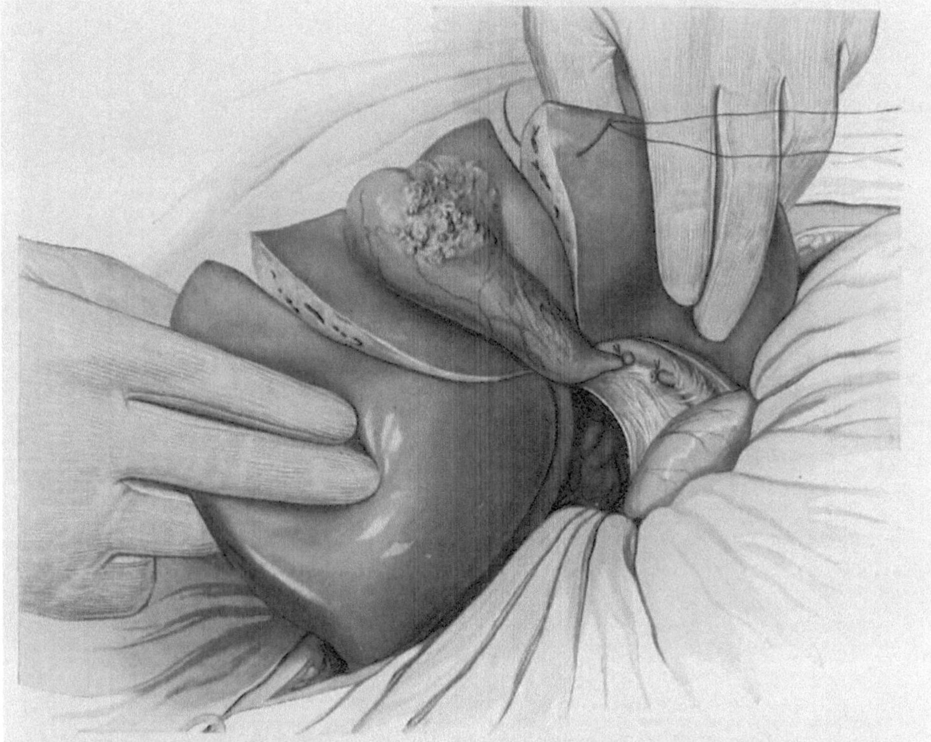

Abb. 66. *Resektion eines Funduscarcinomes.* Der Cysticus und die A. cystica sind ligiert und durchtrennt. Keilförmige Excision des die Gallenblase tragenden Leberteilen. Digitale Kompression
im Bereiche der Leberschnittflächen. Es folgen durchgreifende Leberwundnähte: spritzende Gefäße
an der Leberschnittfläche werden ligiert.

die Cholecystektomie, trotz der bereits sichergestellten Metastasenbildung in
der Leber, für angezeigt. Da es oft sehr lange dauert, ehe Carcinomknoten
der Leber auffällige Beschwerden verursachen, möchte ich bei sicheren Stein-
symptomen, trotz bereits vorhandener Lebermetastasen, der Cholecystektomie
das Wort reden, falls sie leicht ausführbar ist; wenigstens kann der Patient fürs
erste von den ihn augenblicklich am meisten belästigenden Schmerzen befreit
werden.

Die partielle Leberresektion. Bei in die Leber infiltrierendem Wachstum des
Funduscarcinoms erfolgt die Cholecystektomie unter gleichzeitiger Keilresektion
des dem Gallenblasentumor anliegenden Leberabschnittes. Dieser Eingriff

braucht nicht besonders schwierig sein und kann bei sonstigem Fehlen makroskopischer Metastasen mit einiger Sicherheit auf Erfolg gewagt werden.   In solchen Fällen wird man nach Punktion der Gallenblase diese retrograd teilweise auszulösen versuchen, also zuerst den Ductus cysticus und die Arteria cystica ligieren und durchtrennen, sodann den Gallenblasenhals auslösen.   Finden sich verdächtige, gut bewegliche Drüsen in Begleitung des großen Gallenganges, werden sie zu exstirpieren versucht werden; erst als letzter Akt erfolgt die Keilresektion aus der Leber.   Bei nicht zu gewagter Anzeigestellung und raschem

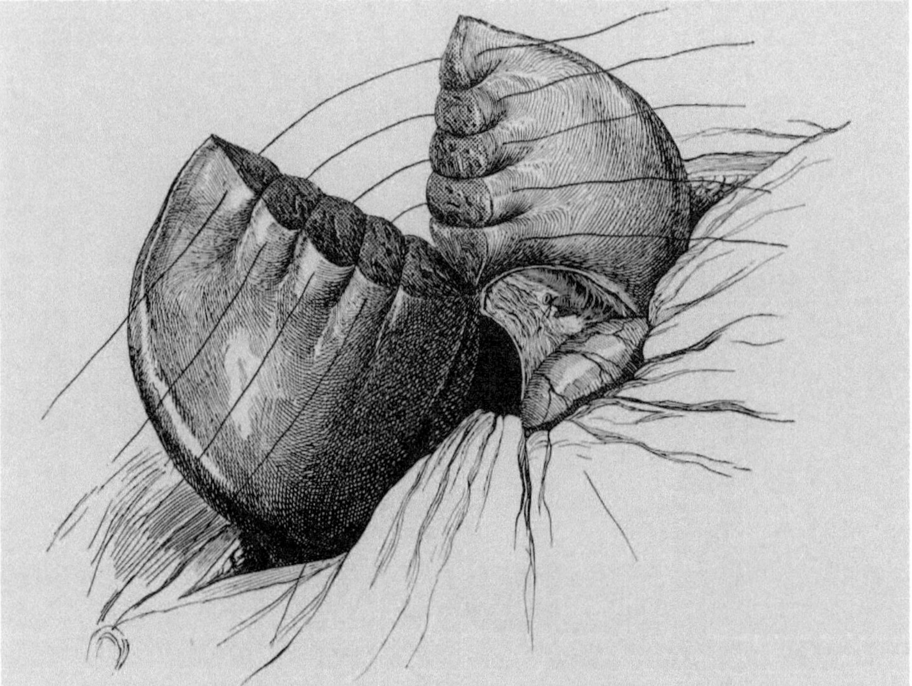

Abb. 67. *Resektion eines Funduscarcinomes.* Adaptierung des keilförmigen Leberdefektes durch durchgreifende Nähte; die bereits vorher geknüpften Nähte der Leberschnittflächen geben den endgültigen Adaptierungsnähten einen guten Halt.

Arbeiten haben wir es gar nicht nötig, die vielfach verlangte Kompression der Vena portae und der Arteria hepatica im Ligamentum hepatoduodenale oder gar die Aortenkompression durch Assistentengriff ausführen zu lassen. Wir werden ja in der Regel nur Fälle mit abgegrenzten Geschwulstdimensionen, den Leberrand nicht zu weit überschreitend, mit Aussicht auf einigen Erfolg angehen.   Vorbedingung für ein klagloses Ablaufen der Leberkeilresektion ist der breite Zugang durch entsprechend langen Bauchschnitt.   Der Assistent versucht die Leber in typischer Weise zu kippen, indem er die Finger beider Hände seitlich von den beabsichtigten Leberresektionslinien, zwischen denen die Gallenblase noch im Tumorbezirk der Leber festhaftet, zur Kompression verwendet.   Bei schmalem Leberrande können zu diesem Zwecke auch mit Gummidrains armierte Doyenklemmen verwendet werden (Abb. 66 u. 67).   Es erfolgt nun rasch die Ausschneidung des Keiles im Gesunden, das Werk einiger Sekunden; eine vorbereitete, mehrfach gelegte Stryphnongazelonguette wird rasch zwischen die Schnittränder gelegt und diese werden jetzt Fläche gegen Fläche fest aneinandergedrückt gehalten. Wir durchtrennen die Leber mit dem Messer, von der Anwendung des Glühmessers konnte ich dabei hinsichtlich geringerer Blutung keine besonderen Vorteile sehen. Nach einem längeren komprimierendem Zusammenhalten der wunden Leberflächen werden diese allmählich wieder zum Klaffen gebracht und unter Wechseln der Stryphnongaze die spritzenden Gefäße mit Catgutfäden umstochen. Dann erfolgt unter schrittweisem Vorziehen der interponierten Stryphnongaze die Naht der Leberwundfläche mittels großer Troikartnadeln und starken, eventuell doppelt genommenen Catgutfäden, welche nicht so leicht durchschneiden. Man kann nach Ausschneidung des Keiles die Blutung aus den beiden Resektionsflächen durch mehrere durchgreifende Catgutnähte wesentlich mildern. Diese haben auch den Vorteil, daß man bei dem definitiven Nahtverschluß des Leberdefektes durch Fadenumführen um die Blutstillungsnähte die Ligaturfäden stärker anziehen kann, was in manchen Fällen bei sehr brüchigen Lebern infolge Durchschneidens des Fadens oft nicht in der gewünschten Weise durchführbar ist. Auf die Lebernaht werden von oben und unten Stryphnongazestreifen gelegt und diese bei der Bauchdeckennaht nach außen geleitet.

In den letzten 8 Jahren ist an der Klinik Eiselsberg viermal die Keilrektion der Leber wegen Funduscarcinom in der beschriebenen Weise ausgeführt worden. Die Patienten überstanden alle den Eingriff und konnten entlassen werden. Ein Patient fühlte sich sogar noch $2^{1}/_{4}$ Jahre nach der Operation relativ wohl, doch sah ich ihn bald darauf ikterisch mit allen Zeichen der Carcinomkachexie. Von den restlichen drei Patienten starben zwei innerhalb eines halben Jahres, das weitere Schicksal des noch übrigen Patienten konnte ich nicht in Erfahrung bringen. (Bei einem Falle keilförmiger Leberresektion wegen übergreifendem kastaniengroßen, äußerlich schön abgegrenztem Funduscarcinom zeigte sich auf der Schnittfläche der Leber bereits ein Metastasenknoten, obwohl die äußere Besichtigung der Leber keinen Anhaltspunkt für bereits eingetretene Metastasierung zeigte.)

Ich möchte die Gelegenheit benützen, hier nochmals darauf hinzuweisen, daß man bei ikterischen Patienten mit einem höckerigen Tumortastbefund an der Leber mit der Probelaparotomie doch nicht zu zurückhaltend sein soll. Ich habe seinerzeit Fälle beschrieben, die äußerlich insbesondere vom medizinischen Kliniker auf Grund des Tastbefundes und fast schmerzlos entstandenem Ikterus für Carcinom gehalten wurden und die sich bei der Probelaparotomie als die Leber überragende entzündliche Netztumoren im Gefolge einer chronischen Cholecystitis mit Choledochusstein entpuppten. (S. Schwalbes: Differentialdiagnostische Irrtümer. — Eppinger und Walzel: Die hepatolinealen Erkrankungen.)

Maligne Tumoren des großen Gallenganges. Bei malignen Tumoren, welche dem großen Gallengang angehören, wurde an der Klinik Eiselsberg jeder Operationsversuch abgelehnt; bei derartigen Neubildungen ist bei der Probelaparotomie oft gar nicht der primäre Ausgangspunkt des Tumors zu erkennen. Unter Anwendung der bereits beschriebenen Gallengangsplastiken scheinen ja, wie aus dem Schrifttum ersichtlich, gewisse günstige Frühfälle des Gallengangcarcinoms einem chirurgischen Radikaleingriff zugänglich zu sein, doch ermutigen die Ergebnisse solcher Einzelfälle nicht zur Nachahmung. v. EISELSBERG zieht jedenfalls in solchen Fällen den für eine, wenn auch kurze Zeit lebenserhaltenden Konservatismus einem kunstvollen heroischen Eingriff, dem derPatient alsbald erliegt, sicher vor. Nach der neuesten Zusammenstellung von HELLER haben von 17 Fällen von Carcinom des Choledochus (KEHR, BIER, TABOULAY, BRÜTT, PALLIN) die sog. Radikaloperation nur zwei Patienten überstanden, aber auch diese gingen 3 Monate bis 1 Jahr nach der Operation an Rezidiven zugrunde.

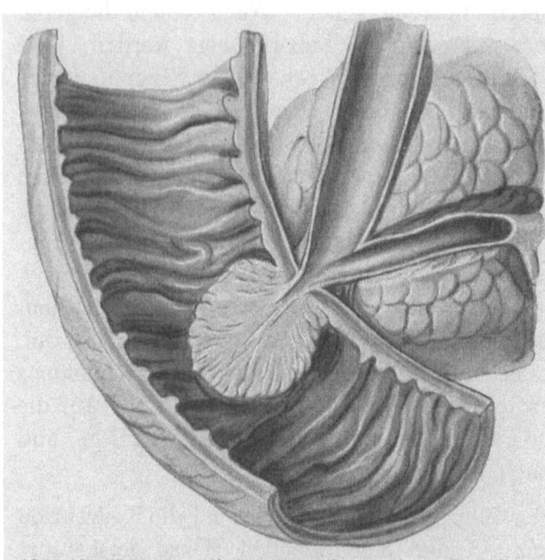

Abb. 68. *Halbschematische Darstellung eines Papillentumors im Durchschnitt.* Bei der Resektion des Tumors wird, unter Mitnahme der benachbarten Duodenalhinterwand, die Einmündungsstelle des D. choledochus und D. pancreaticus (Wirsungianus) mit durchschnitten, die klaffenden Lumina dieser Gänge ins Duodenum zirkulär eingenäht.

Das Papillencarcinom (Abb. 68 u. 69). Ein wenig günstigere Aussichten zu operativer Behandlung bietet das Papillencarcinom. Wir bevorzugen als technisch leichtesten Eingriff die transduodenale Excision des Tumors. Das Duodenum wird längs oder quer nach seiner Mobilisierung in der Höhe des meist palpablen Tumors gespalten. Der häufig pilzförmige Tumor wird mit einer Mayozange vorsichtig gefaßt und vorgezogen, während der Assistent die hintere Duodenalwand in den Wundbereich der Vorderwandincision vordrängt. Es erfolgt nun im Bereiche der Duodenalschleimhaut vorsichtig die Umschneidung des Tumors und Abkappen desselben mit der Hohlschere; damit liegt in der Regel das breit klaffende Choledochuslumen, meist auch der Querschnitt des Ductus pancreaticus in der Tiefe der Wunde vor. Die sich gut abhebenden Ränder des Choledochusrohres werden nun mittels eng gesetzter Knopfnähte in die Duodenalmucosa ringsum eingenäht. Die Einnähung des zur Ansicht gekommenen Pankreaslumens wird zugleich mit der Einnähung

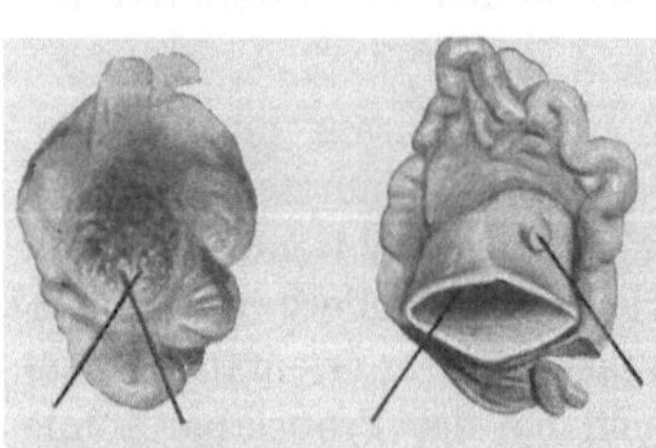

Abb. 69. *Resezierter Papillentumor oben vom Duodenum, unten von den Gangstümpfen aus gesehen.* In D. choledochus und D. pancreaticus ist eine Haarsonde eingeführt. (Präparat zu Fall IV.)

des Choledochussaumes ausgeführt. Beide Lumina liegen, vom Operateur aus betrachtet, meist wie die Mündungslöcher eines Büchsflintenlaufes nebeneinander; links großes Lumen (Schrot), rechts kleines Lumen (Kugel). Den Abschluß der Operation bildet die zweischichtige Naht der Duodenotomiewunde. Ich habe in einem Falle nach transduodenaler Darstellung des haselnußgroßen Papillentumors vor der Excision desselben eine kleine supraduodenale Choledochotomie ausgeführt, eine starke Steinsonde papillenwärts vorgeschoben und dadurch den Tumor vorgestülpt; auf diese Weise ließ sich die Excision des Papillentumors mit der Steinsonde als Unterlage sehr übersichtlich und leicht ausführen; die Choledochotomiewunde wurde primär geschlossen.

SCHÖNBAUER legte an der Klinik EISELSBERG nach einer auf transduodenalem Wege ausgeführten Resektion eines walnußgroßen Papillentumors zur Entlastung der Duodenalnaht eine supraduodenale Choledochotomie mit Hepaticusdrainage an.

Die schön erdachte, aber wohl sehr eingreifende Radikaloperation des Papillencarcinoms nach KAUSCH in zwei Akten ist an der Klinik EISELSBERG bisher nicht ausgeführt worden und ich kann deshalb bezüglich der Technik derselben nur auf die Originalarbeit verweisen.

Ich halte es noch für angebracht einen Fall zu erwähnen, welcher bei der Laparotomie fälschlich als Papillencarcinom angesprochen wurde; nach ausgeführter transduodenaler Freilegung der etwa kastaniengroßen exulcerierten Geschwulst der Duodenalhinterwand zeigte es sich, daß es sich um ein die Duodenalwand durchgewuchertes Pankreaskopfcarcinom handelte. An den Versuch einer Radikaloperation war nicht zu denken; die Tumormassen wurden mit dem Paquelin abgebrannt und die Duodenotomiewunde zu einer Anastomose mit der Gallenblase verwendet. Exitus nach 6 Tagen an Verblutung aus dem Tumorgrunde.

Die traurige Erfahrung, daß Papillencarcinome meist schon in weit vorgeschrittenem cholämischen Stadium zur Operation kommen, teilt die Klinik EISELSBERG wohl auch mit den anderen Chirurgenschulen. Alle unsere Patienten mit Papillencarcinom kamen erst nach wochenlang andauerndem Ikterus und im Stadium cholämischer Blutungsbereitschaft in unsere Behandlung. In dem einen von mir operierten Fall von Resektion eines kaum haselnußgroßen Adenocarcinoms der Papille, welcher trotz Bluttransfusion am 4. Tage nach der Operation an diffuser cholämischer Blutung aus Magen- und Darmschleimhaut starb, ergab die genauest durchgeführte Obduktion mit weitgehenden histologischen Untersuchungen des Operationsgebietes und seiner unmittelbaren Nachbarschaft weder Tumorrest noch Metastasen; dieses Ergebnis beweist, daß derartige Operationen im Frühstadium, vor Eintritt der Leberinsuffizienz ausgeführt, hoffnungsvolle Berechtigung haben und Palliativoperationen, wie die Cholecystogastrostomie, wirklich nur als äußerster Notbehelf in Betracht zu ziehen sind. Die rechtzeitige Beurteilung des schmerzlos auftretenden Ikterus wird die Grundlage besserer Erfolge bei diesem unheimlichen Leiden bilden. Leider scheint sich seit dieser, schon von KEHR für dieses traurige Kapitel geprägten Erkenntnis in den letzten 15 Jahren wenig geändert zu haben, wobei sicherlich den Chirurgen die geringste Schuld trifft.

Ein Unikum von operativer Dauerheilung eines Papillencarcinoms bildet ein Fall KÖRTEs, welchen dieser in Nr. 33 des 54. Jahrganges des Zentralblatts für Chirurgie in Erinnerung bringt. Die Heilungsdauer erstreckt sich bereits auf 22 Jahre. KÖRTE beschreibt die 1905 ausgeführte Operation wie folgt: Nach Einschnitt in das beweglich gemachte Duodenum wurde eine kleinfingerkuppengroße, harte Geschwulst an der Papilla duodeni vorgezogen, im Gesunden umschnitten und entfernt, Gallen- und Pankreasgang mit einigen Nähten nebeneinander an den Rand der Duodenalwunde angeheftet, der Duodenaleinschnitt vernäht; Rohr in den Ductus pancreaticus durch den Choledochus nach außen geleitet, Rohr in den Ductus hepaticus. Glatte Heilung. KÖRTE folgert aus diesem Falle, daß nach

Entfernung eines Papillencarcinoms eine lang dauernde Heilung möglich ist, wenn der Eingriff früh genug gemacht wird.

E. FULDE hat in neuester Zeit eine wertvolle Zusammenstellung über die bekanntgewordenen Ergebnisse der Radikaloperationen der Gallengangkrebse gebracht[1].

Bei einzeitiger Operation des Papillencarcinoms (42 transduodenale Exstirpationen, 2 retroduodenale Excisionen, 1 Exstirpation vom Choledochus durch Ausstülpung, 2 Resektionen des Duodenums) haben von 47 Kranken 28 die Operation überstanden, was eine operative Sterblichkeit von $42,5^0/_0$ bedeutet. Aus der weiteren Zusammenstellung geht hervor, daß nur wenige Kranke den Eingriff länger als 1 Jahr überlebten. Noch schlimmer sieht es bei dem zweizeitigen Eingriff aus (5 bekanntgewordene Fälle).

F. CLAR[2] berichtet über eine mehr als 5jährige Heilung nach Excision eines Carcinoms der Papilla Vateri aus der Klinik SCHLOFFER: „Die Geschwulst wurde allseits samt einem 1 cm breiten Streifen gesunder Darmwand excidiert und auch das hinter dem Duodenum gelegene Gewebe in größerer Ausdehnung mit weggenommen. Dabei kam auch ein 10 bis 12 mm langes Stück vom Choledochus und ein $^1/_2$ cm langes Stück vom Ductus pancreaticus mit in Wegfall. Schon während der Excision wurde schrittweise die zurückweichende Wand des Choledochus mit der Duodenalschleimhaut durch Catgutnähte vereinigt. Da aber durch die Einnähung des Choledochus die ins Darmlumen mündende Öffnung des durchtrennten stricknadeldicken Wirsungianus derart verengt wurde, daß für die Wegsamkeit dieser Öffnung gefürchtet werden mußte, wurde der zwischen Choledochus und Wirsungianus gelegene Sporn ungefähr 1 cm weit gespalten, so daß beide Gänge nun gemeinsam ins Duodenum mündeten.“

Statistik der Klinik. Die Erfahrungen der Klinik EISELSBERG bei Carcinom der Gallenblase gründen sich auf 43 in der Zeit von 1919—1926 operierte Fälle (34 Frauen, 9 Männer). Dem Alter nach standen 7 Patienten zwischen 42 und 50 Jahren, 15 zwischen 50 und 60 Jahren und 21 zwischen 60 und 69 Jahren. Die Tumordiagnose wurde 39 mal durch die Operation bestätigt und in 11 Fällen durch die bald folgende Autopsie in mortuo hinsichtlich anderer pathologischer Nebenbefunde weitgehendst geklärt. 4 mal brachte erst die histologische Untersuchung der Gallenblase bei unter Diagnose Cholelithiasis operierten Patienten den Nachweis, daß in der Wand der Gallenblase bereits eine neoplastische Umwandlung stattgefunden habe, also Zufallsbefunde. Unter diesen 4 Fällen wurde 3 mal die Cholecystektomie bei steingefüllter Gallenblase und gleichzeitige supraduodenale Choledochotomie wegen Steine im untersten Choledochusabschnitt vorgenommen. Bemerkenswert ist, daß es sich in einem dieser Fälle um die gleichzeitige Perforation einer akut entzündlichen Gallenblase gehandelt hat und diese Operation als dringlicher Eingriff ausgeführt wurde. In allen 3 Fällen operative Heilung, einer heute noch lebend (4 Jahre post operationem), zwei gestorben zwischen 1. und 2. Jahr nach der Operation. Den 4. Fall mit Zufallsbefund habe ich aus meiner chirurgischen Abteilung des Wilhelminenspitals hinzugenommen; er verdient vielleicht deshalb besonders erwähnt zu werden, weil noch intra operationem (Steinblase, Papillenstein — Cholecystektomie, transduodenale Choledochotomie) eine fast haselnußgroße, makroskopisch vereinzelte, harte, dem Choledochus angelagerte Drüse, mittels Gefrierschnitt untersucht, Adenocarcinom ergab. Erst die histologische Untersuchung der Gallenblase zeigte den Primärtumor in Form kleiner papillärer Wucherungen der Gallenblasenhalsmucosa vom sicheren Typus eines Adenocarcinoms. (Operative Heilung, bisher 5 Monate beobachtet.) In 31 Fällen blieb es wegen Aussichtslosigkeit jedweder operativen Therapie bei der Probelaparotomie; bei 21 dieser Fälle war Ascites vorhanden, es fanden sich ferner diffuse Lebermetastasen in 28 Fällen, ferner, soweit bei der Operation beurteilbar, in 12 Fällen auch anderweitige Bauchdrüsen und Peritonealmetastasen, wobei 2 mal das Colon infiltrierend von Tumormassen in Mitleidenschaft gezogen wurde. 27 mal schien der Fundusteil, nur 4 mal der Hals- und Cysticusteil der Gallenblase in erster Linie vom Tumor ergriffen; dabei fand sich 2 mal carcinomatöse Schrumpfung der Gallenblase bis Haselnußgröße. 9 mal konnten Steine in der Gallenblase palpiert werden. Im Anschluß an die Probelaparotomie sind 7 Patienten gestorben (etwa $26^0/_0$). Als unmittelbare Todesursache kamen in Betracht: 3 mal cholämische Blutungen, 2 mal Lungenmetastasen, 1 mal Pneumonie, 1 mal eitrige Cholangitis mit Sepsis.

---

[1] FULDE, E.: Zentralbl. f. Chirurg. Jg. 54, Nr. 24. 1927.
[2] CLAR, F.: Zentralbl. f. Chirurg. Jg. 54, Nr. 34. 1927.

Unter den 43 Fällen von Gallenblasencarcinom wurde, wenn wir von den bereits erwähnten 4 Fällen absehen, die, unter der Diagnose Cholelithiasis operiert, den Zufallsbefund eines Carcinoms erbrachten, 4 mal die Radikaloperation mit partieller Leberresektion und 4 mal palliative Eingriffe versucht. Bei den 4 Fällen von partieller Leberresektion handelte es sich 3 mal um umschriebene Carcinominfiltration vom Gallenblasenfundus aus in das benachbarte Lebergewebe, darunter 1 mal auch gleichzeitig um eine solche ins Mesocolon. Es wurde in allen 3 Fällen die Gallenblase zugleich mit dem makroskopisch infiltrierten Leberteil entfernt, wobei es sich in dem einen Falle zeigte, daß die Leber auf der scheinbar weit im Gesunden gelegten Schnittfläche einen erbsengroßen, vom Primärtumor weit entfernten solitären Metastasenknoten zeigte. Beim 4. Fall fand sich am Übergange des Fundusteiles in den Halsteil ein kleinpflaumengroßer Tumor, welcher die Blase in 2 Teile teilte; aus Gründen möglichster Radikalität wurde, trotz Fehlens makroskopischer Metastasen, die die Gallenblase tragende Leberpartie keilförmig reseziert. In allen 4 Fällen erfolgte glatte operative Heilung.

Von den 4 Palliativoperationen wurde in 1 Falle trotz multipler Lebermetastasen, wegen der heftigen typischen Steinkoliken mit Ikterus Cholecystektomie und Choledochotomie mit Hepaticusdrainsage ausgeführt (gestorben nach 2 Monaten); ebenfalls wegen Steinkoliken in einem anderen Falle die Cholecystostomie (gestorben an cholämischer Blutung); in den übrigen 2 Fällen hatte neben multipler Lebermetastasen der Fundustumor infiltrierend und hochgradig stenosierend auf den Pylorus übergegriffen. Die in beiden Fällen zur Magenentlastung ausgeführte hintere Gastroenterostomie hielt den letalen Ausgang bereits wenige Tage nach der Operation nicht auf.

Nicht einbezogen in die hier statistisch zergliederten Fälle ist ein Fall eines Gallenblasencarcinoms, den ich im Wilhelminenspital operieren konnte: Es wurde bei einer 68 jährigen Frau unter der Diagnose Colontumor eine vergrößerte, ganz von Kalk inkrustierte, Steine und Detritusmassen enthaltende Gallenblase exstirpiert; die histologische Untersuchung (Prof. Wiesner) ergab papilläre Mucosareste eines Adenocarcinoms. Im Bauch keine Spur einer Metastase; bei der radiologischen Untersuchung war Thorax und Lunge auch metastasenfrei. Doch war bei der Patientin eine hühnereigroße, harte Geschwulst am Schädeldach zu sehen, welche von vornherein für eine Metastase gehalten wurde und wobei diese Ansicht später radiologisch bestätigt wurde. Dieser Fall stellt den Typus einer lokalen Selbstheilung, zumindest einer Ausschaltung der Metastasierungstendenz in die unmittelbare Nachbarschaft durch Kalkinkrustation dar. Die Patientin wurde bei bestem Wohlbefinden entlassen.

Isolierte carcinomatöse Primärtumoren am supraduodenalen Anteile des Ductus choledochus, ferner am Ductus cysticus und hepaticus, ohne benachbarte Metastasenbildung haben wir nie gesehen, es verwischte sich auch vielfach in derartigen Fällen die Beurteilung des Zusammenhanges der Tumorbildung mit einer solchen vom Pankreas ausgehend. Wir hatten also keine Gelegenheit eine sogenannte Radikaloperation zu versuchen. Der Versuch einer solchen zeitigte nach der letzten Schrifttumzusammenstellung Fuldes (im ganzen 20 Fälle) geradezu klägliche Dauerresultate bei 35% Operationsmortalität.

Kasuistik der Klinik Eiselsberg über radikale Operationsversuche bei Papillencarcinom (1923—1926).

1. Cäcilie W., 17. IV. 1923, 66 Jahre. Vor 3 Jahren wurde an einer anderen chirurgischen Station bei der Patientin eine Cholecystektomie und Gastroenterostomie r. p. ausgeführt. Seit 1 Jahr zunehmender Ikterus und Acholie.

Operation (Walzel): Äthernarkose. Schwierige Lösung des Duodenums aus den alten postoperativen Adhäsionen; mächtige Erweiterung des Choledochus. Supraduodenale Choledochotomie. Bei bimanueller Palpation des Duodenums von außen und vom eröffneten Choledochus aus Feststellung eines Papillentumors. Transduodenale Choledochotomie: An Stelle der Papille eine kranzförmige, knotige Tumormasse in Haselnußgröße. Es wird die Resektion der Papille beschlossen. Circumcision der ganzen Papillengegend in der gesunden Schleimhaut. Entfernung des Papillenwulstes samt den kranzförmigen Tumormassen. Es entsteht dadurch in der Hinterwand des Duodenums ein sehr großer Defekt, so daß an eine Naht daselbst nicht mehr gedacht werden kann. Es wird daher Excision des papillentragenden Duodenalabschnittes beschlossen. Der untere Teil des

Duodenums, in welchem die Duodenotomie vorgenommen wurde, wird nun auch in der Hinterwand durchtrennt und dieses Duodenumlumen hier okkludiert. Fortlaufende Catgutnaht, Seidenknopfnähte und Überdeckung mit Pankreaskapsel. Wahrscheinlich dürfte der Ductus pancreaticus in diesen okkludierten Duodenalstumpf einmünden. Eine Differenzierung war in dem schwieligen Gewebe unmöglich. Nun wird der obere Teil des Duodenums bis nahe an den Pylorus excidiert. Der Choledochus wird mit diesem Duodenalanteil in Anastomose gebracht, und zwar in der Form, daß in den stark erweiterten linken Hepaticus ein kleinfingerdickes Drainrohr eingelegt wird. Darüber wird mit Knopfnähten der Choledochus um die Darmserosa vernäht. Der untere Abschnitt des Choledochus ist durch eine Nahtreihe verschlossen worden, so daß daselbst der Choledochus einen Blindsack bildet. In den rechten Hepaticus wird ein Gummidrain eingeführt und nach außen geleitet. Tamponade. Diese verschiedenen Verschluß- und Anastomosennähte werden vor Schluß der Operation alle nochmals mit aus der Nachbarschaft herbeigezogenen Netzstückchen und Peritoneallappen gedeckt. Bauchdeckenverschluß. Exitus nach 4 Tagen.

Obduktionsbefund: Die Anastomose zwischen Choledochus und oberem Duodenum ist dehiszent. Pankreasandauung im Operationsgebiet. Das Pankreas ist hochgradig fibrös, atrophisch und der Ductus pancreaticus dilatiert. Ebenso der Hepaticus und seine intrahepatalen Äste. Ikterus der Leber und mäßiger allgemeiner Ikterus. Hypocholischer Darminhalt von fettiger Beschaffenheit. In der Umgebung des Operationsgebietes kleinere abgeschlossene Eiterherde. Frische eitrige Perikarditis. Beiderseitige Pyelitis mit geringer Erweiterung der Nierenbecken.

2. Fanny R., 53 Jahre, 24. VI. 1925. Seit einem Jahre Abmagerung mit schmerzlos zunehmendem Ikterus. Bei der Aufnahme Melas-Ikterus, Acholie.

Operation (WALZEL): Äthernarkose. Querschnitt. Nach Eröffnung des Peritoneums stellt sich sofort die maximal gespannte, auf Glühlampengröße vergrößerte Gallenblase ein, welche nirgends verwachsen ist und keinerlei Wandveränderungen zeigt. Der Choledochus ist auf Dünndarmdicke erweitert. Bei Palpation des Duodenums in der Gegend der Choledochuseinmündung tastet man einen kirschengroßen Tumor. Unter der Annahme, daß es sich um ein Papillencarcinom handelt, wird nach Mobilisierung des Duodenums dieses quer eröffnet. Nun zeigt sich auch der ungefähr haselnußgroß vorspringende Papillenwulst, dessen Oberfläche deutlich exulceriert ist und die Annahme eines jungen Carcinoms bestätigt. Mit einer Hohlschere wird der ganze Papillenwulst an seiner Basis in gesunder Darmmucosa amputiert. Durch den auf diese Weise eröffneten Choledochus stürzt im Schwalle gestaute Galle vor, wobei die vorher gespannte Gallenblase vollständig kollabiert. Es sind keinerlei Konkremente durch Sondierung festzustellen. Der Choledochusquerschnitt in der Hinterwand des Duodenums ist beinahe für einen kleinen Finger durchgängig. Seine Ränder werden ringsherum an die Mucosa des Duodenums angenäht. Naht der Duodenotomiewunde in drei Schichten. Da es den Anschein hat, daß an dieser Stelle das Duodenum, welches an und für sich sehr voluminös entwickelt ist, stenosiert werden dürfte, wird nun noch eine hintere Gastroenterostomie hinzugefügt. Bei der Operation sehr geringer Blutverlust. Verschluß der Bauchdecken in drei Etagen. Exitus nach 3 Tagen.

Obduktionsbefund: Frischer operativer Defekt der Papilla Vateri mit Implantation des Ductus choledochus in das Duodenum. Das Duodenum ist im Bereiche seiner Vorderwand incidiert, die Incisionsstelle in mehreren Schichten übernäht. Der Ductus pancreaticus mündet oberhalb der Implantationsstelle als weiter, leicht sondierbarer Gang isoliert an der Papilla Santorini und ist durch die Resektion der Papilla Vateri nicht in Mitleidenschaft gezogen. Ein kleiner Gang, der nur schwer sondierbar ist, zweigt vom Hauptgang ab und verläuft gegen die Resektionsstelle. Sein Lumen ist dabei nicht bis ins Duodenum verfolgbar, sondern schon früher durch Nähte der Implantationsstelle verschlossen. Ziemlich ausgedehnte Pankreasfettgewebsnekrose in der Umgebung der Duodenotomie, die sich bis an die Capsula renis und in das Lig. gastrocolicum ausbreitet. Im Gastroenterostomiegebiet sämtliche Nähte dicht. Schwerer Ikterus, parenchymatöse Degeneration der Organe. Alte linksseitige Spitzentuberkulose mit verkalkten Herden. Schiefrige Induration und Bronchiektasien. Zarte Spitzenschwiele rechts. Ausgedehnte cholämische Blutungen in dem Gastrointestinaltrakt. Schwere sekundäre Anämie.

Histologischer Befund: Adenocarcinom der Papilla Vateri mit starker Schleimproduktion.

3. Adele C., 39 Jahre, 7. I. 1926. Die jetzige Erkrankung begann im August vorigen Jahres mit einer Verkühlung. Ende August wurde Patientin allmählich gelb, hatte Ekel

vor Fleisch. Seither schwand die Gelbsucht nie mehr ganz. Patientin ist 20 kg abgemagert. Acholie.

Status chir.: In der Magengrube eine etwa apfelgroße Resistenz, wegen Defense jedoch nur undeutlich tastbar. Die Geschwulst scheint sich nach rechts fortzusetzen.

Operationsbefund (Dozent Schönbauer) am 12. I. 1926: In Äthernarkose Rippenbogenschnitt rechts. Eröffnung des Peritoneums. Die Gallenblase ist vergrößert. Der Ductus choledochus wird dargestellt und erweist sich als enorm erweitert. Er wird angeschlungen und incidiert; die Sondierung gegen den Hepaticus gelingt leicht, gelingt nicht gegen das Duodenum. Nun wird das Duodenum von der lateralen Seite her mobilisiert und dabei ein Fünfkronenstück großer Tumor an der Hinterseite des Duodenums getastet. Daher longitudinale Incision des Duodenums, Freilegung eines blumenkohlartigen Tumors der Papille; mit Resektion der hinteren Duodenalwand und eines Stückchens des Pankreaskopfes gelingt es, diesen Tumor bis an den Ductus choledochus vollkommen zu isolieren. Der Choledochus wird durchtrennt, das Präparat abgetragen. Einnähen des durchschnittenen Choledochus ins Duodenum. Exakte Schleimhautnaht an der Hinterwand des Duodenums. Die transduodenale Incision wird in dreischichtiger Naht geschlossen, hierauf ein Katheter durch die Choledochusincision in den Ductus hepaticus vorgeschoben. Die Gallenblase wird in situ belassen und die Wunde durch zwei Jodoformgazestreifen und ein Gummidrain drainiert. Verschluß der Bauchwunde.

Das Präparat zeigt ein radikal exstirpiertes Carcinom der Papille.

Histologischer Befund (Dr. Feller): $4^1/_2 : 3 : 2^1/_2$ cm großer, unregelmäßig begrenzter, aus einem derben, grauweißlichen, feinkörnigen Aftergewebe aufgebauter Knoten. Histologisch ein *Gallertcarcinom*.

13. I. Mit Rücksicht auf die Gefahr einer cholämischen Blutung wird eine Bluttransfusion nach Percy vorgenommen.

12. II. Geheilt entlassen mit völlig abgeblaßtem Ikterus und cholischem Stuhl.

II. Aufnahme 9. VII. 1927. Nach der Operation beschwerdefrei bis XII. 1927. Es tritt wieder Gelbsucht auf, die aber wieder verebbt. Seit Februar 1927 neuerlich Gelbsucht, die bis jetzt anhält. Dabei Gewichtsabnahme, der Stuhl ist weißlich. Zeitweise Schmerzen in der Gallenblasengegend.

Röntgenbefund (11. VII. 1927): Links gelegener Magen von herabgesetztem Tonus, normaler Austreibung. Der Bulbus duodeni ist frei entfaltbar, regelmäßig begrenzt. In der Pars descendens duodeni in der Gegend der Papille ist ein ungefähr haselnußgroßer Füllungsdefekt von glatter scharfer Abgrenzung zu sehen, der mehr nach der lateralen Seite der Duodenalwand zu gelegen ist. Ob dieser Füllungsdefekt auf operativ hervorgerufene Verziehungen zu beziehen ist oder einem lokalen Rezidiv entspricht, ist nicht zu entscheiden.

20. VII. In ambulatorische Behandlung mit heutigem Tage entlassen. Patientin wird täglich in der Ambulanz, etwa $^1/_2$ Stunde vor dem Mittagessen, 15 Einheiten Insulin bekommen, da sich während ihres Aufenthaltes an der Klinik zeigte, daß Insulininjektionen den Appetit anregen und das Körpergewicht erhöhen halfen. Skleren andauernd ikterisch. Patientin ohne eigentliche Beschwerden.

4. Zibora W., 55 Jahre, 1. IV. 1925: Im Mai 1924 bekam Patientin plötzlich Krämpfe in der Magengegend und Schmerzen im Kreuz. Im Herbst trat Ikterus auf. Abmagerung. Karlsbaderkur ohne Erfolg. Hautjucken.

Status chir.: Leber leicht vergrößert. Am unteren Rande eine schmerzhafte Resistenz.

Operation am 6. IV. 1925 (Hofrat v. Eiselsberg): Mediane Laparotomie. Die Leber überragt den Rippenbogen um 4 Querfinger. Mannsfaustgroße, prall gefüllte Gallenblase ohne Wandveränderung und Adhäsionen. Choledochus ist auf 2 Querfinger erweitert. In der Gegend der Papilla Vateri tastet man einen Tumor. Transduodenale Incision quer. An Stelle der Papille eine haselnußgroße Geschwulst. Abtragen derselben mit der benachbarten Duodenalschleimhaut und zirkuläres Einnähen des breit eröffneten Choledochus an die Duodenalmucosa. Verschluß der Duodenotomiewunde. Cholecystektomie. In der Blase ein walnußgroßer Stein.

Histologischer Befund: Adenocarcinom (Papillencarcinom).

11. V. 1925: Patientin verläßt geheilt die Klinik.

Erkundigungen ergaben, daß es der Patientin, welche in Galizien weilt, gut geht.

Gleichzeitige Operationen an den Gallenwegen, Magen und Duodenum, bei besonderer Berücksichtigung der inneren Fisteln zwischen diesen Organen.

Das gleichzeitige Erkranktsein von Magen oder Duodenum und der Gallenblase ist ein wiederholt erhobener Befund; wir verfügen über 50 derartige Beobachtungen, welche in der überwiegenden Mehrzahl der Fälle gelegentlich von Magen-Duodenaloperationen gemacht worden sind. Es handelt sich also meist um Zufallsbefunde eines Gallenleidens, welches als solches bisher keine der charakteristischen Beschwerden ausgelöst hatte oder zumindest unter eindeutigen Magenbeschwerden nicht zur Geltung kam. Es darf daher auch nicht als besonders auffallend gewertet werden, daß mit Rücksicht auf die überwiegende Zahl der Ulcera bei Männern zwei Drittel dieser gleichzeitigen Befunde das männliche Geschlecht nach unserer Statistik betroffen haben. Es ist hier nicht der Ort, der Erklärung nach der zeitlichen Reihenfolge der Primärerkrankung nachzugehen, insbesondere inwieweit die Erkrankung des einen Organes, z. B. des Duodenums zur Steinbildung in der Gallenblase beigetragen hat oder umgekehrt. Uns interessiert hier vom operationstechnischen Standpunkte in erster Linie die Frage, auf welche Weise bei gleichzeitiger chirurgisch radikaler Inangriffnahme beider erkrankten Organsysteme eine Gefährdung des Gesamtresultates abgewendet werden kann. HABERER spricht z. B. von einer „gewissen Klemme“ wie wir uns in solchen Fällen bezüglich des Verschlusses der Bauchwunde verhalten sollen, da wir ja nach der Cholecystektomie wiederholt drainieren müssen, während wir ja bei Magenoperationen den primären Bauchdeckenverschluß anstreben und diesen nur bei unsicherem Duodenalstumpfverschluß und operativen Pankreasschädigungen zu umgehen, für einen Akt der Vorsicht halten. Ich habe seinerzeit (1922) in der Arbeit „Über den primären Bauchdeckenverschluß bei den Operationen an den Gallenwegen unter besonderer Berücksichtigung gleichzeitiger Eingriffe am Magen und Zwölffingerdarm“[1] diese Frage nach dem Material der Klinik EISELSBERG aufgegriffen und bin zu folgendem, für mich wenigstens auch heute noch bestimmenden Ergebnis gekommen: Besteht bei einem Magen-Zwölffingerdarmeingriff auch die Anzeige zur Exstirpation einer kranken Gallenblase, so soll bei der Resektion möglichst jener Eingriff bevorzugt werden, bei welchem eine für nötig gehaltene Drainage die Anastomosennaht nicht gefährdet. Dies erreichen wir am sichersten durch die Methode Billroth II, da die kulissenartige Zwischenschichte des Ligamentum gastrocolicum und des Mesocolons die Magendarmnaht auf alle Fälle vor direkter Berührung mit dem Streifen oder Drain schützt, während bei der Methode Billroth I ein direkter Kontakt fast kaum zu vermeiden ist. Allerdings liegt die Drainage bei Anwendung von Billroth II in unmittelbarer Nähe des okkludierten Duodenalstumpfes, den wir aber derart mit Fettgewebe aus der Nachbarschaft decken können, daß eine Berührung der Serosanahtreihe mit dem Streifen, Docht oder Drain nicht stattfindet. Auch fällt bei der Methode Billroth II die mitunter doch bestehende Spannungsbelastung der Nähte bei Billroth I weg, welche hier bei gleichzeitiger Drainage immerhin zur Insuffizienz der Naht mit beitragen kann; diese technische Überlegung zeitigte ein ein-

---

[1] Arch. f. klin. Chirurg. Bd. 120, H. 2.

wandfreier Obduktionsbefund. Bei gleichzeitig notwendig werdender Hepaticusdrainage scheint mir das eben geschilderte Vorgehen um so mehr angezeigt.

Ebenso wie bei ulcerösen Duodenalprozessen die Wand der Gallenblase eng verbacken in die periduodenitische Schwielenbildung miteinbezogen sein kann, finden wir das Duodenum bei der zur Schrumpfung neigenden Pericholecystitis oft recht ausgedehnt mit der kranken Gallenblase verlötet. Bei der für einen Radikaleingriff notwendigen präparatorischen Lösung derartiger Verwachsungen muß vor allem darauf geachtet werden, jedwede gröbere Verletzung der Duodenalwand zu vermeiden. Auf die noch so genau ausgeführte Übernähung der flächenförmig geschädigten Darmserosa darf man sich bei derartigen Fällen mit beinahe sicheren latenten Infektionsbezirken nicht zu sehr verlassen. Bei der operativen Trennung der mit dem Duodenum verbackenen Gallenblase soll man sich deshalb immer mehr gallenblasenwärts halten und lieber ein Stück Gallenblasenwand am Duodenum haften lassen, als die Darmserosa schädigen. Es ist deshalb in solchen Fällen mitunter vorteilhaft, die nicht geschrumpfte Gallenblase vor der Adhäsionslösung zu punktieren und nach Incision auszuräumen; es wird dann die weitere Organtrennung bei eröffneter und leerer Gallenblase mit größerer Sicherheit eine Darmwandläsion vermeiden lassen.

Besonderes Augenmerk ist auf die nicht zu seltenen, sog. *inneren Fisteln zwischen Gallenblase und Magen-Zwölffingerdarm* zu richten, welche sich unter den verlötenden Adhäsionen ausgebildet haben und in der Regel die Folge einer ehemals stattgehabten Perforation der steingefüllten Gallenblase gegen den Magendarmtrakt zu darstellen. Am häufigsten findet die Perforation der Gallenblase gegen das Duodenum zu statt. Der umgekehrte Vorgang, die Perforation eines Duodenalgeschwüres in die Gallenblase mit völligem Durchbruch ihrer Wand, scheint der viel seltenere Vorgang zu sein; ich habe dieses Ereignis am klinischen Material nur einmal gesehen. Diese Fistelbrücke zwischen Gallenblase und Duodenum zeigt sich mitunter als kurzer dicker Strang, nach dessen Durchtrennung zwei Lumina sichtbar werden, von denen aus man sowohl gallenblasen- als auch duodenalwärts sondieren kann. Auch in solchen Fällen halte man sich bei der Durchtrennung derartiger, auf einen Fistelkanal verdächtiger Stränge, wie oben beschrieben, mehr gallenblasenwärts. Während mit der Exstirpation der Gallenblase der eine Teil der Fistel wegfällt, bleibt bei der Versorgung des duodenalen Fistelanteiles nur seine Versenkung in eine möglichst zweireihig angelegte Serosaeinstülpungsnaht übrig; da wir in einem solchen Falle auf eine eitrige Nahtdehiszenz gefaßt sein müssen, werden wir deshalb immer einen Streifen oder Docht mit Drain einlegen, nachdem vorher versucht worden ist, die Nahtstelle des Duodenums mit Netz zu decken. Einmal hatte ich Gelegenheit, eine in Form einer Cholecystoduodenostomie wegen chronischer Pankreasinduration 2 Jahre vor dem zweiten Eingriff angelegte künstliche Fistel zu lösen. Beim ersten Eingriff waren normale Gallenwegverhältnisse vorhanden gewesen, welche die leichte Ausführung einer Cholecystoduodenostomie erlaubt hatten. Zwei Jahre später trat unter heftigsten cholangitischen Erscheinungen Verschlußikterus auf und bei der Relaparotomie fanden sich sowohl in Gallenblase als auch Choledochus jauchig stinkende, breiartige Steintrümmermassen. Ich benützte die nach der Exstirpation der Gallenblase zurückgebliebene klaffende Duodenalwandstelle zu einer Anastomose mit der notwendig gewesenen Choledochusincision, vollendete also den Eingriff durch Choledochoduodenostomie; der Patient erlag bald darauf einer jauchigen Peritonitis. Ich erwähne diesen Fall deshalb, weil KEHR seinerzeit vorgeschlagen hat, daß man das Fistelloch im Darm gelegentlich zu einer Anastomose mit der Gallenblase oder dem Ductus choledochus verwenden kann. Einer solchen, aus praktischen Gründen ausgeführten Anastomosennaht würde ich bei den in solchen Fällen stets schwer septischen Verhältnissen nicht trauen.

In 2 Fällen von angenommener Gallenblasenduodenalfistel wurde die Verbackung zwischen Gallenblase und Duodenum nicht gelöst, sondern die Resektion des Duodenums samt der anhaftenden Gallenblase nach Billroth II ausgeführt; beide Fälle heilten reaktionslos; doch zeigte sich bei dem einen Fall, daß ein Ulcus duodeni wohl gegen die Gallenblasenwand, diese in ihren äußeren Schichten zerstörend penetriert, aber nicht in den Gallenblasenhohlraum hinein perforiert war. In geeigneten Fällen, wo sich die topographischen Verhältnisse im Gallenblasenduodenalwinkel gut herstellen lassen, würde ich gegebenenfalls diese beschriebene Gesamtresektion (Gallenblase und Magen) ohne Lösung der Fisteladhäsionen als ein vom Standpunkte der Asepsis aus sicheres Verfahren vorziehen. Einmal konnte ich eine breite *Choledochusduodenalfistel* bei auf Haselnußgröße geschrumpfter, bereits steinleerer Gallenblase operieren. Man tastete einen beinahe walnußgroßen Stein, welcher sich nach erfolgter leichter supraduodenaler Choledochotomie zur Hälfte im Choledochus, zur Hälfte im suprapapillären Duodenalanteil liegend zeigte. Die Papille war leicht für stärkere Sonden durchgängig. Es wurde nach Entfernung des Steines eine Hepaticusdrainage angelegt; nach ihrer Entfernung am 10. Tage bestand noch durch 4 Wochen eine mächtig sezernierende Gallenfistel, wobei es durch Pankreassaftbeimengung zur Andauung der die Fistel umgebenden Hautpartien kam; die Mohnkornprobe fiel negativ aus. 8 Wochen nach der Operation konnte die beinahe 70 Jahre alte Patientin geheilt entlassen werden.

Bei allen Fällen von Gallenblasen-Magen-Darmfisteln muß der Choledochus genau revidiert und wegen der in der Regel bestehenden Cholangitis unbedingt drainiert werden, am besten mit dem einfachen Hepaticuskatheter. In mehreren Fällen von operierten Gallenblasen-Magen-Darmfisteln kam es auch nicht zu einer Heilung p. p. i. der Bauchdeckennaht neben der Drainagelücke. Es sollen daher frühzeitig die Bauchdeckennähte besichtigt und im Bedarfsfalle gelüftet werden, ehe sich ein mächtiger subcutaner Fettabsceß ausgebildet hat, dessen längeres Bestehen auch die tiefen Bauchdeckennahtschichten gefährdet.

Ich komme zum Schluß dieses Kapitels zusammenfassend auf den Operationsplan bei gleichzeitig bestehendem Magen- und Gallenleiden zurück. Finden wir bei einem sehr herabgekommenen Magenpatienten gleichzeitig Steine in der Gallenblase, die bisher keine der typischen Beschwerden verursacht haben, werden wir den vielleicht schweren aber unbedingt angezeigten Magen-Duodenaleingriff nicht durch eine gleichzeitig ausgeführte Cholecystektomie verlängern und komplizierter gestalten. Das gilt insbesondere auch für das resezierbare Magencarcinom bei höherem Lebensalter, wobei wir ja gar nicht so selten in der unverwachsenen, äußerlich wandnormalen Gallenblase einen typischen radiären Cholesterinsolitär tasten können. Entdecken wir bei der Operation eines Magen- oder Duodenalgeschwüres eine steingefüllte Gallenblase, deren Wandbeschaffenheit und die etwa vorhandene Pericholecystitis auf überstandene Entzündungen des Organes hinweisen, wird man meiner Meinung nach auch den Galleneingriff der Magenresektion folgen lassen, falls nicht der Allgemeinzustand oder besondere Schwierigkeiten beim Magen-Zwölffingerdarmeingriff eine Gegenanzeige bieten. Nach den fallweise vorliegenden Adhäsionsverhältnissen wird es sich richten, ob der Eingriff am Gallensystem der Magenresektion vorausgehen oder der umgekehrte Weg eingeschlagen werden soll. Vorhandensein von Konkrementen im Choledochus bietet wohl unter allen Umständen die Anzeige zum gleichzeitigen Eingriff. Ich bringe mit Rücksicht auf diesen seltenen gleichzeitigen Befund eine genauere Krankengeschichte eines solchen Falles:

29. XI. 1920. Emerich W., 45 Jahre. Keinerlei sichere Anhaltspunkte für Gallensteinleiden. (Röntgen: Bulbus duodeni entfaltet sich schlecht, zeigt ein leicht verzerrtes Füllungsbild. Ulcus duodeni.) Diagnose: Ulcus duodeni. Operation in Äthernarkose 3. XII. Befund: Der Pylorus derb, verdickt, das kleine Netz schwielig induriert, in der Vorderwand des Duodenums eine derbe, einem Ulcus entsprechende Stelle. Die Gallenblase ist breit mit dem Duodenum und Lig. gastrocolicum verwachsen, geschrumpft, mit Steinen gefüllt. Steine sind auch im Choledochus zu tasten. Schwierige Auslösung der schwielig verwachsenen Gallenblase. Der Ductus cysticus ist in der Wand der Gallengänge vollständig aufgegangen und nicht zu differenzieren. Nach Abtragung der Gallenblase hart am Ductus choledochus wird derselbe sondiert und zwei haselnußgroße Steine aus ihm entfernt. Zur einwandfreien Sondierung des Ductus hepaticus muß derselbe tiefer unten incidiert werden. Peritonealisierung des unteren Gallenblasenrestes (Cysticus) und Einlegen eines Katheters in den Hepaticus.

Isolierung des Duodenums aus den periduodenitischen Verwachsungen, Resektion nach Billroth II von $^2/_3$ des Magens. Zur Austrittsstelle des Hepaticuskatheters werden zwei Streifen und ein Gummidrain eingelegt.

Präparate: Schrumpfblase mit zahlreichen zusammengepreßten kleinen Steinen und einem zylindrischen, 2 cm langen Verschlußstein. Am Übergang von der Magen- zur Duodenalschleimhaut je ein Ulcus, das vordere mit hanfkorngroßem, das hintere mit linsengroßem Geschwürsgrund.

Anlegen einer Heberdrainage.

5. XII. Nach mehrere Wochen lang dauernder Gallenfistel geheilt entlassen.

Es braucht wohl nicht erst hinzugefügt zu werden, daß bei gleichzeitigem Befunde eines Gallenleidens zur besseren Übersicht ein Hilfsschnitt zu dem bei Magenoperationen üblichen Medianschnitt, senkrecht auf den ersteren, mit Durchtrennung des rechten Musculus rectus fallweise hinzugefügt werden muß.

Operationen an den Gallenwegen bei Erkrankungen des Pankreas.

Die zu pathologischen Prozessen führenden Wechselbeziehungen zwischen den Gallenwegen und dem Pankreas können sich in doppelter Weise auswirken: das eine Mal sind Erkrankungen im Bereiche des Gallensystems vielfach die Ursachen der akuten hämorrhagischen Pankreasnekrose und chronischen Pankreatitis. Das andere Mal werden durch Primärerkrankungen des Pankreas die Gallenwege infolge Drosselung der Gallenabfuhr nach dem Darm zu in Mitleidenschaft gezogen.

Gallenoperationen bei akuter Pankreasnekrose. Unter Zugrundelegung von 40 in den letzten 3 Jahren beobachteten und operierten Fällen von akuter Pankreasnekrose konnte 39 mal als ätiologische Ursache der Erkrankung Cholelithiasis bzw. Choledocholithiasis festgestellt werden. Wir richten uns nach der insbesondere schon längst von v. HABERER vertretenen Anschauung, daß bei der akuten hämorrhagischen Pankreasnekrose, welche ja bereits als *typische Folgekrankheit der Cholelithiasis* zu bezeichnen ist, neben der Versorgung des Pankreas, auch die Ursache der akuten Pankreaserkrankung, das Gallensteinleiden, durch entsprechende operative Maßnahmen zur Ausheilung gebracht wird. Obwohl es sich hier dann um die typischen Eingriffe, wie Cholecystektomie und Choledochotomie handelt, glaube ich nicht fehlzugehen, auf einige technische Maßnahmen hinzuweisen, welche sich uns bei einer großen Reihe von Pankreasnekrosefällen bewährt haben.

Der Grund, warum wir heutzutage viel häufiger wie früher, z. B. in der Vorkriegszeit, Gelegenheit finden, die akute Pankreasnekrose am Operationstische zu sehen, liegt meines Erachtens, neben der zusehends verfeinerten Pankreasdiagnostik, in der radikalen Einstellung vieler Chirurgen betreffs der Operation der akuten Cholecystitis im Anfallsstadium. So verfügen wir über eine ganze Reihe von Fällen, welche, unter der Diagnose akute Cholecystitis operiert, sich als Pankreasnekrosen erwiesen haben, wobei nur selten die steinhaltige Gallenblase im Stadium der akuten Entzündung gefunden wurde. Es ist hier nicht der Ort, auf Ätiologie, Diagnose und Differentialdiagnose der akuten Pankreasnekrose näher einzugehen, da wir uns ja in erster Linie mit operativ-technischen Fragen beschäftigen wollen. Die uns bei jeder Gallenlaparotomie erwachsende Pflicht, auch die Nachbarorgane der Gallenwege einer genauen Untersuchung zu unterziehen, gilt insbesondere für unter der Diagnose akute Cholecystitis operierte Fälle, welche wir jetzt häufig als „dringlich" operieren. Ich habe es mir jetzt zur Gewohnheit gemacht, bei allen Gallenoperationen nach rascher orientierender Prüfung der Verhältnisse im Gallenblasenbereiche, sogleich das Quercolon mit dem großen Netze aus der Wunde vorzulagern, um nach den namentlich am Mesocolon frühzeitig augenscheinlich werdenden Veränderungen bei Pankreasnekrose zu suchen: *Fettnekrosen und eventuell hämorrhagische Verfärbung.* In zwei Fällen, wo nicht an Pankreasnekrose gedacht wurde und die Laparotomie vorerst eine typische chronisch entzündete Steinblase freilegte, zeigte uns diese eben beschriebene, damals aber zufällig ausgeführte Untersuchung des Mesocolons den überraschenden Befund einer Pankreasnekrose.

Ob wir uns nun einer sicher angenommenen oder vermuteten Pankreasnekrose gegenübersehen oder ob es sich um einen Zufallsbefund anläßlich einer Gallenlaparotomie handelt, halte ich folgenden Weg der zeitlichen Aufeinanderfolge der einzelnen Operationsakte für angezeigt: Zuerst vollständige chirurgische Erledigung des vorliegenden Gallenprozesses und erst nachher Freilegung und Tamponade der Bauchspeicheldrüse. Die Cholecystektomie und Choledochotomie mit Hepaticusdrainage nach außen kann sich oft in der typischen Weise sehr leicht erledigen lassen. Man muß größte Sorgfalt auf die Absuchung des Choledochus verwenden und soll nicht früher aufhören, ehe die einwandfreie Wegbarmachung der Papille erreicht ist. Ich begnüge mich in solchen Fällen mit der Feststellung, daß eine feinere Sonde die Papille glatt passiert, wende also die sonst geübte gradatim Aufsondierung der Papille mit Rücksicht auf die oft mächtige Anschwellung des Pankreaskopfes, nicht an. Die H_2O_2-Spülung von der Choledochusincision aus beweist uns bei sich rasch einstellender Luftblähung des Duodenums die Passagefreiheit der Papille. Auch wenn sich im großen Gallengange keine Konkremente zur Zeit der Choledochotomie finden, und überhaupt der große Gallenweg normale Beschaffenheit zeigt, soll unter allen Umständen die einfache Hepaticusdrainage mit doppelt gelochtem Katheter ausgeführt werden. Obwohl noch sichere theoretische Grundlagen für die Erklärung der Entstehung der akuten Pankreasnekrose bei steinfreiem großen Gallengange fehlen, halte ich die entlastende Ableitung der Galle nach **außen** für den wesentlichsten Eingriff bei der akuten Pankreasnekrose, der zumindest so wichtig ist, wie die nachfolgende Tamponadebehandlung der Drüse. Bei besonderem Ergriffensein des Pankreaskopfes von dem nekrotisierenden Prozesse stößt die Freilegung des supraduodenalen Choledochusanteiles mitunter auf beträchtliche Schwierigkeiten; ein mächtiges, meist hämorrhagisch durchsetztes, sulziges Ödem hindert fürs erste die genaue Orientierung im Bereiche des Ligamentum hepatoduodenale. Doch gelingt es fast in allen Fällen nach Mobilisierung des Duodenums, die sich gerade bei der so häufig in diesen Fällen auch vorhandenen ödematösen Durchtränkung des Retroperitoneums leicht stumpf mit Finger und Stieltupfer ohne störende Blutung ausführen läßt, an den supraduodenalen Choledochusanteil heranzukommen. Es ist deshalb vorteilhaft, die Gallenblase nach eventueller Punktion, ja Ausräumung, so lange als Leitfaden zum Choledochus zu erhalten, bis die Choledochuswand freigelegt ist. Nur einmal mußte ich, wegen enormer Verschwartung des supraduodenalen Choledochusanteiles, zur Anlegung der Hepaticusdrainage nahe der Leberpforte die Hepaticotomie ausführen. Nach der Vollendung der Cholecystektomie und Hepaticusdrainage wird in die Gegend des Cysticusstumpfes und der Drainagelücke des Gallenganges ein Reservedrain und Streifen eingeführt; damit ist die Versorgung der Gallenwege abgeschlossen und erst jetzt erfolgt durch ausgedehnte Spaltung des Ligamentum gastrocolicum die breite Freilegung des geschwollenen Pankreas. Ich habe früher immer die morschen Pankreaspartien stumpf mit der Kornzange aufgelockert, muß aber von diesem tieferen Eindringen dringend abraten, da ich dabei einmal eine schwere Blutung aus der Vena lienalis mit sofort tödlicher Luftembolie erlebte. Die histologische Untersuchung der Gefäßwand ergibt, daß an Stellen, wo Drüsenfettgewebsnekrosen der Gefäßwand angelagert sind, diese starke Verdünnung und Verlust der elastischen Fasern zeigt, wodurch bei stumpfem, tiefem Vordringen in die Drüsensubstanz ein Bersten des Gefäßes leicht möglich erscheint. Man löst mit der anatomischen Pinzette und mit Hilfe des Raspatoriums vorsichtig den peritonealen Überzug der Bauchspeicheldrüse und lockert die hämorrhagisch durchsetzen, oft zunderartigen Drüsenpartien in ihren oberflächlichsten Schichten auf. Hierauf erfolgt die Anlegung eines Miculicztamponbeutels durch die breite Lücke des Ligamentum gastrocolicum, so daß die ganze freigelegte Drüse von Gaze bedeckt ist. Entlang der Drüse kann nach LOTHEISSEN [1] ein mehrfach gelochtes, starkes Gummidrain eingelegt werden. Beim Bauchdeckenverschluß wird darauf geachtet, daß das Hepaticusrohr, das Reservedrain und der Streifen des Gallenoperationsterrains durch eine eigene, frisch angelegte Incisionslücke nach außen geführt

---

[1] Verhandl. d. Dtsch. Ges. f. Chirurg. 1927.

wird, während die Miculiczbeutelgaze und das Pankreasdrain durch die
Bauchdeckennaht herauszuleiten ist. Drainage und Tamponade bleiben bei
Pankreasnekrose möglichst lange liegen. (Ich habe bei einem einschlägigen
Falle die postoperativen Harndiastasewerte durch tägliche Kontrolle feststellen
lassen, wobei am 9. Tage post operationem der Nullpunkt des Diastaseabsturzes
erreicht war; erst 5 Tage später wurde das Hepaticusdrain entfernt.) Während
sich die Gallendrainagelücke in der Regel bald schließt, kann die Sekretion
aus der Tamponadelücke des Pankreas oft viele Wochen unter Abstoßung
von Pankreassequestern andauern. Eine Dauerfistel oder ein Rezidiv nach
einer operierten Pankreasnekrose haben wir bisher nicht beobachtet.

Auch beim Fehlen von Veränderungen, welche auf eine überstandene Cholecystitis hinweisen, möchte ich die Hepaticusdrainage im Falle einer akuten
Pankreasnekrose immer anwenden. Gelegenheit dazu hatte ich bisher einmal;
es erfolgte glatte Heilung.

Zusammenfassend halte ich demnach *bei der meist als Folgekrankheit der
Cholelithiasis ausgebrochenen Pankreasnekrose neben der breiten Tamponade der
freigelegten Bauchspeicheldrüse die lege artis Versorgung der kranken Gallenwege
mit Hepaticusdrainage nach außen als den wesentlichsten Heilfaktor; technisch
zweckentsprechend werden die Eingriffe am Gallensystem der Freilegung und
Tamponade der Bauchspeicheldrüse vorausgeschickt.*

Die chronische Pankreatitis. Die chronische Pankreatitis, auch Pankreatitis
interstitialis oder indurativa genannt, bildet in der großen Mehrzahl der Fälle
eine Begleiterscheinung der Choledocholithiasis, insbesondere bei längerer Zeit
im untersten Choledochusabschnitte verkeilt gewesenem Steine. Es handelt
sich hierbei meist um eine bei der Operation palpatorisch leicht feststellbare,
deutliche Verhärtung namentlich der Kopfpartie der Bauchspeicheldrüse. Diese
„Induration" kann derart hochgradig sein, daß eine sichere Unterscheidung
von einem neoplastischen Prozesse bei Fehlen von Metastasen nur auf Grund
der Palpation unmöglich wird. Andererseits sind wir bei vorhandenem Choledochusstein die Pankreasverhärtung derart gewöhnt, daß wir ihr kaum eine
wesentliche Beachtung schenken in der durch zahllose Erfahrungen begründeten
Meinung, daß mit der Beseitigung des obturierenden Konkrementes und Wegbarmachung für die Gallenflüssigkeit eine Rückbildung dieser eher harmlosen
Begleiterscheinungen an der Bauchspeicheldrüse stattfindet. Ich glaube nochmals
auch an dieser Stelle darauf aufmerksam machen zu müssen, daß bei ver-
härtetem Pankreaskopfe die Sondierung der Papille mit besonderer Vorsicht
vorgenommen werden soll, da ich bei Sondierungsversuchen mit stärkeren,
starren Sonden in einzelnen Fällen stärkere Blutungen aus dem peripheren
Choledochusabschnitte gesehen habe. Man wird also vorsichtshalber in solchen
Fällen sich vor der stärkeren Aufsondierung der Papille zurückhalten und
sich damit begnügen, die Wegfreiheit der Papille mittels feiner Sonde,
eventuell sogar nur mit Hilfe des PAYRschen Spülversuches festzustellen.
Gerade in solchen Fällen hat sich mir die Benützung von Wasserstoffsuperoxyd
als Spülflüssigkeit, welche bei Freiheit des Papillenisthmus deutlichste Luftblähung des Duodenums erzeugt, besonders bewährt. Im negativen oder
Zweifelsfalle der Papillenfreiheit kommt als Methode der Wahl die *Choledochoduodenostomie* in Frage. Ich darf allerdings nicht leugnen, daß ich mich

in Einzelfällen nach Extraktion des Choledochussteines, wo weder der Sondierungsversuch, noch die Spülung gelang, mit der Hepaticusdrainage zufrieden gab, mit dem Erfolge späterer vollkommener Wegfreiheit der Papille durch Abschwellung des Pankreaskopfes. Man wird sich zu einem solchen nicht einwandfreien Vorgehen allerdings nur unter gewissen vom Allgemeinzustand des Patienten diktierten *Zwangslagen* entschließen dürfen, und dies um so eher, wenn es sich um feste, leicht entfernbare Steinkonkremente des Choledochus und nicht etwa um Steintrümmer und Cholesterinteig handelt.

Zu den Krankheiten, welche außer dem Gallensteinleiden eine interstitielle Pankreatitis erzeugen können, zählen die ulcerösen Prozesse an Magen und Duodenum, das Magencarcinom, Lues, Tuberkulose, Arteriosklerose, Lebercirrhose, Alkoholabusus. Doch nur äußerst selten nimmt in diesen Fällen die oft nur histologisch nachweisbare interstitielle Umwandlung des Pankreas einen derartigen Grad an, daß es zu einer vollständigen Einengung des pankreatischen Teiles des Choledochus kommt, welche zu schwerem Ikterus führt. Vielfach handelt es sich hier um Grenzfälle gegenüber dem Pankreascarcinom, an das man bei langsam zunehmendem Ikterus, beim Fehlen einer Steinanamnese wohl in erster Linie denken muß. Nach den klinischen Erfahrungen scheinen Glykosurie und nach MARTINA mitunter leichte Koliken, im Anschluß an die Nahrungsaufnahme für chronische Pankreatitis zu sprechen, während andauernde epigastrische Schmerzen eher für die Diagnose Corpuscarcinom zu werten sind. Ich verfüge nur über einen solchen Grenzfall, bei welchem die Autopsie in vivo eine mächtige Vergrößerung und Verhärtung des ganzen Pankreas ergab bei schon wochenlang bestehendem Ikterus. Eine Primärursache der Pankreasverhärtung ließ sich bei der 40 Jahre alten Patientin weder anamnestisch, noch bei der Laparotomie erheben. Die Gallenwege, der Magen und das Duodenum zeigten äußerlich normalen Befund. Ich dachte an eine neoplastische Veränderung der Papille ganz im Anfangsstadium und legte dieselbe transduodenal frei. Diese zeigte sich als unverändertes feines Grübchen und gestattete auch die Sondierung mit feiner Knopfsonde etwa 2 cm hoch; dann aber stak die Sonde in palpatorisch knorpelhartem Gewebe fest. Ich vollendete die Operation nach Verschluß der Duodenotomiewunde durch eine breit angelegte Cholecystogastrostomie. Die Gallenblase war nicht übermäßig vergrößert. Der Ikterus schwand bei sofortiger Braunfärbung des Stuhles sehr bald und die Patientin befindet sich heute, 6 Jahre nach der Operation, bis auf manchmal auftretende leichte kolikartige Schmerzen, vollkommen wohl. Bei dieser Gelegenheit möchte ich noch an einen seinerzeit von mir beschriebenen Fall erinnern, wo es nach einer auswärts unradikal ausgeführten Gallensteinoperation, durch einen übersehenen Choledochusstein zuerst zu einer chronischen Pankreatitis und auf deren Grund zur Ausbildung einer mächtigen Pankreascyste kam, welche operativ geheilt werden konnte.

Fasse ich zusammen, so bildet die chronische Pankreatitis eine sehr häufige, eher harmlose Begleiterscheinung der Choledocholithiasis, welche nach Entfernung des Konkrementes mit Freiwerden der Papille, unter Anwendung der Hepaticusdrainage, sicher zu schwinden pflegt. Ikterus durch indurative Pankreatitis, ohne Beziehung zu einem anderen Primärleiden, ist äußerst selten und kann in diesem Falle durch eine Cholecystoenterostomie oder Choledochoduodenostomie zum Schwinden gebracht werden; auch eine durch längere Zeit, bis zur Braunfärbung des Stuhles belassene einfache Hepaticusdrainage kann mit dünnstem Katheter, an welchem die Galle vorbeilaufen kann, zu demselben Ziele führen, doch muß in einem solchen Falle mit einer unwillkommenen äußeren Dauergallenfistel gerechnet werden, wenn sich die angenommene interstitielle Pankreatitis als Neoplasma erweist.

Das Pankreascarcinom. Über die engen Grenzen unserer operativ-technischen Leistungsfähigkeit beim stenosierenden Carcinom des Pankreaskopfes, welches durch den meist schmerzlos, aber rasch zunehmenden Ikterus (Melasikterus) bei schnellem Verfall und Drosselung der äußeren Pankreassekretion, leicht diagnostizierbar ist, ist bereits in den vorhergegangenen Kapiteln gesprochen worden. Wie bereits gesagt, konnten wir uns bei dem meist schon sehr bedrohlichen Allgemeinzustand, in welchem die Patienten in die Hand des Chirurgen kommen, nie zu dem großzügigen radikalen Eingriff von KAUSCH entschließen.

(1. Akt: Cholecystenterostomia anterior mit Enteroanastomose. 2. Akt: Resectio duodeni: Blinder Pylorusverschluß, Durchtrennung des Pankreas an der Grenze von Caput und Corpus, Durchtrennung des Duodenums an der aboralen Resektionsstelle und des Choledochus, Fixation des aboralen Duodenalstumpfes über der Pankreasschnittfläche und Versenken des Choledochus in das Lumen des Duodenums.) Der Fall von KAUSCH hat diesen Rieseneingriff $^3/_4$ Jahre überlebt und starb an Cholangitis nach Obliterierung der Cholecystoenteroanastomose; bei der Autopsie war kein Rezidiv zu entdecken.

Bei bereits mächtiger Ausbildung des Tumors mit Metastasenaussaat wird man bei der Probelaparotomie bleiben, falls man sich in der Diagnose so unsicher fühlte, um dieselbe überhaupt zu wagen. In einer Reihe von Fällen gab die auch unter Lokalanästhesie ausgeführte Probelaparotomie den shockartigen Anstoß zu rasch einsetzender tödlicher cholämischer Blutung. Beim Fehlen von reichlichen Metastasen und noch beschränktem Tumorwachstum sehen wir in der uns einzig übrigbleibenden Cholecystogastrostomie als Palliativoperation doch einen Vorteil für den Patienten, wenn er auch den Eingriff nur selten 1—1$^1/_2$ Jahre überleben dürfte (Publikationen von JUST und HUTTER aus der Klinik EISELSBERG)[1]. Die Patienten leiden meist unter dem unerträglichen *Juckreiz*, der einen förmlichen *Kratzorgasmus* auslösen kann, mehr als unter den dyspeptischen Beschwerden und den anfangs erträglichen dumpfen Schmerzen. Die breit angelegte Cholecystogastrostomie kann nun schon wenige Tage nach der Operation, bei Abblassen des Ikterus, den fürchterlichen Juckreiz völlig beseitigen und wenigstens für eine Zeitlang zur Hebung des Allgemeinzustandes beitragen. Ich sah bei drei Patienten vorübergehende Gewichtszunahme bis zu dem Normalgewicht vor der Operation; ein Patient konnte noch als Oberförster durch 1$^1/_2$ Jahre seinen Dienst ohne besondere Beschwerden versehen, ein anderer war als Maurer 1 Jahr tätig. Der Ausspruch KEHRs von dem „besseren Schlechterwerden“ nach Cholecystogastrostomie, wegen Pankreascarcinom, behält ja trotz allem seine bittere Wahrheit.

---

[1] HUTTER: siehe S. 122.

Verletzungen der Arteria hepatica und der Vena portae gelegentlich von Operationen an den Gallenwegen.

Verletzungen der dem gemeinsamen Gallengange benachbarten großen Gefäße, wie Arteria hepatica und Vena portae, gehören zu den schwersten, meist nicht mehr gut zu machenden Operationszufällen der Gallenchirurgie. Unter steter Berücksichtigung der hier im anatomischen Teile besprochenen hauptsächlichsten Verlaufsanomalien der großen Gefäße des Ligamentum hepato-duodenale, bildet sauberes anatomisches Vorgehen bei der Präparation des großen Gallenganges die wichtigste Voraussetzung der Verhütung derartiger Verletzungen. Ich erwähnte bereits, daß wir uns vor Verletzung der Vena portae, bei schwieliger Beteiligung des Ligamentum hepatoduodenale, durch vorsichtigst ausgeführte Probepunktion mit feinster Nadel sichern können. Immer wieder ausgeführte Palpation zur Kontrolle eventueller Pulsation im Operationsbereiche wird unser präparatorisches Vorgehen wesentlich erleichtern. Bei unbeabsichtigten Verletzungen der Vena portae kann, wie unter anderem ein Fall von HABERER beweist, unter Kompression des Ligamentum hepatoduodenale, mit Hilfe seiner digitalen Umgreifung vom Foramen Winslowi aus, die Gefäßnaht ausgeführt werden. Bei einer Verletzung der Vena portae, bereits in der Porta hepatis, half ich mir durch Liegenlassen einer langen Gefäßklemme; doch starb die Patientin 4 Tage später. Bezüglich der Verletzung der Arteria hepatica propria, welche unter den Verletzungen der Leberarterien dem Schrifttum nach am häufigsten vorgekommen sein dürfte, erinnere ich namentlich an die recht häufig zu beobachtende ventrale Überlagerung der Arterie über den Ductus hepaticus. Unter dem hier verwendeten Material, zum größten Teil aus der Klinik EISELSBERG stammend, ist eine derartige Verletzung nicht verzeichnet, bei welcher nichts anderes übrig bleibt, als das Risiko der Gefäß-ligatur mit oft nachfolgender partieller Lebernekrose zu übernehmen; eine Gefäßnaht kommt bei dem relativ kleinen Kaliber dieses Gefäßes nicht in Betracht. Ich halte es vielleicht für angebracht, den Verlauf eines solchen tragischen Falles, der sich im Jahre 1926 auf der chirurgischen Abteilung des Wilhelminenspitales, vom Operateur nicht bemerkt, ereignete, zu schildern.

Sch. M., 51 Jahre, 8. III. 1926. *Operationsbefund*: Die Leber reicht fast bis zum Nabel, die Gallenblase ist geschrumpft, von herangezogenem Netz vollständig gedeckt. Ein haselnußgroßes Konkrement ist im Blasenhals eingekeilt tastbar. Das Duodenum läßt sich mühsam von der Gallenblase isolieren, wobei an einer Stelle der Verdacht einer stattgehabten Perforation besteht. Unter mehrfachen doppelten Ligaturen *benachbarter Adhäsionsstränge* wird der zarte Ductus cysticus präpariert und knapp am Choledochus unterbunden. Das Foramen Winslowi frei. Choledochus zart, ohne palpatorischen Befund eines Konkrementes.

Dekursus: Patientin ist zeitweise leicht *cyanotisch*. 3 Tage nach der Operation leicht *ikterisch;* am 4. Tage Temperatur bis 39⁰; bis zum 8. Tage Zunahme des Ikterus; vorübergehende *klonische Zuckungen;* am 9. Tage Exitus letalis.

Obduktionsbefund: Als Zeichen einer chronischen Pericholecystitis ist das Bindegewebe um die Gebilde der Leberpforte chronisch entzündlich verdickt. Divertikelartige Ausweitung der Vorderwand der Pars descendens des Duodenums. *Der rechte Ast der Art. hepatia ist ligiert. Zahlreiche ausgedehnte, bis an die Serosa reichende, gallig imbibierte ischämische Nekrosen des rechten Leberlappens, parenchymatöse Degeneration der übrigen Leber.* Chronische Cholangitis der extrahepatalen Gallenwege; lokale frische gallig-fibrinöse Perihepatitis über dem rechten Leberlappen.

Wie uns die bekannten Arbeiten von CLAIRMONT und HABERER gelehrt haben, ist ja bei Vorhandensein gewisser arterieller Anomalieformen, derer man beim Eingriff allerdings nicht ansichtig wird, in einem kleinen Prozentsatz keine bedrohende Leberschädigung nach Ligatur der Arteria hepatica zu sehen.

Ich habe bei der Besprechung der Versorgung des Cysticusstumpfes zu besonderer Vorsicht bei der Nadelführung bei seiner serosierenden Bedeckung geraten. Ich bringe hier eine Krankengeschichte der Klinik über einen Fall, bei dem es bei Umstechung der spritzenden Arteria cystica, nach Abgleiten ihrer Ligatur, zu einer unbemerkten Stichverletzung des rechten Astes der Arteria hepatica gekommen ist, mit nachträglicher Ausbildung eines Aneurysmas; es ist besonders bemerkenswert, daß die Blutung wahrscheinlich erst am 26. Tage nach der Operation plötzlich aufgetreten ist.

Anna P., 44 Jahre. 27. IV. 1920. Seit $^1/_2$ Jahre Gallenanfälle, ein Gallenblasentumor tastbar. Operiert 29. IV. 1920 (Hofrat v. EISELSBERG).

Transrectale Laparotomie. Gallenblase mächtig vergrößert. Hydrops. Subseröse Ausschälung und Stielung. Ligatur der Art. cystica. Diese Ligatur gleitet nach Durchschneidung der Arteria ab und es muß die Arterie mit Klemme gefaßt werden. Beim Vorziehen reißt die Gallenblase am Cysticus ab. Dieser wird mit einer Klemme gefaßt und durch zwei Umstechungen, zugleich mit der A. cystica ligiert. Choledochus frei. Einlegen von zwei Streifen und einem Drainrohr auf dem Cysticusstumpf.

Präparat: 12 cm lange hydropische Blase mit Cysticus-Verschl. St. und mehr. facett. St. Patientin wird, mit festverheilter Narbe geheilt, 17. V. entlassen.

Außer geringen Schmerzen in der rechten Flanke zu Hause Wohlbefinden.

Am 24. V. (9 Tage nach der Entlassung und 26 Tage post operat.) mittags fühlt Patientin beim Stuhlgang plötzlich einen stechenden Schmerz im ganzen Bauch, Kollaps, Puls klein, sie erbricht alles, kein Stuhl, keine Winde, kein Urin. In diesem Zustand wird sie 25. V. durch die Rettungsgesellschaft eingeliefert. Patientin stark verfallen, sehr blaß. Kleiner, schlecht tastbarer Puls, 120 in der Minute.

Es wird an lokale Peritonitis gedacht und unter entsprechender konservativer Behandlung abgewartet. Da die Patientin, nachdem sie sich im Laufe der letzten Tage etwas erholt hatte, plötzlich wieder einen Anfall mit heftigsten kolikartigen Schmerzen im ganzen Bauche, hochgradigem Meteorismus, Schweißausbruch, Kollaps, Erbrechen bekommt, wird am 28. V. zu neuerlicher Laparotomie geschritten.

Splanch. An. + 8 ccm Äther.

Nach Eröffnung des Peritoneums zeigt sich ein enormer Tumor an der hinteren Bauchwand, welcher sich nach unten bis ins kleine Becken, nach oben bis zum Zwerchfell und beiderseits der Wirbelsäule ausbreitet. Der Tumor stellt ein großes Hämatom des Cavum retroperit. dar. Hochgradige Anämie der Bauchorgane, die Flexura hep. col. geknickt, im Gallenblasenbett fixiert. Lösung der Adhäsion. Beim Herauswälzen der Dünndarmschlingen aus dem Bauch reißt das Mesenterium ein, so daß man in das mit Blut erfüllte Cavum retroperitoneale gelangt. Sechs Handvoll Koagula werden ausgeschöpft. Nach Austupfen zeigt sich keine Blutung. Tamponade nicht angezeigt wegen Kompression der Gefäße. Naht des Mesenteriumrisses. Quelle der Blutung nicht gefunden. Kochsalz intravenös usw.

2. VI. Besserung des Allgemeinbefindens.

6. VI. Erbrechen und Bauchschmerzen. In den anfallsfreien Pausen ist der Bauch weich, ein Tumor (unbeweglich und prall gespannt) ist im vorderen Unterbauch deutlich tastbar (Hämatom).

8. VI. Wegen neuerlicher anämischer Symptome und Zunahme des Tumors bis bereits Kindskopfgröße Bluttransfusion. Nach vorübergehender Besserung Exitus am 9. VI. Obduktion (Prof. WIESNER): *Walnußgroßes traumatischen Hämaton des Gallenblasenbettes im Zusammenhang mit einem Ast der Art. hepatica;* nach links ausgedehntes altes und frisches Hämatom zwischen den Blättern des Gekröses, allgemeine diffuse Anämie.

Verletzungen der extrahepatischen Gallenwege.

Trotz des großen Materiales der Unfallstation der Klinik EISELSBERG sind Verletzungen der extrahepatischen Gallenwege durch stumpfes Trauma, Schuß und Stich, welche meist mit anderen Intestinaverletzungen zusammen beobachtet werden, nur vereinzelt vorgekommen. Der charakteristische Befund ist die in der Regel gallig gefärbte Bauchflüssigkeit, welche aus der rupturierten Gallenblase oder dem defekten großen Gallengange stammt. Die bei derartigen Verletzungen einzuschlagende Technik ergibt sich aus den hier bereits im Einzelkapitel niedergelegten Rekonstruktionsoperationen der Gallenwege.

Ich lasse eine Krankengeschichte über eine kombinierte Verletzung der äußeren Gallenwege folgen:

Oskar H., 27 Jahre, 5. VII. 1924: *Vulnus punctum abdominis. Anamnese*: Patient wurde am 5. VII. um 2 Uhr nach Mitternacht bei einem Streit in die rechte Bauchseite gestochen. Er stürzte zu Boden und erbrach hellrotes Blut.

Status chirurg.: Hochgradig anämischer Patient. Puls 120. In der rechten Flanke knapp unter dem Rippenbogen eine 3 cm lange Stichwunde, deren Ränder klaffen, aus der es aber nicht blutet. Flankendämpfung. Patient erbricht wieder etwas hellrotes Blut. Puls und Atmung werden schlechter, der Bauchumfang nimmt zu.

Operationsbefund (DEMEL): Mediane Laparotomie im Oberbauch und Hilfsschnitt nach rechts. Reichlich gallig-blutiger Erguß in der freien Bauchhöhle. Im rechten Leberlappen findet sich eine Stichwunde, die die Leber durchbohrt *und die Gallenblase in der Nähe des Cysticusabganges zu zwei Dritteln durchschneidet*. Naht des Leber-Ein- und Ausstiches mit Catgut. Die Gallenblase wird gestielt und abgetragen, der Cysticusstumpf doppelt unterbunden und peritonealisiert. Eine 2 cm lange Schnittwunde im horizontalen Duodenum wird in drei Schichten vernäht. Es besteht Verdacht auf eine zweite Öffnung im Duodenum, doch wird eine solche wegen der stark blutigen Suffusion nicht gefunden. Daher wird das Peritoneum in dieser Gegend mit Seidennähten gerafft. Einlegen eines Streifens gegen den Cysticusstumpf. Schluß der Bauchdecken.

Decursus morbi: Patient erwacht nur kurze Zeit aus der Narkose; nach 10 Stunden Exitus letalis unter den Zeichen hochgradiger Anämie.

Gerichtlicher Obduktionsbefund: Bauchstich mit Durchstich des rechten Leberlappens, der Gallenblase und doppelte Durchstechung des Duodenums. Blutarmut infolge von Blutung in den Darm, in die Bauchhöhle und in eine Wundhöhle unter und innen vom rechten Nierenpol. Austritt von galligem Inhalt des Duodenums in die Bauchhöhle. Beginnende Schluckpneumonie der hinteren Teile der rechten Lunge. Von den Zwölffingerdarmwunden ist nur die vordere vernäht.

Der Echinokokkus der Gallenwege.

Bei der relativen Seltenheit der Echinokokkuserkrankung in Wien, ist unsere Erfahrung über den bekanntlich aus der Leber in die Gallenwege stattfindenden Durchbruch des Echinokokkus eine äußerst geringe. Operationen wegen Echinokokkus der Leber mit ein- oder zweizeitiger Incision, Ausräumung und Drainage der meist in unilokulärer Form entwickelten Blase haben an der Klinik EISELSBERG mehrere Male mit vollem Erfolg stattgefunden, dagegen haben wir die Beteiligung der äußeren Gallenwege an der Echinokokkuskrankheit in den letzten 10 Jahren nur einmal bei der Autopsie in vivo feststellen können. Bei einem anderen schwerst ikterisch eingelieferten Patienten wurde die Echinokokkusobturation in der Gegend der Hepaticusbifurkation erst bei der Obduktion erkannt.

Bei der Operation fand sich die Leber mächtig vergrößert, hochgradig ikterisch, die Gallenblase kollabiert, der Choledochus sehr zart. Die Gallenblase enthielt etwas grün-gefärbte Gallenflüssigkeit, welche nach der Punktion sehr langsam nachsickerte; es wurde eine Cholecystogastrostomie ausgeführt; die Patientin starb am 2. Tage nach der Operation an cholämischer Blutung. Bei der Autopsie fand sich eine mannsfaustgroße Echinokokken-blase im Bereiche der intrahepatischen Hepaticusbifurkation. Epikritisch wäre zu diesem Eingriff folgendes zu sagen: Die Patientin hätte infolge des bereits zu cholämischen Blutungen neigenden Zustandes auch keinen anderen Eingriff überlebt. Technisch richtig wäre in diesem Falle eine Hepatocholangiocholecystogastrostomie gewesen, also Incision der Vorder-wand der Gallenblase, lochförmiges Durchbrennen der Hinterwand der Gallenblase mit der dünnen Parenchymschicht der Leber bis in den Echinokokkussack hinein; nach Ausräumung der Echinokokkusblasen Naht der Vorderwand der Gallenblase unter teilweiser Benützung der Gallenblaseninc incisionsstelle zu einer Anastomose mit dem Magen.

Bei dem oben erwähnten Falle von der Beteiligung der äußeren Gallenwege an dem Echinokokkus handelte es sich um einen aus dem Balkan zugereisten 40 jährigen Patienten mit Melasikterus; derselbe wurde unter der Diagnose Papillencarcinom laparotomiert. Es fand sich bei enorm vergrößerter ikterischer Leber, auf deren Oberfläche mehrere hasel-bis walnußgroße Echinokokkusblasen sofort als solche erkennbar waren, die Gallenblase auf Mannsfaustgröße vergrößert. Der Cysticus war daumendick und mündete in einen auf zweimannsfingerbreit erweiterten großen Gallengang, übrigens die mächtigste Chole-dochusdilatation, die ich je gesehen habe. Es wurde die supraduodenale Choledochus-incision nach entsprechender Abdichtung ausgeführt; explosionsartig entleerten sich unter stärkstem Druck viele Hunderte Echinokokkusblasen mit massenhaft leicht gallig tingierter trüber Flüssigkeit; zwei Waschbecken faßten zur Not die entleerten Massen. Es wurde eine Hepaticusdrainage mittels eines großkalibrigen Schlauches angelegt. Am Schlusse des Eingriffes war die Leber ganz zusammengefallen, ebenso lagen die Wand der Gallen-blase und die des großen Gallenganges in Falten. In den der Operation nachfolgenden 4 Tagen entleerten sich durch den Hepaticusschlauch in das 1 Liter fassende Standgefäß weiterhin derartige Mengen von Flüssigkeit mit Echinokokkusblasen gemischt, daß das Standgefäß dreimal täglich gewechselt werden mußte; dabei stellten sich cholämische Blutungen ein, denen der Patient am 8. Tage nach der Operation trotz Bluttransfusion erlag. Eine Obduktion fand nicht statt.

WINKELBAUER[1] stellte aus der Klinik EISELSBERG in der Wiener Chirurgenvereinigung 1926 einen 26 jährigen rumänischen Studenten vor, der am 13. Oktober von der internen Klinik Prof. ORTNERs an die I. chirurgische Klinik mit der Diagnose Tumor abdominis ge-wiesen wurde.

Der Patient gibt an, daß sich in seinem 15. Lebensjahre plötzlich eine eiförmige Ge-schwulst in der mittleren Oberbauchgegend entwickelte, von mäßiger Druckempfindlichkeit, die jedoch im Laufe einer Woche unter Diät wieder völlig zurückging. Ganz die nämlichen Krankheitserscheinungen wiederholten sich nach zwei Jahren. Im Juli erkrankte er an hohem Fieber, Schüttelfrost und Schweißausbrüchen unter abermaliger Entwicklung der früher beobachteten Geschwulst. Diese Beschwerden dauerten etwa zwei Stunden und wiederholten sich in den folgenden Tagen. Dann trat ein 10 tägiges fieberfreies Intervall auf, an welches sich wieder mehrmalige Fieberattacken anschlossen. Im Oktober 1924 wieder heftige Schmerzen, Erbrechen und Druckempfindlichkeit, jedoch diesmal ohne Fieber. Die Erscheinungen gingen dann zurück, dafür trat ein 4 Wochen währender Ikterus mit acholischen Stühlen auf. Die gleichen Ikterusanfälle wiederholten sich im Januar und Mai des Jahres 1925. Seit Oktober desselben Jahres ist die Geschwulst immer zu tasten und wächst langsam heran, ohne wesentliche Beschwerden zu machen.

Im Allgemeinbefund war außer einer leichten Bronchitis nichts festzustellen. Bei Palpation des nicht vorgewölbten Abdomens stellt sich knapp unterhalb des Proc. xiph. in der Mittellinie ein etwa faustgroßer, kugeliger Tumor ein. Dieser ist kaum druckemp-findlich, respiratorisch und palpatorisch gut verschieblich und gibt einen leichten Per-kussionsschall, welcher in die Leberdämpfung überzugehen scheint. Seine Oberfläche ist ziemlich glatt, seine Konsistenz derb. Obgleich der Tumor seiner Lage nach Beziehungen

---

[1] WINKELBAUER: Freie Vereinigung der Wiener Chirurgen. November 1926. Zentralbl. f. Chirurg.

zur Leber haben muß, läßt seine große Verschieblichkeit noch die Möglichkeit offen, daß vielleicht eine von der Umgebung ausgehende gestielte Geschwulst sich dahinter verbirgt. Die an der internen Klinik sowohl wie im Röntgeninstitut der Klinik vorgenommene Röntgenuntersuchung stellte fest, daß die Magenwand nicht verändert ist und die Geschwulst rechts von der Pars cardiaca liegt. Vor allem mußte an Echinokokkus gedacht werden, doch war sowohl die Komplementablenkung wie die Cutanreaktion mit Echinokokkenblasenserum negativ ausgefallen. Auch die WOHLGEMUTHsche Probe auf Pankreasdiastase hatte Werte an der oberen Grenze der Norm ergeben. Im Stuhl fand sich okkultes Blut.

Die Operation wurde am 19. Oktober in Äthernarkose von WINKELBAUER vorgenommen, wobei die Diagnose zwischen Lebertumor und gestielter Pankreascyste offenbleiben mußte. Von einem rechten Schrägschnitt aus wurde die Gegend des Tumors freigelegt, wobei sich zeigt, daß dieser der Leber angehört und knapp medial vom Lig. teres gelegen ist. Er ist etwa faustgroß, weißlich gelb, und während über die Kuppe der nach unten zu leicht ausgebuchtete Leberrand verläuft, reicht die Basis tief ins Leberparenchym ein. Dort läßt sich auch Fluktuation nachweisen. Die Geschwulst wird unter Mitnahme der angrenzenden Leberpartien ausgelöst, bis sie schließlich nur mehr an einem federkieldicken Strang hängt, welcher in die Tiefe führt. Durchtrennung nach Ligatur. Der dadurch entstandene keilförmige Defekt, dessen Spitze in der Leber etwa 8 cm breit ist, blutet beträchtlich, doch gelingt die Blutstillung durch tiefgreifende Catgutnähte, heiße Kochsalzkompressen und wird völlig gestillt durch einen sich auch hier wieder ausgezeichnet bewährenden Stryphnongazestreifen, welcher liegen bleibt. Naht der Operationswunde bis auf die Streifenlücke. Außer einem mäßigen Hämatom, das sich nach Entfernung des Streifens entleert, normaler Wundverlauf.

Das Präparat zeigte den ins Lebergewebe eingewühlten Tumor, aus dessen Stiel sich atherombreiartige Massen entleerten, so daß an ein Teratom gedacht wurde; die im pathologischen Institut von Prof. MARESCH vorgenommene Untersuchung des Cysteninhaltes stellte Scolices und Haken fest und das histologische Bild ergab die typische Chitinmembran. Das anhaftende Lebergewebe zeigte sich dabei ziemlich ausgiebig lymphocytär infiltriert. Es handelte sich demnach um einen unilokulären Echinokokkus der Leber, der sich mit einem Stiel in die Tiefe zu fortsetzte.

WINKELBAUER sieht das Besondere in dem merkwürdigen Verhalten der Geschwulst, die — vor 11 Jahren zum erstenmal — unter Schmerzen und manchmal Temperatursteigerung auftritt, welche wieder verschwinden, sowie die Geschwulst sich wieder zurückbildet. Diese Rückbildung ist so vollkommen, daß auch bei klinischer Untersuchung der Tumor nicht mehr nachweisbar war. Erst das letzte Jahr war die Geschwulst nicht mehr zurückgegangen. Es ist dies wohl nicht anders zu erklären, als daß eine Kommunikation mit den Gallengängen vorlag. Verlegung dieses Abflußweges füllt die Cyste, und es entsteht der Tumor, wobei es auch zur leichteren Infektion kam, bei seiner Entleerung können die durchtretenden Hydatiden den Choledochus völlig verlegen, wodurch die intermittierenden ikterischen Anfälle erklärbar werden. DEVÉ hat diesem Durchbruch des Leberechinokokkus in die Gallengänge eine größere Arbeit gewidmet und glaubt, daß er sich in 5—10% aller Fälle ereigne und daß er eine ernste Komplikation darstelle, weil es häufig dadurch zur Infektion komme, die häufig in der Form einer eitrigen Cholangitis einhergeht. Allerdings kann dadurch in etwa einem Viertel der Fälle die Spontanheilung angebahnt werden. Liegt, wie meist, die Cyste im rechten Leberlappen, können Pseudocholelithiasisanfälle dadurch vorgetäuscht werden. Andererseits liegt die Möglichkeit einer Rückwanderung der Hydatiden in die Blase vor, so daß diese einer genauen Revision zu unterziehen ist und nur dort belassen werden soll, wenn sie, wie in unserem Falle, völlig zart und unverändert angetroffen wird.

Über Ascariden, Distomum hepaticum und Fasciola lanceolata, welche zu schweren Reizzuständen bei ihrer Ansiedlung in den Gallenwegen führen können, haben wir an der Klinik keine Erfahrung sammeln können.

In ländlichen Bezirken mit primitiveren hygienischen Verhältnissen ist die Ascaridiasis der Gallenwege keine allzuseltene Erkrankung, wenngleich nach der einschlägigen Literatur durch diese Parasiten hervorgerufener Ileus oder Appendicitis häufiger zu sein scheinen.

Das Eindringen des Spulwurmes erfolgt in der Mehrzahl der Fälle durch die Papilla Vateri als aktive Aufwärtswanderung (ERB, REICH). Während eine hämatogene Verschleppung der Larven, wie sie FÜLLEBORN nachwies, vielleicht manche Form von Ascaridenabscessen der Leber, aber auch anderer Körperstellen erklärt (MAKAI). Der Cholelithiasis wird ein prädisponierendes Moment für das Eindringen abgesprochen (REICH).

Unter den klinischen Erscheinungen stehen heftige Kolikschmerzen und meist akut verlaufende Cholangitis mit mehr weniger deutlichem Ikterus im Vordergrunde, wobei letzterer nach REICH weniger durch einen mechanischen Verschluß der Gallenwege durch die Parasiten hervorgerufen wird, als durch aufsteigende Infektion.

Die Diagnose wird in akuten Fällen meist nur auf Cholangitis mit oder ohne kompletten Gallengangsverschluß gestellt werden können, wenn nicht das Erbrechen oder der Abgang von Würmern einen anamnestischen Fingerzeig für die Ätiologie gibt. Der Nachweis von Ascariseiern im Stuhl und Eosinophilie im Blute könnten auch bei unklaren Angaben diese Vermutung erlauben.

Die Therapie besteht in erster Linie in der möglichst frühzeitig ausgeführten chirurgischen Ausräumung der Gallenwege (KEHR, FRANKE), ferner in der chirurgisch-medikamentösen Behandlung der Cholangitis und der medikamentösen Abtreibung der restlichen Darmparasiten.

Die Operationstechnik unterscheidet sich hierbei in nichts von der in vorhergehenden Kapiteln dargelegten. Insbesondere ist auf die gründlichste Durchsuchung auch der intrahepatischen Gallengänge zu achten, da diese oft noch eine große Zahl Ascariden beherbergen. KAISER konnte durch Massage der Leber außer 9 Parasiten des Choledochus, noch weitere 23 aus der Leber entfernen. Die Gallenblase, in seltenen Fällen auch von Würmern besiedelt, wird als Herd späterer cholangitischer Rezidive vorteilhafterweise entfernt, und sollte nur bei einwandfreier Intaktheit zur Schonung des Patienten vor allzugroßem Eingriff erhalten bleiben. Die anschließende Drainage des Ductus choledochus wird mit möglichst dickem Rohr hepaticuswärts ausgeführt, da dieses nicht nur der Galle ungehindert Abfluß geben soll, sondern auch restlichen Parasiten der Leber einen Ausweg verschafft, wie FISCHER und HORTOLOMEI beobachteten. REICH rät auch peripher gegen die Papille ein zweites Rohr einzulegen und dieses gleich zur Einbringung von Medikamenten in den Darm zu benützen. Die zentrale Drainage bleibt möglichst lange bis zur Heilung der Cholangitis liegen, die periphere bis zur sicheren Abtreibung aller restlicher Ascariden aus dem Darme.

Selbst bei einfachen Verhältnissen empfiehlt es sich nicht, sich mit Dehnung der Papille und primärer Choledochusnaht zu begnügen, da gerade hierbei ein neuerliches Eindringen von Parasiten in den Choledochus bei der folgenden Wurmkur beobachtet wurde.

Die Abtreibung der Parasiten wird am geeignetsten mit Santonin ausgeführt und es kann entsprechend dem Allgemeinbefinden des Patienten möglichst bald damit begonnen werden, wobei nach SCHNEIDER die Duodenalsonde oder nach REICH das periphere Choledochusdrain mit Vorteil in Verwendung tritt. Hierbei ist zu bedenken, daß der Darm oft noch große Mengen von Ascariden beherbergt, die allein schon durch den veränderten Darmchemismus bei Gallenmangel gereizt, toxische Eigenschaften entwickeln können. Aus diesem Grunde sind auch allzukleine Santoningaben nicht zu empfehlen, andererseits kommt es bei geschädigter Leber leicht zu Überempfindlichkeit des Patienten für dieses Medikament. Eingießungen von $20^0/_0$iger Magnesium sulfuricum-Lösung in das Duodenum dienen sowohl zur Anregung des Gallenflusses (UMBER), als auch wegen ihrer abführenden Wirkung zur Austreibung der Parasiten, wobei auch die lähmende Magnesiumwirkung eine Rolle spielen mag.

Um den durch diese Therapie eintretenden Flüssigkeitsverlust auszugleichen, sind gleichzeitig intravenöse Kochsalzdauerinfusionen angezeigt (etwa 500—1000 ccm in der Stunde), die gleichzeitig die Zufuhr von Traubenzucker = ($5^0/_0$ Insulinlösung (6 E. für 10 g Glucose) ermöglichen, wie sie besonders SCHNEIDER in Anbetracht der Glykogenarmut der geschädigten Leber empfiehlt. Ein Zusatz von kreislaufhebenden Mitteln oder Pituitrin zur Anregung der Peristaltik erzielt gute und rasche Wirkung.

Der Versuch, nur mit internen Mitteln die Ascariden aus den Gallenwegen zu entfernen, verspricht wenig Erfolg, da nach TSUJIMURA diese bis über 8 Tage selbst in faulender Galle lebend bleiben.

Die Prognose ist immer ernst und ist von der Schwere der Cholangitis und der Verhütung eines Rezidivs abhängig.

Die durch Eindringen von Spulwürmern in den Ductus pancreaticus verursachte Pankreatitis führt meist zum Tode (ENGEL, GRUBER, PFANNER, RIGLEY u. a.). Nur NOVIS beobachtete Heilung nach teilweiser Verlegung des Ganges und operativer Entfernung des Parasiten [1].

Die sogenannte idiopathische Choledochuscyste.

Zweimal hatte ich Gelegenheit, die äußerst seltene, wahrscheinlich kongenitale Anomalie einer cystischen Erweiterung des großen Gallenganges zu sehen, welche in etwa 80 Fällen im Schrifttum niedergelegt, als sog. idiopathische Choledochuscyste bezeichnet wird. Mit der ätiologischen Deutung dieser Mißbildung hat sich in neuester Zeit namentlich BUDDE befaßt, welcher ihre Entstehung auf primäre Divertikelbildung durch Pankreaskeimversprengung zurückführt. Pathologisch-anatomisch finden wir den großen Gallengang zu einer mächtigen, kugeligen Geschwulst erweitert, welche, zwischen Leberunterfläche und Duodenum gelagert, die Nachbarorgane aus ihrer normalen Lagerung, meist unter Ausbildung flächenförmiger Adhäsionen, zu verdrängen pflegt. In unseren Fällen handelte es sich um Patienten jüngeren Alters ($7^{1}/_{2}$ und 24 Jahre) und zwar weiblichen Geschlechtes, was den Beobachtungen des Schrifttums entspricht. In beiden Fällen fand ich als weiteres Zeichen einer kongenitalen Mißbildung eine vom gewohnten Bilde abweichende Anheftung der Gallenblase an der Leber; die Gallenblase lag quer der Leberunterfläche auf; es ließ sich allerdings nicht feststellen, ob diese auffällige Querverlagerung der Gallenblase nicht die Folgeerscheinung einer zunehmenden Verdrängung durch den langsam heranwachsenden, cystischen Tumor darstellte. Es handelt sich bei derartigen Fällen, so auch nach unseren Erfahrungen, um Zufallsbefunde bei Operationen, welche meist unter der Diagnose Cholelithiasis ausgeführt werden, wobei neben den kolikartigen Schmerzen nicht selten der Ikterus mit als führendes Symptom gilt. Bei dem einen unserer Fälle (Wilhelminenspital), einem $7^{1}/_{2}$ jährigen Kinde, wurde unter der Diagnose appendicitischer Abszeß in der Nacht die Laparotomie ausgeführt; der diensthabende Assistent fand einen mächtigen Tumor, den er für maligen hielt, und beließ es wegen des überaus schlechten Allgemeinzustandes des Kindes bei der Probelaparotomie. Das Kind starb bereits am nächsten Tage, wobei bei der Autopsie, neben einer diffusen Pneumonie als Todesursache, die cystische Gallengangsgeschwulst entdeckt wurde. Ich ersuchte den pathologischen Anatomen um Fixation des Tumors in situ und erst spätere genaue Autopsie; ich kann deshalb hier die Abbildung des seltenen Präparates möglichst naturgetreu bringen. Die am pathologischen Institut des Wilhelminenspitales von Herrn Dr. FEYRTER gegebene Beschreibung des pathologischen Befundes lautet:

---

[1] Schrifttum: ENGEL: Münch. med. Wochenschr. 1924. H. 13. ERB: Dtsch. Zeitschr. f. Chirurg. Bd. 190, S. 316. FISCHER: Zentralbl. f. Chirurg. 1921. Nr. 19. FRANKE: Mod. Klinik 1922. Nr. 40. FÜLLEBORN: Arch. f. Schiffs- u. Tropenhyg. Bd. 30. GRUBER: Alpenländ. Chirurgen-Tagung 1927. HORTOLOMEI: Lyon. chirurg. Bd. 20, Nr. 6. KAISER: Berlin. klin. Wochenschr. 1921. Nr. 35. KAUERT: Bruns' Beitr. z. klin. Chirurg. Bd. 126, S. 387. KEHR: Chirurgie der Gallenwege. 1913. MAKAI: Dtsch. Zeitschr. f. Chirurg. Bd. 169, H. 5/6. NOVIS: Brit. journ. of surg. Vol. 10, H. 39. PFANNER: Dtsch. Zeitschr. f. Chirurg. Bd. 187, H. 1/2. REICH: Bruns' Beitr. z. klin. Chirurg. Bd. 126, H. 2/3. RIGLEI: Brit. journ. of surg. Vol. 10. H. 39. SCHNEIDER: Wien. klin. Wochenschr. 1924. H. 14, 44. TSUJIMURA: Dtsch. Zeitschr. f. Chirurg. Bd. 171, S. 398. UMBER: Handbuch f. inn. Med. von MOHR und STAEHELIN 1927.

Bei der Eröffnung des Bauches fällt zunächst im rechten Oberbauch ein vom rechten Leberlappen zum Teil gedeckter, in den Bauchraum kugelig vorgewölbter, cystischer, prall mit Flüssigkeit gefüllter Tumor auf, der an seiner freien Oberfläche von weißlich verdickter, glatter, etwas matter Serosa überzogen ist. Die erweiterte, am unteren Leberrand quergestellte (WALZEL) Gallenblase ruht, den Leberrand in ganzer Ausdehnung überragend, dem Tumor auf. Der linke Rand des Tumors ist von dem beträchtlich erweiterten, nach links verdrängten absteigenden Schenkel des Duodenums verdeckt. Rechts neben dem Tumor in der Tiefe die rechte Niere tastbar (Abb. 70 u. 71).

Nach Aufwärtsschlagen des unteren Leberrandes zeigt es sich, daß der Tumor über mannsfaustgroß ist. In dem oberen Pol *scheint* rechts der beträchtlich erweiterte, gegen die Gallenblase rechtwinklig abgesetzte Ductus cysticus zu münden, links zieht von dem Tumor, gegen diesen unscharf abgesetzt, ein kaum 1 cm langer und 1 cm breiter Gang — anscheinend der beträchtlich dilatierte Ductus hepaticus — gegen die Leberpforte.' Links unten schiebt sich der Tumor unter das Duodenum, der untere Pol ist vom Quercolon gedeckt.

Die Punktion des Tumors ergibt mit reichlichen Flocken vermengte, graue, leicht grünliche, schleimige Flüssigkeit.

(Die Cyste wird in der Leiche mit Formol gefüllt.)

Makroskopischer Befund der gehärteten und aufgeschnittenen Bildung (Abb. 72 u. 73). Das eröffnete Duodenum zeigt an seiner hinteren Wand, 6 cm vom Pylorus entfernt, am rechten Ende einer annähernd quer verlaufenden 1 cm langen Falte eine hanfkorngroße Papille mit stecknadelspitzgroßer Öffnung (Papilla duodenalis mit der Mündung des Ductus pancreaticus accessorius Santorini), 3 cm unterhalb davon, bereits am unteren Umfang der Cyste gelegen, eine gut entwickelte Plica longitudinalis duodeni mit grübchenförmig klaffender Mündung des Diverticulum duodenale Vateri, in dem eine zierliche, durch annähernd quer verlaufende Falten gebildete Klappe erkennbar ist.

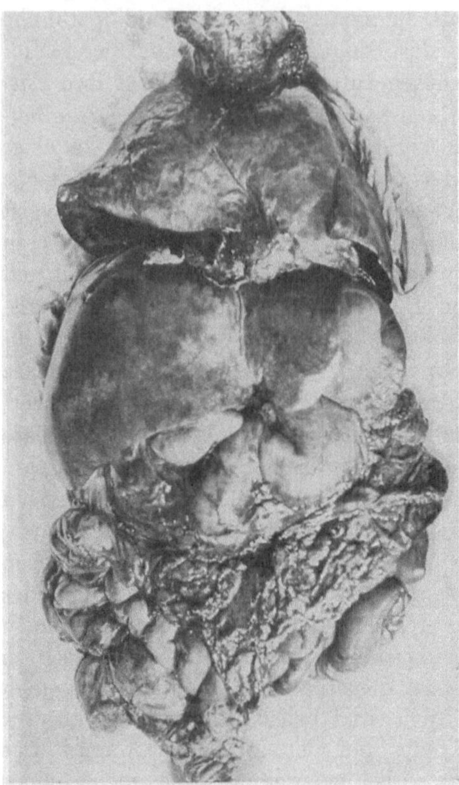

Abb. 70. *Photographische Aufnahme des Situs bei idiopathischer Choledochuscyste (eigene Beobachtung).* (Siehe Skizze Abb. 71.)

Die Maße der eröffneten, etwa kugeligen Cyste sind: Durchmesser in der Breite 9 cm, in der Höhe gleichfalls 9 cm, in der Tiefe 7 cm. Die Dicke der Wand wechselt innerhalb ziemlich weiter Grenzen: von kaum 1 mm, knapp seitlich von der Einmündung des Cysticus, bis zu 5 mm Dicke im linken unteren Abschnitt. Die Innenfläche der Cyste ist glatt, von flockigen und mürben grünlich-grauen Massen vielfach in dünner Schichte bedeckt. Sie weist drei Mündungsöffnungen auf, die alle von klappenartigen, halbmondförmigen Leisten zum Teil verdeckt sind. Ein kleinlinsengroßes, ganz seichtes Grübchen vorne im linken unteren Abschnitt, an dessen linkem oberen Rande eine dextrokonkave, halbmondförmige Leiste ansetzt (A), eine zweite flache Grube, etwa von Erbsengröße im linken oberen Abschnitt mit einer rechtsansetzenden sinistrokonkaven, klappenartigen Falte (B), und schließlich eine dritte, linsengroße im rechten oberen Abschnitt, an ihrer linken Seite von einer dextrokonkaven Falte begrenzt (C). Zwischen diesen beiden oberen Mündungen springt am oberen Umfang der Cyste ein walzenförmiger, etwa 3 mm hoher, sagittal gestellter Wulst vor, der sich in flache, in die Umgebung bogenförmig sich verlierende Leisten vorne und hinten auflöst.

Die Entfernung zwischen B und C beträgt 4 cm, zwischen B und A 5¹/₂ cm.

C ist die Mündung des Cysticus, der nur aus einer Pars valvularis besteht, schräg von links oben nach rechts unten durch die Wand der Cyste tritt und spitzwinkelig in das aufliegende ausgeweitete Collum der vergrößerten Gallenblase übergeht. B ist die Mündung des Ductus hepaticus. Der zwischen beiden Mündungen gelegene sagittale Wulst entspricht dem oberen Umfang der ehemaligen Vereinigungsstelle von Ductus cysticus und hepaticus; ein Teil beider Gänge ist also in die Cyste einbezogen. Damit stimmt überein, daß der schräg von links unten nach rechts oben verlaufende Hepaticus bereits 1 cm oberhalb der Einmündung in die Cyste sich in seine Äste teilt. Die Weite des Hepaticus ist bei seinem Durchtritt durch die Cystenwand 4 : 1 mm, knapp vor der Teilung in seine Äste 8 : 4 mm.

Die an der Innenfläche des linken unteren Abschnittes der Cyste gelegene Mündungsöffnung A liegt ungefähr in gleicher wagerechter Ebene rechts hinten von der Öffnung des Diverticulum Vateri im Duodenum und ist von dieser in der Luftlinie kaum 1 cm entfernt. Das Verbindungsstück beider mit einer Haarsonde zu sondieren mißlingt in beiden Richtungen. Zur Klarstellung des Verlaufes dieses Ganges wird die ganze Gegend in sagittaler Richtung histologisch in Serien geschnitten.

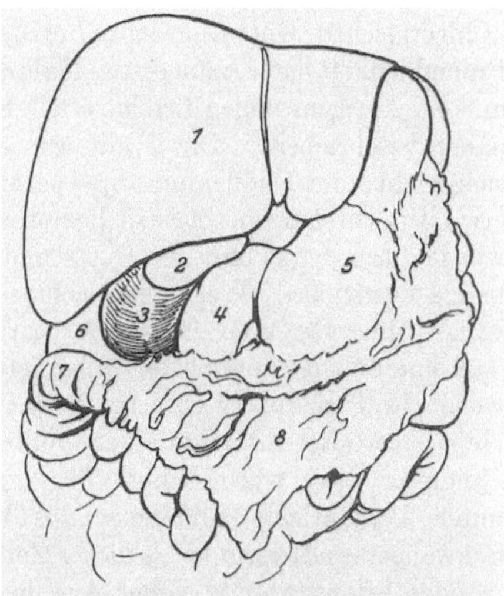

Abb. 71. *Situationsskizze zu Abb. 70.* 1 Leber, 2 Gallenblase, 3 *cystische Gallengangserweiterung,* 4 Duodenum, 5 Magen, 6 Niere, 7 Flex. hepat. col., 8 großes Netz.

Das Ergebnis dieser Untersuchung ist: Aus der genannten Öffnung im linken unteren Abschnitt der Cyste geht der verengte intrapankreatische Abschnitt des Choledochus in spitzem Winkel schräg nach links unten ab. Er vereinigt sich in ziemlich spitzem Winkel mit dem schräg von rechts unten kommenden Ductus pancreaticus Wirsungi. Das sich anschließende Diverticulum Vateri besteht aus einem in der Fortsetzung des Ductus pancreati-

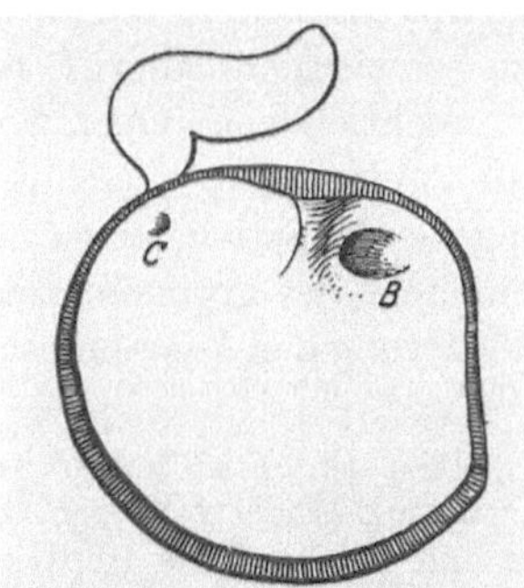

Abb. 72. *Obere Hälfte der Cyste.* B Mündung des Hepaticus, C Mündung des Cysticus.

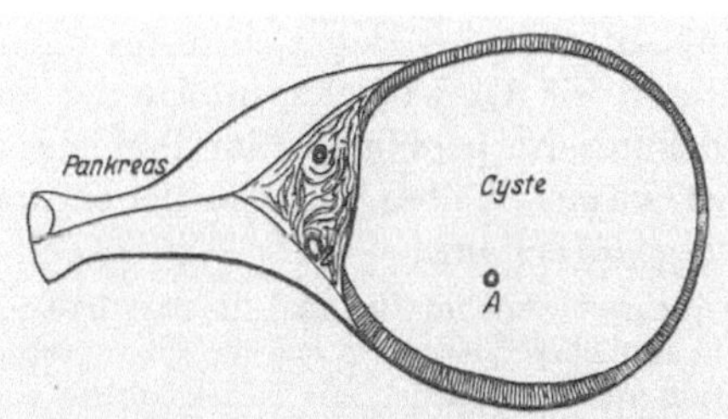

Abb. 73. *Untere Hälfte der entzwei geschnittenen Cyste.* A Abgang des peripheren Choledochusabschnittes. 1 A. hepatica, 2 A. mesent. sup.

cus Wirsungi verlaufenden, in stumpfem nach rechts offenem Winkel geknickten aufsteigenden Schenkel, der in spitzem Winkel in einen absteigenden Schenkel übergeht. An den Knickungsstellen sowie an der Vereinigungsstelle des Ductus pancreaticus und Ductus choledochus ist das Lumen zu kleinen Säckchen ausgeweitet.

Es handelt sich also um eine über mannsfaustgroße, in den Verlauf der extrahepatischen Gallenwege eingeschaltete cystische Erweiterung, die von dem supraduodenalen bzw. extrapankreatischen Abschnitt des Ductus choledochus sowie einem Teile des Ductus cysticus und hepaticus gebildet wird.

Die Prognose des Leidens ist bei konservativer Behandlung, infolge der meist dauernden Gallenflußsperre, eine absolut schlechte.

Nach dem Schrifttum scheinen Dauererfolge nach operativer Therapie, wenn auch spärlich, vorhanden zu sein. Ich führte, wie auch KÖRTE in der „Chirurgischen Operationslehre" (BIER, BRAUN, KÜMMEL) zu erwähnen die Freundlichkeit hatte, zum ersten Male die Totalexstirpation einer derartigen Cyste mit $1\frac{1}{2}$ jährigem vollen Erfolge aus. Ich habe den damaligen Fall im Jahre 1924 näher beschrieben[1]. Die Cyste war auf Mannsfaustgröße entwickelt und ließ sich leicht vom Duodenum abpräparieren; mit der Leber stand sie durch einen etwa $1\frac{1}{2}$ cm langen, bleistiftdicken Kanal (Hepaticus) in Verbindung; dieser wurde durchtrennt und nun Cyste und leicht lösbare Gallenblase im Zusammenhange exstirpiert. Wegen des schlechten Zustandes der Patientin wurde der Eingriff hier abgebrochen und der durchtrennte Hepaticus derart abtamponiert, daß eine äußere, komplette Gallenfistel entstand. Nach Rückgang des Ikterus wurde 14 Tage später eine Implantation des jetzt bereits stark geschrumpften Hepaticusrestes mit Hilfe einer Gummiprothese in den Magen ausgeführt. Die Gummiprothese wurde einige Tage später erbrochen und es trat Heilung ein unter $1\frac{1}{2}$ jährigem Andauern des Wohlbefindens. Im Anschluß an eine Schwangerschaft kam es zu dieser Zeit zu neuerlichem Dauerikterus mit zunehmender Intensität und voller Acholie. Unter der Annahme einer Obliteration der Anastomose zwischen Hepaticus und Magen wurde neuerlich (zum dritten Male) der Bauch geöffnet; an Stelle der Anastomose fand sich eine knorpelharte Narbe. Es wurde nun eine Hepatostomie am linken Leberlappen angelegt, welche zu einer gut sezernierenden Gallenfistel führte. Dem bald darauf nachfolgenden vierten Eingriff, wo die Voroperation zu einer Fistuloenterostomie nach STUBENRAUCH vorgenommen wurde, erlag die Patientin unter Einsetzen einer schweren cholämischen Blutung.

Wie ich mich auch bei dem zweiten, bei der Autopsie seiner wahren Natur nach entdeckten Falle von Choledochuscyste überzeugen konnte, wäre bei gutem Allgemeinzustand die Exstirpation der Cyste kein zu schwieriger Eingriff, nur dürfte, und das war der Fehler meiner oben beschriebenen Operation, die Implantation des Hepaticusrestes nicht auf einen zweiten Akt verschoben werden, da wir dann bereits, infolge der Schrumpfung des Hepaticusrestes und ausgedehnter Narbenbildung im Bereiche der Gallenfistel, viel größeren technischen Schwierigkeiten bezüglich der einwandfreien Sicherung der Anastomosennaht gegenüberstehen.

In jüngster Zeit hat ŠEBEK[2] die Exstirpation einer sog. idiopathischen Choledochuscyste in ähnlicher Weise, wie ich sie selbst erstmalig ausführte, mit Erfolg vollzogen. Die Operation wurde zunächst mit Resektion des Cystensackes und Drainage des Hepaticus beendet; 8 Tage später erfolgte die Anastomosierung zwischen Hepaticus und Duodenum über einem Gummirohr, das sich am 38. Tage in den Darm abstieß. Nach 13 Monaten noch volles Wohlbefinden.

Nach dem Schrifttum kommt bei derartigen Fällen als Methode der Wahl die Anastomose zwischen Cystensack und Duodenum in Betracht, welche sicher

---

[1] WALZEL und WELTMANN: Studien zur Gallensekretion bei einer Leber-Gallenfistel nach vorausgegangener Totalexstirpation einer sog. idiopathischen Choledochuscyste. Mitt. a. d. Grenzgeb. d. Med. u. Chirurg. Bd. 37, S. 437. 1924.

[2] ŠEBEK, ALOIS: Idiopathische Choledochuscyste. Časopis lékařův českých. Jg. 66, Nr. 17, 18, 19 und 20. 1927. Ref.: Zentralorg. f. d. ges. Chirurg. Bd. 39, H. 9, S. 570. 1927.

den leichtesten Eingriff darstellt und bereits von vollem Erfolge begleitet gewesen sein soll. Mir erscheint nur bei Anwendung dieses Verfahrens die Verbindung des Digestionstraktes mit einem so großen Gallenhohlraum wegen der Möglichkeit einer mit größter Wahrscheinlichkeit zu erwartenden ascendierenden Infektion der Gallenwege gefährlich. Ganz zu verurteilen ist jedenfalls die auch schon anderwärts ausgeführte Einnähung des Cystensackes in das Peritoneum mit der Schaffung einer kompletten äußeren Gallenfistel.

Drainage- und Tamponadebehelfe, Anlegen und Entfernen derselben mit einleitenden Bemerkungen über die Frage des primären Bauchdeckenverschlusses.

Obwohl schon in einigen vorausgegangenen Kapiteln über die bei uns geübte Art und Anwendungsweise der Draingae und Tamponbehelfe bei Besprechung der verschiedenen Operationen berichtet worden ist, halte ich es für angezeigt, nochmals zusammenfassend über die an der Klinik EISELSBERG dabei beobachteten Richtlinien zu berichten. Ich will dabei das überreiche Schrifttum, das sich in den letzten Jahren mit dieser Frage, namentlich auf die Mitteilung v. HABERERs über die sog. ideale Cholecystektomie hin, beschäftigt hat, nicht streifen. Den eher zurückhaltenden Standpunkt der EISELSBERG-Schule gegenüber der Bevorzugung des primären Bauchdeckenverschlusses kann ich hier mit wenigen Sätzen unterstreichen. Unter voller Einschätzung der Vorteile des primären Bauchdeckenverschlusses nach Operationen an den Gallenwegen, entschließen wir uns zu diesem Vorgehen nur unter vorsichtigster Auswahl der Fälle. Vorbedingung für den primären Bauchdeckenverschluß sind hierbei glatte Gewebsverhältnisse am Leberbett der Gallenblase; diese suchen wir durch eine technisch einwandfrei durchgeführte subseröse Cholecystektomie zu erreichen oder nehmen sie an, wenn noch die bindegewebige Zwischenschicht zwischen Gallenblase und Leberbett an diesem haften bleibt, mit einem Wort, das Leberbett „trocken" geblieben ist. Verletzungen des Parenchyms im Leberbett oder seiner Nachbarschaft, welche zu stärkeren Blutungen und Gallenfluß durch Eröffnung der oberflächlichen feinen Gallengänge geführt haben, frische und alte eitrige pericholecystitische Prozesse bilden die Gegenanzeige zum primären Bauchdeckenverschluß. Dasselbe gilt für alle Cholecystektomien, welche im akuten Stadium ausgeführt werden und jene, wo begründeter Verdacht auf infizierte Gallenflüssigkeit besteht. Zur weiteren Beurteilung der primaren Verschlußmoglichkeit werden die Verhältnisse am zurückgelassenen Cysticusstumpf herangezogen. Die Möglichkeit einer peritonealisierenden Versenkung seines Stumpfes stellt noch keinen Freibrief für den primären Bauchdeckenverschluß aus. Nur bei fehlenden Entzündungserscheinungen seiner Wand, bei einwandfreier Möglichkeit seiner Isolierung und doppelter Ligatur kommt der primäre Bauchdeckenverschluß in Betracht, während bei dem Vorhandensein eines durch mehrfach durchgemachte Entzündungen und Steindecubitus geschrumpftem und erweitertem Cysticus drainiert werden soll. Schließlich gilt noch als wichtige Voraussetzung des primären Bauchdeckenverschlusses die sicher ausgeführte Ligatur der Arteriae cysticae. Wir schließen ferner primär bei der Cholecystogastrostomie und Cholecystoduodenostomie, wenn die Anastomosennaht zweireihig ohne Spannung erfolgen konnte. Dasselbe gilt für die transduodenale

Choledochotomie, wenn die vorausgeschickte oder nachfolgende Cholecystektomie unter den eingangs erwähnten Bedingungen ausgeführt werden
konnte. Bei gleichzeitigen Magenoperationen hängt ebenfalls die hier
besonders erwünschte Möglichkeit des primären Bauchdeckenverschlusses von
der sauberen Auslösungsmöglichkeit der Gallenblase und der einwandfreien
Versorgung des Ductus cysticus ab. Wie bereits in dem Kapitel „Cysticusstumpfversorgung" auseinandergesetzt wurde, halten wir die peritonealisierenden
Versenkungsmethoden des Cysticusstumpfes nicht für so sicher, daß in derartigen Fällen auf die Tamponsicherung immer verzichtet werden dürfte. Bei
allen Fällen von Eröffnung des Choledochus, welche mit Einführung eines
Hepaticusdrains, T-Rohres oder mittels primären Naht vollendet wurden, erfolgt
neben der Einleitung des seinerzeit von KÖRTE empfohlenen Sicherungsdrains zur
Nahtstelle, auch die Einführung eines Streifens oder Dochtes. Wir wollen
gerne zugeben, daß sich die Grenzen des primären Bauchdeckenverschlusses
bei sauberer, gewebsschonender Operationstechnik weiter ziehen lassen und
daß auch wir uns im Gefühle der Sicherheit fallweise nicht strenge an die obigen
Ausführungen gehalten haben, demzufolge wir leider auch zwei sichere Mißerfolge verzeichnen können. Zahlreiche Anfragen von Kollegen aus Landkrankenhäusern und kleinen chirurgischen Abteilungen, welche sich mit bezeichnendem Interesse des Schlagwortes des primären Bauchdeckenverschlusses nach
Cholecystektomie bemächtigt haben, mahnen insbesondere die Klinik als Lehrmeisterin zu besonderer Vorsicht. Gerade die Gallenchirurgie mit ihren überaus
wechselvollen autoptischen Befunden beansprucht weitgehende Erfahrung und
ein für dieses Kapiel sozusagen spezifisches technisches Können. Das Schlagwort
des primären Bauchdeckenverschlusses kann deshalb viel Unheil anrichten,
wenn der Operateur mangels reichhaltigen Gallenmateriales über beides nicht
verfügt.

Zu unseren Drainage- und Tamponadebehelfen zählen Gummidrains und
Glasdrains verschiedenen Kalibers, ferner Jodoform, Isoform, Stryphnonstreifen
und die seinerzeit von GERSUNY am Wiener Boden eingeführten entfetteten
Baumwolldochte. Von der in früherer Zeit bei den meisten Gallenoperationen
ausgeführten, oft ziemlich umfänglichen Tamponade machen wir heute nur
selten Gebrauch, z. B. bei ausgedehntem pericholecystitischen Absceß. Dem
Drainrohr wollen wir als Flüssigkeitsableitungsrohr aus dem Wundbereiche nach
Gallenoperationen eine gewisse heilbringende Rolle nicht absprechen; wir sehen
auch seinen großen Wert als Indicator der Vorgänge, wie Blutung, Gallenfluß,
Eiterung, die sich in den der Operation folgenden Tagen im Wundgebiete abspielen
können. Folgendes Beispiel ist lehrreich:

Es handelte sich um eine stark verwachsene Steinblase, bei der die subseröse Auslösung
nicht vollkommen möglich war. Nach vollzogener Exstirpation der Gallenblase gelang die
Adaptierung des Leberbettes durch durchgreifende Catgutnähte ganz gut. Es wurden
zwei Streifen und ein Drainrohr in die Nähe des Cysticusstumpfes eingeführt und die Bauchhöhle bis auf die Drainagelücke geschlossen. Pat. sollte eben vom Tisch ins Bett gebracht
werden; doch ließ mein Chef dem Beginnen Einhalt tun, da es aus dem Drainrohr zu bluten
begann und die Streifen reichlichst Blut ansaugten. Die Blutung nahm bei längerem Zuwarten stetig zu. Prof. EISELSBERG löste unter neuerlichem Fortsetzenlassen der Äthernarkose sofort alle Nähte des in diesem Falle unter ziemlichen Schwierigkeiten in drei
Schichten genähten Bauches. Der Wundtrichter wurde neu eingestellt, Streifen und Drain
entfernt, das bereits reichlich vorhandene Blut ausgetupft und es fand sich tatsächlich ein
spritzendes Gefäß in der Gegend des ehemaligen Gallenblasenhalses an der Leberwundfläche,

welches nun gefaßt werden konnte. Nach neuerlichem Einlegen der Tampondrainage blieb nach Verschluß der Bauchhöhle der Verband trocken und Patient konnte später geheilt entlassen werden.

Das Gummi- bzw. Glasdrain entferne ich bereits am 2. Tage nach der Operation, wenn in seinem Lumen kein Flüssigkeitsspiegel mehr zu sehen ist; dasselbe geschieht auch bei gleichzeitiger Verwendung von Streifen oder Docht, welche, wie gleich auseinandergesetzt werden wird, zumindest 1 Woche liegen bleiben sollen. Wir wissen, daß die absaugende Fähigkeit von Streifen oder Dochten etwa am 2.—3. Tage nach der Operation aufhört. Am Tage nach der Operation sehen wir den Verband im Umkreise der Drainagelücke oft mächtig durchtränkt, während in den darauffolgenden Tagen der herausgeleitete Teil des Streifens oder Dochtes immer trockener wird und für die Abdrainage des hinter den Streifen liegenden Sekretes gar nichts mehr leistet, sondern eher sogar eine Retention erzeugt. Wir verwenden deshalb Streifen oder Docht weniger zum Zwecke einer unsicheren Drainage, sondern zur Abschaltung infektionsverdächtiger Bauchpartien vom freien Peritoneum, wie solche nach Gallenblasenoperationen häufig zurückbleiben. Der Streifenreiz bewirkt ja bekanntlich die rasche Verklebung der dem Wundgebiete benachbarten Darm- und Netzpartien, fördert demnach die uns willkommene schützende Adhäsionsbildung, ohne deren Zustandekommen der Erfolg so mancher schwierigeren Gallenoperation sehr in Frage gestellt wäre. Endlich haben wir in dem Einlegen von imprägnierten Streifen das einzige Mittel gegenüber parenchymatösen Blutungen aus dem Leberbette, insbesondere bei zu cholämischen Blutungen neigenden Patienten. Bei derartigen heftigeren Blutungen, welche sich durch andere mechanische Mittel nicht beeinflussen lassen, verwenden wir in den letzten Jahren mit bestem Erfolge die mit Stryphnon getränkten Streifen; mir ist dabei nur wiederholt die stinkende Secretion aufgefallen, welche sich in der Umgebung des Stryphnonstreifens oft schon am 3. Tage nach der Operation einzustellen pflegt und welche durch nekrotische Zerstörung der oberflächlichsten Gewebspartien, denen der Streifen angepreßt liegt, entstehen dürfte. Ich entferne deshalb den Stryphnonstreifen des Leberbettes immer schon am 3. oder 4. Tage post operationem, was ich um so unbedenklicher mir wagen zu dürfen glaube, als ich bei der Anwendung eines Stryphnonstreifens am Leberbett noch einen zweiten anders imprägnierten Streifen (Jodoform, Isoform) oder Docht bauchwärts einzulegen pflege, welcher in situ belassen wird.

Wir verwenden 5 cm breite, wie oben beschrieben, imprägnierte Gazestreifen, welche 2—4fach zusammengelegt, an den Rändern genäht, vorbereitet worden sind. Bei Streifen mit einfacher Gazeschichte, wie solche in den Handel zu kommen pflegen, legt man sich selbst den Streifen in 2—4 fache Schichten, schneidet ihn in entsprechender Länge ab und legt ihn jetzt in das Wundgebiet, ein Handgriff, auf den seinerzeit KEHR besonders aufmerksam gemacht hat; das unregelmäßige Hineinstopfen von meterlangen Gazestreifen widerspricht dem leitenden Prinzip der Streifenanwendung bei Gallenoperationen, welches ja, abgesehen von der flächenhaften Blutstillung, insbesondere die Anlegung einer Fremdkörperscheidewand zwischen Wundgebiet und freier Bauchhöhle beinhalten soll. Der Streifen darf erst nach Aufhebung der bei Gallenoperationen mittels Rollkissen erzeugten künstlichen Lordosierung eingelegt werden, da sich

damit die Lagerung der Eingeweide zu verschieben pflegt. Bei gleichzeitiger
Benützung eines Drainrohres, ebenso bei Hepaticusdrainage liegen die Rohre
zwischen zwei Streifen oder zwischen Leberbett und Streifen. Die Streifen
bleiben in der Regel 7 Tage nach der Operation liegen; von der früher gebräuchlichen Streifenkürzung nach und nach bis zur völligen Herausnahme von diesem
Tage an mache ich nicht mehr Gebrauch, sondern entferne den ganzen Streifen

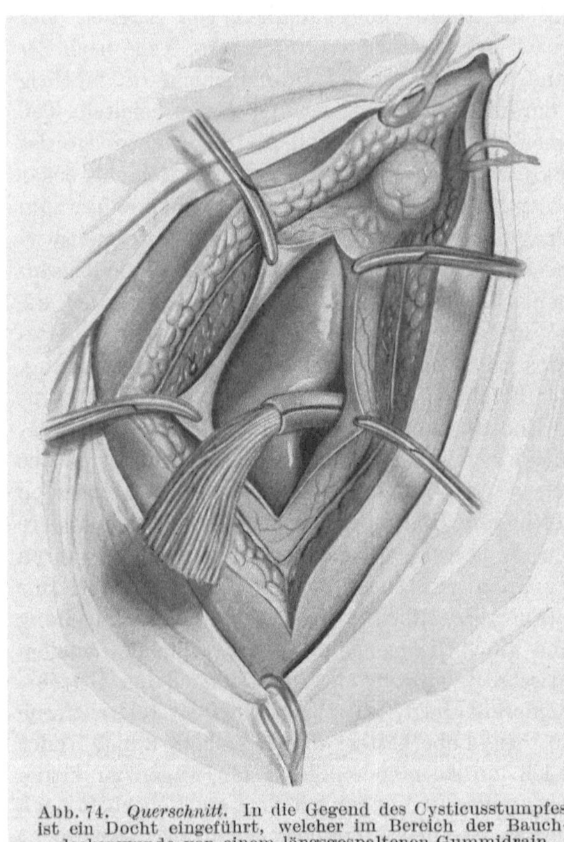

Abb. 74. *Querschnitt.* In die Gegend des Cysticusstumpfes
ist ein Docht eingeführt, welcher im Bereich der Bauchdeckenwunde von einem längsgespaltenen Gummidrain
eingescheidet ist.

am 7. oder 8. Tage auf einmal. Die Entfernung des
Streifens ist sehr schmerzhaft und kann direkt einen
Kollapszustand bei stärker
sensiblen Patienten erzeugen;
es ist deshalb geboten, eine
halbe Stunde vor der Streifenentfernung eine Morphium-
injektion zu geben oder dieselbe in Chloräthylrausch auszuführen. Am unangenehm-
sten wird die Lockerung
der eingetrockneten Streifenpartien im Hautbereiche empfunden. Da zur Zeit der
Streifenentfernung die Nähte
meist noch liegen (wir entfernen die Nähte am 10. Tage),
soll man nicht verabsäumen,
wenigstens die zwei Nähte,
welche die Drainagelücke einschließen, früher zu entfernen
und die trockenen äußeren
Streifenpartien mit H_2O_2 auf-
zuweichen. Nach 7 Tagen
haftet der Streifen, infolge
seiner serösen Durchtränkung,
in der Bauchhöhle in der
Regel nun ganz locker und

folgt schlüpfrig glatt dem Zuge mit der Kornzange. Meistens quillt hinter
dem Streifen aus der Drainagelücke Retentionssekret nach, oft folgt auch eine
leichte Blutung. Man läßt nun in die Lücke einige Tropfen Perubalsam träufeln
und legt den Verband an. Es widerspricht dem Gebrauch der EISELSBERG-
Schule, nach einmal entferntem Streifen in Kanalwunden, wie solche nach
Gallenoperationen zurückbleiben, neuerdings einen Streifen einzuführen, da
dadurch eine Keimverschleppung von der Oberfläche in die Tiefe stattfinden
kann. Die schmerzhafte Entfernung des Streifens bildet einen großen Nachteil
seiner Anwendung. Deshalb verwenden wir heute vielfach die Umhülsung des
Streifens mit einem der Länge nach aufgeschnittenen Gummidrain, welches
um die oberen Streifenpartien im Ausmaße der Bauchdeckendicke herumgelegt
wird. Infolge der Glätte des Gummidrains kann die Entfernung der Gummi-

hülse und des zum Teil eingescheideten Streifens ohne nennenswerte Schmerzen erfolgen.

Bei allen nicht besonders komplizierten Fällen, bei denen wir aber doch einen Sicherungstampon nicht missen wollen, machen wir ausgedehnten Gebrauch von dem Baumwolldocht. Derselbe wird je nach der Ausdehnung des zu sichernden Gebietes in verschiedener Strähnstärke zusammengefaßt, in der Bauchhöhle, z. B. entsprechend der Ausdehnung des Leberbettes, aufgefasert und bauchdeckenwärts geschlossen herausgeführt. Der große Vorteil des Dochtes besteht in der schmerzlosen Einzelentfernung der Dochtfäden. Auch hier kann man den Docht mit einem Gummidrain in Form eines Zigarettendrains armieren (Abb. 74). Der Vorteil des Dochtes besteht auch darin, daß er mit dem Leberbett keine so innige Verklebung wie der Streifen eingeht, weshalb andererseits wiederum die Anwendung des Dochtes zu parenchymatöser Flächenblutstillung sich nicht gut eignet.

Unsere gebräuchlichen Maßnahmen bei Einlegung und Entfernung der Hepaticusdrainagerohre und des T-Rohres sind in dem Kapitel „Choledochotomie" des näheren verzeichnet.

Ich möchte noch an dieser Stelle davor warnen, von der Drainagelücke aus den Tamponkanal nach Entfernung des Streifens oder Dochtes unter stärkerem Druck zu spülen. Ich sah einmal nach einer derartigen Spülung mit Pregllösung, welche mit einer mit Gummidrain armierten Wundspritze ausgeführt wurde, am 12. Tage nach der Operation, 4 Tage nach der Entfernung des Streifens, eine tödliche Peritonitis auftreten.

Bei dem Einlegen von Gummi- oder Glasdrains muß darauf geachtet werden, daß das Drainende nicht auf einer Darmwandstelle oder den Gebilden des Ligamentum hepatoduodenale fest aufruht; wir konnten schon zweimal lochförmige Druckperforationen der Darmwand beobachten; in dem einen Falle entwickelte sich eine Dünndarmfistel am 7. Tage nach der Operation, welche sich nach 2 Wochen wieder schloß, der andere Fall (es handelte sich um eine Choledochoduodenostomie) starb am 5. Tage nach der Operation an Peritonitis, wobei sich bei völlig suffizienter Anastomosennaht die Perforationsstelle entsprechend dem Drainkaliber an der Grenze zwischen horizontalem und absteigendem Duodenalwinkel befand. Ich habe es mir auf Grund derartiger unangenehmer Erfahrungen zur Gewohnheit gemacht, nach Vollendung der Bauchnaht, vor der Montierung der Sicherheitsnadel am äußeren Drainende, dieses noch 1 bis 2 cm vorzuziehen.

Über die Diagnostik der cholämischen Blutungsbereitschaft[1].

Bei schwerem Ikterus, vorzüglich bei lange dauerndem kompletten Verschlußikterus bildet die Blutungsbereitschaft ein großes Gefahrenmoment bei operativen Eingriffen. Nach PETRÉN tritt ernste Blutungsgefahr erst bei $3^1/_2$ bis

---

[1] Benütztes Schrifttum: FONIO, A.: Schweizer med. Wochenschr. 1923. FRISCH und STARLINGER: Wien. klin. Wochenschr. 1921. Nr. 28. MORAWITZ, P.: ABDERHALDEN, Handbuch der biologischen Arbeitsmethoden, Abt. 4, Teil 3. 1924. PETRÉN, G.: Bruns' Beitr. z. klin. Chirurg. Bd. 120, H. 3. Acta chirurg. scandinav. Vol. 58. MELCHIOR, ROSENTHAL, WISLICKI: Über das Krankheitsbild des Choleskos. Zentralbl. f. Chirurg. Jg. 54, S. 194. 1927. MELCHIOR: Zentralbl. f. Chirurg. Jg. 53, S. 2823. 1926.

4 Wochen bestehendem Ikterus auf. Nach 4 Wochen nimmt im großen und ganzen die Blutungsgefahr mit der Dauer des Ikterus zu, aber auch nach 2 Wochen bestehendem Ikterus können gefährliche Blutungen auftreten. Vom Rückgang des Ikterus an können die ersten 2 Wochen noch als gefährlich gelten.

Bei länger bestehendem Ikterus ist die Entscheidung von Wichtigkeit, ob der Verschluß ein kompletter oder nur zeitweise kompletter ist. Der erstere Fall kann als weit mehr gefährlich angesehen werden. Genaue tägliche Kontrolle von Stuhl und Harn auf Gallenfarbstoff und dessen Derivate nach den üblichen Methoden können dies klären.

Als Ursachen der cholämischen Blutungen können wir deutlich zwei mehr weniger parallel gehende Komponenten unterscheiden: *Eine Störung im Bereich der Gefäße unter Erscheinungen einer hämorrhagischen Diathese und zweitens Störungen im Ablauf der Blutgerinnung.*

Die ikterische Purpura läßt sich in ausgesprochenen Fällen durch genaue Untersuchung der Körperdecke und sichtbaren Schleimhäute auf Blutungen erkennen. In schwereren Stadien werden auch spontanes hartnäckiges Nasenbluten, Magendarmblutungen, Nierenblutungen, Netzhautblutungen, Gehirnblutungen und ähnliches beobachtet. In solchen Fällen wird wohl ein operativer Eingriff nicht mehr zu wagen sein. Wichtiger erscheint die rechtzeitige Erkenntnis des mehr latenten Beginnes dieses Zustandes. Hierzu dienen alle jene Methoden, die durch ein leichtes, bei Gesunden unwirksames Trauma das Gefäßnetz auf seine Zerreißlichkeit und Dichte prüfen. Beim Anlegen einer Stauungsbinde am Oberarm (der periphere Puls darf nicht verschwinden) treten nach 10 bis 15 Minuten kleine Blutungen in der Haut, vorzüglich der Ellenbeuge, auf (RUMPEL-LEEDE). Ähnliche Erscheinungen können auch durch Kneifen der Haut oder Schläge mit dem Perkussionshammer auf Hautpartien über knöcherner Unterlage erzeugt werden.

Störungen im Ablauf der Blutgerinnung werden bei Ikterus vielfach beobachtet. Selten ist die Beschleunigung und dann nur bei kurz dauerndem inkompletten oder rasch intermittierenden Verschlußikterus. Weitaus häufiger sind deutliche Verzögerungen der Gerinnung festzustellen. Über die Theorie der Gerinnung und deren Störungen liegt eine solche Fülle verschiedener Ansichten vor, daß hier nicht der Ort sein kann, darauf näher einzugehen. Auch die Rolle der bei diesen Erkrankungen mehr weniger geschädigten Leber ist noch nicht geklärt (KÜTTNER). MELCHIOR [1] ist der Ansicht, daß alles, was man bisher als Cholämie im klinischen Sinne zu bezeichnen pflegte, diesen Namen nicht verdient, da es sich bei diesem Syndrom eigentlich nicht um die Folge der Aufnahme von Gallensäuren in das Blut handelt, sondern vielmehr um den Ausdruck einer schweren Leberinsuffizienz.

Es soll hier lediglich der *Nachweis der Änderungen der Blutgerinnung besprochen werden.* Bei den meisten angegebenen Methoden zur Bestimmung der Gerinnungsfähigkeit des Blutes wird die Zeit von der Blutentnahme bis zum Anfang, bzw. Ende der Gerinnung als Vergleichsmaß gewählt. Nur wenige bestimmen die wohl für die Blutstillung sehr wichtigen Faktoren der Festigkeit und Retrak-

---

[1] MELCHIOR sieht in der cholämischen Blutgerinnungsstörung einen „komplexen, im Einzelfalle wahrscheinlich verschiedenartig verursachten Zustand, in dessen Mittelpunkt jedenfalls die eingreifende Leberschädigung steht".

tibilität des Gerinnsels. Da die Beobachtung des rein zeitlichen Ablaufes aber schon zu brauchbaren Resultaten führte und sich diese Methoden für die Praxis wegen ihrer einfachen Handhabung besser eignen, verwenden wir nur solche.

Bei der Beurteilung der einzelnen Methoden müssen wir uns vor Augen halten, daß ja das Blut im Gefäßsystem bei bestehender Zirkulation nicht gerinnt, sondern nur, aus dem Kreislauf gebracht, unter dem Einfluß verschiedener Bedingungen zur Gerinnung kommt. Alle jene Methoden, welche die ständige gleichmäßige Reproduktion dieser gerinnungserzeugenden Bedingungen in qualitativer und quantitativer Weise gewährleisten, können als brauchbar gelten. Hierzu kommt noch die Forderung nach möglichst einfacher Technik und Apparatur.

Im Anschlusse an die Methode von FONIO, MORAWITZ und BIERICH, PETRÉN und aus eigener Erfahrung bedienen wir uns folgender Technik: Blutentnahme nur durch Venae punctio. Reinigung der Haut mit Äther, seltener Alkohol, restloses Verdunstenlassen des Reinigungsmittels, Venae punctio durch Einstich einer trocken sterilisierten Kanüle aus rostfreiem Material in eine nur ganz kurz gestaute Armvene. Der Einstich muß so erfolgen, daß die Nadel auf dem kürzesten Weg ohne Eintritt von Gewebsflüssigkeit die Venenwand durchdringt. Die ersten Blutstropfen werden abfließen gelassen, dann wird eine frisch paraffinierte (Paraffin vom Schmelzpunkt etwa 50^0) auf Zimmertemperatur abgekühlte Spritze angesetzt und etwa 5 ccm Blut angesaugt.

Unter Vermeidung von Luftblasen wird nun je 1 ccm Blut (wir machen meist zwei Parallelversuche zur Kontrolle) auf ein frisch paraffiniertes, vor Staub geschütztes flaches Uhrglas gebracht und sofort mit einem zweiten gleich großen bedeckt. Zur Vermeidung des Niederschlages von Wasserdampf, der die Betrachtung des Blutes stört, empfiehlt es sich, vorher diesen Deckel mit etwas Seife oder einem Lasinstift einzureiben.

Durch Neigen des Paraffinglases fließt der Blutstropfen an eine andere Stelle, ohne die Unterlage zu benetzen. Als Beginn der Gerinnung gilt der Augenblick, in dem der Tropfen beim Fließen eine rote Spur (Gerinnsel) hinter sich zurückläßt. Kann man das Glas vertikal stellen, ohne daß der Tropfen abfließt, zeigt dies das Ende der Gerinnung an. Beim gesunden Menschen beginnt die Gerinnung nach etwa 10—15 Minuten, das Ende ist nach 30—35 Minuten erreicht. Diese Werte gelten für Zimmertemperatur 18—20^0.

Bei stark erhöhter Erythrocytensenkungsgeschwindigkeit beobachtet man häufig in der Gerinnungsprobe zuerst eine körnige Agglutination der Erythrocyten mit folgender rascher Ansammlung dieser Zellen in der unteren Schichte des Tropfens. Besonders beim Neigen des Glases wird diese Trennung in Plasma und Zellen deutlich. Dies führt zu Fehlern, da einerseits zellarmes und zellreiches Plasma nicht gleich rasch gerinnt, andererseits die ersten Fibrinfäden leicht unerkannt bleiben, da sie keine Erythrocyten in sich schließen und so von dem weißen Paraffinhintergrund sich schlecht abheben.

Zur Vermeidung dieser Erscheinungen haben FRISCH und STARLINGER einen recht handlichen Apparat angegeben, der aus einem zylindrischen Wassermantel besteht, durch den zwei graduierte, an den Enden verjüngte Glasröhrchen laufen (Abb. 75). In diese peinlichst gereinigten Röhren wird nun das wie oben angegeben gewonnene Blut aufgesaugt und der Apparat flach auf den Tisch gelegt, so daß die gefüllten Rohre horizontal liegen. Jede Minute wird nun der Apparat leicht gekippt, der an dem Ende austretende Blutstropfen entfernt und dann sofort der ganze Apparat um 180⁰ um seine Längsachse gedreht, so daß die Schwerkraft alle Minuten in entgegengesetzter Richtung auf die Blutkörperchen einwirkt. Den Beginn der Gerinnung zeigt auch hier die Benetzung der Wand an, das Ende das Festhaften des Blutes, ohne auszulaufen bei Vertikalstellung der Röhrchen. Nach FRISCH und STARLINGER ist die Gerinnung bei 20⁰ nach 20 Minuten beendet.

Auch hier wirkt oft die Autoagglutination störend, wenn auch nicht in solchem Maße wie bei anderen Methoden. Besondere Aufmerksamkeit erfordert die Reinigung des Instrumentes, da ja die Wände der Röhrchen nach vollzogener Gerinnung von jeder Spur eines haftenden Gerinnsels befreit werden müssen. Wie bei allen ähnlichen Instrumenten hilft hier die etwas zeitraubende Reinigung mit Kalilauge - Leitungswasser- destilliertem Wasser - Alkohol - Äther - Luftstrom.

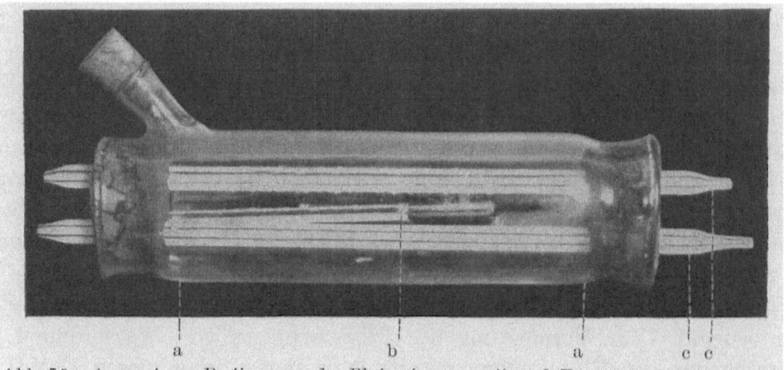

Abb. 75. *Apparat zur Bestimmung der Blutgerinnungszeit nach* FRISCH *und* STARLINGER. a zylindrisches Glasgefäß mit Wasser gefüllt, b Thermometer, c Capillarrohre.

Bei *cholämischen Patienten haben wir Verzögerungen der Gerinnung um das 1¹/₂fache der normalen Zeit beobachtet.*

Eine beide Komponenten der Blutungsbereitschaft, die Verletzlichkeit der Gefäße und die verzögerte Gerinnung beurteilende Methode wurde von DUKE angegeben. Diese Bestimmung der *Blutungszeit* wird wie folgt ausgeführt:

Mit Schnepper (um gleich große Stiche zu erzeugen) wird in das gereinigte Ohrläppchen gestochen und mit Filterpapierstreifen alle halbe Minuten der Tropfen aufgesaugt. *Normal* nimmt die Größe des Tropfens rasch ab, nach 1—3 Minuten steht die Blutung. Tritt die Blutstillung erst nach 5—10 Minuten ein, so wird dies als *leichte Verlängerung* angesehen, ist der 20. Tropfen (also, nach 10 Minuten) noch halb so groß wie der erste, lautet das Urteil auf *mäßige Verlängerung. Starke Verlängerung* wird aus der gleichen Größe des 20. Tropfens mit dem ersten geschlossen.

Über die Blutungszeit kann man sich rasch auch durch die Betrachtung der häufigen künstlichen Verletzungen des Patienten ein Urteil bilden. Beobachtet man nach therapeutischen subcutanen Injektionen an den Einstichstellen ständig kleine Blutextravasate, so deutet dies ebenfalls auf verlängerte Blutungszeit.

Wurde eine verzögerte Blutgerinnung festgestellt, muß nicht immer eine bedrohliche Blutung während oder nach einer Operation eintreten. Hingegen wird bei gleichzeitig ausgesprochener hämorrhagischer Diathese und deutlich verzögerter Blutgerinnung, Erscheinungen, die meist gleichzeitig vorhanden sind, in der Regel auch schwierige Blutstillung bei der Operation gefunden. Es empfiehlt sich also, in solchen Fällen die prophylaktische Anwendung und Bereitstellung aller hämostyptisch wirkender Mittel, vor allem die *Bluttransfusion* in größerer Menge, die Einspritzung von Serum, Gelatine und die Anwendung von Kalkpräparaten. Letztere lassen mitunter, trotzdem die verzögerte Gerinnung bei Cholämie nicht auf Kalkmangel beruht, doch durch ihre Wirkung auf die Gefäße eine deutliche Verminderung der Blutungsbereitschaft erkennen.

Nachbehandlung nach Operationen an den Gallenwegen.

Die Nachbehandlung unkomplizierter Operationen an den Gallenwegen unterscheidet sich im allgemeinen nicht von der Nachbehandlung nach anderen Baucheröffnungen. Unsere Hauptsorge gilt fürs erste der Hintanhaltung von Lungenkomplikationen und der Anregung der Peristaltik. Die Patienten werden bald nach dem Erwachen aus der Narkose und der Wiederkehr des Bewußtseins zu kräftigen *Atemübungen* aufgefordert.

Auch Kohlensäureinhalationen (entweder Kohlensäure allein oder mit Sauerstoff ana mit Nelatonkatheter in die Nase eingeführt. Dauer 10—20 Sekunden) haben sich bewährt.

Es wird dem Kranken die zweckmäßigste Art des Aushustens gelernt, wobei er die flachen Hände auf den Verband im Wundbereiche legen soll. Die volle Horizontallage im Bett wird nur die ersten Stunden beibehalten, um dann bereits mit unterschobener Rückenlehne der halbsitzenden Stellung zu weichen, in welcher der Patient für die der Operation unmittelbar folgenden Tage gehalten wird. Bei heftigem Wundschmerz erhält der Patient am Abend des Operationstages Morphium oder Pantopon subcutan, eventuell auch noch an dem der Operation folgendem Tage. Als Analeptica bevorzugen wir Campherpräparate, wobei bei schwächerem Puls mittels subcutaner Injektion Campheröldepots bis zu 10 ccm auf einmal angelegt werden. Zur intravenösen und intramuskulären Injektion eignet sich wegen seiner prompten Wirkung insbesondere das Hexeton und das Cardiazol.

Hexeton (Bayer-Leverkusen): Braune Originalschachteln mit braunen Ampullen zur *intramuskulären Injektion*. 10%ige Lösung, Ampullen zu 2,2 ccm, Dosis: Bis maximal 8 Injekt. täglich (Wirkungsdauer 1—2 Stunden pro Injektion).

Blaue Originalschachteln mit blauen Ampullen zur *intravenösen Injektion*. 1%ige Lösung, Ampullen zu 1,2 ccm, Dosis: Fallweise 1 Ampulle bei bedrohlichen Zuständen, bei kräftigen Patienten auch evtl. 2 Ampullen pro Injektion (Wirkungsdauer bis 15 Minuten).

Cardiazol (KNOLL). Pentamethylentetrazol. 1 Ampulle entspricht 0,1 Cardiazol. Dosierung: Je nach Bedarf, alle 2 Stunden 1 Ampulle subcutan oder intravenös.

Als Cardiaca kommen bei uns in Verwendung das Digalen und Digipurat. Nach Eingriffen schwierigerer Art mit längerer Operationsdauer werden schon am Abend des Operationstages, eventuell früher, 2—3 l physiologischer Kochsalzlösung als Tropfklysma gegeben, wobei die entsprechende Dosis von Digipuratum oder Adrenalin auch gleich der Kochsalzlösung zugesetzt werden kann. Von subcutanen Kochsalzinfusionen wird bei kleinem Puls ebenfalls unter Zusatz von Digipurat Gebrauch gemacht. Die ausgezeichnete, oft *umstimmende Wirkung der subcutanen Kochsalzinfusion* zeigt sich ferner besonders auch in der späteren Rekonvaleszenzzeit bei Patienten, welche infolge geringer Appetenz und dementsprechender geringer Nahrungsaufnahme sich sehr schwach fühlen. In letzter Zeit haben wir auch von der intravenösen Traubenzucker-Tropfinfusion bei von der Operation stark geschwächten Patienten erfolgreichen Gebrauch gemacht. Bei zu *cholämischen Blutungen* neigenden Patienten haben wir die Bluttransfusion nach der Methode von PERCY und OEHLECKER auch schon bis zu dreimal im Verlaufe weniger Tage angewendet. Der postoperative Eintritt cholämischer Blutung zeigt sich in der Regel bei ikterischen Patienten durch auffallende Blässe der Lippen und des Ohrläppchens bei kleinem fadenförmigen Pulse, wobei das Erbrechen hämorrhagischer Massen fast eine regelmäßige Begleiterscheinung bildet. Längere Zeit ikterische Patienten werden ja in der Regel schon vor der Operation mit mehrtägigen Gaben von Calcium lacticum per os vorbereitet, welche Therapie in der Rekonvaleszenzzeit fortgesetzt wird. Besonders günstigen Einfluß glauben wir bei Cholämikern der intravenösen Verabreichung von Chlorcalcium in Form des Afenils zuschreiben zu dürfen. Bei Bronchitis, drohender oder bereits ausgebrochener Pneumonie kommen neben reichlicher Anwendung von Cardiacas und Chininpräparaten (Pneumasistin, Transpulmin, Chininurethan), Inhalationen (Sauerstoff, Kohlensäure, Kochsalzlösung mit Latschenöl oder Adrenalin), Wickel, Alkoholgaben zur Anwendung. Ich muß auch die Eigenbluttransfusion erwähnen, welcher wir sicher coupierende Eigenschaften bei beginnender Pneumonie zuschreiben können. Wir injizieren 1—2 mal je 20 ccm aus der Cubitalvene angesaugtes Blut in die Muskulatur des Oberschenkels.

Eine leider häufig zu beobachtende Komplikation nach Operationen an den Gallenwegen bildet die *Schenkelvenenthrombose* mit ihrer nachfolgenden Gefahr einer *Lungenembolie* oder eines *Lungeninfarktes* mit Ausgang in *Lungenabsceß*. Prophylaktisch versuchen wir zur Vermeidung der Blutstase die Patienten zu häufigen Bewegungen der Beine zu veranlassen, wobei mit aktiven Bewegungen der Zehen und des Fußgelenkes begonnen wird. Bei Schenkelvenenthrombose wird unter peinlicher Obsorge für das Ruhigliegen des Patienten der betroffene Schenkel auf unterlegtem Häckselkissen hochgelagert und in mehrmals täglich zu wechselnden Burowkompressen eingehüllt (bei Quellungsschäden der Haut Salbenverbände, Resorcin-Salicylspiritus, Puder usw.). In einer Reihe von Fällen sah ich den heilungsbefördernden Einfluß des Blutegelsetzens; es werden 4—5 Blutegel sowohl über der erkrankten Venenpartie als auch im Halbkreis an der Vorderseite des Oberschenkels möglichst nahe der Schenkelbeuge zum Ansaugen gebracht. Die Patienten geben fast immer das sofortige Nachlassen des schmerzhaften Spannungsgefühles zu. Da die Saugwunden nach Blutegelsetzung oft lange nachbluten, ist nach Abnahme der Blutegel ein aseptischer Verband anzulegen. Bei Hämoptoe infolge eines Lungeninfarktes verwenden wir Stryphnon oder Afenil.

Stryphnon-Injektionen „Phiag". Braune Originalpackung mit 6 Ampullen zu subcutanen Injektionen. Dosis: Fallweise 1 Ampulle. Blaue Originalpackung mit 6 Ampullen zur intravenösen Injektion. Dosis: 1 Ampulle.

Zur Anregung der *Peristaltik* geben wir bereits einige Stunden nach der Operation den Glühlampen-Heißluftbogen über den Bauch. Die Patienten müssen bei dieser Behandlung am Operationstag genau überwacht werden, damit keine Verbrennungen vorkommen (cave Schwitzen!); der Heißluftbogen scheint, bald nach der Operation gegeben, auch schmerzstillend und beruhigend zu wirken. 36—38 Stunden nach der Operation wird das erste Klysma verabreicht.

Rp. Glycerini   20,0
Aquae   100,0
D. S. Klysma.

Vom 3. Tag an erfolgt in der Regel früh morgens stets ein Einlauf. Abführmittel per os (Pulv. liquir., Inf. Sennae compos., Ricinuskapseln) ergänzen bei nicht mehr zu Brechreiz neigenden Patienten die täglich anzustrebende Stuhlabsetzung. Die Schwester ist dazu angehalten, Stuhlproben aufzuheben, damit man sich über das richtige oder mangelhafte Abscheiden der Galle in den Darm orientieren kann (Spinatkost und manche Kompotte täuschen Gallenfarbstoff-gehalt vor); im Zweifelsfalle muß die chemische Untersuchung der Faeces angestrebt werden. Ebenso soll die Analyse des Harns in der Rekonvaleszenz namentlich ikterischer Patienten nicht verabsäumt werden. Hierbei möchte ich nicht unerwähnt lassen, daß ich bereits zweimal als erstes Zeichen einer cholämischen Blutungsbereitschaft Hämaturie sah. In einem anderen Falle unterstützte uns der Harnbefund in der Annahme einer postoperativen Pankreasnekrose; bei heftigem Erbrechen und starken Schmerzen war es am 5. Tage nach einer transduodenalen Choledochotomie zu mächtiger Glykosurie gekommen. Die Relaparotomie ergab ausgedehnte akute hämorrhagische Pankreasnekrose. Bei postoperativer Darmparese verwenden wir neben täglich mehrmals wiederholten Einläufen Physiostigmininjektionen.

Physostigmin als P. salicylicum oder sulfuricum. Dos.: 0,0005—0,001 als subcutane Injektion in 1⁰/₀iger Lösung. Maximal 0,003 pro die.

Ebenso auch Hypophysenpräparate wie Pituitrin, Pituglandol, Pituisam, Hypophysin usw., Ampullen zu 1 ccm subcutan, intramuskulär oder bei bedrohlichen Zuständen auch intravenös. Dos.: Bis 4 Injektionen täglich. Vorsicht bei Hochdruck!

Die Diätvorschriften nach Laparotomien werden an der Klinik EISELS-BERG ungefähr wie folgt eingehalten:

Operationstag: Den ganzen Tag nüchtern, nichts essen, nichts trinken.
1. *Tag p. op.*: Tee mit Zucker, evtl. mit etwas Citronensaft.
2. *Tag p. op.*: Tee mit Milch, leere Suppe, Milchkaffee.
3. *Tag p. op.*: Eingekochte Suppe, Milchspeisen, 1 Ei als Gabelfrühstück, Chaudeau (Eierpunsch), Milchkaffee.
4. *Tag p. op.*: Milchkaffee, Milch, Milchspeise, Buttersemmel, Kartoffelbrei, Spinat und ähnliches Gemüse, Omelette, Suppe, Nudeln.
5. *Tag p. op.*: Wie 4. Tag, dazu Kalbfleisch.
6., 7. *usw. Tag*: Wie am 5. Tag. Wein erlaubt ab 4. Tag.

Auf die Besonderheiten der Nachbehandlung drainierter Gallenpatienten, insbesondere auf den Zeitpunkt und die Art der Entfernung der verschiedenen Tampon- und Drainagebehelfe ist in einem Einzelkapitel und bei der Besprechung der Choledochotomie hingewiesen worden.

Bei Verwendung von Streifen oder Dochtdrainage zeigt sich der Verband oft schon wenige Stunden nach der Operation (z. B. am Nachmittag des Operationstages) blutig oder gallig durchtränkt; um dem Patienten das lästige Gefühl des durchtränkten Verbandes zu ersparen, wechsle ich bereits wenige Stunden nach der Operation den Verband.

Die Drainagelücke zeigt sich oft erst mehrere Wochen nach der Operation vollständig überhäutet; die gewöhnlich mäßig seröse Flüssigkeit ausscheidende Drainagelücke bedarf in der Regel keiner speziellen Behandlung, es genügt Bedeckung mit steriler Gaze, was entweder ambulatorisch ausgeführt wird oder intelligenteren Patienten selbst überlassen wird. In vereinzelten Fällen zeigt sich im Verlaufe der Nachbehandlungszeit selbst bei primär verheilter Wunde eine ödematöse Infiltration in den Flankenpartien des Rippenrandschnittes, die in der Regel nach längerer Wärmebehandlung zurückzugehen pflegt, manchmal zu kurzer Fistelung führt, wobei sich versenkte Ligaturen abstoßen können. Wir entlassen unkomplizierte Fälle etwa nach 14 Tagen, nachdem am 10. Tage nach der Operation die Nähte entfernt worden sind; solche Patienten beginnen vom 11. Tage an das Bett zu verlassen.

Wir entlassen keinen Patienten, bevor ihm nicht ein passendes *Bauchmieder* angemessen worden ist, welches er mindestens $^1/_4$ Jahr lang tragen muß; das gilt namentlich für die bei Cholelithiasis so häufig adipösen Patienten.

Das Bauchmieder lassen wir nach Art der gebräuchlichen Schwangerschaftsmieder (mit waschbaren Schenkelriemen) konstruieren; es besteht aus einem porösen Gummistoff, an dessen Innenseite eine der Schnittrichtung entsprechende weiche Rehlederpelotte aufgesteppt ist; es ist rückwärts zum Schnüren eingerichtet.

Wir empfehlen jedem entlassenen Gallenpatienten einen vierwöchentlichen Gebrauche einer milden Karlsbaderkur mit dem überall erhältlichen in Schachteln verpackten künstlichen Karlsbadersalz oder einen Bittertee.

Herb. equiseti, H. trifolii fibrini, Herb. Absinthii aa., 2 mal täglich 1 Schale aus 1 Kaffeelöffel des Teegemisches.

Nach Operationen am Gallensystem wird *Erbrechen* sehr häufig beobachtet. Gallenbeimischung beim erstmaligen Erbrechen wird gerne gesehen, es beweist uns ja oft schon wenige Stunden nach der Operation den richtigen Gallenabfluß in den Darm, dessentwegen wir ja so oft die Operation ausgeführt haben. Bei massigem Erbrechen soll mit der Anwendung des Magenschlauches und eventueller Magenspülung nicht zurückgehalten werden. Dies gilt namentlich bei Fällen mit Cholecystogastrotomie und bei der transduodenalen Choledochotomie. Bei der Gallenblasen-Magenanastomose findet oft schon am Tage der Operation eine förmliche Überflutung des Magens mit Galle statt, so daß schon am Operationstage bei stärkerem galligen Erbrechen der Magenschlauch angewendet werden soll. Nach transduodenaler Choledochotomie ist infolge der das Lumen etwas verengenden Duodenumnaht Erbrechen häufig durch mehrere Tage hindurch vorhanden, weshalb in solchen Fällen mitunter zweimal täglich der Magen gespült werden soll. Bei einem derartigen Falle, wo das Erbrechen durch volle 7 Tage anhielt, glaubte ich die Anzeige zur Relaparotomie gegeben; es fanden sich trotz primärem Bauchdeckenverschluß mächtige, sicher stenosierende Adhäsionsmassen am Duodenum; Gastroenterostomie brachte mit einem Schlage Heilung. In manchen Fällen hält der Brechreiz und auch fallweises Erbrechen so lange an, als der Tamponstreifen liegt; man kann sich in solchen Fällen, falls vom Sicherheitsstandpunkte keine Gegenanzeige vorliegt, ausnahmsweise zu früherer Entfernung des Tampons, also vor dem 7. Tage entschließen.

Besondere Aufmerksamkeit muß der *Bauchdeckenwunde* insbesondere bei lang ikterischen Patienten geschenkt werden. In nicht zu seltenen Fällen entstehen bei solchen cholämischen Patienten an der Durchschnittsstelle der Rectusmuskulatur mächtige *Hämatome*. Bei andauerndem Blutsickern zwischen den Nahtstellen müssen die Nähte entfernt und das Hämatom ausgeräumt werden; ist eine Einzelquelle der Blutung nicht zu finden, wird in den Muskelspalt mehrfach gelegte Stryphnongaze eingeführt, ein Zipfel derselben hinausgeleitet; darüber werden Situationsnähte angelegt.

Auch nach einer völlig unkomplizierten Cholecystektomie, so auch namentlich nach Operationen im akuten Stadium, kann bei vorher nicht ikterisch gewesenen Patienten in den der Operation folgenden Tagen ein leichter *Ikterus* auftreten, welcher in der Regel bald zu verschwinden pflegt. Durch seröse Aufquellung des eingelegten Streifens scheint es mitunter zu leichter Kompression des großen Gallenganges zu kommen, wodurch der leichte Ikterus erklärlich wird. Dies scheint um so mehr der Fall zu sein, als der Ikterus nach Entfernung des Streifens oft sofort schwindet, wobei auch die dabei manchmal vorhandenen kolikartigen Schmerzen und ein fallweise auftretender Singultus abflauen. Vielleicht ist dieser leichte postoperative Ikterus auch durch eine mehrere Tage anhaltende Verschwellung der Papille zu erklären, sei es, daß er durch Spasmen bedingt ist oder durch instrumentelle Schädigung beim Sondierungsversuch (Blutkoagula). Anhalten und Stärkerwerden des Ikterus wird uns unter der Annahme einer übersehenen Schädigung der Gallenwege oder eines übersehenen Steines eine Relaparotomie erwägen lassen; die früheste Wiedereröffnung nach vorausgegangener Cholecystektomie führte ich unter diesem Gesichtspunkte einmal 10, das andere Mal 15 Tage nach der ersten Operation aus; es handelte sich beidesmal um Cholecystektomien im akuten Stadium ohne Eröffnung des großen Gallenganges, wobei bei der zweiten Operation je ein obturierendes kleines Konkrement in der Papille gefunden wurde (Heilung in beiden Fällen).

Die speziell von CLAIRMONT und HABERER beschriebene *Anurie* nach Gallenoperationen sah ich zweimal nach Rezidivoperationen bei schwerstem Stauungsikterus. Beide Patienten starben unter Zeichen der cholämischen Blutung. In beiden Fällen zeigten sich neben Mucosablutungen in Magen und Darm bei der Autopsie die Nierenbecken mit Blutgerinnsel angefüllt.

Einige Male sah ich nach Gallenoperationen, gewöhnlich schon am 2. Tage, eine universelle Urticaria mit heftigstem Juckreiz auftreten; die Schuld daran scheint manchmal die Verwendung von Tinctura Jodi, Mastisol oder Heftpflasterstreifen zu haben, vielleicht auch Verdauungsstörungen im Zusammenhange mit der Gallenoperation. Mit ein- bis zweimaliger intravensöer Injektion von „Afenil" kann die Urticaria oft in wenigen Stunden zum Schwinden gebracht werden. Der von lange ikterischen Patienten besonders qualvoll empfundene Juckreiz, der zu rücksichtslosem Kratzen führen kann, kann auch nach der Operation noch einige Tage anhalten. Abwaschen der Haut mit Salicylalkohol, reichliches Pudern und genaues Beobachten gekratzter Hautstellen, an denen sich oft Abscesse entwickeln, muß dem Pflegepersonal eingeschärft werden.

Auf eine sicher nebensächlich erscheinende Gepflogenheit möchte ich noch zurückkommen. Wir pflegen den operierten Patienten stets ihre entfernten Gallensteine bis auf jene, die zur pathologischen Beurteilung des Falles untersucht werden sollen, zu geben. Die Instrumentaria reinigt und trocknet die Steine und sie werden den Patienten in Gazesäckchen überreicht. Die Patienten schöpfen nach Übergabe dieses Corpus delicti Hoffnungsfreude, was die Rekonvaleszenzbehandlung wesentlich erleichtert. Ich sah in einem Spital in einem Nebenraum des Operationstraktes eine Riesenflasche mit Gallensteinen; auf meine Frage sagte man mir, dies wären Reserven „falls keine Steine gefunden würden" (Stauungsgallenblase). Es erübrigt sich auf das Unhaltbare dieses sicher oft mit den besten Absichten ausgeführten Täuschungsmanövers näher einzugehen, das bei späteren eventuellen Nachbeschwerden der Patienten, welche allenfalls eine dringliche Operation an einem anderen Orte notwendig machen, zum Schaden der Patienten verwirrend wirken kann.

Die Anatomie der Gallenwege.

Von

OSKAR SCHUMACHER-Wien.

Ist die Erkenntnis der anatomischen Verhältnisse beim chirurgischen Eingriff im allgemeinen wünschenswert, so wird sie zur unbedingten Voraussetzung, wenn es sich darum handelt, normal-anatomische Gebilde aufzusuchen und auf längere Wegstrecken zu verfolgen. Kaum eine zweite Region der Bauchhöhle stellt aber derartige Ansprüche an die topographischen Kenntnisse wie das System der Gallenwege, das außerdem in seinem eigenen Verlaufe wie auch im Verhalten zu den Nachbarorganen eine ansehnliche Reihe praktisch wichtiger Variationen aufweist.

Die folgende Darstellung soll nun versuchen, im Sinne der *angewandten topographischen Anatomie* das normale Verhalten der Gallenwege und seiner Nachbarschaft mit Einschluß der häufig zu beobachtenden Varietäten zu erörtern. Unberücksichtigt müssen natürlich im Rahmen dieser kurzen Ausführungen jene ganz seltenen Anomalien bleiben, welche bloß in wenigen Fällen bekannt geworden sind und so in das Bereich der Raritäten fallen.

Vor der speziellen Beschreibung einzelner Gebilde möchte ich es nicht unterlassen, einige Bemerkungen über jene Momente vorauszuschicken, welche für die allgemeinen Lagebeziehungen der Organe des Oberbauches von Bedeutung sind.

Allgemeine Bemerkungen zur Topographie des Oberbauches.

Wenngleich die Topik des Oberbauches gegenüber der des Unterbauches als eine weitaus konstantere angesehen werden kann, so finden sich dennoch eine Reihe von Lageverschiebungen, welche sich in zwei Gruppen scheiden; nämlich in jene des *gesamten Oberbauchinhaltes* und in jene *einzelner Organe* gegeneinander. Spielen die ersteren, im wesentlichen in kranio-caudaler Richtung vor sich gehend, bei der Erreichbarkeit der tiefer liegenden Gebilde eine Rolle, so kommt die zweite Gruppe, die die transversale Richtung der Bewegung bevorzugt, in der Frage der Adhäsionsbildung zur Geltung.

Das Studium all dieser Tatsachen ist innig verknüpft mit der Frage, unter welchem Drucke die Inhaltsstücke des Cavum abdominale stehen. Daher soll hier vorerst in Kürze die Lehre TANDLERs vom Abdominaldruck eingefügt sein:

Man bezeichnete früher den in der Bauchhöhle herrschenden Druck als *Abdominaldruck*, und dies ohne Rücksicht auf die örtlichen Verschiedenheiten innerhalb des Bauchraumes. Diese Art der Begriffsfassung ist nicht ganz richtig, insoferne als es sich nach dieser Art der Darstellung um einen annähernd ovoiden Raum handeln müßte, an dessen einzelnen Punkten überall der gleiche Druck herrscht. Es würden also nach physikalischen Begriffen die Gesetze der *Aerostatik* angewendet. Nun läßt sich aber leicht nachweisen, daß der Bauchraum samt seinem Inhalte annähernd das spezifische Gewicht des Wassers besitzt und so auch den Gesetzen der *Hydro*statik unterworfen ist. Als praktische Folgerung des bisher Gesagten ergibt sich sohin, daß der Inhaltsdruck an den einzelnen Punkten des Cavum abdominale ein verschieden großer sein muß, daß wir also nicht berechtigt sind, von einem Abdominaldruck schlechtweg zu sprechen, sondern bloß vom *Abdominaldruck an einem bestimmten Punkte* der Bauchhöhle.

Daß dieser Druck an jenen Stellen des Bauchraumes am größten sein muß, welche der Erdoberfläche am nächsten gelegen sind, dort am geringsten sein wird, wo sich die höchste Stelle befindet, geht aus dem hydrostatischen Gesetze unzweifelhaft hervor. Beim aufrecht stehenden Menschen ist sohin über dem Beckenboden ein Druckmaximum, das Minimum knapp unter dem Zwerchfelle vorhanden. Haben die Inhaltsstücke des Beckens und des Unterbauches die gesamte Last der über ihnen gelegenen Bauchorgane zu tragen, so sind im Gegensatze dazu Leber, Magen und Milz von ihnen unterstützt.

Mit der Lage des Individuums im Raume ändert sich selbstverständlich auch der intraabdominelle Druck, so daß beispielsweise bei Beckenhochlagerung, Senkung des oberen Körperendes usw. dem Diaphragma die größte Belastung übertragen wird, was sich oft in einer momentanen Änderung des Atemtypus zu erkennen gibt. Eine praktische Folge dieser Verhältnisse ist längst bekannt und oft geübt, nämlich das Aufrichten des Kranken bei drohender Atemnot, eine Position, welche letzten Endes in der Entlastung des Zwerchfelles ihren eigentlichen Grund hat.

Wurde bisher das Abdomen als starre, leblose Masse betrachtet, so ändert sich die Sachlage in dem Augenblick, als man auf die *Contractilität* der den Bauchraum begrenzenden Wände Rücksicht nimmt. Durch geeignete Kontraktionen der gesamten muskulösen Wände oder eines Teiles derselben gelingt es, den Bauchraum zu verkleinern und so bei gleichbleibendem Inhalte den Druck um die Wirkung der Muskelkomponente zu erhöhen. Es ist dabei der Effekt der gleiche, ob bei festgestellter vorderer und unterer Bauchwand das Zwerchfell gesenkt wird, wie etwa durch eine kräftige Inspiration, oder ob sich bei fixiertem Diaphragma die vordere Bauchwand kontrahiert. Der Abdominaldruck eines bestimmten Punktes beträgt nun die jeweils ihm zukommende Höhe des hydrostatischen Druckes plus der auf alle Orte gleichmäßig einwirkenden Kraft der muskulösen Komponente.

Konzentriert sich bei der Untersuchung der Beckenorgane das Interesse hauptsächlich auf die Auswirkung des hydrostatischen Druckes (Prolapsus uteri), so ist im Bereiche des Oberbauches das Hauptaugenmerk auf die muskulös bedingten Druckschwankungen zu legen. Denn es wirkt beispielsweise die Bauchpresse unterstützend mit bei der Entleerung der Gallenblase, deren schwache Muskelhaut an und für sich nur eine geringe Wirkung entfalten kann, sie wirkt weiters mit bei der Abfuhr der Galle aus der Leber und den

Gallengängen, schließlich bei der Beförderung des venösen Blutes aus der Leber und der Vena cava inf. herzwärts. Hierher gehört auch die Wirkung auf den Magen, welche sich ganz besonders sinnfällig in der stoßweisen Entleerung seines Inhaltes beim Brechakte zeigt.

Von den Lageveränderungen der *gesamten Oberbaucheingeweide* sind die meisten auf Veränderungen in der *Einstellung des Zwerchfelles* zurückzuführen, wobei letztere primärer Natur sein können (Alter, Konstitution usw.), oder als Folge von Volumschwankungen der Nachbarschaft (Gravidität, Ascites, Pleura-ergüsse) auftreten. Es ist daher selbstverständlich, daß hierbei die dem Dia-phragma anliegenden Organe, so besonders die Leber, den weitgehendsten Stellungs- und Formänderungen unter allen Bauchorganen unterworfen sein müssen.

Sieht man von den respiratorischen Exkursionen ab, so sollen vor allem die *Alters-* und *Konstitutions*verhältnisse des Individuums berücksichtigt werden. Entsprechend der kranio-caudal gerichteten Wanderung des gesamten Respira-tionstraktes im Laufe des Lebens findet man bei alten Personen das Zwerchfell, mithin auch die Leber durchschnittlich tiefer stehend als beim jungen Menschen, ein Verhalten, das sich meist im Vortreten des unteren Leberrandes unter dem Rippenbogen, in einer breiteren Anlagerung an die vordere Bauchwand im Bereiche des Epigastrium manifestiert.

Die Kombination von Zwerchfelleinstellung, Thoraxform und Größe der Leber bestimmt auch den Grad der sog. *Kippungsmöglichkeit* der Leber. Je tiefer sich der untere Rand der Leber unter dem Rippenbogen findet, um so leichter läßt sich im allgemeinen dieselbe samt der Gallenblase von den dahinter gelegenen Gebilden, Magen, Duodenum, Ligamentum hepato-duodenale, abheben und über den Rippenbogen nach aufwärts luxieren. Die genannten Gebilde können in diesem Falle leicht und breit durch diesen Akt freigelegt werden. Das Kippen scheitert jedoch meist in jenen Fällen, in welchen der langgestreckte Thorax (des Hypotonikers, Thorax paralyticus) die Leber fast gänzlich verbirgt, wobei der damit kombinierte spitze epigastrische Winkel auch die Zugänglichkeit zum Epigastrium einengt. Die Erreichbarkeit der Leberunterfläche kann sich noch schwieriger gestalten, wenn es sich gleichzeitig um ein jugendliches Individuum mit Zwerchfellhochstand handelt. Die Zugänglichkeit zu den Gallenwegen wird dann bloß durch jenen schmalen Spalt repräsentiert, der zwischen Hinterfläche der Leber und dem Omentum minus-Magen eröffnet wird und nach oben spitz zuläuft.

Aus dem Gesagten ergibt sich sohin, daß breiter Thorax (Hypertoniker, Thorax emphysematosus), Tiefstand des Zwerchfells (Alter!), sowie an und für sich große Leber das Herausklappen der letzteren wesentlich begünstigen.

Eine weitere Rolle spielt hierbei auch die *Form der Leber*. Wenngleich diese im allgemeinen als eine feststehende angenommen und als solche beschrieben wird, so zeigt sich bei genauerem Studium, daß sich gerade in den Proportionen sowie im Relief mannigfache Differenzen vorfinden. Es ist dies der Ausdruck jener Umbildungsfähigkeit der Leber, welche sie instand setzt, in sämt-liche verfügbare Räume ihrer Nachbarschaft einzuwachsen. Man spricht von einer „*aktiven Plastizität*" der Leber und kann ihr so die Potenz einer fortwährenden Formveränderung zuschreiben[1]. Daß diese bereits im frühen Embryonalleben vorhanden ist, sehen wir aus den Leberformen bei kongenitalem Darmdefekte und Darmverlagerungen. Ebenso fehlt auch eine ausgesprochene Fossa vesicae felleae bei der bereits öfters beschriebenen Aplasie der Gallenblase. Die aktive Plastizität bleibt auch im extrauterinen Leben erhalten, was in augenfälliger Weise bei dauernden Verlagerungen der Nachbarorgane (Nephroptosis, Zwerchfellhernien usw.) durch Vorwölbung von Parenchymbuckeln zum Ausdrucke kommt.

Nicht so sinnfällig sind jene allmählichen Umbildungen der Leberform, welche durch *Alter,* Manifestation des *konstitutionellen Habitus* hervorgerufen werden. Gehen wir hierbei von der Betrachtung der respiratorischen Beweglichkeit der Leber aus, so finden wir, daß es sich beim Herabrücken des Diaphragmas nicht um eine einfache Caudalverschiebung der Leber in toto handelt, daß aber auch die vielfach angenommene und beschriebene Kippung der Leber um eine transversale oder schräge Achse nicht den Tatsachen entspricht. Der Vorgang ist ein viel zu komplizierter, um durch die Konstruktion einer oder mehrerer Achsen dargestellt werden zu können. Es verhindern vielmehr die Fixationen an der Vena cava inferior ein Tiefertreten der dorsalen Anteile, während die vorderen Abschnitte des Parenchyms der Gestaltsveränderung des Zwerchfelles passiv angepaßt werden, so daß die Leber aus ihrer elastischen Gleichgewichtslage gebracht wird *(passive Plastizität).* Wird nun eine abnorme Einstellung des Zwerchfelles längere Zeit oder dauernd beibehalten, dann werden auch die erst passageren Gestaltsveränderungen der Leber durch Umdimensionierung, also durch ihre aktive Plastizität, dauernd beibehalten.

So sehen wir beispielsweise die Leber bei chronischem Ascites, Pleuraempyem, weiters bei Alters- und konstitutionellem Zwerchfelltiefstand manchmal in weitgehendem Maße umgeformt.

Eben darauf beruht auch jene Gestalts- und Lageveränderung der Leber, welche zum Symptomenkomplex der sog. *Hepatoptose* führt. Läge in diesen Fällen eine Ptosis im anatomischen Sinne vor, so müßte gleichzeitig mit der Caudalwanderung der Leber eine Verlängerung all jener Apparate erfolgen, welche sie mit der Nachbarschaft in Verbindung setzen, so der Ligamenta coronaria und der Vena cava inferior. Bisher ist es nun in keinem Falle gelungen, eine nennenswerte Verlängerung der Ligamente, Dehnung oder Knickung an der unteren Hohlvene nachzuweisen. Es ist dies ein Beweis dafür, daß die fixierten Partien der Leber an Ort und Stelle geblieben sind, während die freier beweglichen Anteile einem allmählich fortschreitenden Umbildungsprozeß unterlegen sind, so daß die sog. Hepatoptose eigentlich bloß eine Gestaltsveränderung der Leber darstellt.

Den Anstoß zu den letztgenannten Umbildungen muß notwendigerweise ein freiwerdender Raum unter der Leber geben. Meist ist die „Wanderleber" nur als Teilerscheinung einer allgemeinen Senkung der Abdominalorgane zu finden, die Ursache hierfür wiederum die Manifestation jener *Konstitutionsform,* welche sich durch geringen Muskeltonus, *Hypotonie,* dokumentiert. Die Spannung der Abdominalwände genügt hier nicht, den intraabdominellen Druck auf jener Höhe zu erhalten, welche zur Stützung des Bauchinhaltes jeweils notwendig wäre. Die allmähliche Senkung wirkt sich langsam bis in die Gegend

---

[1] TANDLER, J.: Zur Frage der Hepatoptose. Wien. klin. Wochenschr. 1908.

des Oberbauches aus und ruft so die typischen Beschwerden des Enteroptotikers hervor. Es kann kein Zufall sein, daß die ersten klinischen Symptome der Enteroptose eben zu jener Zeit in Erscheinung treten, in welcher auch der dem betreffenden Individuum lebenslänglich zukommende Muskeltonus manifest wird, das ist unmittelbar nach der Pubertät.

Aus all den obigen Erörterungen erübrigt es sich wohl, des genaueren auf den Wert der sog. *Hepatofixation* bei Wanderleber einzugehen. Mögen immerhin die Ligamente der Leber — ich nenne besonders das Ligamentum teres — verkürzt oder ventrofixiert werden, der Umbildungsprozeß in der Leber kann dadurch nicht zum Stillstand gebracht werden. Es können sogar anfangs die Schmerzen durch Zerrungen an den fixierten Peritonealbändern in unerquicklicher Weise so lange vermehrt werden, bis der Umbildungsprozeß der Leber die unnatürliche Fixation wieder paralysiert hat.

Von den einleitend genannten *Exkursionen einzelner Organe* des Oberbauches möchte ich vor allem die Einstellung des *Pylorus* gegen die Leber besprechen, wenigstens insoweit diese für die Topik der Gallenwege und des Ligamentum hepato-duodenale -von Bedeutung ist.

Wird der Magen gefüllt, so erfolgt seine Volumzunahme nicht bloß durch Tiefertreten der Curvatura major, sondern auch in transversaler Richtung durch Verschiebung des Pylorus nach rechts. Letzterer, bei leerem Magen dem rechten Abhang der Wirbelsäule angelagert, kann bis zu 5 cm nach rechts wandern und unter dem Gallenblasenhalse vorbei an die rechte Seite der Vesica fellea gelangen. Die Streckung des Magens und Verschiebung des Pylorus bringt notwendigerweise auch den Anfangsteil des *Duodenums* in geänderte Einstellung. Dieses ursprünglich nach rechts und hinten ziehende, die Gallenblase schräg traversierende Darmstück kann durch den Magenausgang so weit gedreht werden, daß es schließlich rein sagittal verläuft. Die weitgehende Beweglichkeit der Pars horizontalis sup. ist dadurch ermöglicht, daß ihr peritonealer Überzug fast zirkulär angeordnet ist, während alle übrigen Teile des Duodenums mit breiter Fläche an der hinteren Bauchwand befestigt sind.

Diese etwa 4—5 cm betragenden physiologischen Verschiebungen des unteren Magen- und oberen Duodenalanteiles müssen vor allem bei Anastomosen zwischen den Gallenwegen und diesen Darmabschnitten in Betracht gezogen werden, um übermäßige Anspannungen der Anastomosen zu vermeiden. Es ist selbstverständlich, daß die angegebenen Verschiebungen sich auch auf andere Nachbarorgane auswirken müssen, so vor allem auf die Bauchspeicheldrüse und auf das Ligamentum hepato-duodenale, sowie auf die darin enthaltenen Gebilde. Der Ductus choledochus, gewöhnlich nach links unten verlaufend, kann bis zur rein kranio-caudalen Richtung verlagert werden.

Berücksichtigt man hier auch die habituelle Größe und Stellung des Magens, so finden sich bei den einzelnen Personen ähnliche Differenzen in der Einstellung des Pylorus, wie wir sie im Wechsel der physiologischen Phasen des Magens gefunden haben. So kommt es, daß *Adhäsionsbildungen* von der Gallenblase zur Pars pylorica des Magens ziehen können, manchmal auch zum Pylorus, zum Ligamentum hepatoduodenale oder schließlich (am häufigsten) zur Pars superior duodeni.

Als letzten ·der für die Topik noch in Betracht kommenden Punkte möchte ich noch den *entwicklungsgeschichtlichen Faktor* anführen. Er kann sich, und zwar gar nicht so selten, in der Lagebeziehung zwischen *Gallenblase und Dickdarm* geltend machen. Die definitive Position des letzteren ist, wie die entwicklungsgeschichtliche Untersuchung lehrt, abhängig von zwei Ereignissen: Von der *Wanderung des Coecums* und von den *sekundären Verklebungen* des Mesocolon mit der hinteren Bauchwand.

Das *Coecum*, angelegt nahe dem linken Darmbeinteller, steigt allmählich gegen die Milz auf, wandert nach rechts gegen die Gallenblase und senkt sich schließlich zum rechten Darmbeinteller hinab. Dabei wird aber der letzte Teil dieses Weges von der Leber bis zur Fossa iliaca dextra erst im extrauterinen Leben zurückgelegt, so daß also beim Neugeborenen das Coecum samt Appendix in unmittelbarer Nachbarschaft der Gallenblase gelegen ist. Sistiert nun aus einem uns bisher unbekannten Grunde die Wanderung nach der Geburt, so bleiben dauernd Coecum und Gallenblase benachbart, man spricht dann von einem *Infantilismus topicus* (TANDLER). Daß dieser Hochstand des Coecums samt seinem gefährlichen Anhange, der Appendix, ebenso bei der Appendicitis wie bei der Cholecystitis eingehende Beachtung erfordert, hat sich bereits öfters erwiesen.

Die *sekundären Concrescenzen* hingegen bedingen die mehr oder minder straffe Fixation der Flexura coli dextra und des Colon ascendens. Erfolgt die Verklebung des Mesocolon ascendens mit dem Peritoneum parietale ohne auf die hintere Wand des Colon selbst überzugreifen, so ist dieses mehr oder minder beweglich und von der hinteren Bauchwand durch einen capillaren Spaltraum getrennt, in welchem sich aber unter Umständen die *Appendix* vorfinden kann. Neben dieser *retrocoecalen Position* des Wurmfortsatzes ist auch die *Lateropositio* von Bedeutung, bei welcher der Wurmfortsatz der rechten Seite des Colon ascendens angelagert ist. Bei größerer Länge der Appendix — und dies ist eben in den beiden genannten Lagen öfters der Fall — kann diese bis in die Leber- resp. Gallenblasengegend reichen und daselbst eventuell sogar verlöten.

Durch die normalen Concrescenzen wird auch die Zu- und Ableitung eitriger Prozesse zum bzw. vom Oberbauche beeinflußt. Während der mittlere Anteil des Oberbauches durch das quergestellte Mesocolon transversum vom übrigen Bauchraume derart abgedichtet ist, daß man bisweilen sogar von einem *Diaphragma secundarium* gesprochen hat, bleibt an der lateralen Seite des Colon ascendens und descendens ein rinnenförmiger Zugang zur Leber und zur Milz leicht passabel. Die Fortleitung appendicitischer Abscesse auf den rechten unteren subphrenischen Raum, die Ableitung von Eiterungen aus dem Oberbauche gegen den DOUGLASschen Raum geht vielfach auf diesem Wege vor sich.

Alle diese Ausführungen sollen zeigen, daß der allgemein in den Lehr- und Handbüchern normalisierte Situs des Oberbauches wohl gelegentlich einmal gefunden werden kann, der Chirurg aber in jedem Falle auf kleinere oder größere Abweichungen von dieser Norm gefaßt sein muß. Das Verständnis der möglichen Variationen kann aber nur dann gewonnen werden, wenn man die theoretischen Grundlagen über die Entstehung des Situs und seine Konstanterhaltung, über die Exkursionsmöglichkeiten der einzelnen Organe beherrscht. Aus diesem Grunde wurde vorliegendes Einleitungskapitel vorausgeschickt, bevor mit der Darstellung des Gallengangsystems selbst begonnen wird.

Das Gallengangsystem.

Man kann den gesamten Gallenapparat des Menschen in zwei Anteile scheiden: in den die Galle *produzierenden* Abschnitt, das Leberparenchym, zweitens in die *abführenden* Wege, Gallengänge, welche die Galle zur Papilla duodeni major ableiten und wiederum je nach ihrer Lage in *intra-* und *extrahepatische* Gänge unterteilt werden. Letzteren ist bei vielen Vertebraten und beim Menschen ein Gallenreservoir beigeschaltet, die *Gallenblase, Vesica fellea*, welche im Laufe der Ontogenese aus einer Aussprossung des gemeinsamen Gallenganges entstanden ist.

Sind die intrahepatischen Gänge durch ihre Lage im blutreichen, plastischen Leberparenchym direkten Eingriffen bisher wenig zugänglich gewesen, so erweisen sich die sog. großen, extrahepatischen Gallenwege durch ihre Einbettung in das lockere subperitoneale Bindegewebe bedeutend leichter erreichbar. Es wird sich daher empfehlen, bei der Besprechung des Gallengangsystems zunächst von der Gallenblase, dem für die Pathologie wichtigsten Anteile auszugehen, die intrahepatischen Gänge nur insoweit zu berühren, als sie für Anlegung von Hepato-Entero-Anastomosen oder für die Darstellung im Röntgenbilde in Betracht kommen, und endlich zum Schlusse Verlauf und Topik des Ductus choledochus und seiner beiden Wurzeln zu erörtern.

1. Die Gallenblase.

a) Äußere Form.

Die Gallenblase, *Vesica fellea*, wird im allgemeinen als birnförmiges Organ beschrieben, das durch eine leichte, ringförmige Einziehung in zwei Hauptabschnitte geschieden wird: in den etwa zwei Drittel der Gesamtlänge betragenden Körper, *Corpus*, und in den schmächtigeren Hals, *Collum*. Das blinde Ende des Körpers kann als *Fundus* vesicae felleae bezeichnet werden. Wir unterscheiden an der Gallenblase eine nach vorne oben sehende, in der Fossa vesicae felleae der Leber fixierte Fläche, ferner eine freie, nach unten und hinten gerichtete, welche vom Peritoneum bekleidet und der Bauchhöhle zugewendet ist. Die durchschnittliche Länge der normalen Gallenblase beträgt etwa 8—10 cm, ihre Breite 3—4 cm, ihr Fassungsinhalt etwa 50 ccm.

Von dieser, als Typus gewöhnlich dargestellten Form weicht jedoch eine ganze Anzahl von Gallenblasen recht beträchtlich ab. Es sind dies *individuelle Variationen*, welche sich sowohl auf das Verhältnis zum *peritonealen Überzug*, als auch auf die *Gestalt* der Gallenblase selbst beziehen können.

Sehr häufig trifft man den Fundus gänzlich peritonealisiert, der dann handschuhfingerartig in den Bauchraum hinabragt, weitaus seltener ist er an der Leberunterfläche fixiert (vgl. Abb. 80 gegen 76). Ein Einschnitt im unteren Leberrand von verschiedener Größe, *Incisura vesicalis*, kann in beiden Fällen vorhanden sein.

Die Peritonealisierung des Corpus betrifft gewöhnlich nur dessen untere Fläche. Sind größere Teile der Gallenblasencircumferenz vom Bauchfelle überzogen, so senkt sich dieses zu beiden Seiten in Form von mehr oder minder tiefen Peritonealbuchten ein, wobei die rechts gelegene meist tiefer ist. Zuweilen — etwa in 5$^0/_0$ der Fälle — kommt es auf diese Weise sogar zur

Entwicklung eines echten Mesenteriums (Abb. 82 c, 83 c), welches, bis zu 5 cm lang, die Gallenblase mit der Leber verbindet und nach links in das Ligamentum hepato-duodenale direkt übergeht. Daß sich eine dergestalt mobile Blase, *Vesica fellea pendulans,* von der Leber und dem Rippenbogen entfernen und sich ins Hypogastrium senken kann, haben Autopsie- und Röntgenbefunde öfters gezeigt. Partielle Mesenterialbildungen an Fundus oder am Collum sind nicht selten.

Das umgekehrte Verhalten, nämlich zu geringe Kontaktfläche mit dem Peritoneum ist ungleich seltener, jedoch immerhin noch häufig genug, um praktisches Interesse zu erwecken. Der Fundus senkt sich hierbei mehr oder minder tief in das Parenchym der Leber ein, ja er kann sogar an der Vorderfläche der Leber wie ein Auge durch einen kreisrunden Parenchymdefekt wieder in die freie Bauchhöhle blicken. Das Collum bleibt gewöhnlich subperitoneal gelagert (Abb. 79), die totale Eingrabung der Gallenblase bis zum Ductus cysticus ist jedenfalls sehr selten. Es ist wohl selbstverständlich, daß diese intrahepatische Lage die Auffindung und die chirurgische Auslösbarkeit beträchtlich erschweren kann und ein größeres Wundbett nach der Exstirpation bedingt.

Das variable Verhalten der Gallenblase zum Peritoneum ist aus der Abb. 82, sowie aus der schematischen Darstellung Abb. 83, in welchen das Peritoneum durch rote Färbung hervorgehoben ist, deutlich zu ersehen.

Lange Zeit hindurch hat man sich bemüht, *die Eigenform* der Gallenblase durch Aufblähen, Trocknen, Füllungen mit erstarrenden Massen u. dgl. zu erhalten. Durch die übermäßige Dehnung der Wände wurden aber bei all diesen Methoden Artefakte geschaffen, die den natürlichen Verhältnissen absolut nicht entsprachen. Erst durch die Erkenntnis des Spannungszustandes (Tonus) der Muskelhaut, durch das Studium der lebenden und der in situ fixierten Gallenblase wurden die den physiologischen Bedingungen entsprechenden Eigenformen erkannt, gleichzeitig damit aber auch die große *Variabilität* des Organes. Ja man kann heute wohl mit Recht behaupten, daß es kaum zwei sich völlig gleichende Gallenblasen gibt.

Die meisten Abweichungen betreffen den Abschnitt des Collum vesicae. Nur selten wird das Corpus durch eine ringförmige Einziehung in der Nähe des Fundus eingeschnürt (Abb. 77). Häufiger ist die Grenzfurche zwischen Corpus und Collum stark entwickelt, ja es kann sogar die Gallenblase sanduhrförmig erscheinen (Abb. 81). Einseitige Ausbildung dieser Furche, welche dann scharf und tief wird, stellt die beiden Anteile winkelig gegeneinander ein und schafft so das Bild der geknickten Gallenblase, ohne daß Narben- oder Adhäsionsbildungen nachweisbar wären. Als Beispiele sollen hier die nach rechts gekrümmte, im übrigen walzenförmige Blase (Abb. 78), ferner die um eine von links her einschneidende Furche geknickte Blase (Abb. 80 a) angeführt werden. In letzterem Falle findet man das Collum meist in breiter Ausdehnung an das Corpus angelegt und durch Bindegewebe daran fixiert. Erst nach Trennung der verbindenden Fäden und nach Elevation des Körpers wird das Collum in überraschender Größe frei sichtbar und zugänglich (Abb. 80 b). Diese nach links gewundene Form ist so häufig zu beobachten, daß man sie sogar mit eigenem Namen belegt und als *Posthornform* (KEHR) bezeichnet hat.

Nicht selten treten am Collum selbst sowie am anschließenden Ausführungsgange mehrere unausgleichbare Einziehungen auf, zwischen welchen sich divertikelartige Ausbuchtungen finden (Abb. 78).

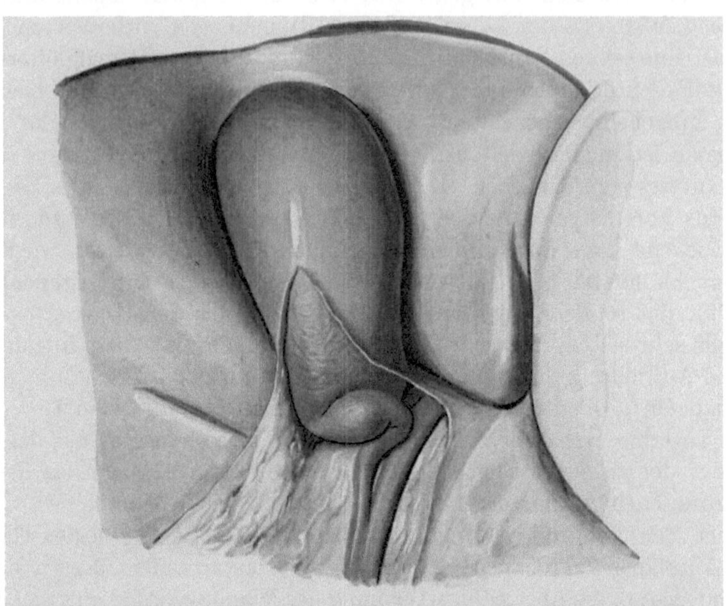

Abb. 76. Birnförmige Gallenblase mit fixiertem Fundus. $^4/_5$ d. nat. Größe.

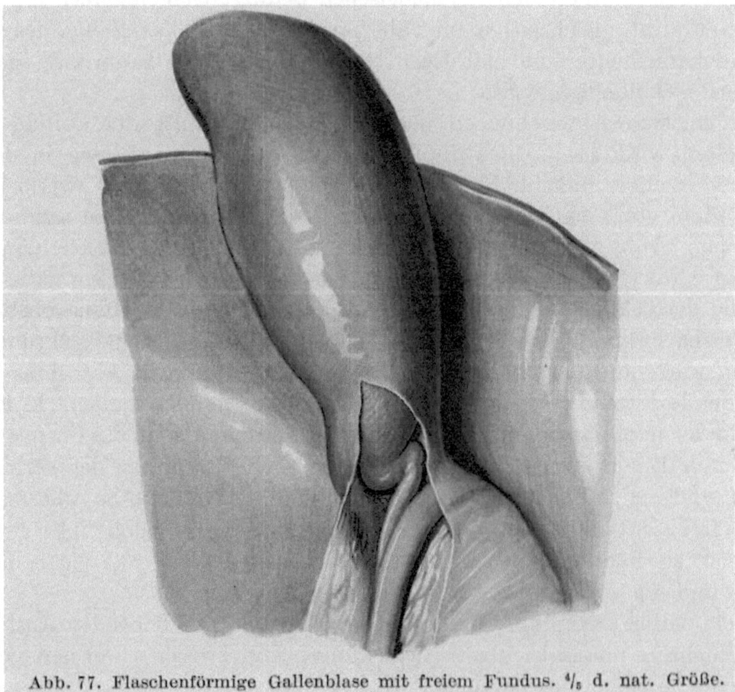

Abb. 77. Flaschenförmige Gallenblase mit freiem Fundus. $^4/_5$ d. nat. Größe.

Mit den HEISTERschen Schleimhautfalten haben aber diese durch das Peritoneum verdeckten Windungen nichts zu tun. Der Übergang des Collum in den

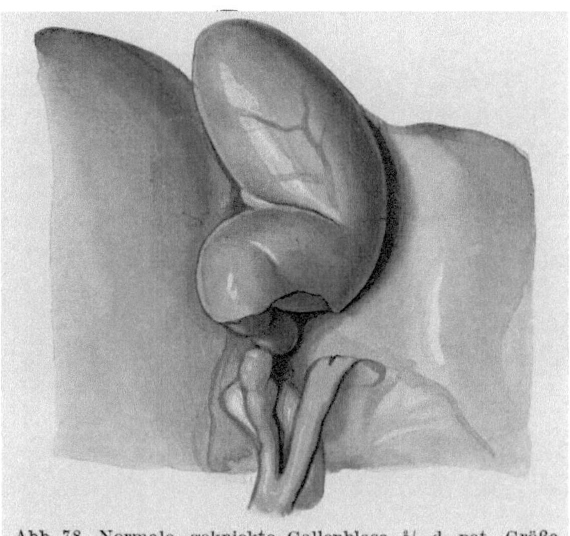

Abb. 78. Normale, geknickte Gallenblase. ²/₃ d. nat. Größe.

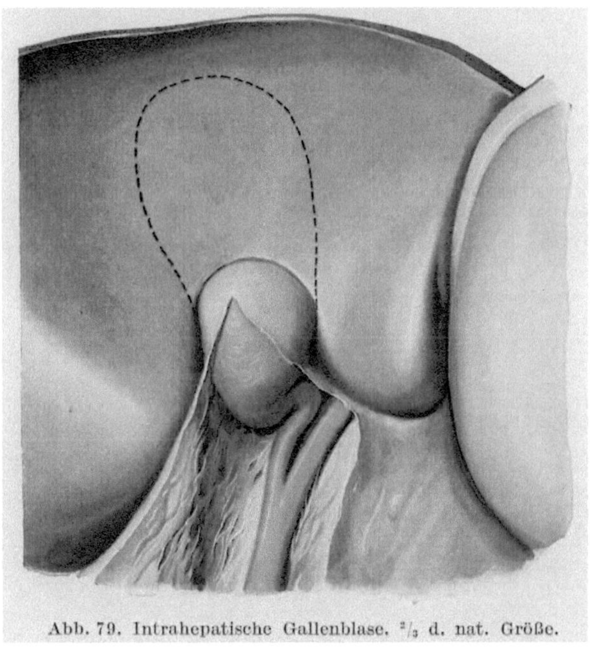

Abb. 79. Intrahepatische Gallenblase. ²/₃ d. nat. Größe.

Ableitungsweg, den *Ductus cysticus,* ist nämlich im Innern durch den Beginn einer spiraligen Schleimhautfalte gekennzeichnet, *Valvula spiralis Heisteri,* welche, variabel entwickelt, mehr oder minder weit in den Ductus cysticus hineinreichen kann. An der Außenfläche markiert sich der Übergang durch eine scharfe

Absetzung des Ductus, seltener entspringt er kegelförmig. Dabei ist der Beginn des Ganges in der Regel nicht ohne weiteres zugänglich, sondern liegt von einer haubenartigen Vorwölbung des Collum gedeckt, zwischen diesem und der Leber-

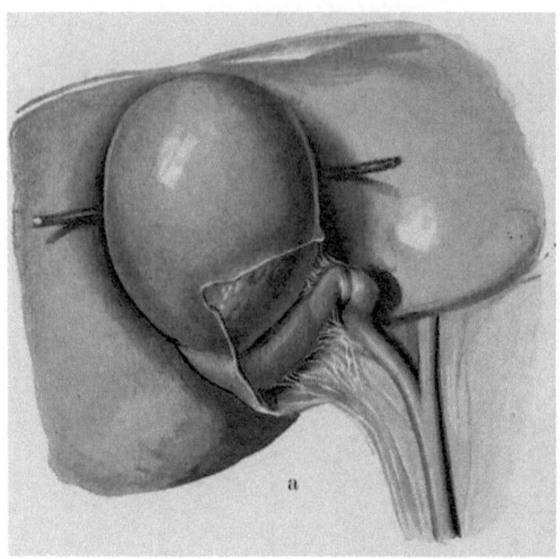
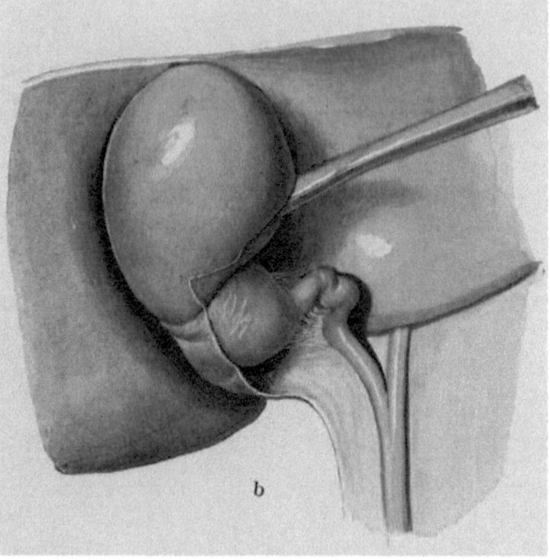

Abb. 80a u. b. *Nach links geknickte Gallenblase* mit freiem Fundus. a Fundus durch Sonde von der Leber abgehoben, Corpus und Collum durch Bindegewebe verbunden. b Durchtrennung der Gewebsfäden und Elevation des Corpus. $^1/_2$ d. nat. Größe.

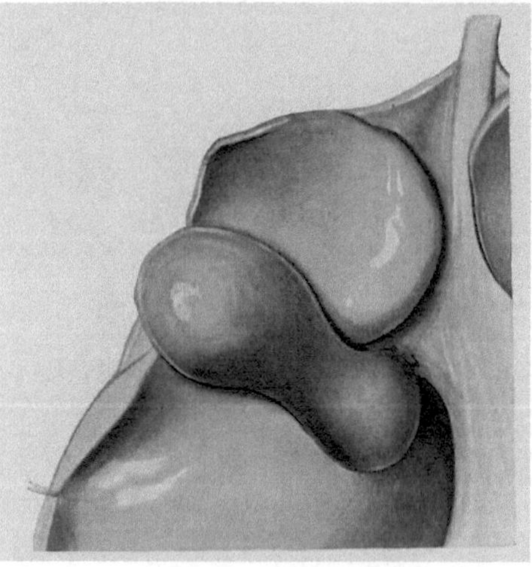

Abb. 81. Sanduhrförmige Gallenblase mit atonischem Collum, das über das Foramen Winslowi herabhängt. $^1/_2$ d. nat. Größe.

substanz. Erst nach Elevierung dieses Blasenanteiles überblickt man den Beginn des Ductus cysticus. In manchen Fällen, in welchen sich auch stärkere Atonie der Muscularis bemerkbar macht, kann das Collum als schlaffer Sack weit caudalwärts herabhängen und dadurch den Eingang in das Foramen Winslowi verdecken, wie es Abb. 81 zeigt.

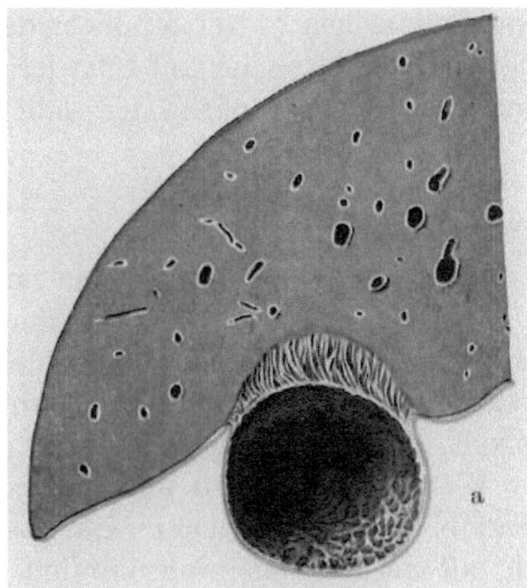
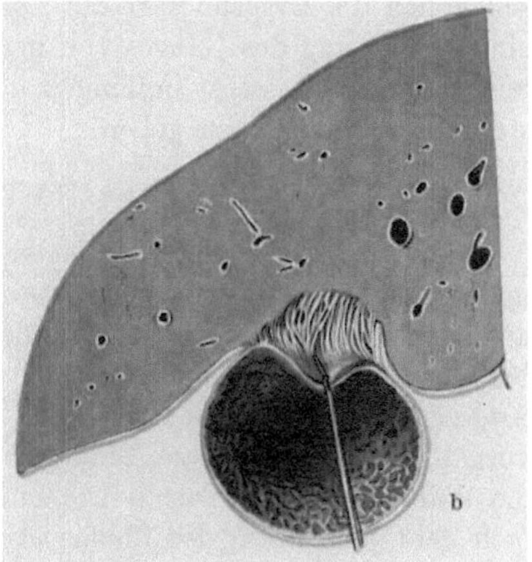
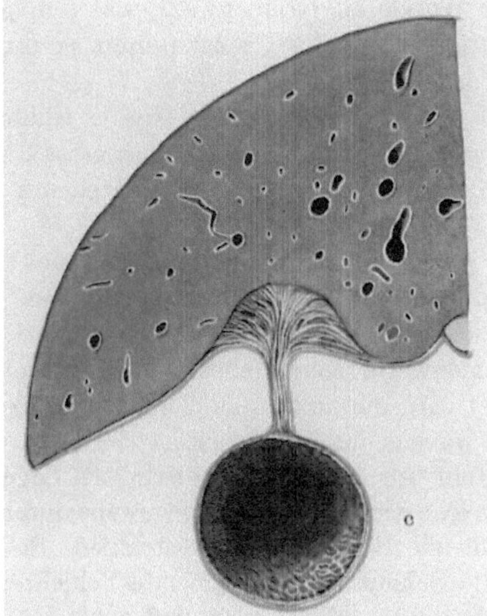

Abb. 82a—c. *Schnitte durch Leber und Gallenblase.* a Stark fixierte Gallenblase. b Tiefe seitliche Peritonealbuchten. c Mesenterium der Gallenblase. Peritoneum durch rote Färbung hervorgehoben. ¹/₂ d. nat. Größe.

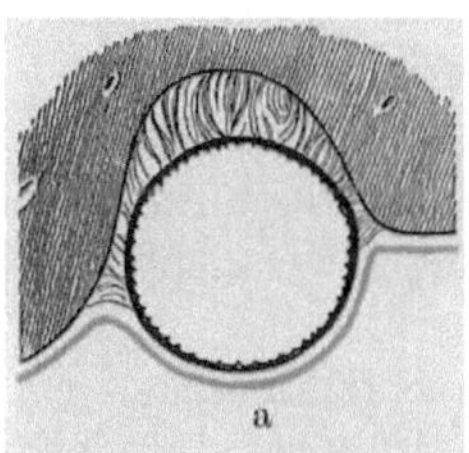
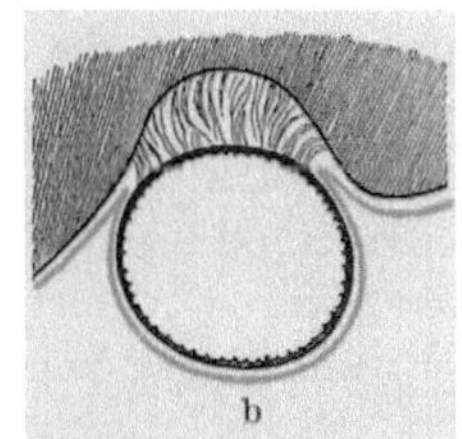
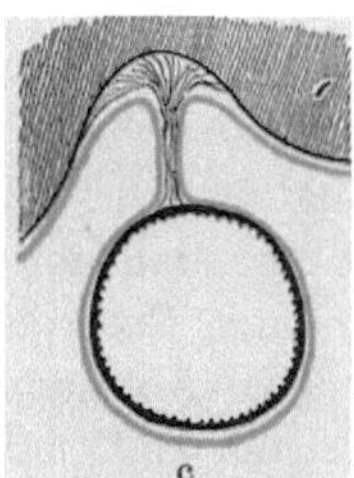
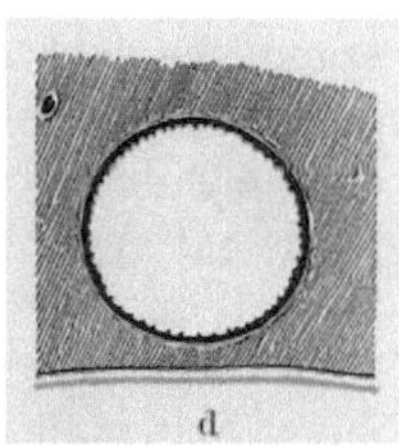

Abb. 83a—d. Schematische Darstellung des Verhaltens der Gallenblase zum Peritoneum (Peritoneum rot). a Stark fixierte Gallenblase. b Tiefe seitliche Peritonealbuchten. c Mesenterium der Gallenblase. d Intrahepatische Gallenblase.

Die mehrfache Richtungsänderung der Gallenblase, die Valvula Heisteri, schließlich die Ursprungsart des Ductus cysticus machen es verständlich, daß eine Sondierung des Ganges von der eröffneten Gallenblase aus auf Schwierigkeiten stoßen, ja selbst mißlingen kann, ohne daß Verengerungen oder Gallensteine den Anlaß dazu geben.

b) Die Wand.

Die *Wand* der Gallenblase ist verhältnismäßig dünn, trotzdem aber in normalem Zustande fest und widerstandsfähig. Morsche Wände deuten immer auf pathologische Veränderungen hin, was sich durch Einreißen der Gallenblase bei Operationen, in Rupturen nach Stoß oder Schlag (VELPEAU) zeigen kann. Andererseits besteht aber auch die Möglichkeit, daß chronische Entzündungsvorgänge das perivesicale Bindegewebe zur Wucherung anregen und dadurch die Wand der Gallenblase auf $^1/_2$ cm, ja selbst bis zu 2 cm verdickt wird. Vielfach geht jene Form der Cholecystitis auch mit hochgradigen Schrumpfungen der Blase einher.

Die *Eigenfarbe* der Wände ist bläulichweiß, was sich jedoch nur bei leerer Blase oder bei Hydrops vesicae zeigt. Sonst nimmt sie durch Gallenimbibition eine intensiv grüne Verfärbung an.

Als Hohlorgan des Intestinaltraktes besitzt die Gallenblase drei typische Schichten: *Mucosa, Muscularis* und *Serosa* (mit Subserosa), wenngleich zugegeben werden muß, daß sich die beiden äußeren Schichten nur schwer voneinander scheiden lassen.

Die **Mucosa** weist außer gitterförmigen, unverstreichbaren Falten makroskopisch keine Besonderheiten auf. Im mikroskopischen Bilde läßt sich eine bindegewebige, mit reichlichen elastischen Fasern durchsetzte Lamina propria erkennen, welcher lumenwärts sehr hohes, teilweise Schleim sezernierendes Cylinderepithel aufsitzt. An der folgenden Schichte ist sie durch straffes submucöses Bindegewebe unverschieblich fixiert.

Die **Muscularis** besteht aus einer wenig distinkten Lage von glatten Längs- und Schrägmuskeln, welche vielfach von Bindegewebe durchsetzt sind und auch ihrerseits in das umhüllende Bindegewebe ausstrahlen. So kommt es, daß man bisweilen sämtliche, die Schleimhaut umgebende Schichten als Tunica fibrosa oder Faserhaut bezeichnet hat. Es ist klar, daß auch die physiologische Wirksamkeit dieser Schichte nur eine sehr geringe sein wird und einer nachdrücklichen Unterstützung von seiten der Bauchpresse bedarf.

Die **Subserosa** stellt einen Bestand von locker angeordnetem Bindegewebe dar, welches zu beiden Seiten des Corpus reichlicher entwickelt sein kann, eben am Übergang des Peritoneums von der Gallenblase zur Leber. Hier kommt es auch manchmal zu Fetteinlagerungen in die Maschen dieses Bindegewebes, wodurch bei fettreichen Personen die helleren Partien zu beiden Seiten der Gallenblase bedingt werden. Die lockere Fixation des Peritoneums an dieser Stelle hat auch zur Folge, daß sich das Bauchfell bei Entleerung der Gallenblase hier oft in unregelmäßige Reservefalten legt.

Gelingt die operative Ablösung der Gallenblase vom Bauchfellüberzug an ihren Seitenteilen leicht und mühelos, so ist die totale Ausschälung viel schwieriger zu bewerkstelligen, da die spärliche Subserosa an der unteren Fläche gleichzeitig auch etwas straffer ist. Die größeren Äste der *Arteria cystica* und

der gleichnamigen Vene liegen ebenfalls im Stratum subserosum, von wo aus
die kleineren Äste in die Blasenwand eindringen (siehe diese).

Die Befestigung der Gallenblase *an der Leber* wird durch festes Bindegewebe erwirkt, welches gewöhnlich so reichlich vorhanden ist, daß die Ablösung der Blase ohne Verletzung des Leberparenchyms leicht von statten geht
(Abb. 102). Das Bindegewebslager erreicht am Halse seine größte Mächtigkeit,
umhüllt dort den Beginn des Ductus cysticus und geht schließlich ohne Grenze
in das Gewebe des Ligamentum hepato-duodenale über. Infiltrationen und
Schrumpfungen dieses adventitiellen Fixationsapparates durch pericholecystitische Prozesse können diese leichte Ablösbarkeit beeinträchtigen.

Abgesehen davon kann aber auch die Verbindung mit der Leber dadurch
eine innigere werden, daß konstant vorhandene, ins Leberparenchym eindringende
Ästchen der Arteria cystica bisweilen ein größeres Kaliber erreichen und dann als
akzessorische Leberarterien fungieren; andererseits können auch Gallengänge
aus der Leber direkt in den Blasenkörper einmünden. Solche als *Ductus hepato-
cystici* bezeichnete Gänge sind bei Tieren häufig, beim Menschen nur selten
zu beobachten, doch können sie zu unangenehmen Komplikationen bei der
Cholecystektomie Anlaß geben, wenn sie bis zu Bleistiftdicke kalibriert sind
(KEHR, WALZEL).

c) Topik.

Die Lage der Gallenblase zur vorderen Bauchwand kann durchschnittlich
mit 3—5 cm rechts von der Mittellinie (MERKEL) angegeben werden. Ihr Fundus
liegt, wenn er den unteren Leberrand überragt (etwa in 55% nach GILBERT
und PARTURIER), dem Peritoneum der vorderen Bauchwand an, kann sogar
durch pathologische Adhäsionen hier fixiert sein. Es entspricht diese Stelle
ungefähr dem Winkel zwischen lateralem Rectusrand und dem rechten Rippenbogen, genauer dem Ansatze der 10. Rippe an die 9. Die versteckte Lage und
die weiche Konsistenz der normalen Gallenblase lassen eine Palpation durch
die vordere Bauchwand nicht zu. Erst die vergrößerte resp. verhärtete Gallenblase kann tastbar werden.

Die Einstellung der Gallenblase, abhängig von den Neigungsverhältnissen
der unteren Leberfläche, ist derartig, daß ihr Fundus nach vorne unten rechts
sieht, während das Collum nach links hinten oben gekehrt ist und dort bis an
den Rand der Porta hepatis heranreicht. Der Beginn des Ductus hepaticus
ist nur wenig vom hinteren Ende des Collum entfernt, gewöhnlich unmittelbar
links und etwas caudal von diesem. Variationen dieser Distanz zeigen die
Abb. 76—80.

Zu den übrigen Nachbarorganen verhält sich die Gallenblase so, daß ihr Fundus
der Flexura coli dextra aufliegt (Abb. 88, 89), ihr Hals schräg vom Anfangsteile
des Duodenums traversiert wird (ROHDE). An die linke Fläche grenzen unter Umständen noch der Pylorus und das Ligamentum hepato-duodenale an. Adhäsionen
und Fisteln können sie mit all den genannten Organen verbinden. — Inwieweit
diese Topik durch Volumschwankungen der Nachbarorgane geändert werden
kann, wurde bereits einleitend des Genaueren auseinandergesetzt.

Der Einfluß der eigenen *Größe* auf die Topik zeigt sich am besten bei pathologischen Volumzunahmen, wobei der Fundus bis in den Mittelbauch reichen
kann. Kleinheit der Gallenblase, sei sie angeboren, sei sie durch Schrumpfung

bedingt, kommt öfters zur Beobachtung. Man war früher der Ansicht, daß Fehlen oder Kleinheit der Gallenblase mit einer kompensatorischen Erweiterung des intrahepatischen Gallengangsystems verbunden sein müsse, eine Annahme, die aber nicht in allen Fällen zutrifft. Sicherlich wurden aber bisher keinerlei Schädigungen des Organismus durch Fehlen oder Exstirpation dieses Organes beobachtet, so daß man die *Gallenblase nicht zu den unbedingt lebenswichtigen Organen zählen kann.*

2. Der Ductus hepaticus.

Die ersten Anfänge des Ductus hepaticus liegen noch innerhalb der Leber, in den wandungslosen *Gallencapillaren.* Die aus letzteren sich entwickelnden

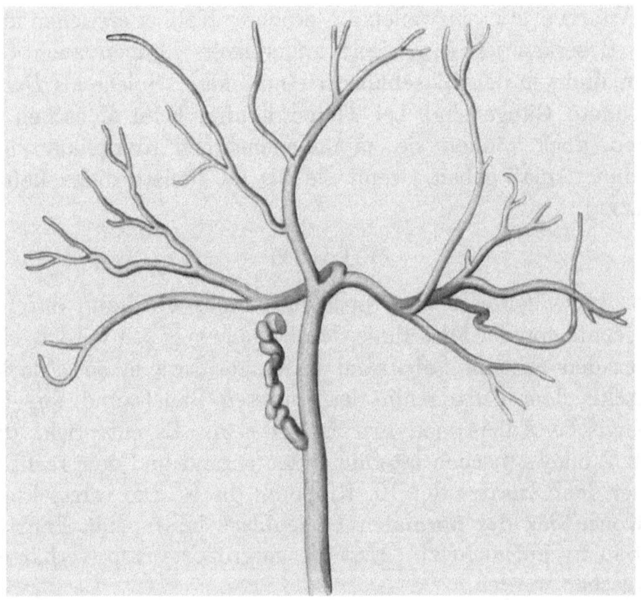

Abb. 84. Ausguß der Lebergänge und der (perlschnurartigen) Gallenblase eines neugeborenen Mädchens. 2:1.

intrahepatischen Gallengänge stellen dünnwandige Rohre dar, deren Kaliber normalerweise die Dicke einer Stricknadel nicht überschreitet. In der Art und Weise ihres Zusammenflusses stellen sie eine typische **Magistrale** dar (MELNI-KOFF), wobei in die größeren Hauptgänge einzelne kleinere Nebenzweige einmünden. In ihrem Verlaufe sind sie den Ästen der **Arteria hepatica** eng angeschlossen und liegen in der Regel an der Dorsalseite der Blutgefäße.

Im *rechten* Lappen zeigt der Grundtypus drei Äste, von denen zwei zum scharfen Leberrand verlaufen, während der dritte (Ductus arcuatus) nahe der Unterfläche nach links vorne zieht. Der *linke* Lappen besitzt ebenfalls drei, meist bogenförmig verlaufende Hauptäste, Ductus arcuatus ant., post. und sup., in welche die Nebenäste fast rechtwinklig einmünden.

Die chirurgische Eröffnung der intrahepatischen Gallengänge mittleren Kalibers ist wohl am leichtesten im Bereiche des linken Lappens zu bewerkstelligen, ohne die Befürchtung hegen zu müssen, auf allzugroße Venen zu

stoßen. Eine geeignete Stelle hierzu ist der untere Leberrand, gegen den die
Seitengänge fast senkrecht ausstrahlen, oder noch besser die Vorderfläche des
linken Lappens unmittelbar neben dem Ligamentum falciforme, wo man auf

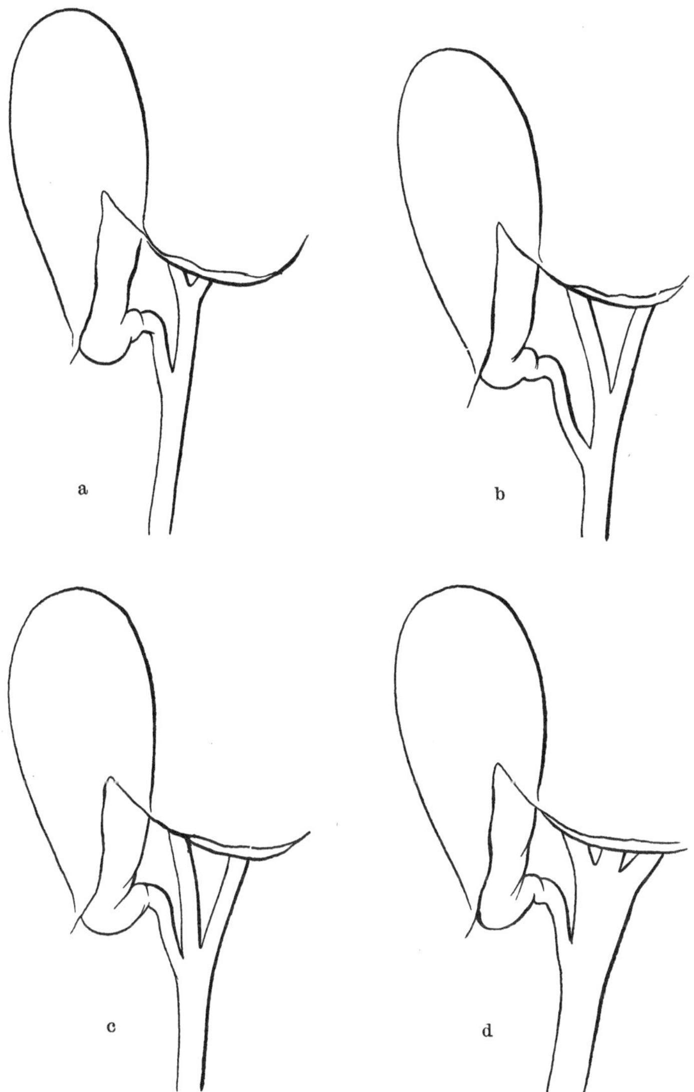

Abb. 85a—d. *Entstehung des Ductus hepaticus.* a Hohe Vereinigung der Teiläste. b Tiefe Vereinigung. c Beide Teiläste vereinigen sich mit dem Ductus cysticus. d Ductus hepaticus entsteht
aus drei Ästen.

mehrere querverlaufende Gallengänge trifft, die Gefäße aber spärlich sind.
Über die Lage der einzelnen Gänge kann nebenstehende Abbildung einiger-
maßen Aufschluß geben. Auch in jenen Teilen der Leber, wo das Parenchym
sekundär reduziert wurde (Lig. teres, Appendix fibrosa, Fossa vesicae felleae),
kommen noch blind endigende Gallengänge vor, sogenannte *Vasa aberrantia.*
Gelegentlich werden Ausweitungen dieser Gefäße beobachtet, so daß in

manchen Fällen an den erwähnten Stellen bis pflaumengroße Säckchen, ähnlich der Gallenblase, gefunden werden können.

Der Beginn der *extrahepatischen* Gallengänge ist an jene Stelle zu verlegen, wo die einzelnen Zweige das Leberparenchym verlassen. Durch Zusammenfluß mehrerer kleiner Äste entstehen eben an jener Stelle ein *Ramus dexter* und ein *Ramus sinister* des Ductus hepaticus, welche wieder ihrerseits zum einheitlichen Ductus hepaticus spitzwinklig zusammenfließen. Bisweilen ist die Zahl der den Ductus hepaticus bildenden Äste auf 3—5 vermehrt. Ein Netzwerk kleinerer Gallengänge im Hilus, welches die beiden Hauptstämme miteinander in Verbindung setzt, wurde bereits mehrfach nachgewiesen. Bei längeren Stauungen, ebenso nach Exstirpation oder bei angeborenem Fehlen der Gallenblase können die Gänge dieses Netzwerkes erweitert werden, wie dies auch manchmal an den intrahepatischen Gängen gefunden wird.

Der *Zusammentritt* des Ramus dexter und Ramus sinister zum einheitlichen Lebergang erfolgt in der Regel nahe der Leberpforte, bisweilen rückt er jedoch tiefer ins Ligamentum hepato-duodenale hinunter (Abb. 85). Aus diesem Grunde ist auch der Ductus hepaticus nicht bei allen Personen gleich lang, schwankt vielmehr in seiner Länge zwischen 2—5 cm (RUGE). In extremen Fällen kann sogar die Vereinigung intrahepatisch erfolgen, andererseits ein gemeinsamer Lebergang gänzlich fehlen, wenn die beiden Teiläste erst gleichzeitig mit dem Ductus cysticus zur Vereinigung kommen. Bei Drainage und Sondierung des Hepaticus muß man eventuell auf derartige Vorkommnisse gefaßt sein. Akzessorische Äste, welche isoliert aus der Leber austreten und in den Ductus hepaticus oder in den Ductus cysticus münden, sind selten (JUST, ODERMATT).

Während seines *Verlaufes* ist der höchstens 4 mm dicke Ductus hepaticus im kranialen Teil des Ligamentum hepato-duodenale eingeschlossen und liegt hier vor der Vena portae resp. vor ihrem rechten Rande (Abb. 92, 103). Er selbst wird häufig von der Arteria cystica ventral gekreuzt, bisweilen sogar vom Ramus dexter der Arteria hepatica selbst (s. diese und Abb. 100a u. b, 101a—h). Man kann annehmen, daß durchschnittlich in jedem dritten Falle eine größere Arterie den Ductus hepaticus vorne traversiert, wobei die Kreuzung meist hoch oben in dem der Leber zunächst gelegenen Abschnitte erfolgt.

3. Der Ductus cysticus.

Der Ductus cysticus, chirurgischen Maßnahmen noch häufiger ausgesetzt als der Ductus hepaticus, liegt rechts von diesem, ebenfalls ins Ligamentum hepato-duodenale eingeschlossen. Er stellt ein in dorsoventraler Richtung etwas abgeplattetes Rohr dar, dessen Kaliber normalerweise enger ist als das des Leberganges. Spannt man den Ductus cysticus durch Elevation der Leber und Zug an der Gallenblase an, so tastet man den schräg nach links abwärts ziehenden Strang in der kranialen Hälfte des Ligamentum hepato-duodenale, nahe dem rechten, freien Rande des Ligaments. Bei mageren Individuen kann sogar eine niedere Falte entstehen, die dann die Lage des Ductus cysticus kennzeichnet. In der Regel ist er aber ohne Präparation ebensowenig sichtbar, wie die übrigen Gallengänge, da er von einer größeren Menge subserösen Binde- und Fettgewebes umhüllt wird. Die reichlichste Entwicklung dieses Fettgewebes ist am Gallenblasenhalse zu finden, wo sie die Orientierung manchmal erschweren kann. Das lockere Gefüge der Subserosa ermöglicht ohne Schwierigkeit die stumpfe Isolierung der hier gelegenen Gebilde (Abb. 89—93).

Der *Ursprung* des Ductus cysticus erfolgt, wie bereits erwähnt, an der der Leber zugekehrten Fläche des Gallenblasenhalses, circumscript, seltener konisch. Unmittelbar nach seinem Entstehen ist eine verschieden große Erweiterung oft nachweisbar.

Der Verlauf wird im allgemeinen als S-förmig beschrieben, doch wäre es richtiger, ihn als umgekehrt S-förmig zu bezeichnen. Von besonderer Variabilität ist die erste, nach oben und links konvexe Krümmung. Dieselbe kann gänzlich fehlen, wenn der Ductus in spitzem Winkel an das Collum angesetzt ist (Abb. 79),

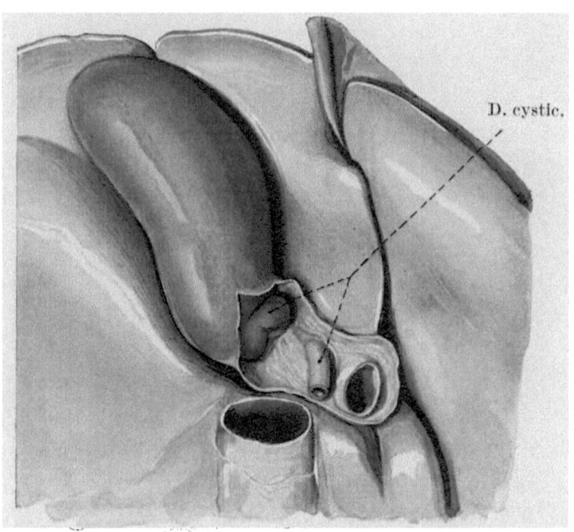

Abb. 86. Bindegewebige Fixation der ersten Krümmung des Ductus cysticus. Nach Freilegung des Cysticus und des Collum ist die Krümmung noch verdeckt von Bindegewebe.

so daß die erste Strecke gerade nach abwärts zieht. Leichte Ausbuchtungen nach links hin leiten zu jenem Verhalten über, in welchem der Ductus cysticus zunächst die Richtung des Collum fortsetzt, also sich gegen die Leberpforte wendet, um plötzlich durch spitzwinkelige Knickung in die absteigende Richtung überzugehen (Abb. 80a u. b).

Kurz zusammengefaßt bildet also auf jeden Fall der Ductus cysticus einen nach rechts unten offenen Winkel, dessen Scheitel am Ursprung oder im ersten Abschnitt des Gallenblasenganges gelegen ist. Durch Elevation des unteren Leberrandes oder Zug an der Gallenblase kann der Winkel kaum verringert werden, da ihn äußerst straffe Bindegewebsfasern in seiner Lage fixieren (Abb. 86). Auch hier liegt ein Hindernis für die Sondierung des Ductus cysticus, doch ist es selbstverständlich, daß pathologisch erweiterte Gänge für die Sonde leichter passierbar sind als solche von normaler Weite.

Die *Vereinigung mit dem Ductus hepaticus* zum gemeinsamen Gallengang, dem Ductus choledochus, kann in verschiedener Weise und in verschiedener Höhe stattfinden. Immer aber bilden sie einen kranialwärts offenen spitzen

Winkel, der durch die Unterfläche der Leber zu einem Dreieck, dem *Gallengangs-dreieck,* abgeschlossen wird. Die Fläche dieses Dreieckes wird traversiert vom Ramus dexter der Arteria hepatica und von der Arteria cystica.

Nach den Untersuchungen RUGEs unterscheiden wir drei Arten der Vereinigung (Abb. 87a—c).

I. Die *spitzwinklige Vereinigung* (35%), wobei ein von oben her durch lockeres Bindegewebe leicht zugänglicher Sporn entsteht. Die Isolierung und Sondierung beider Gänge ist leicht durchführbar.

II. Der *Parallelverlauf* (20%). Die beiden Gänge stoßen wohl auch hier spitzwinklig zusammen, verlaufen jedoch eine Strecke weit eng aneinander gelagert und sind hier durch straffes, nur mit der Schneide des Messers trennbares

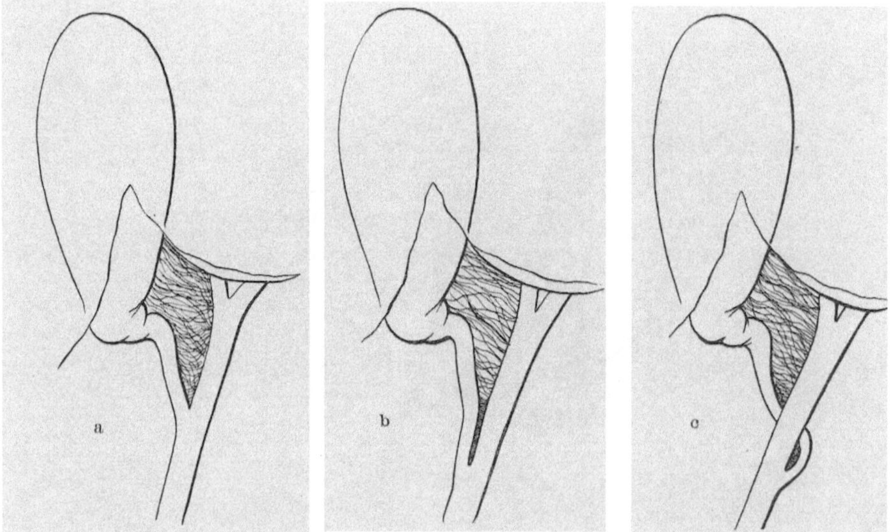

Abb. 87a—c. Schema der Mündungstypen des Ductus cysticus. a Spitzwinklige Mündung.
b Parallelverlauf. c Spiralverlauf.

Bindegewebe verbunden. Die Aneinanderlagerung der Gänge betrifft eine Strecke von $^1/_2$—5 cm, meistens etwa $1^1/_2$ cm. Häufig kombiniert mit diesem Verhalten ist die tiefe Vereinigung (retroduodenal). Ist in diesem Falle schon die Freilegung des Ductus cysticus schwierig, so kann die Sondierung des Hepaticus — besonders bei mangelhaft isoliertem Cysticus — leicht mißlingen, da hierbei vielfach die Sondenspitze auf den Sporn aufstößt und sich hier verfängt.

Hier möchte ich auch noch jene Fälle erwähnen, in welchen sich die beiden großen Gänge äußerlich zwar bereits zum einheitlichen Ductus choledochus vereinigt haben, im Inneren jedoch noch auf eine Strecke von 1—2 cm durch ein resistentes Septum geschieden sind.

III. Der *Spiralverlauf* (45%). Der Ductus cysticus kreuzt den Ductus hepaticus an seiner *dorsalen* Seite, um rückwärts oder von links her mit ihm zusammenzufließen. Die Spaltung des Cysticus nach vorne zu ohne vorherige Isolierung hätte die Querdurchtrennung des Ductus hepaticus zur Folge. Außer diesen sehr häufigen Variationen kann man gelegentlich noch andere Befunde erheben (HABERLAND), die natürlich nicht alle hier angeführt werden können.

In Abb. 105 ist aber beispielsweise ein Spiralverlauf des Ductus cysticus als Zufallsbefund dargestellt, wobei der Gang *vor* dem Ductus hepaticus nach links kreuzt.

Die *Höhe der Vereinigung* ist insoferne variabel, als dieselbe bald mehr leberwärts, bald näher dem Duodenum im Ligamentum hepato-duodenale erfolgen kann. Ja beide Gänge können getrennt das Ligament durchlaufen und erst *retroduodenal* (in etwa $^1/_{10}$ der Fälle), seltener erst innerhalb des Pankreas sich

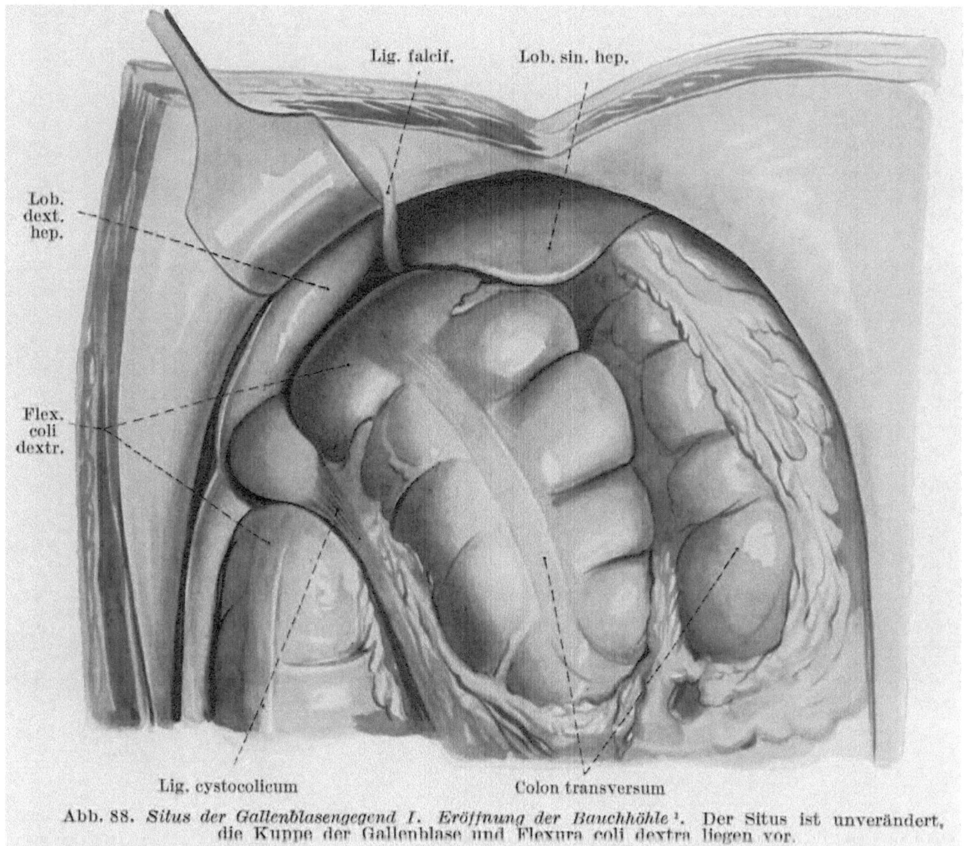

Abb. 88. *Situs der Gallenblasengegend I. Eröffnung der Bauchhöhle* [1]. Der Situs ist unverändert, die Kuppe der Gallenblase und Flexura coli dextra liegen vor.

vereinigen. Die seltenste Abnormität in dieser Richtung ist die getrennte Mündung beider Gänge in das Duodenum.

Im Normalfalle trifft man aber die Zusammenflußstelle in unmittelbarer Nähe des Gallenblasenhalses.

Von dem Orte der Vereinigung ist abhängig die *Länge* des Cysticus, wie auch die des Hepaticus. Während in der Regel als Länge des Ductus cysticus 2—4 cm angegeben wird, hat RUGE solche bis zu 11 cm, KEHR bis zu 14 cm

---

[1] Die Serie über den Situs wurde nach einer Leiche gezeichnet, welche zwei oft vorkommende Variationen zeigt: Das Colon transversum bildet eine nach abwärts konvexe Schlinge, weiters ist ein Lig. cystocolicum vorhanden. Diese Variationen fehlen in den Abb. 106, 107.

gemessen, selbstverständlich bei tiefer Vereinigung. Unter 2 cm dürfte die Länge normalerweise wohl kaum herabsinken.

Die *Weite* beträgt bis zu 4 mm, wobei der mittlere Abschnitt am engsten kalibriert ist.

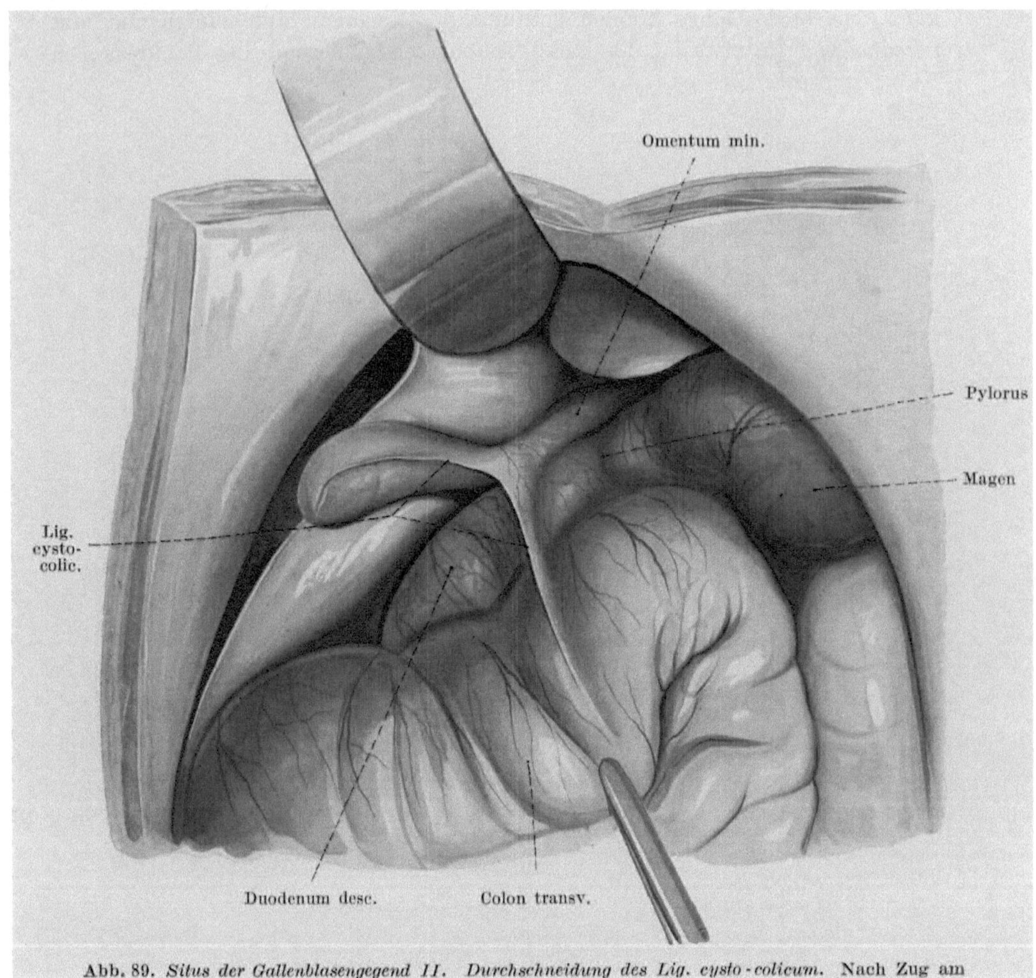

Abb. 89. *Situs der Gallenblasengegend II. Durchschneidung des Lig. cysto-colicum.* Nach Zug am Colon erscheint die ganze Gallenblase, Lig. hepato-duodenale, Pylorus und Duodenum.

4. Der Ductus choledochus.

Entsprechend der verschieden hohen Vereinigung der beiden Äste zum Ductus choledochus findet man auch die Länge des letzteren variabel. Unter den recht beträchtlich differierenden Durchschnittsmaßen der Autoren finde ich bei der Nachprüfung die Längenangaben Ruges: 5—7 cm am richtigsten, doch muß man auf Extremfälle — nach Ruges Angabe 2—12 cm — gefaßt sein. Als beiläufigen Anhaltspunkt für die Papillensondierung möchte ich bemerken, daß die Entfernung des Cysticusursprunges aus dem Collum von der Papilla duodeni annähernd konstant ist und etwa 10—11 cm beträgt.

Der Ductus choledochus besitzt normalerweise eine *Weite* von etwa 5 mm, doch zeigt er sich nicht überall gleichmäßig kalibriert. Seine engste Stelle findet sich an seiner Mündung ins Duodenum, eng ist auch die vom Pankreas umschlossene Strecke seines Verlaufes, während sich im mittleren Anteile oft eine spindelförmige Erweiterung zeigt. Die Dehnbarkeit ist eine

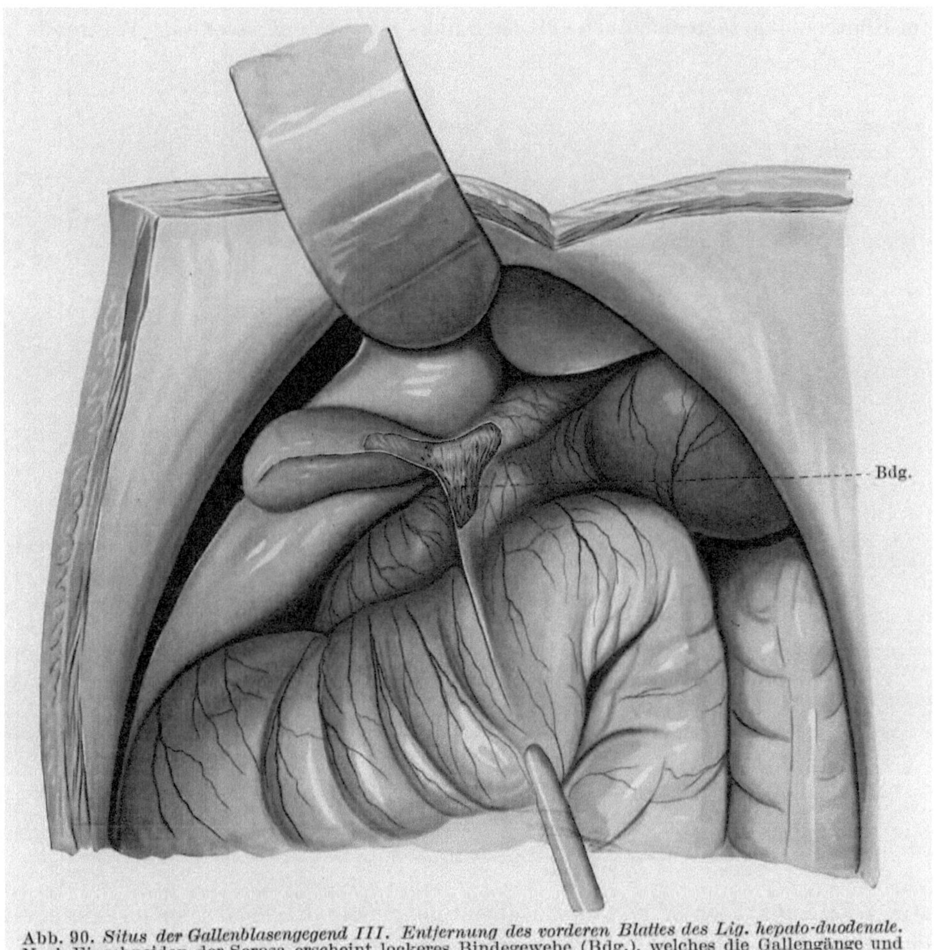

Abb. 90. *Situs der Gallenblasengegend III. Entfernung des vorderen Blattes des Lig. hepato-duodenale.* Nach Einschneiden der Serosa erscheint lockeres Bindegewebe (Bdg.), welches die Gallengänge und das Collum einhüllt.

charakteristische Eigenschaft dieses Ganges, so daß man ihn nach chronischen Stauungen nicht selten bis zur Weite des Dünndarmes dilatiert finden kann.

Die *Wand* ist ebenso wie bei den übrigen extrahepatischen Gängen dünn, doch kann sie bei pathologischen Prozessen sich verdicken oder durch sekundäre Atonie der Muscularis sich noch weiter verdünnen. Die *Mucosa*, blaßrot oder gallig imbibiert, ist verhältnismäßig dick, von der daruntergelegenen Muscularis jedoch leicht abpräparierbar, so daß eine schichtenweise Naht der Gänge möglich ist. Von besonderer Bedeutung für die Ernährung der Gallenwege ist ihre äußerste Schichte, die *Adventitia*. In ihr finden sich die nutritiven

Gefäße, welche aus den benachbarten Arterien — Arteria cystica, Arteria
hepatica, Arteria gastro-duodenalis — stammen, miteinander anastomosieren
und einen reichlichen, weitmaschigen Plexus bilden. Die Beraubung der Gänge
von dieser bindegewebigen Hülle kann durch den Verlust der Zirkulation zur
Nekrose des betreffenden Abschnittes führen.

Die Richtung des Ductus choledochus ist eine nach links unten und hinten
absteigende, wobei er annähernd die Richtung des Ductus hepaticus fortsetzt.
Im Röntgenbilde zeigt sich auch eine nach links gerichtete Konvexität. Während

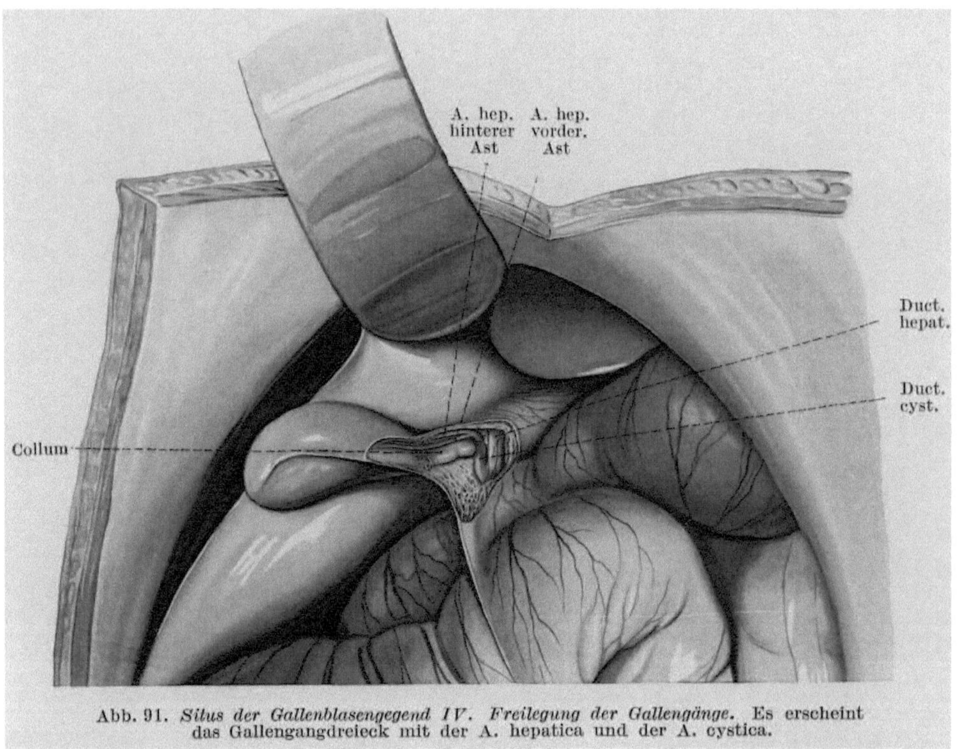

Abb. 91. *Situs der Gallenblasengegend IV. Freilegung der Gallengänge.* Es erscheint
das Gallengangdreieck mit der A. hepatica und der A. cystica.

seines *Verlaufes* liegt er erst im Ligamentum hepato-duodenale, später hinter
dem Duodenum und dem Pankreas, schließlich durchbohrt er schräg die mediale
Duodenalwand, um in der Papilla duodeni major zu münden (Abb. 93).

Von rein topischen Gesichtspunkten aus kann man so *vier* gut voneinander
abgrenzbare Teilstrecken unterscheiden: 1. die Pars supra-duodenalis, 2. die
Pars retro-duodenalis, 3. die Pars pancreatica und schließlich 4. eine Pars intramuralis, eine Einteilung, welche die Verständigung über einen bestimmten
Punkt des Ganges wesentlich erleichtert.

1. Der erste Abschnitt, die **Pars supra-duodenalis,** reicht von der Vereinigungsstelle der beiden Teiläste bis zum oberen Rand des Duodenums und ist der bezüglich seiner Länge variabelste Anteil. Ja er kann überhaupt fehlen ($10^0/_0$), falls
der Ductus choledochus erst retroduodenal entsteht.

Durch seine Lage im Ligamentum hepato-duodenale leicht zugänglich, wird seine Aufsuchung am besten in der Weise ausgeführt, daß man den freien Rand des Ligamentum hepato-duodenale einschneidet und das reichliche, den Choledochus umhüllende Bindegewebe abschiebt. Zahlreiche derbe, verhältnismäßig dicke Nervenfasern sind ihm eng angelagert und erschweren durch ihre

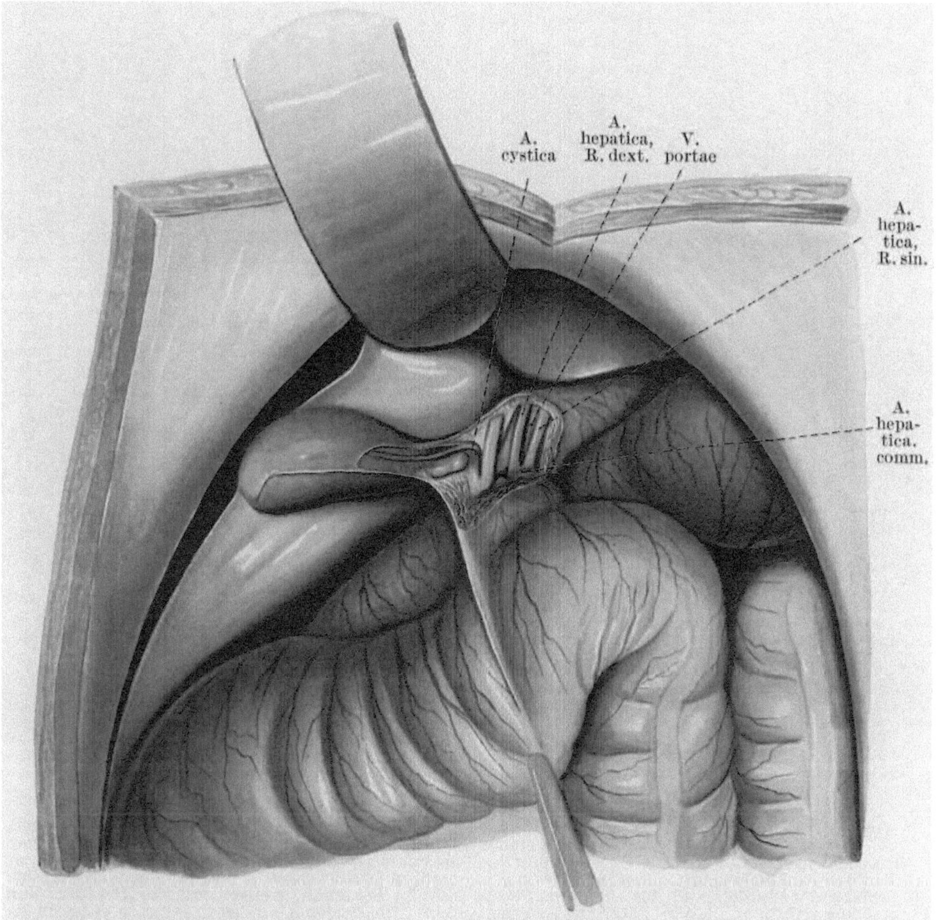

Abb. 92. *Situs der Gallenblasengegend V. Der Inhalt des Lig. hepato-duodenale.* Die Region ist weiter nach links auspräpariert worden, wodurch nun auch die V. portae und die A. hepatica propr. erscheint. In diesem Falle (Varietät) entspringen beide Teiläste der Arterie getrennt aus der A. hepatica comm. (vgl. dagegen das normale Verhalten Abb. 99).

innige Verbindung die Isolierung des Ganges. Zur Vena portae verhält er sich derart, daß er ihren rechten Rand ventralwärts deckt, manchmal aber $^1/_2$ cm rechts von ihr liegt.

Von den *Arterien* überkreuzt ihn selten eine tief entspringende *Arteria cystica*, in der Hälfte der Fälle die *Arteria gastro-duodenalis* nahe dem Duodenum, immer die *Arteria pancreatico-duodenalis superior* (Abb. 99). Die später noch zu besprechende *Arteria hepatico-mesaraica* läuft im Falle ihres Vorhandenseins meist direkt hinter dem Ductus (vgl. Abb. 93).

Zu beiden Seiten wird er von größeren Venenstämmchen begleitet, welche fortwährend kleinere Zweige aus der Wand des Ductus aufnehmen. Gelegentlich, besonders bei Entzündungen des Ductus choledochus erreichen diese Venen ein größeres Kaliber und können so Anlaß zu venösen Blutungen geben, wobei solche Blutungen nicht als Verletzung der Vena portae selbst betrachtet werden dürfen (vgl. Abb. 103).

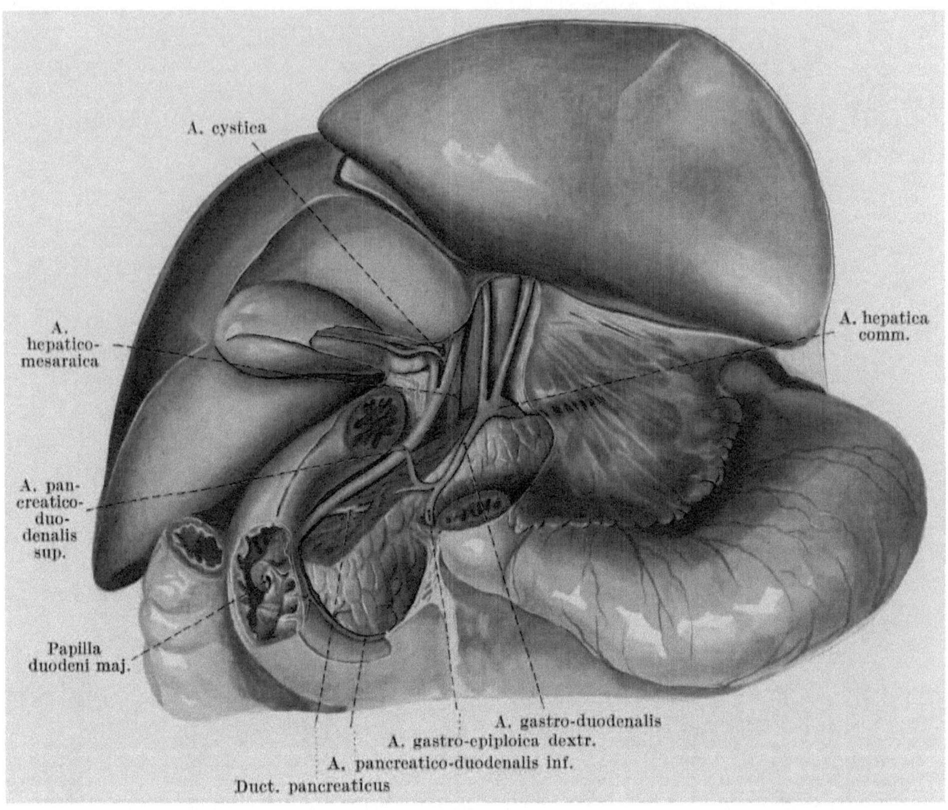

Abb. 93. *Situs der Gallenblasengegend VI. Das dem Körper entnommene Präparat.* Das Colon transv. wurde an der rechten Flexur durchschnitten und entfernt. Leber stark hinaufgeklappt, Magen maximal nach unten gezogen. Der Beginn des Duodenum ist quer durchschnitten und der kraniale Teil des Pankreaskopfes schräg gekappt, um den ganzen Ductus choledochus zu zeigen. Nach Entfernung der Vorderwand des Duodenum erscheinen die Schleimhautfalten mit der Papille. Nun erst übersieht man die Varietäten des Arteriensystems: Die beiden Äste der A. hepatica entspringen gesondert, außerdem ist eine A. hepatico-mesaraica vorhanden, aus der die A. cystica entsteht.

2. Die **Pars retro-duodenalis,** vorne überquert vom horizontalen Anfangsteil des Duodenums, hat an ihrer linken Seite noch immer die Vena portae eng angelagert. Durch ein dünnes Bindegewebslager geschieden, zieht hinter dem Ductus der mächtige Stamm der Vena cava inf. leberwärts (Abb. 107).

3. Für den folgenden Abschnitt möchte ich die Bezeichnung **Pars pancreatica** beibehalten, da diese Bezeichnung ein unbestimmtes topisches Verhältnis des Ductus zur Bauchspeicheldrüse charakterisiert, ohne eine intra- oder retropankreatische Lage des Gallenganges zu beinhalten. Vielfach wird nämlich dieser etwa 3 cm lange Abschnitt teilweise oder gänzlich vom Parenchym der

Bauchspeicheldrüse umschlossen, ein Verhalten, auf das man auch das Übergreifen pericholecystitischer Prozesse auf das Drüsengewebe zurückgeführt hat, umgekehrt aber auch die Kompression des Ductus bei Veränderungen des Pankreas.

Der genannte Abschnitt traversiert hier die Dorsalfläche des Pankreaskopfes, vom linken Rand des Zwölffingerdarmes meist durch einen schmalen Streifen von Drüsengewebe getrennt. Bei der Darstellung der topischen Varietäten dieser Region folge ich am besten der Beschreibung von Fuchs, welcher vier Haupttypen unterscheidet:

 a) Der Ductus choledochus liegt der dorsalen Pankreasfläche bloß auf. Er ist leicht S-förmig geschwungen und zieht zum Teil in der Furche zwischen Duodenum und Pankreas caudalwärts. Die Freilegung ist auf transduodenalem und retroduodenalem Wege leicht möglich (Abb. 94 a, b).

 b) Der Ductus choledochus liegt in einer Rinne der Pankreassubstanz. Hierbei kann die Rinne nach rechts oder nach hinten gerichtet sein. Im ersteren Falle liegt der Ductus in einem Kanal zwischen Pankreaskopf und dem Duodenum (Abb. 95 b), ist daher nur transduodenal erreichbar, im letzteren Falle wird er durch einen Streifen Drüsengewebes von der Darmwand getrennt, kann also bloß auf retroduodenalem Wege freigelegt werden (Abb. 95 a).

 c) Der Gallengang liegt in einer so tiefen Furche des Pankreaskopfes, daß das Drüsengewebe ihn völlig zu umhüllen scheint, doch läßt sich die von Bindegewebe erfüllte Furche leicht und ohne Pankreasverletzung eröffnen. Die Einschließung geschieht entweder zangenförmig mit bindegewebigen Abschluß der Furche (Abb. 96 b) oder durch Überlagerung von einem Pankreaslappen mit breiter, caudaler Basis (Abb. 96 a, c). Selbstverständlich handelt es sich hierbei nur um einen graduellen Unterschied gegenüber den früheren Fällen. Die Erreichbarkeit beschränkt sich auf den retroduodenalen Weg.

 d) Der Gallengang durchbohrt den Pankreaskopf, ist also ohne Verletzung des Parenchyms überhaupt nicht erreichbar (Abb. 97). Letzterer Fall ist als der seltenste aufzufassen, während die übrigen ungefähr gleich oft zu beobachten sind.

Mögen aber im speziellen Falle die Verhältnisse des Ductus choledochus zum Pankreas, welche immer von den aufgezählten Variationen aufweisen, immer wird der Ductus von einer Anzahl von kleineren Arterien und Venenstämmchen dorsal gekreuzt, welche Äste der Arteria resp. Vena pancreaticoduodenalis super. darstellen. Ja vielfach sieht man sogar den Hauptstamm dieser Gefäße selbst den Ductus traversieren (Abb. 107). Getrennt durch ein dünnes Bindegewebsblatt (Treitzsche Membran) liegt hinter dem Pankreas und hinter dem Ductus choledochus die Vena cava infer. (s. diesbezüglich auch Mobilisierung des Duodenum).

4. Die **Pars intramuralis** durchsetzt in schräg absteigender Richtung die dorsomediale Wand des Duodenum descendens in einer Länge von etwa 1 bis 2 cm, um auf der Papilla duodeni major gemeinsam mit dem Ductus pancreaticus zu münden.

Ziemlich konstant, fast regelmäßig vorhanden, ist eine Erweiterung des kurzen gemeinsamen Endstückes beider Gänge, das *Diverticulum duodeni Vateri*.

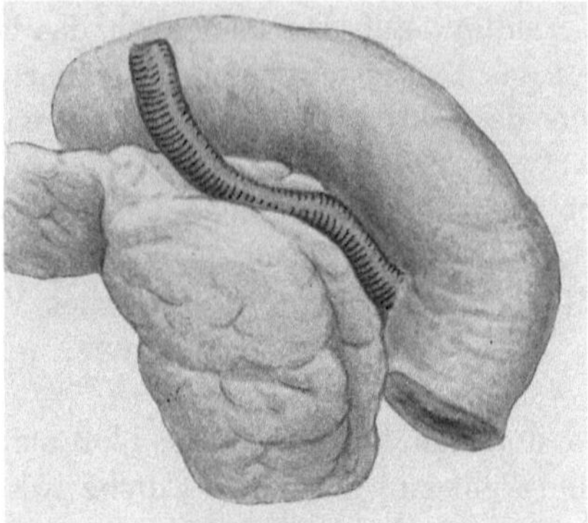

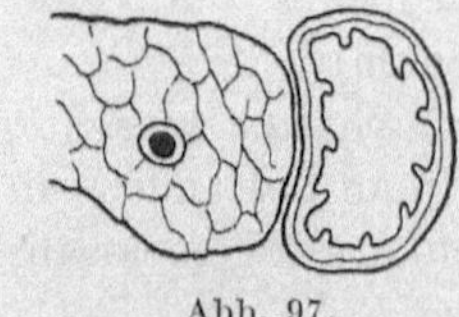

Abb. 94 a.

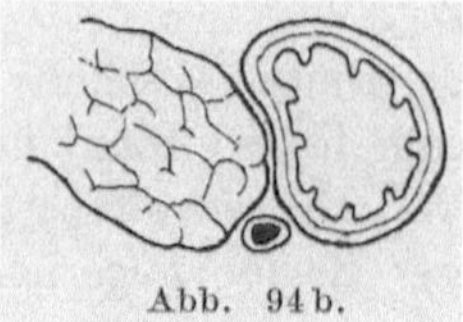

Abb. 94 b.

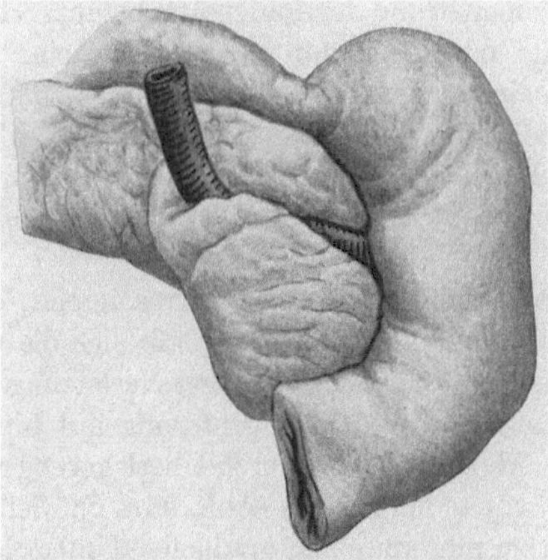

Abb. 95 a.

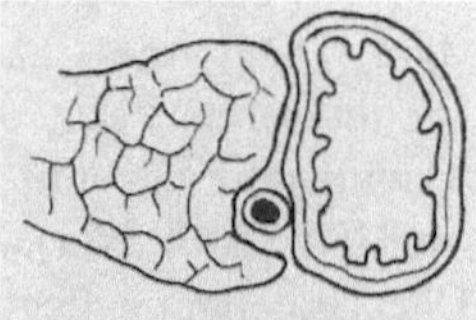

Abb. 95 b.

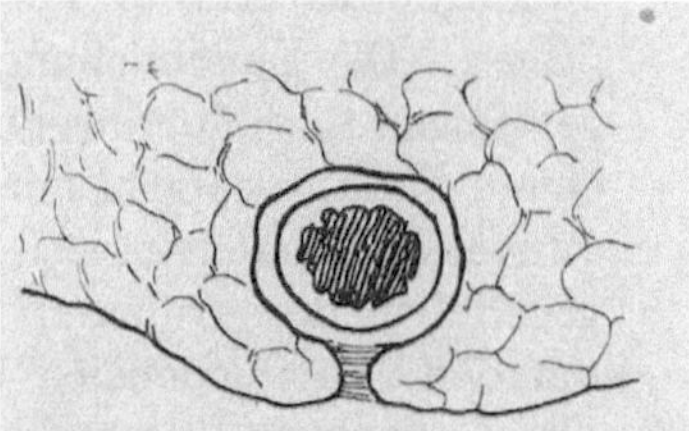

Abb. 96 a.

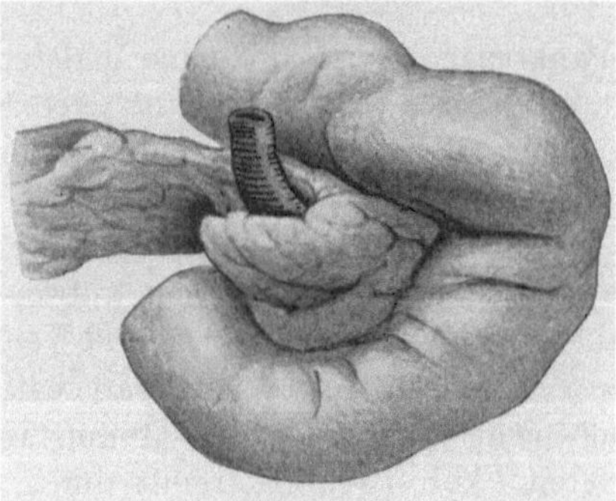

Abb. 96 b.

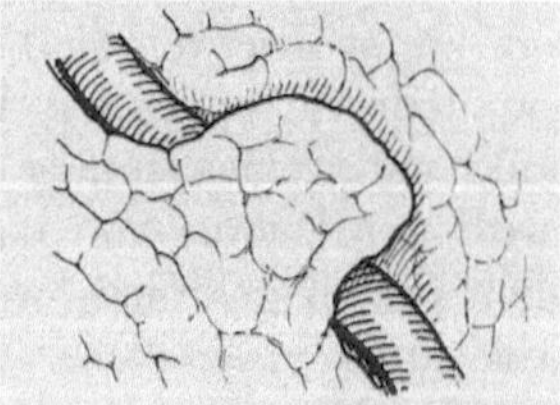

Abb. 96 c.

Abb. 97.

Abb. 94—97. *Das Verhalten des Ductus choledochus zum Pankreas* (aus Fuchs, Arch. f. klin. Chirurg. 1926). Der Ductus choledochus liegt in Abb. 94 b oberflächlich, Abb. 95 b in einer Rinne des Pankreas, Abb. 96 b fast ganz umschlossen, Abb. 97 im Pankreas.

In der Submucosa des Darmes gelegen, stellt es eine durchschnittlich 4 mm lange, 2 mm breite spindelige Ausbuchtung dar, eingeschaltet zwischen zwei Engen des Choledochus, nämlich zwischen der engen Durchbruchsstelle des Ganges durch die Darmmuskulatur und dem feinen Papillenkanal (vgl. Abb. 37 des klin. Teiles).

Die *Vereinigung mit dem Ductus pancreaticus Wirsungi* scheint insoferne variabel zu sein, als Einzelbefunde ebenso wie die Angaben der verschiedenen Autoren mannigfache Abweichungen zeigen. Oft findet man, daß zunächst

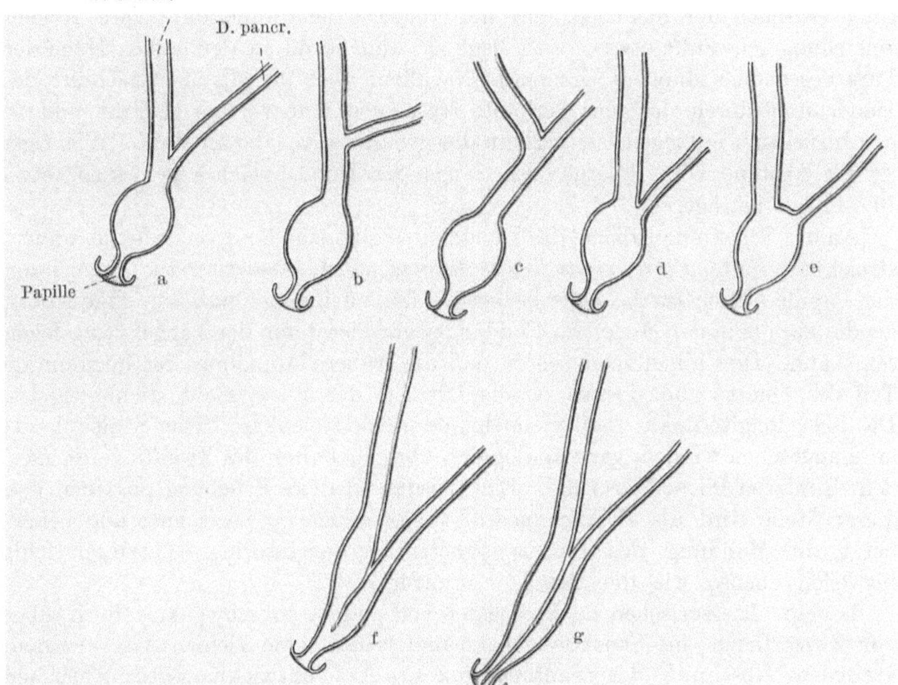

Abb. 98a—g. *Schema der Variationen bei der Vereinigung von Ductus choledochus und Ductus pancreaticus.* a Beide Gänge münden in ein gemeinsames Endstück. b D. pancreaticus mündet in D. choledochus. c D. choledochus mündet in D. pancreaticus. d Beide münden im Divertikel nebeneinander, in e weiter distant. In f erstreckt sich ein Septum bis nahe an die Papille, in g auch in diese hinein.

beide Gänge zusammentreten, um durch ein gemeinsames Endstück in das Divertikel zu münden, während sich in anderen Fällen jeder Gang separiert in die Ausweitung ergießt. Seltener schiebt sich ein Septum bis zur Papille vor. Deutlicher als die Beschreibung werden vorstehende Schemen die genannten Verhältnisse illustrieren.

Der Ductus pancreaticus, an seinem Ende etwa 2—4 mm dick, liegt sohin immer caudal vom Ductus choledochus. Daß normalerweise kein Übertritt vom Inhalte des einen Ganges in den anderen erfolgt, hat darin seinen Grund, daß jeder Einzelgang, ebenso wie die gemeinsame Mündung am Porus papillaris, einen eigenen Sphincter von zirkulären glatten Muskelbündeln besitzt. Bei Verlegung des Porus durch Gallensteine usw. kann es jedoch in gewissen Fällen zur Insuffizienz des Verschlußmechanismus kommen und so die Galle in die Pankreasgänge eindringen.

Die Mündung an der Papilla duodeni major stellt einen engen, kurzen Kanal dar, *Porus papillaris*, dessen Wände längsgestellte ineinandergreifende Schleimhautfalten verschiedener Höhe aufweisen (HYRTL, BROMAN). Die Abdichtung, welche den Abfluß von Galle einerseits, das Eindringen von Duodenalinhalt andererseits hintanzuhalten hat, ·wird durch den Tonus eines ringförmigen *Musculus sphincter papillae (Oddi)* sowie durch die demselben beigemengten elastischen Fasern bewirkt. Gewaltsame Bougierung läßt allerdings eine Erweiterung auf etwa 6 mm und noch mehr zu.

Die *Papille* stellt eine etwa hirsekorngroße, rundliche Erhabenheit am Übergang zwischen der medialen und hinteren Duodenalwand dar. Ihre Höheneinstellung schwankt etwas, doch liegt sie annähernd in der halben Höhe der Pars descendens duodeni (ZELLER). Nachdem aber der distale Abschnitt des Duodenums durch das hier verlötete Mesocolon transversum bedeckt und so der Inspektion entzogen ist, verliert die genannte Angabe an Wert. Wichtiger ist der Abstand vom Pylorus, der, längs der Duodenalachse gemessen, etwa 10—12 cm beträgt.

An der Schleimhautfläche des Duodenums gibt eine längsverlaufende, unverstreichbare Falte, *Plica longitudinalis duodeni*, einen Wegweiser zur Aufsuchung der Papille. Doch ist die Lage beider Gebilde zueinander insoferne inkonstant, als die Papille in der Mitte, am Ende, oder gar distal von der Längsfalte gelegen sein kann. Dies allein zeigt schon, daß die frühere Annahme, der intramurale Teil des Ductus choledochus sei die Ursache der Plica, nicht stichhältig ist. Die Plica longitudinalis muß vielmehr als unverstreichbare, reine Schleimhautfalte angesehen werden, ganz analog den übrigen Falten des Zwölffingerdarmes, den zirkulären Plicae Kerkringi. Eine zweite, kleinere Erhebung proximal von dieser Stelle wird als *Papilla duodeni minor Santorini* bezeichnet und beherbergt die Mündung des Ductus pancreaticus accessorius. Letzterer fehlt bisweilen ebenso wie die Papilla Santorini.

Ist ein akzessorischer Pankreasgang vorhanden, so schwankt sein Kaliber von Zwirnsfaden- bis Stricknadeldicke und erhält seine kleinen Äste aus dem kranialen Abschnitt des Pankreaskopfes. Aus entwicklungsgeschichtlichen Gründen kann eine Anastomose zwischen dem Hauptgang und dem Ductus accessorius vorhanden sein, ja ausnahmsweise kann der Ductus accessorius allein bestehen bleiben, während der normale Hauptgang fehlt. Selbstverständlich kreuzt der Ductus accessorius den Ductus choledochus, und zwar so, daß der Gallengang immer dorsal gelegen ist.

Gefäße und Nerven.

1. Die Arterien.

Die arterielle Versorgung des gesamten Gallenapparates sowie der benachbarten Duodenum-Pankreas-Anteile geschieht durch die aus der *Arteria coeliaca* entspringende *Arteria hepatica communis*. Am Ursprunge noch vielfach vom oberen Rande des Pankreas gedeckt, zieht die mächtige Arterie fast horizontal nach rechts und betritt unmittelbar neben dem Pylorus das Ligamentum hepatoduodenale. Durchschneidet man das Omentum minus am Magenausgange, so kann man leicht den gesamten Stamm der Arterie in der hinteren Wand der Bursa omentalis freilegen.

Unmittelbar nach dem Eintritt in das Ligamentum hepato-duodenale teilt sich die Arteria hepatica communis in ihre beiden fast gleich dicken Hauptäste, in die senkrecht aufsteigende *Arteria hepatica propria* und in die absteigende, unter dem Duodenum verschwindende *Arteria gastro-duodenalis*. Die Teilungsstelle, in Gestalt eines liegenden T, findet sich hinter oder knapp über dem Pylorus (Abb. 99). Sie deckt dabei die Vena portae von vorne, kann aber etwa

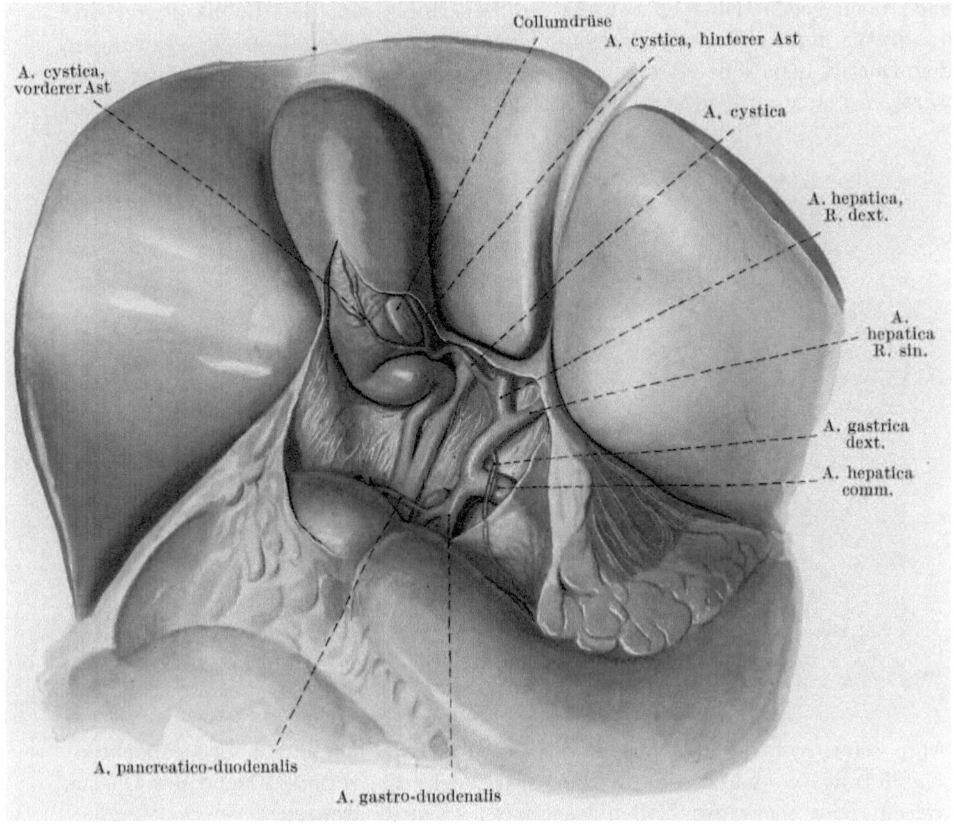

Abb. 99. *Die Arterien des Lig. hepato-duodenale.* Die Vorderwand des Ligaments ist entfernt, die V. portae noch in der Tiefe versteckt. Collumdrüse und Choledochusdrüse sind freigelegt.

in $^1/_{10}$ der Fälle so weit nach rechts verschoben sein, daß sie vor den Ductus choledochus zu liegen kommt.

Die **Arteria hepatica propria** gelangt durch das Ligamentum hepato-duodenale vor dem linken Rande der Vena portae gegen die Leberpforte. Vom Ductus choledocho-hepaticus hält sich das Gefäß meist in respektabler Entfernung, doch kann es bei älteren Personen, wie an allen Körperarterien, zur Verlängerung und Schlängelung der Arterie kommen, so daß stellenweise eine Arterienschlinge vor dem Ductus gefunden werden kann, ein Vorkommnis, das gelegentlich chirurgische Beachtung erfordert. Knapp vor dem Eintritt in die Leberpforte zerfällt die Arteria hepatica in einen *Ramus dexter* und in einen die Richtung des Stammes fortsetzenden *Ramus sinister*. Diese Aufteilung erfolgt in gewissen

Fällen weiter proximalwärts, ja es können sogar ausnahmsweise die beiden
Teiläste der Arteria hepatica propria getrennt entstehen (s. beispielsweise
Abb. 92, 93).

Während der linke Ast weniger praktische Bedeutung besitzt, ist der *Ramus
dexter* nicht bloß wegen seiner eigenen Beziehungen zum Ductus hepaticus
von Interesse, sondern auch aus dem Grunde, da er das Ernährungsgefäß der
Gallenblase, die *Arteria cystica* abgibt. Er zieht schräg über die Vena portae
nach oben gegen das rechte Ende des Leberhilus, um den Lobus dexter und
quadratus der Leber zu versorgen. Um dahin zu gelangen, ist er gezwungen,
den Ductus hepaticus zu traversieren. Meistens geschieht dies an seiner rück-
wärtigen Fläche, nur in etwa 20% der Fälle liegt die Arteria ventral vom Ductus

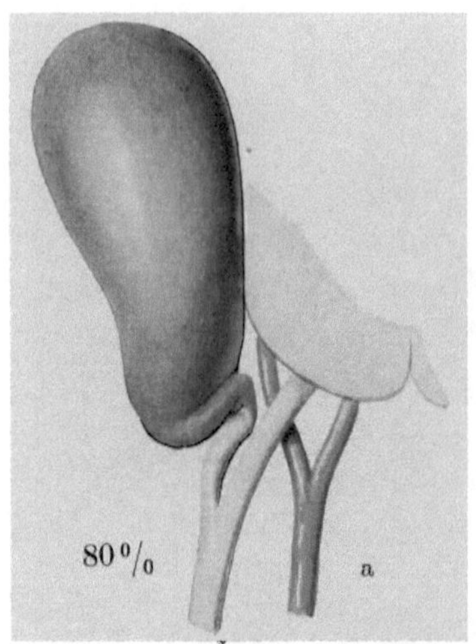

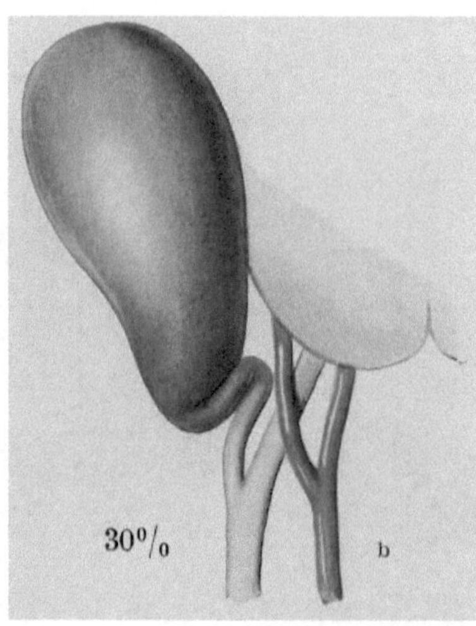

Abb. 100 a, b. *Das Verhalten des R. dexter der A. hepatica zum Ductus hepaticus.* a Die Arterie
liegt dorsal (80⁰/₀), b ventral (30⁰/₀) vom Lebergang.

(Abb. 100a, b). Ist der Verlauf des Gefäßes (wie manchmal zu beobachten)
bogenförmig, so kann die Arterie sogar noch die hintere Fläche des Ductus
cysticus oder sogar des Gallenblasenhalses (KEHR) kreuzen.

Die Arteria hepatica propria ist — abgesehen von funktionell unwichtigen
Zweigen aus den Arteriae phrenicae usw. — *das einzige nutritive Gefäß der Leber.*
Ihre Unterbindung hat die Nekrose der gesamten Leber zur Folge — falls
das betreffende Individuum nicht etwa durch den zufälligen Besitz einer akzessorischen Leberarterie vor solchen Folgen geschützt ist. Nachdem auch die
Versorgungsgebiete der beiden Teiläste deutlich voneinander abgrenzbar sind
(der Ramus sinister versorgt den linken Leberlappen, während der Ramus
dexter sich in den drei übrigen Lappen verbreitet), so ist die Unterbindung
dieser Teiläste ebenso wie die des Hauptstammes zu unterlassen. Jene Fälle
der chirurgischen Literatur, in welchen eine Arteria hepatica ohne Schaden
für den Patienten unterbunden wurde, beruhen auf dem Vorhandensein einer
Arteria hepatica accessoria oder auf Vorhandensein von *abnormen Kollateralen*
nach länger dauernden pathologischen Zuständen (Aneurysma nach KEHR,
weiters die Fälle von CLAIRMONT und HABERER).

Das eben erwähnte Vorhandensein von **akzessorischen Leberarterien** ist ein häufig zu erhebender Befund (etwa 25%). Sehen wir von einigen ganz seltenen Anomalien ab, so entspringen diese Gefäße aus der Arteria gastrica sinistra, der Arteria mesenterica superior und schließlich aus der Arteria gastro-duodenalis. Besonders die aus den beiden erstgenannten Gefäßen abgehenden Arteriae hepaticae, welche häufig gleichzeitig neben der normalen Arteria hepatica propr. bestehen, zeigen einen derart konstanten Ursprung und Verlauf, daß Gérard und Cordonnier nicht mit Unrecht von einer typischen Triplizität sprechen.

Die aus der *Arteria mesenterica sup.* entspringende Arterie, auch als *Arteria hepatico-mesaraica* (Rio Branco) bezeichnet, steigt hinter dem Pankreaskopf und hinter dem Duodenum ins Ligamentum hepato-duodenale auf, wo sie zwischen Vena portae und Ductus choledochus liegt, manchmal auch direkt hinter dem Ductus choledochus und cysticus, um sich in den rechten Leberlappen einzusenken. Vielfach entläßt sie auch die Arteria cystica (Abb. 93).

Die aus der *Arteria gastrica sinistra* stammende *Arteria hepato-gastrica* scheint durch Ausweitung eines konstanten dünnen Ästchens der Magenarterie hervorgegangen zu sein, das im Omentum minus fast bei allen Personen leberwärts zieht. Bei guter Ausbildung kann sie, bis zu 3 mm dick, den linken Leberlappen versorgen. Da sie in dem am weitesten links gelegenen Ende der Porta hepatis eintritt und etwa 4 Querfinger links von der Vena portae aufsteigt, gerät sie in keine engere Nachbarschaft zu den Gallenwegen.

Gibt die *Arteria gastro-duodenalis* eine akzessorische Leberarterie ab, so verläuft letztere zum rechten Leberlappen. Sie steigt dabei zur rechten Seite des Ductus choledochus, also nahe dem freien Rande des Ligamentum hepato-duodenale auf, kreuzt den Ductus cysticus an seiner dorsalen Seite, um nach Abgabe der Arteria cystica im Hilus zu verschwinden.

Jedes der genannten akzessorischen Gefäße kann einen Ast der Arteria hepatica propria völlig ersetzen oder neben der normal sich aufteilenden Leberarterie vorhanden sein.

Der chirurgisch wichtigste Ast der Arteria hepatica ist die **Arteria cystica.** Etwa 1—2 cm lang und ebensoviele Millimeter dick, kann ihr Kaliber bei Entzündungen der Gallenblase mehr als das Doppelte erreichen. Eingebettet in die lockere Subserosa zieht sie schräg nach rechts zum Gallenblasenhals, wo sie in ihre beiden Endäste, *Ramus anterior* und *Ramus posterior* zerfällt. Ihr Stamm, vom vorderen Blatte des Ligamentum hepato-duodenale durch größere Mengen Bindegewebes getrennt, erscheint regelmäßig bei der Ablösung der Gallenblase von oben her an der linken Seite des Collum als derber, pulsierender Strang (s. Abb. 102). Die genauere Topik der Arteria cystica ist in erster Linie abhängig von ihrem, vielen individuellen Schwankungen unterworfenen Ursprunge. In 90% der Fälle erfolgt dieser aus dem Ramus dexter der Arteria hepatica, so daß dieser Typus als Norm gelten kann. Immerhin müssen aber auch jene restlichen Fälle berücksichtigt werden, in denen sich Ursprung und Verlauf anders verhalten.

Entsteht die Arteria cystica aus dem *Ramus dexter,* so liegt ihr Ursprung häufig rechts vom Ductus hepaticus (Abb. 101 a, 102). Ihr Stamm ist dann kurz, horizontal oder abwärts verlaufend. Weniger häufig trifft man den

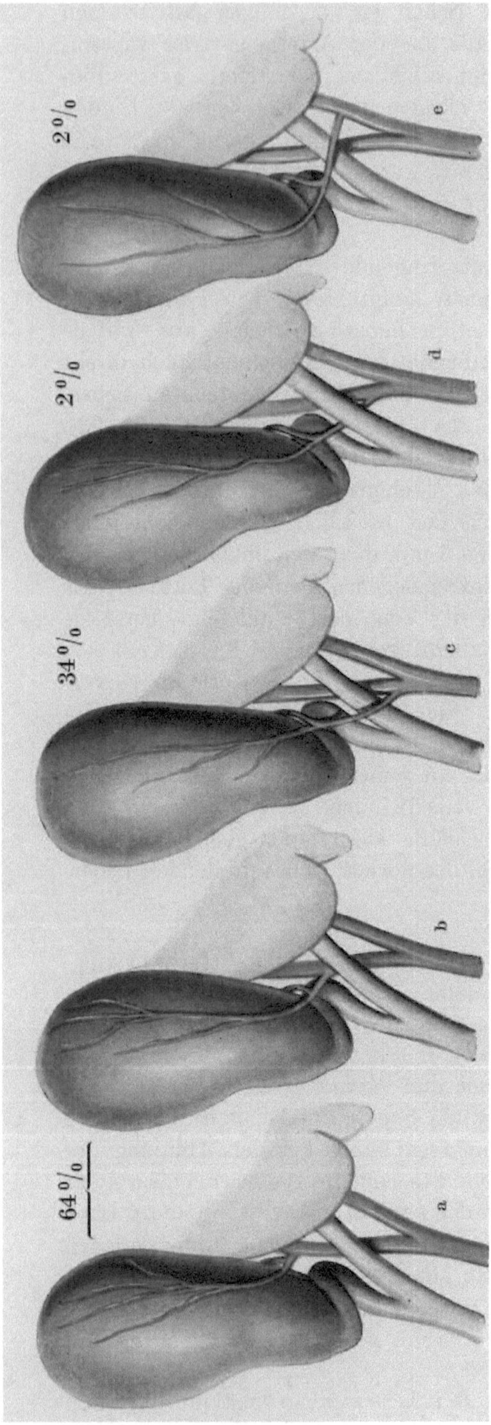

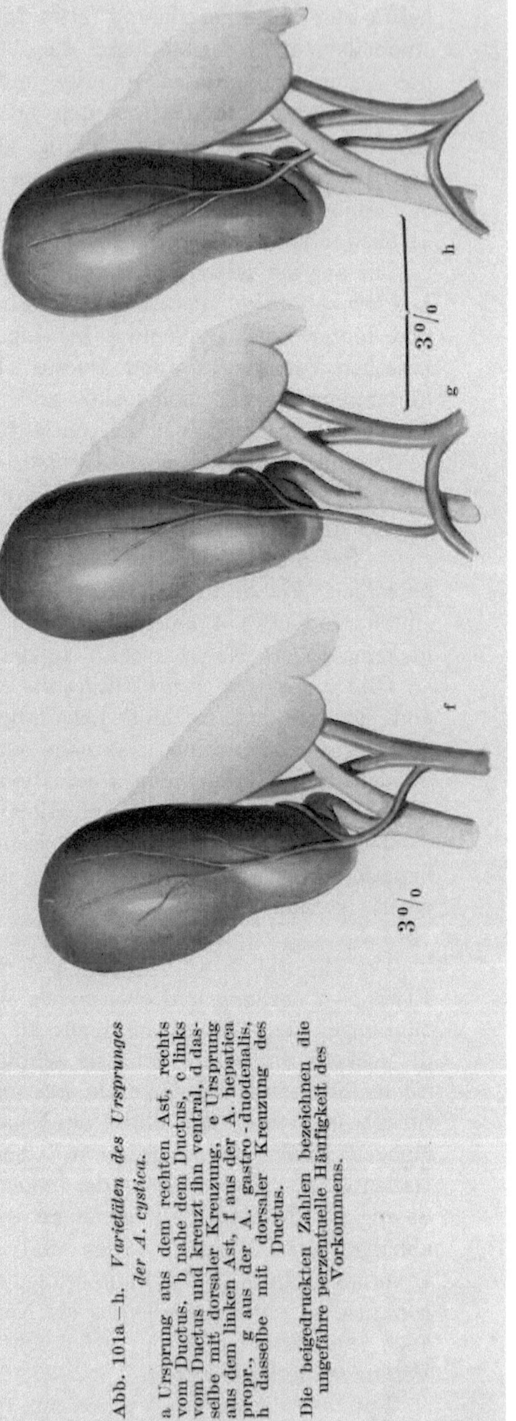

Abb. 101a—h. *Varietäten des Ursprunges der A. cystica.*

a Ursprung aus dem rechten Ast, rechts vom Ductus. b nahe dem Ductus, c links vom Ductus und kreuzt ihn ventral, d dasselbe mit dorsaler Kreuzung, e Ursprung aus dem linken Ast, f aus der A. hepatica propr., g aus der A. gastro-duodenalis, h dasselbe mit dorsaler Kreuzung des Ductus.

Die beigedruckten Zahlen bezeichnen die ungefähre perzentuelle Häufigkeit des Vorkommens.

Ursprung links vom Ductus hepaticus, wobei dann die Arterie gezwungen ist, den Lebergang zu kreuzen. In der Regel liegt das Gefäß hierbei ventral (Abb. 101c, 99, 105), nur in Ausnahmefällen dorsal vom Ductus hepaticus (Abb. 103, 101d). Je weiter proximal die Arterie entsteht, um so länger wird ihr Stamm, um so eher gewinnt sie noch topische Beziehungen zum Ductus cysticus (Abb. 101c), eventuell sogar zum Ductus choledochus.

Von den *selteneren Ursprungsarten* möchte ich den Abgang der Arteria cystica aus dem Ramus sinister der Arteria hepatica oder aus dem ungeteilten Stamme der letzteren (Arteria hepatica propria) erwähnen, wobei sie ebenfalls den Ductus hepaticus kreuzt; weiters den Ursprung aus der Arteria mesenterica super., aus einer akzessorischen Arteria hepatico-mesaraica (Abb. 93), und jenen aus der Arteria gastro-duodenalis. Besser als ermüdende Beschreibungen der einzelnen Varietäten werden nebenstehende Schemen (Abb. 101) ein Bild davon geben, in welchen Situationen sich die A. cystica vorfinden kann, resp. wo der Chirurg auf dieses Gefäß zu achten hat[1].

Für die beiden *Hauptäste* der Arteria cystica hat sich im chirurgischen Sprachgebrauch der Name „*vorderer und hinterer Ast*" eingebürgert. Behält man diese Bezeichnung bei, so kann man dies nur unter der Voraussetzung tun, daß man Leber und Gallenblase herausgeklappt annimmt, die Facies intestinalis also gegen den Beschauer sieht. Die beiden Äste, welche an der Corpus-Collum-Grenze entstehen, laufen eng an der Gallenblasenwand gegen den Fundus. Eine subseröse Ausschälung der Gallenblase unter Belassung der Gefäße an der Gallenblasenwand ist wohl möglich, doch werden hierbei zahlreiche, zur Nachbarschaft (Serosa, Leber) abgehende Zweige der Arteria cystica durchtrennt (Abb. 102).

Der *vordere* Ast traversiert gleich nach seinem Ursprunge die oberflächliche Seite des Collum, bei frühzeitiger Teilung der Arteria cystica sogar auch den Ductus cysticus von vorne, und verteilt sich dann an der rechten Hälfte des Gallenblasenkörpers, wo seine Zweige an Injektionspräparaten durch das Bauchfell hindurchschimmern. — Der *hintere* Ast bleibt hingegen an der linken Seite der Gallenblase, steigt längs ihres linken Randes, später zwischen Gallenblase und Leberbett zum Fundus auf und versorgt die linke und hintere Wand.

Frühe Teilung der Arteria cystica bei kurzem Stamme kommt häufig vor; als Extrem ist der gesonderte Ursprung des vorderen und hinteren Astes aus dem Ramus dexter aufzufassen. Akzessorische Arteriae cysticae können aus denselben Gefäßen, aus welchen der abnorme Ursprung der ganzen Arterie möglich ist, stammen. Sie verhalten sich dann so wie die oben beschriebenen Varietäten des Cystica-Ursprunges.

Die **Arteria gastro-duodenalis,** der absteigende Endast der Arteria hepatica propria kommt den Gallenwegen ebenfalls sehr nahe, wenn er auch nirgends in direkte Berührung mit ihnen tritt. Sein Abgang aus der Arteria hepatica comm. wurde früher bereits geschildert. Je nach den Ursprungsverhältnissen kann die Arterie vor oder links vom Ductus choledochus liegen, immer ist sie aber

---

[1] Die den schematischen Darstellungen beigegebenen Zahlen sind auf 100 Fälle errechnet und sollen nur die ungefähre Häufigkeit des Vorkommens der einzelnen Typen demonstrieren. Die Zahlen sind teilweise aus eigenen Beobachtungen gewonnen, zum Teil nach Statistiken ergänzt.

etwa 1 cm weiter vorne zu finden, da sich der Pankreaskopf zwischen sie und
den Choledochus einschiebt.

Der Stamm der Arterie zieht über die Vena portae und vor dem Pankreas
nach abwärts und teilt sich nach kurzem Verlaufe in die *Arteria gastro-
epiploica dextra,* welche ins Ligamentum gastro-colicum eintritt, und in die
Arteria pancreatico-duodenalis superior (Abb. 93, 99).

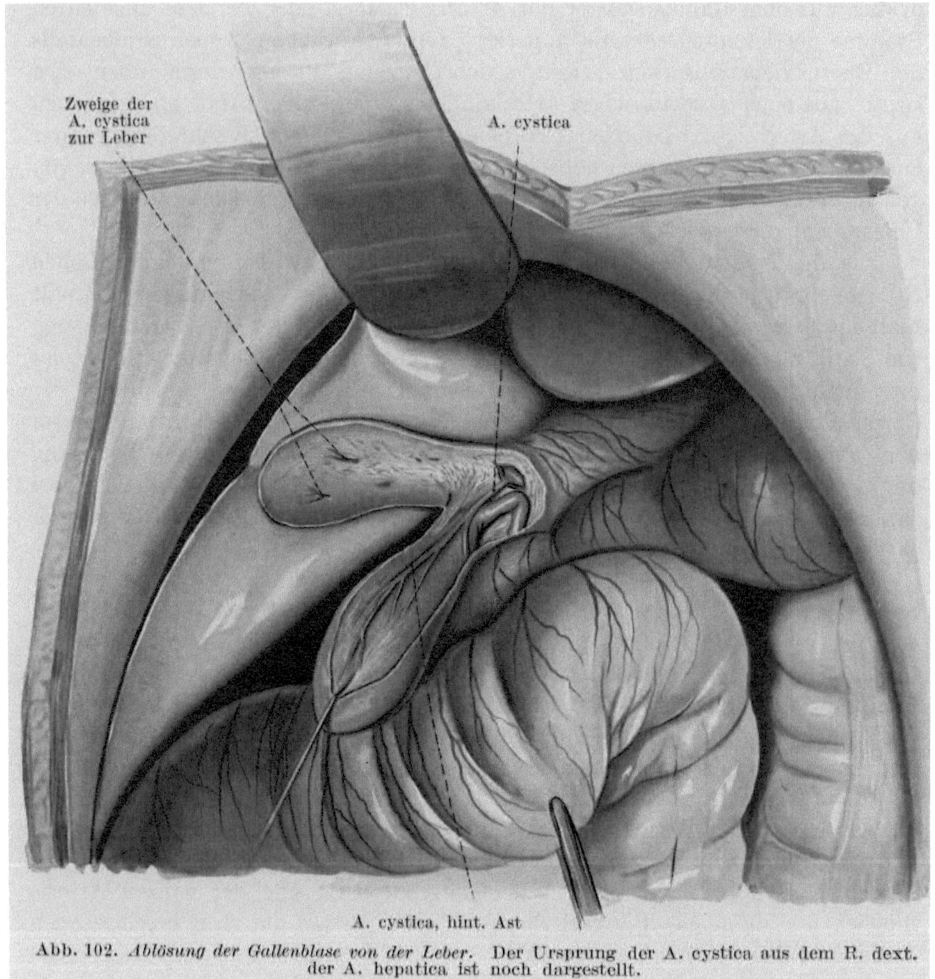

Abb. 102. *Ablösung der Gallenblase von der Leber.* Der Ursprung der A. cystica aus dem R. dext.
der A. hepatica ist noch dargestellt.

Letztere traversiert regelmäßig knapp über dem Duodenum den Ductus
choledochus, bei retroduodenaler Entstehung des Ductus seine beiden Teiläste
von vorne (Abb. 93, 99). Sie schlingt sich hierauf spiralig erst an die rechte,
später an die dorsalen Seite des Ductus choledochus. Bei Choledochotomie in der
Pars pancreatica kann sie Anlaß zu Blutungen geben. Kleinere Äste ziehen
zum Duodenum, zum Pankreas und zum Ductus choledochus (Abb. 107).

Der Vollständigkeit halber erwähnt soll hier auch noch die *Arteria gastrica
dextra* sein, welche als Ast der Arteria hepatica propria oder comm. entsteht

und sich sofort im Omentum minus zur kleinen Magenkurvatur wendet. Topische Bedeutung für die Gallenwege kommt ihr nicht zu.

2. Die Venen.

Der Abfluß des venösen Blutes aus dem Bauchfelle erfolgt im allgemeinen in der Weise, daß die aus dem Peritoneum parietale sich sammelnden Venen ihr Blut der Vena cava infer. zuführen, während die Venen des Peritoneum viscerale (Mesenterien) und der in echte Mesenterien eingehüllten Organe zur Vena portae gelangen. Auch in der hier in Frage kommenden Region des Oberbauches sind die venösen Abflüsse sämtlicher mesenteriell fixierter Organe: Magen, Leber, Darm oder der in embryonaler Zeit in Bauchfellduplikaturen eingeschlossenen Gebilde (Duodenum, Pankreas) auf das System der Vena portae zentriert.

Der mehr als daumendicke Stamm der *Vena portae* steht jedoch nicht bloß hinsichtlich seiner systematischen Stellung im Vordergrunde des Interesses, sondern auch durch seine topische Lage im Ligamentum hepato-duodenale, weshalb zunächst dieser Hauptstamm besprochen werden soll.

Die Pfortader, etwa 6 cm in ihrer Gesamtlänge betragend, entsteht hinter dem Kopfe des Pankreas durch Vereinigung der drei großen Eingeweidevenen, nämlich der von unten kommenden *Vena mesenterica super.*, der von links nach rechts ziehenden *Vena lienalis*, während die *Vena mesenterica infer.* in den Winkel zwischen beiden ersteren Venen mündet, häufiger aber in die Vena lienalis selbst eintritt. Die Vena portae erreicht dann, die aufsteigende Richtung der Vena mesenterica super. fortsetzend, in eine mehr oder minder tiefe Rinne des Pankreas eingeschlossen, den unteren Rand des Duodenum, traversiert auch dieses Darmstück an dessen dorsaler Seite, um schließlich von hinten her zwischen die beiden Blätter des Ligamentum hepato-duodenale einzudringen. Auf diese erste Strecke der Vene ist bei der *Mobilisierung des Duodenum* Rücksicht zu nehmen, insoferne als bei einer allzuweit gehenden Ablösung des Zwölffingerdarmes diese Venenabschnitte noch ins Operationsbereich fallen können.

Die *Pars supraduodenalis*, ins Ligamentum hepato-duodenale eingeschlossen, liegt von allen Gebilden am weitesten dorsal, wobei ihre beiden Ränder vom Ductus choledochus und von der Arteria hepatica propria überlagert werden. Unmittelbar vor der Teilung erweitert sich ihr Lumen zu einer kleinen, bulbösen Auftreibung, *Sinus venae portae*. Die im Ligamentum hepato-duodenale verlaufende Strecke weist eine Reihe von Venenmündungen auf, welche mehr oder minder inkonstant, die letzten Zuflüsse der Vena portae darstellen: so ergießt sich die *Vena pancreatico-duodenalis* am oberen Rande des Duodenum in die Vena portae, oft auch die *Vena gastrica sinistra*, die aus der kleinen Magenkurvatur kommt, schließlich auch noch die *Vena cystica*. Letztere mündet entweder in das Endstück der Vena portae oder in ihren rechten Ast.

In der Leberpforte selbst erfolgt die Teilung der Vena portae in ihre Endäste, welche in der Regel von allen Gebilden am weitesten dorsal liegen. Der *Ramus sinister*, horizontal in der Hilusfurche nach links ziehend, geht im Embryonalleben wichtige Verbindungen mit dem *Ductus venosus Arantii* und der *Vena umbilicalis* ein. Die normale Obliteration, welche in diesen beiden Stämmen nach der Geburt beginnt, erfolgt in der Vena umbilicalis, dem späteren *Ligamentum teres hepatis,* vielfach nur mangelhaft, so daß ein mehr oder minder *feiner Restkanal im Ligamentum teres* erhalten bleiben kann. Durch diesen fließt manchmal Blut aus der Pfortader zum linken Leberlappen, oder durch eine Anastomose im Ligamentum falciforme (SAPPEY, BUROW, BAUMGARTEN) zu den parumbilicalen Venen der vorderen Bauchwand. Es ergibt sich daher die Forderung, bei Durchschneidung des Ligamentum teres oder falciforme hepatis die Stümpfe *auf jeden Fall zu unterbinden,* da sogar tödliche Verblutungen aus solchen Venen nach Schluß der Bauchdecken bekannt geworden sind.

Eine plötzliche Zirkulationsunterbrechung in der Vena portae zieht den Tod des betreffenden Individuums durch Ausfall der Leberfunktion ebenso nach sich, wie die früher beschriebene Unterbindung der Arteria hepatica. Hingegen zeigt sich, daß eine allmähliche Obturation der Pfortader infolge krankhafter Prozesse unter Umständen durch Ausweitung vorhandener Kollateralwege paralysiert wird.

Solche *akzessorische Pfortadern* sind fast ausnahmslos in jedem Falle vorhanden. Sie sammeln sich aus der Umhüllung der Leber, dem Peritoneum und ganz besonders aus dem subserösen Gewebe des Ligamentum hepatoduodenale, verlaufen kranialwärts, um an verschiedenen Stellen der Leberpforte in das Parenchym einzutreten. In der Regel sind diese Gefäße nicht gänzlich isoliert, sondern stehen mit den caudalwärts ziehenden, in die Vena pancreatico-duodenalis oder Vena coronaria ventriculi mündenden Venen in weit offener Kommunikation, so daß hierdurch die Möglichkeit eines Kollateralkreislaufes gegeben erscheint (vgl. Abb. 103).

Der Abfluß des Blutes aus dem System der *extrahepatischen Gallengänge* erfolgt durch eine Anzahl in der Regel dünner Venenstämmchen, welche teils im retroduodenalen, teils im supraduodenalen Abschnitte der Vena portae münden. Diese Venen sammeln sich aus Geflechten, welche in der bindegewebigen Hülle der Gallenblase und der Gallengänge untergebracht sind. Bisweilen heben sich nach dem Gesetze der Kollateralität der Venen einzelne Stämme durch ihr größeres Kaliber hervor, so daß es nicht wundernehmen darf, wenn man bei der Präparation eines Ganges auf eine größere Vene trifft. Die Unterbindung derselben ist bedeutungslos. Im folgenden seien die venösen Abflüsse der einzelnen Organe des Oberbauches kurz zusammengefaßt:

Die Venen der Gallenblase sammeln sich aus einem subserös gelegenen Geflecht kleinerer Stämmchen zur *Vena cystica,* die, caudal von der Arteria cystica gelegen, in den rechten Ast der Vena portae mündet, oft auch in diese selbst, knapp vor ihrer Aufteilung. Außer diesem Hauptabflußweg existieren aber weiters noch Verbindungen zwischen der Vena cystica und dem Venengeflecht des Ductus choledochus, so daß dem Blute der Gallenblase sohin beide Wege als Abflußbahnen offen stehen. Da nun die Stärke dieser Verbindungen, wie nur natürlich, sehr variabel ist, erklärt es sich auch, daß bei der Exstirpation der Gallenblase bald eine einzige größere Vene am Cysticusstumpf blutet, bald mehrere kleine Gefäße angeschnitten werden. Eine dieser Verbindungsvenen liegt häufig vor dem Ductus cysticus, weshalb ich sie als *Vena praecystica* bezeichnet habe.

Aus der Wand des Ductus choledochus fließt das Blut in ähnlicher Weise nach zwei Hauptrichtungen ab: entweder gelangt es durch die bereits oben beschriebenen akzessorischen Pfortadern direkt ins Leberparenchym, ein anderer, mindestens ebenso großer Teil ergießt sich nach abwärts in Form eines, den Ductus begleitenden Geflechtes, *Plexus venosus choledochi.* Häufig erscheinen in diesem Geflechte die am linken und rechten Rande gelegenen Gefäße beträchtlich

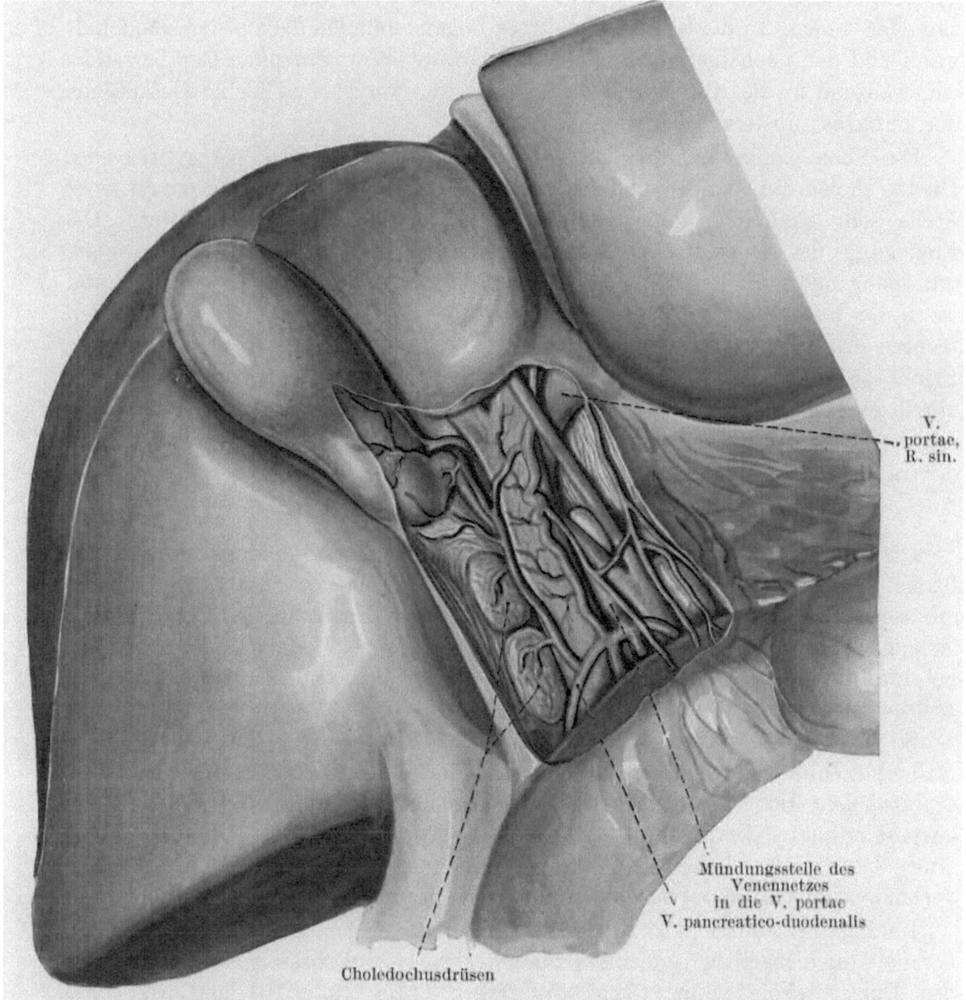

Abb. 103. *Die Venen des Lig. hepato-duodenale.* Die Vorderwand des Ligaments ist entfernt. Zwei Drüsen liegen dem Choledochus rechts an, eine sitzt in der Gabel der A. hepatica. Tiefe Teilung des A. hepatica, ihr rechter Ast liegt hinter dem D. hepaticus.

dicker als die übrigen, so daß der Ductus dann von zwei Venen ventral und seitlich flankiert erscheint (Abb. 103). Diese beiden Randvenen nehmen außer der Vena praecystica zahlreiche kleine Äste aus allen Gallengängen, aus den benachbarten Lymphdrüsen und dem Fette des Ligamentum hepato-duodenale auf. Ihre Mündung erfolgt entweder isoliert in die Vena portae am oberen Rande des Duodenum oder gemeinsam mit der Vena gastro-pancreatica.

Die Venen des *Duodenum* und des Caput pancreatis finden ihren Abfluß durch einen stärkeren, bogenförmigen Venenstamm, welcher, nach rechts konvex, den supraduodenalen Teil der Vena portae mit der Vena mesenterica superior verbindet. Die systematische Anatomie trennt diesen Stamm in zwei miteinander anastomosierende Gefäße, in die nach aufwärts ziehende *Vena pancreatico-duodenalis super.* und in die in umgekehrter Richtung verlaufende *Vena pancreatico-duodenalis infer.*, welche beide in offener Kommunikation untereinander stehen. In die Konvexität dieses Bogens münden die aus der Duodenalwand und den nächstgelegenen Pankreasabschnitten kommenden Gefäße radiär ein, während in die Konkavität des Bogens nur wenige und kleine Gefäße aus der Pankreassubstanz gelangen.

Die Vena pancreatico-duodenalis super. kreuzt die Pars pancreatica des Ductus choledochus an dessen dorsaler Seite (Abb. 107) und nimmt eben an jener Stelle sehr zahlreiche feine Gefäße aus der Wand des Ductus auf. Die Freilegung des Ductus choledochus in diesem Abschnitte ist daher meist mit mehr oder minder starken Blutungen verbunden, besonders stark dann, wenn der Hauptstamm selbst verletzt wird. — Die Vene schlingt sich um den rechten Rand des Ductus choledochus herum, kreuzt ihn nun an seiner *vorderen* Fläche (Abb. 103), um sich schließlich in die Vena portae einzusenken. Eben vor ihrer Mündung nimmt sie noch einige größere Gefäße aus dem pylorischen Abschnitte des Magens, von unten her auch noch die Vena gastro-epiploica dextra auf.

3. Lymphgefäße.

Die Lymphe des gesamten Gallenapparates, abgesehen von der oberen Leberfläche, fließt in den an der Aorta gelegenen *Lgl. aorticae* zusammen, von wo aus sie direkt in den Ductus thoracicus gelangt. Der Lauf der Lymphgefäße ist außerdem durch Drüsen unterbrochen, welche, mehr oder minder konstant, bei Infektion gewisser Abschnitte zuerst anschwellen und daher als *regionäre Drüsen* bezeichnet werden können.

So liegt eine bereits vielfach beschriebene Drüse an der linken Seite des Gallenblasenhalses, zwischen diesem und der Arteria cystica (Abb. 99, 104), *Collumdrüse*. Ihr ist der größere, links gelegene Abschnitt des Gallenblasenkörpers tributär. Den Hauptabflußweg stellen mehrere Stämmchen dar, welche längs des Ductus choledochus zur Choledochusdrüse ziehen. Kleine Ästchen verbinden sie mit den Drüsen an der Vena portae.

Im Ligamentum hepato-duodenale, knapp über dem Duodenum, bisweilen bereits von demselben gedeckt, befinden sich 1—2 Drüsen zur rechten Seite des Ductus choledochus, *Choledochusdrüsen* (Abb. 103, 104 und 107). Sie erhalten Zufluß zum Teil aus der Collumdrüse, teilweise direkt aus der rechten Hälfte der Gallenblase und den extrahepatischen Gallenwegen. Anschwellungen dieser Gruppe bis zur Hühnereigröße wurde wiederholt beobachtet, ja selbst Kompression des Ductus choledochus durch ihre Größenzunahme (HYRTL).

Außerdem kommen im Ligamentum hepato-duodenale längs der Vena portae variable Schaltdrüsen vor, welche von der Unterfläche der Leber gespeist werden. Die am weitesten kranial gelegenen Drüsen dieser Gruppe liegen noch in der Leberpforte, die untersten sind als *Lgl. retropyloricae* hinter dem Pylorus situiert. Die häufig vorkommenden Variationen dieser Gruppe bringen es mit sich, daß man bisweilen je nach der Ausbildung dieses Stranges eine Drüse am linken Rande des Ductus choledochus, an der Arteria hepatica propria, manchmal sogar zwischen den beiden Teilungsästen der Arterie vorfindet (Abb. 99, 103, und 104). Der Abfluß erfolgt über die Lgl. pyloricae zu den an der Aorta liegenden Drüsen.

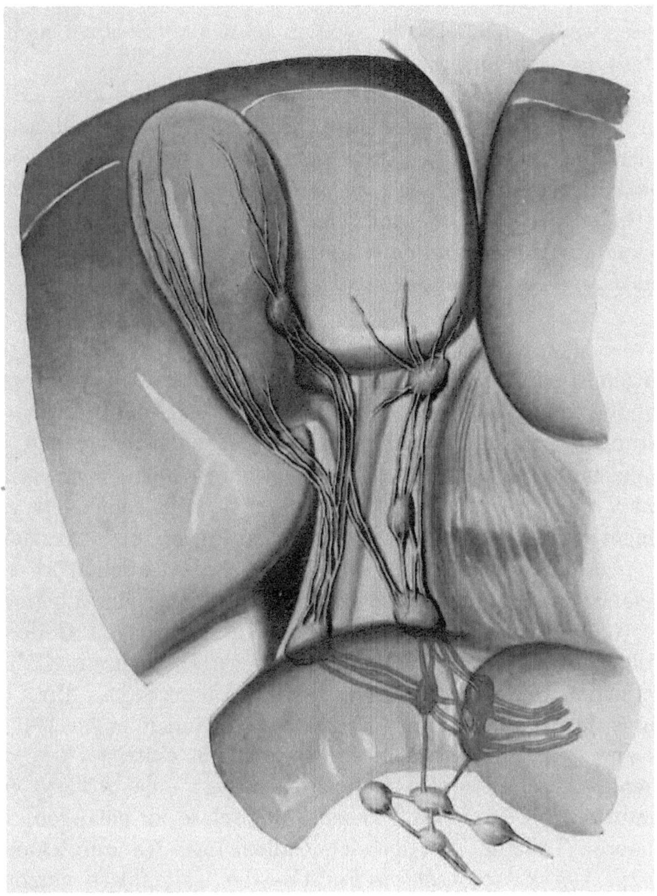

Abb. 104. *Halbschematische Darstellung des Lymphgefäßsystems der Gallenblase und der Leber.*

4. Nerven.

Die Nerven des gallenbereitenden sowie die des gallenabführenden Apparates sind hier insoferne von Bedeutung, als diese Fasern die genannten Abschnitte sowohl im Sinne der Förderung als auch im Sinne der Hemmung beeinflussen und ihre Irritation oder Läsion bei Eingriffen Änderungen im normalen Ablauf der Gallenproduktion wie auch der Gallenabfuhr zur Folge haben kann. Weiters aber auch noch aus dem Grunde, da durch wechselseitige Einflußnahme zwischen Gallenapparat und sympathischem Nervensystem Erkrankungen des einen Systems meist mit Störungen im Bereiche des anderen verknüpft sind. So finden wir einerseits Symptome von seiten der Gallenblase bei gewissen Funktionsstörungen des Sympathicus (emotioneller Ikterus), andererseits können

sich auch viele pathologische Prozesse der Gallenwege an weit abgelegenen
Organen kundgeben: Beschleunigung der Herzaktion, vermehrte Absonderung
von Schweiß und Speichel, Hemmung der Darmperistaltik (Obstipation, Erbrechen), Pupillenveränderung usw.

Es wird sich daher empfehlen, wenigstens die makroskopisch darstellbaren
Nervenstränge hier kurz anzuführen, im Anschluß daran auch deren Abkunft
und Wirkungsweise, wenngleich letztere noch in manchem Belange nicht einwandfrei klargestellt und eindeutig bewiesen ist.

Die Nerven des Gallenkomplexes bestehen zum größten Teil aus marklosen
Fasern, in deren Geflecht stellenweise, wie besonders am Gallenblasenhals,
auch Ganglienzellen eingestreut sind. Ihrer Qualität nach sind es teils *sensible*
Apparate für das Peritoneum, teilweise *motorische* für die Blutgefäße und die
Muskulatur der Gallengänge. Fast sämtliche Fasern entstammen den *Nervi
vagi, splanchnici und sympathici* und gelangen sowohl direkt als auch auf dem
Umwege über das Ganglion coeliacum zu den Erfolgsorganen.

Das *Ganglion coeliacum* zeigt sich als ein um die Wurzel der Arteria coeliaca
angeordnetes Geflecht von markhaltigen und marklosen Fasern, zwischen welchen
sehr reichlich Ganglienzellen eingestreut sind. Aus dieser Anordnung strahlen
nach allen Richtungen gröbere Faserbündel aus, weshalb man auch dieses
Ganglion als Sonnengeflecht, *Plexus solaris,* bezeichnet hat. Von vorne her
gedeckt durch das Tuber omentale des Pankreas, entläßt es seine Äste zu den
meisten Baucheingeweiden, ganz besonders aber zu jenen des Oberbauches.

Eine größere Anzahl von stärkeren Ästen verläßt das Ganglion an seinem
oberen Rande, gelangt in der Umgebung der Arteria hepatica ins Ligamentum
hepato-duodenale, um dort die Leberarterie mit einem gröberen Geflecht zu
umspinnen, *Plexus hepaticus.* Die stärksten Nervenstränge dieses Geflechtes
liegen hierbei zu beiden Seiten und hinter der Arteria hepatica. Ihre beiden
Teiläste, der Ramus dexter und Ramus sinister führen nun je einen Teil dieses
Plexus hepaticus zur Leberpforte, wo er ins Parenchym eintritt.

Aus dem rechten Abschnitte des Geflechtes zweigt eine größere Anzahl
von dünnen Stämmchen ab, um zum Teil zur Gallenblase zu gelangen, *Plexus
vesicalis,* zum anderen Teil die absteigenden Gallengänge bis zum Duodenum
zu begleiten, *Plexus sympathicus choledochi.* Das die Gallenblase versorgende
Geflecht entsteht sowohl vor als auch hinter der Arteria hepatica dextra und
flankiert mit je zwei kleinen Zweigen die Arteria cystica resp. deren Teiläste
(s. Abb. 105). In der subserösen Schichte breiten sich zunächst diese Äste aus,
zerfallen in kleinere Nebenzweige, welche schließlich in die Muscularis der
Gallenblase eindringen.

Der *Plexus des Ductus choledochus* entsteht größtenteils hinter der Arteria
hepatica dextra, läuft zunächst hinter dem Ductus hepaticus distal, um schließlich den Ductus choledochus an seinen beiden Seiten mit dickeren Nerven zu
begleiten. Die Hauptmasse des letztgenannten Geflechtes liegt so am linken
und rechten Rande, weiters auch noch hinter dem Gallengange, nur wenige
Fasern bedecken ihn von vorne. Sie sind eingeschlossen in das Bindegewebe
der Adventitia und lassen sich zum Teil bis zum Duodenum hinab darstellen.

Einzelne dieser Fasern, und zwar jene, welche am linken Rande des Ductus
liegen, erhalten an der Überkreuzungsstelle mit dem Duodenum noch Zuzug

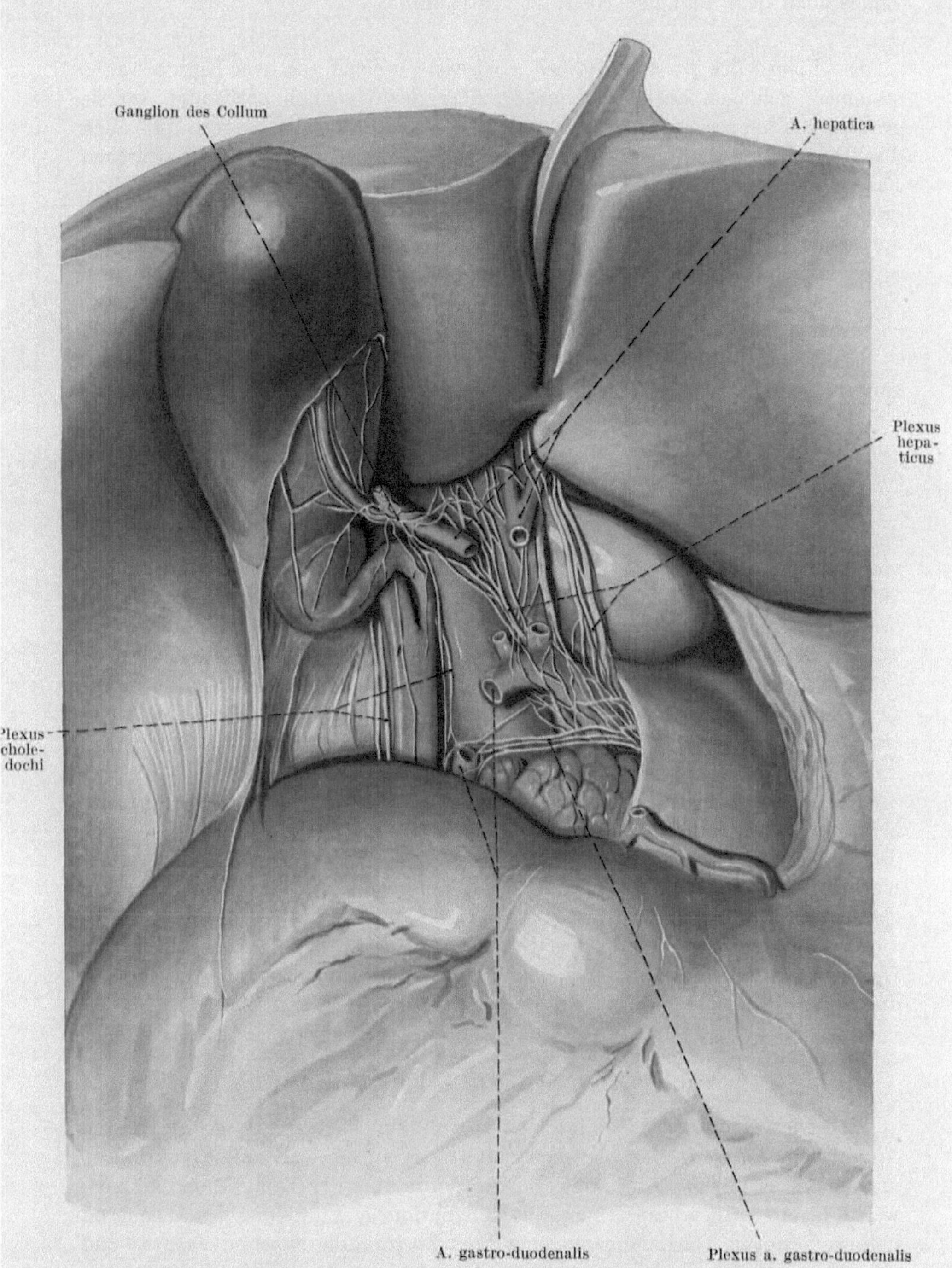

Abb. 105. *Das Nervensystem der Gallenblase und der Leber.* Die Arterien sind streckenweise entfernt, um den darunterliegenden Plexus zu zeigen. Der Ductus cysticus kreuzt hier ventral den Ductus hepaticus (seltene Varietät). Präparat hergestellt von Herrn Demonstrator O. STRITZKO.

von dem die *Arteria gastro-duodenalis* begleitenden Plexus, welcher letzten
Endes auch dem Ganglion coeliacum entstammt.

Die Fasern des *parasympathischen Systems,* welche aus dem Nervus vagus
stammen, gelangen auf dem Umwege über das Ganglion coeliacum, wo sie
größtenteils umgeschaltet werden (vom rechten Nervus vagus zum Teil auch
direkt), in den Plexus hepaticus, in welchem sie nicht mehr von den sympathischen
Fasern zu unterscheiden sind, von hier endlich zu ihren Erfolgsorganen. Zum
größten Teil treten sie in die Lebersubstanz ein, wo sie eine die Gallenbildung
anregende Wirkung auf die Leberzellen ausüben (EIGER). Es ist aber nach den
physiologischen Erfahrungen nahezu sichergestellt, daß sie nicht die einzigen
Sekretionsförderer für die Zellen sind, daß sie vielmehr bloß neben anderen,
chemischen und hormonalen Einflüssen eine gewisse Rolle spielen.

Ein kleiner Rest von Fäden, welcher zur Gallenblase und den großen Gallengängen gelangt, ist dazu bestimmt, einerseits die tonische Innervation dieser
Gebilde zu erhalten, andererseits durch spezifisch erregende Fasern die Muskulatur dieser Abschnitte zur Kontraktion zu bringen, ja WESTPHAL spricht
sogar von einer Peristaltik in diesen Gebilden.

Die parasympathische Innervation erstreckt sich schließlich auch noch auf
den Verschlußmuskel des Ductus choledochus, auf den in der Papilla duodeni
major gelegenen Sphincter Oddi. Auch seine zirkulären Muskelfasern unter-
liegen dem vom Nervus vagus aufrechterhaltenen Tonus, wenngleich durch
bestimmte Fäden aus demselben Nerven dieser Tonus wieder herabgesetzt
werden kann, und dann das Lumen der Papille offensteht (EIGER).

Faßt man so die Wirkung des ganzen *Vagussystems* zusammen, so ergibt
sich, daß alle Innervationsphänomene darauf hinzielen, *den Inhalt der Gallenblase und Gallengänge auszutreiben,* sei es durch Erschlaffung des Sphincters,
sei es durch Muskelkontraktionen der Hohlorgane.

Im Gegensatz hierzu wirkt sich das *sympathische Nervensystem* wahrscheinlich in jeder Beziehung antagonistisch zum Vagus aus, insoferne als durch
ihn die Gallensekretion in der Leber herabgesetzt, die Muskelwirkung der Gallenblase gehemmt (BAINBRIDGE und DALI) und endlich der Sphincter Oddi
geschlossen wird.

Der anatomische Verlauf der Sympathicusfasern benützt den Weg vom
Grenzstrang über die Nervi splanchnici zum Ganglion coeliacum, von hier aus
durch den Plexus hepaticus zum Gallenapparat.

Nachbarorgane und Peritoneum.

Von allen Nachbarorganen interessiert wohl zunächst das *Duodenum,* dessen
Anfangsteil, *Pars superior,* sich konstanterweise an die Gallenblase von hinten
und unten her anlegt. Inwieweit sich hier Varietäten der Topik finden können,
wurde bereits früher besprochen. Die konventionelle Einteilung des annähernd
halbringförmigen Duodenums in eine Pars horizontalis *superior, inferior* und
eine dazwischen gelegene *Pars descendens* ist durch die Einschaltung von
zwei Krümmungen bedingt, *Flexura duodeni superior* und *inferior,* von welchen
erstere in der Regel die schärfere und leichter auffindbare ist.

Die *Pars horizontalis superior*, fast zirkulär vom Peritoneum umgriffen, stellt dadurch den beweglichsten Anteil des Duodenums dar, so daß sie zwecks Anastomosenbildung unschwer an Nachbarorgane herangezogen werden kann. Ihre Abgrenzung vom Magen ist oft nicht leicht zu bewerkstelligen, insbesondere dann, wenn die aneinander grenzenden Abschnitte beider Organe durch ihren momentanen Kontraktionszustand von gleicher Weite sind. Immerhin läßt

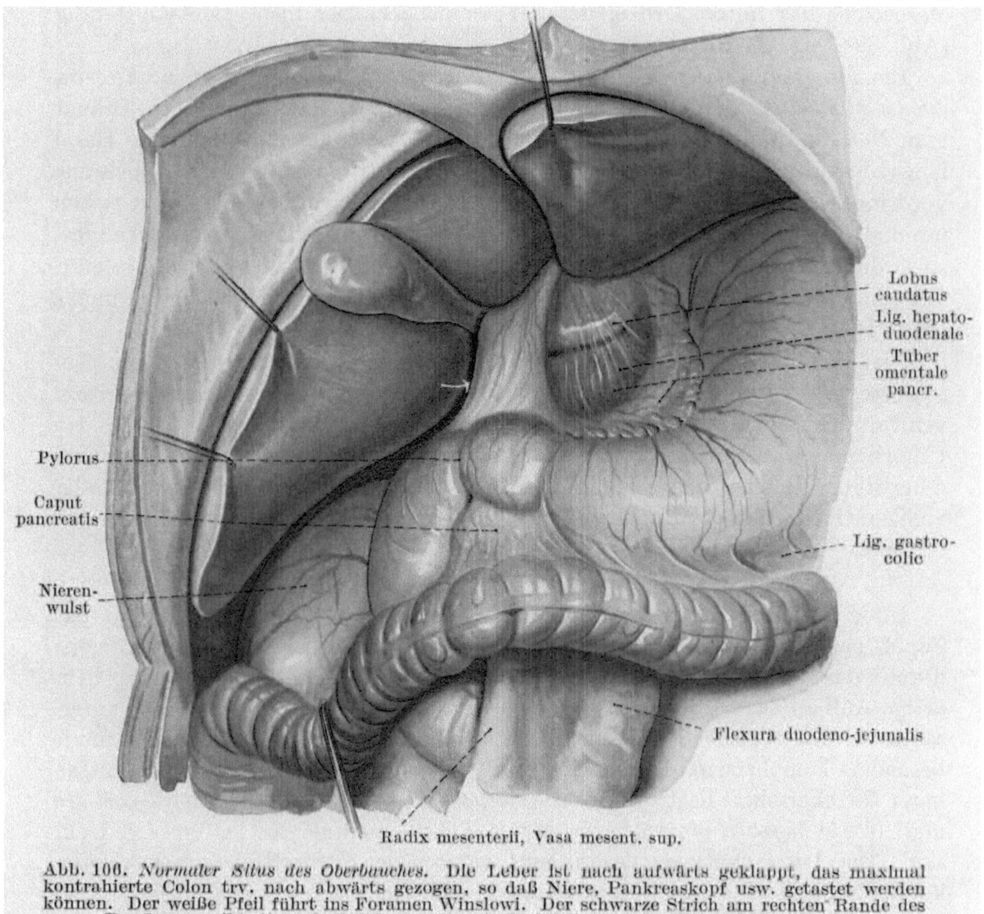

Abb. 106. *Normaler Situs des Oberbauches.* Die Leber ist nach aufwärts geklappt, das maximal kontrahierte Colon trv. nach abwärts gezogen, so daß Niere, Pankreaskopf usw. getastet werden können. Der weiße Pfeil führt ins Foramen Winslowi. Der schwarze Strich am rechten Rande des Duodenum gibt die Schnittführung für die Mobilisierung des Duodenum an.

sich jedoch die Marke des *Pylorus* an drei Dingen ermitteln: 1. an einer fast immer vorhandenen Einziehung der Wand, *Sulcus pylori*, 2. durch das Palpationsgefühl, welches die Verdickung der Ringmuskulatur zum *Sphincter pylori* erkennen läßt, und endlich 3. die subserös den Pförtner traversierende *Vena pylorica* (MAJO).

In der Höhe des ersten Lumbalwirbels gelegen, kreuzt der erste Duodenalabschnitt, von links vorne nach rechts hinten ziehend, die Vena portae und den Ductus choledochus, während die Flexura superior bereits vor der Vena cava inferior gelegen ist (Abb. 106, 107).

Die *Pars descendens,* bloß an der Vorderfläche peritonealisiert, hebt sich nur wenig von der Nachbarschaft ab, so daß manchmal die Erkennung dieses Anteiles Schwierigkeiten bereitet. Besser fixiert als die Pars superior steigt sie vor der Vena cava inferior, dem Nierenhilus und vor dem rechten Ureter nach abwärts, um in der Höhe des 3. Lendenwirbels in die Flexura inferior überzugehen. Dabei stoßt sie rechts an den Lobus dexter der Leber, links an den Pankreaskopf, an den sie fest fixiert ist. Vor ihr traversiert das Colon transversum nach links und entzieht durch die Verklebung seines Mesocolons das untere Drittel der Pars descendens der Inspektion vollständig (Abb. 89—93, 106, 107.)

Die *Pars horizontalis inferior* gelangt über den 2. Lendenwirbel zur *Flexura duodeno-jejunalis,* deren Aufsuchung sich folgendermaßen gestaltet: Drängt man Netz und Colon transversum nach aufwärts, so kann die tastende Hand längs des Mesocolon transversum leicht bis zur Prominenz der Wirbelsäule vordringen. Erfaßt man nun am linken Abhange der Wirbelsäule die zwischen ihr und dem angespannten Mesocolon transversum gelegene Dünndarmschlinge, so ist dies die erste Schlinge des Jejunums, welche ein freies Mesenterium besitzt. Der fixierte kraniale Abschnitt bezeichnet die Flexura duodeno-jejunalis (Abb. 106).

Die Pars inferior duodeni wird in ihrem letzten, etwas aufsteigenden Abschnitte von den in die Mesenterialwurzel eintretenden *Vasa mesenterica superiora* ventralwärts überkreuzt. Das Herabsinken des atonischen Darmes in den Unterbauch, was manchmal nach Operationen zu beobachten ist, hat die Anspannung dieses Gefäßstranges zur Folge, ein Vorgang, der zur Verengerung oder völligen Obturation des Duodenallumens führen kann, *arteriomesenterieller Darmverschluß.*

Innig verbunden mit dem Duodenum zeigt sich in dessen Konkavität das Caput pancreatis eingelagert, dessen weiches, graurötliches Parenchym meist durch das Peritoneum hindurchschimmert. Der charakteristisch läppchenartige Aufbau der Speicheldrüse läßt diese von dem angrenzenden Fette unterscheiden. Die topischen Beziehungen des Pankreaskopfes sind aus dem Grunde besonders komplizierte, da eine ganze Reihe von größeren Gefäßen in unmittelbarer Nachbarschaft liegt. Von den Arterien sind es zunächst die *Arteria coeliaca* und *Arteria hepatica propria,* welche vom Tuber omentale des Pankreas gedeckt sind. Die *Arteria gastro-duodenalis* teilt sich auf der Vorderfläche des Pankreaskopfes in die *Arteria gastro-epiploica dextra,* die sich bald von ihm entfernt, und in die *Arteria pancreatico-duodenalis superior,* welche in der Rinne zwischen Duodenum und Pankreas oder an der hinteren Fläche des Pankreas selbst mit der *Arteria pancreatico-duodenalis inferior* anastomosiert. Hinter dem Corpus liegt ferner noch die *Aorta* mit dem Ursprunge der *Arteria mesenterica superior,* welche zunächst hinter der Bauchspeicheldrüse gelegen ist, dann aber zwischen dieser und dem Duodenum nach vorne gelangt, um über die ventrale Fläche des Duodenum zur Radix mesenterii zu ziehen.

Von den *Venen* liegen hinter dem Pankreas die *Vena cava inferior* mit der in sie einmündenden *Vena renalis sinistra,* außerdem die *Vena portae* mit ihren drei Wurzelästen, *Vena mesenterica superior, inferior* und *lienalis.* Während die dem Pfortadersystem angehörenden Äste wie die Pfortader selbst in tiefen

Rinnen des Parenchmys eingegraben sind, ist die untere Hohlvene mit ihren
Ästen durch mehr oder minder viel Fett und Bindegewebe vom Pankreas und
vom Duodenum geschieden. Dieses Bindegewebe ist — ganz besonders hinter
dem Pankreaskopfe — zu zwei dichteren Lamellen angeordnet, von denen die
ventrale Duodenum und Pankreas, sowie die den genannten Organen anliegenden
Gefäße (Arteria, Vena pancreatico-duodenalis) und den Ductus choledochus
nach hinten zu überkleidet. Sie wird teilweise auch als letzter Rest von ver-
klebtem Peritoneum aufgefaßt, TREITZsche Membran. Die dorsale Lamelle
dieses Bindegewebsbestandes grenzt als ziemlich restistente Membran das Fett
der Capsula adiposa renis nach vorne zu ab und wird vielfach auch als *Fascia
praerenalis* bezeichnet. Zwischen den beiden genannten, festgefügten Binde-
gewebsblättern spannt sich bloß lockeres Gewebe aus, welches leicht durch
stumpfe Präparation entfernt werden kann.

Das letztbeschriebene Verhalten ermöglicht einen vielgeübten Eingriff,
welcher als *Mobilisierung des Duodenums* bezeichnet wird. Schneidet man
nämlich das Peritoneum parietale zur rechten Seite des Duodenums, jedoch
kranial von der Haftlinie des Mesocolon transversum ein, so gelingt es leicht,
mit stumpfer Gewalt in die lockere Bindegewebsschichte zwischen den großen
Gefäßen des Retroperitonealraumes einerseits, Duodenum - Pankreas andererseits einzudringen.

Wie Abb. 107 zeigt, bleibt auf diese Weise die Vena cava inferior, Vena renalis
dextra, Capsula adiposa renis an der hinteren Bauchwand zurück, während
Duodenum-Pankreaskopf nach links geklappt und von der Hinterfläche besichtigt
werden können. Die Mobilisierung ist so weit nach links durchführbar, daß
bisweilen sogar der Puls der Aorta abdominalis sowie der Arteria mesenterica
superior deutlich tastbar wird. Größere Blutungen bei der Abschiebung des
Peritoneums treten fast nie auf. Bloß einige kleine, selten sich erweiternde
Venen stellen eine Anastomose zwischen Duodenal- und Nierenvenen her.

Hat man auf diese Weise die Mobilisierung des Duodenums durchgeführt
und das deckende Bindegewebe entfernt, so kommt die an der Hinterfläche
des Pankreas liegende Gefäßanastomose zwischen den Vasa pancreatico-
duodenalis superior und inferior zum Vorschein, vor ihnen, oft noch von
Drüsensubstanz selbst bedeckt, auch die Pars pancreatica des Ductus choledochus. Bei der Freilegung des Ductus ist also nicht bloß auf die ihn oft ein-
hüllende Drüsensubstanz zu achten, sondern auch auf die beiden ihn traver-
sierenden Gefäße, weiters auch auf die hier vorkommenden Lymphoglandulae
pancreaticae. Die Freilegung des Ductus ist dort am leichtesten zu bewerkstelligen, wo derselbe, aus dem Ligamentum hepato-duodenale austretend, das
Duodenum kreuzt, also in seiner Pars retro-duodenalis. Hier ist er auch nach
Anspannen des Duodenum als derber Strang leicht tastbar, und bloß von
lockerem Bindegewebe überlagert.

Ist durch die Mobilisierung des Duodenums die Hinterfläche des Pankreaskopfes zugänglich, so kommen für die *Erreichbarkeit der übrigen Pankreas-
anteile* andere Wege in Betracht. Die versteckte Lage des Pankreas an der
Wurzel des Mesocolon transversum bringt es mit sich, daß bei intaktem Peritoneum bloß ein kleiner Teil seiner unteren Fläche und der rechte Anteil des
Kopfes zugänglich ist (Abb. 106), während sich die größere Facies superior

(Abb. 108) gegen die Bursa omentalis zuwendet. Die größte Übersichtlichkeit über das gesamte Pankreas ergibt sohin *die breite Eröffnung der Bursa omentalis*. Diese läßt sich durch Spaltung der die Bursa begrenzenden Bauchfellduplikaturen: Omentum minus, Mesocolon transversum, Ligamentum gastrocolicum bewerkstelligen.

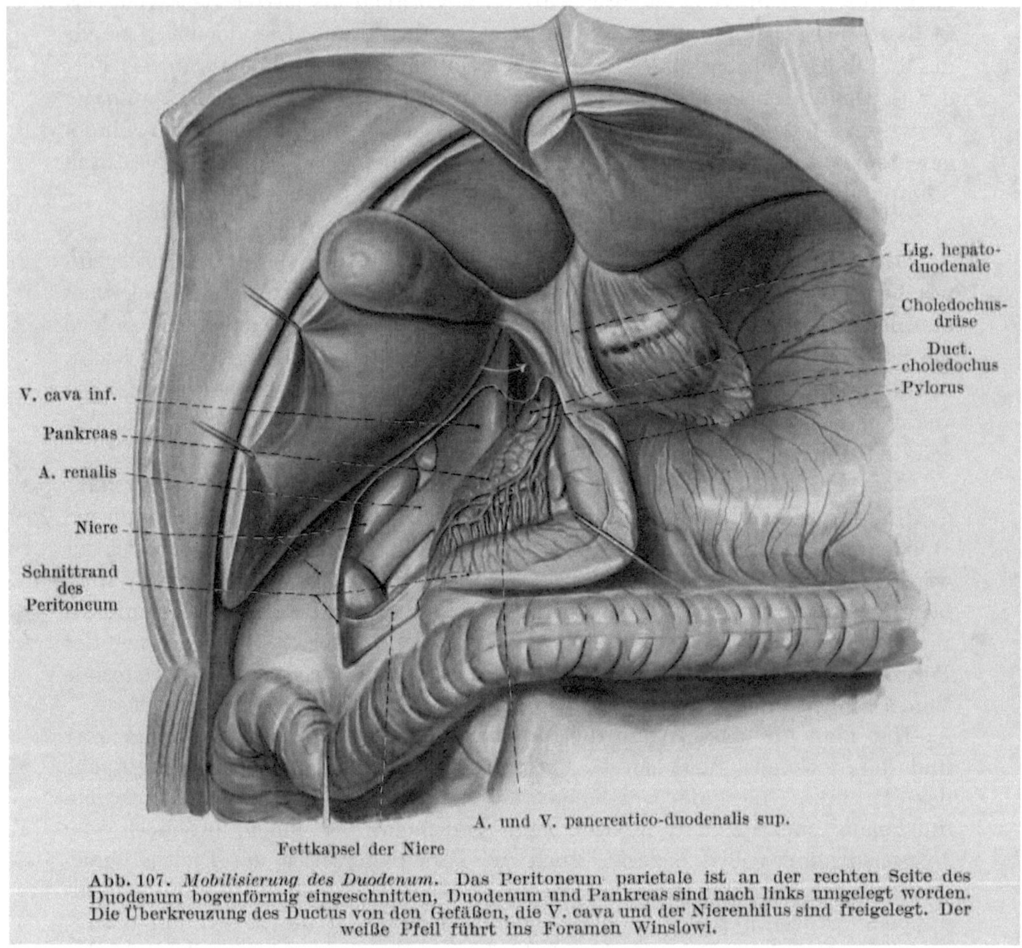

Abb. 107. *Mobilisierung des Duodenum.* Das Peritoneum parietale ist an der rechten Seite des Duodenum bogenförmig eingeschnitten, Duodenum und Pankreas sind nach links umgelegt worden. Die Überkreuzung des Ductus von den Gefäßen, die V. cava und der Nierenhilus sind freigelegt. Der weiße Pfeil führt ins Foramen Winslowi.

1. Der Weg durch das *Omentum minus* schafft nur wenig Platz, ganz besonders bei hochstehender Curvatura parva des Magens, so daß von hier aus bloß die Gegend des Tuber omentale pancreatis zum Vorschein kommt. Außerdem ist auch auf die im Ligamentum hepato-duodenale enthaltenen Gefäße Rücksicht zu nehmen (vgl. Abb. 105).

2. Durchschneidung des *Mesocolon transversum* in seiner Gänze ist undurchführbar, da annähernd in der Medianlinie die Arteria colica media, das Versorgungsgefäß für das gesamte Colon transversum, aufsteigt. Die Durchschneidung resp. Unterbindung dieses wichtigen Gefäßes zieht die Nekrose des ganzen

Quercolons nach sich, so daß bloß durch kleinere Schnitte links oder rechts von der Arteria colica media die Bursa eröffnet werden kann.

3. Die *beste Freilegung* des Pankreas ist bei Durchtrennung des *Ligamentum gastrocolicum* zu erreichen, das außer wenig wichtigen Rami epiploici zum Netz bloß die Arteria gastro-epiploica enthält. Dieses, längs der großen Magenkurvatur verlaufende Gefäß ist jedoch leicht zu vermeiden, wenn der Schnitt etwa 1 cm vom Magenrande entfernt geführt wird. Allzugroße Annäherung an das Colon transversum ist immerhin auch nicht empfehlenswert, da hier Ligamentum gastrocolicum und Mesocolon transversum mitsammen verklebt sind und durch unvorsichtige Schnittführung beide Lamellen durchtrennt, eventuell sogar die Arteria colica media verletzt werden könnte.

Die Schlußworte sollen noch dem *Peritoneum* gewidmet sein, insoweit dieses durch Duplikaturen und Faltenbildungen von Interesse ist. Daß jene in nicht ganz richtiger Weise als „*Ligamente*" bezeichneten Bildungen keine Fixationsapparate der Eingeweide bedeuten, wurde bereits früher auseinandergesetzt. Ihre Funktion besteht vielfach darin, als Hülle die Gefäße und Nerven zu begleiten, höchstens eventuell noch darin, die Exkursionen der einzelnen Organe *zu hemmen.*

Gehen wir vom Bauchfellüberzug der *Leber* aus, der mit der Capsula Glissoni innig verwachsen ist, so finden wir seine ununterbrochene Fortsetzung in den beiden Lamellen des kleinen Netzes, *Omentum minus.* Letzteres entspringt an der Leber von der Gegend des Gallenblasenhalses angefangen nach links und hinten bis zur Impressio oesophagi, den Lobus sinister vom Lobus caudatus trennend. In der Embryonalzeit ein Anteil des *Mesogastrium*

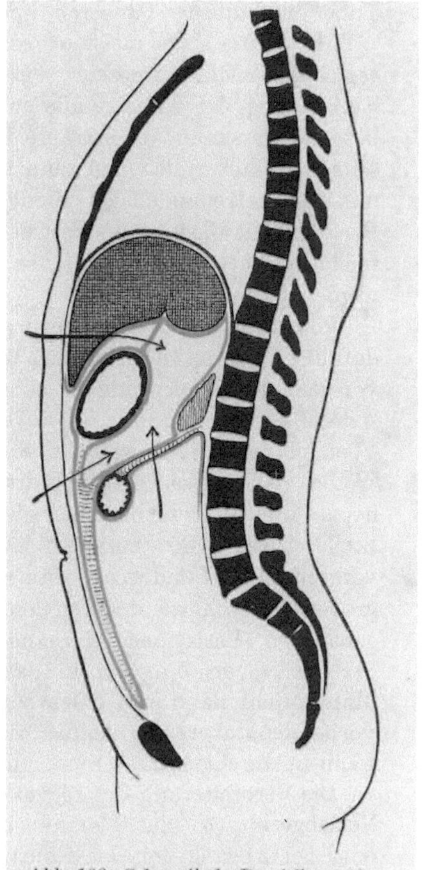

Abb. 108. *Schematische Darstellung über die Begrenzung der Bursa omentalis und die Wege zu ihrer Eröffnung.* Peritoneum rot, Leber und Pankreas gestrichelt. Der obere Pfeil führt durch das Omentum minus, der mittlere durch das Ligamentum gastro - colicum, der untere durch das Mesocolon trv.

ventrale, zieht es beim Erwachsenen fast frontal zur kleinen Kurvatur des Magens und zur Pars superior duodeni herab, um in die peritoneale Umhüllung dieser Gebilde überzugehen.

Während das kleine Netz linkerseits sich bis zum Zwerchfell erstreckt, endet es nach rechts zu mit einem freien, mehr oder minder scharfen Rand, unter dem ein frontal gestellter, in vivo capillarer Spalt, *Foramen epiploicum Winslowi,* die Kommunikation der Bursa omentalis mit der freien Bauchhöhle herstellt.

Nach Dicke und Struktur kann man drei Anteile des Omentum minus unterscheiden: Die *Pars condensa*, am weitesten links gelegen, wird durch den straffen, gegen die Kardia sich erstreckenden Abschnitt repräsentiert. Die *Pars flaccida*, von unregelmäßig netzartiger Struktur, stellt den breitesten Abschnitt dar, welcher außer ganz feinen Gefäßen die Arteria gastrica sinistra und dextra einschließt. Kippt man die Leber kranialwärts, so wölbt der Lobus caudatus die Pars flaccida vor. Ebenfalls tastbar, vielfach auch sichtbar, ist an dieser Stelle das Tuber omentale des Pankreas, welches die kleine Kurvatur des Magens überragt.

Als dritter, am meisten rechts gelegener Abschnitt ist das *Ligamentum hepato-duodenale* anzusehen, dessen beträchtliche Dicke nicht bloß auf die Einlagerung der Lebergefäße und Nerven zurückzuführen ist, sondern ganz besonders auch auf die stärkere Entwicklung der Tela subserosa, die sich einerseits zum Leberhilus und zum Collum der Gallenblase fortsetzt, andererseits mit dem retroduodenalen Bindegewebsbestand in Zusammenhang steht. Bei Personen mit allgemeinem Fettreichtum nehmen auch diese Bindegewebsapparate reichlich Fett in sich auf, so daß die Orientierung bedeutend erschwert werden kann.

Vom Inhalte des Ligamentum hepato-duodenale sei hier nochmals erwähnt, daß die *Vena portae* in diesem zur Leber gelangt, rechts und ventral flankiert von dem mehr oder minder nahen Ductus choledochus, links ventral von der Arteria hepatica propria. Der Ductus zeigt sich oft durch straffe Züge an der Vena portae fixiert, während die Arterie leicht abschiebbar ist.

Bei den verschiedenen Individuen ist der rechte Rand des Ligamentum hepato-duodenale nicht immer gleich gestaltet, auch nicht immer an der gleichen Stelle situiert. So kann sein kraniales oder caudales Ende sich fächerförmig verbreitern und dadurch noch am Gallenblasenhals oder andererseits an einem größeren Abschnitt des Duodenums inseriert. Sind an beiden Stellen die genannten Variationen vorhanden, erscheint das gesamte Omentum minus verbreitert, der Eingang in das Foramen Winslowi nach rechts verschoben. Man spricht dann von einem *Ligamentum cystoduodenale*, welches zwar öfters vorhanden, aber von keiner weitergehenden Bedeutung ist. Ohne Schaden kann es durchtrennt werden, allerdings bloß bis zum Ductus cysticus.

Die Verbreiterung des Ligamentum hepato-duodenale nach rechts mit einer Verlängerung bis zur Flexura coli dextra wird als *Ligamentum hepatocolicum*, oder bei Abgang von der Gallenblase als *Ligamentum cystocolicum* bezeichnet (Abb. 89—92). Diese ebenfalls öfters zu beobachtende Varietät wird ebenso wie das Ligamentum cystoduodenale des öfteren angeschuldigt, durch seine bloße Existenz dem Träger Beschwerden zu verursachen.

Neben anderen, seltener vorkommenden Duplikaturen will ich noch das *Ligamentum hepatorenale* anführen, da es ebenfalls nahe der Gallenblase knapp hinter ihrem Halse entspringt. Es stellt eigentlich eine inkonstante Falte des Peritoneum parietale dar, welches, die hintere Begrenzung des Foramen Winslowi bildend, die Vena cava inferior traversiert und in der rechten Nierengegend verstreicht. Bisweilen wurden hier taschenartige Bildungen beobachtet. Eine weitergehende Bedeutung kommt ihm nicht zu.